吴门医派珍稀抄本医案五种

顾德华 顾文烜 陈莘田 陈憩亭 何其伟 著

欧阳八四 孙柳 欧阳怡然 辑注

苏州大学出版社
Soochow University Press

图书在版编目(CIP)数据

吴门医派珍稀抄本医案五种 / (清) 顾德华等著 ;
欧阳八四, 孙柳, 欧阳怡然辑注. -- 苏州 : 苏州大学出
版社, 2023.12
ISBN 978-7-5672-4591-4

Ⅰ.①吴… Ⅱ.①顾… ②欧… ③孙… ④欧… Ⅲ.
①医案—汇编—中国 Ⅳ.①R249.1

中国国家版本馆 CIP 数据核字(2023)第 220763 号

书　　名：吴门医派珍稀抄本医案五种
Wumen Yipai Zhenxi Chaoben Yi'an Wuzhong

著　　者：(清) 顾德华等
辑 注 者：欧阳八四　孙　柳　欧阳怡然
责任编辑：倪　青
助理编辑：樊慧娟

出版发行：苏州大学出版社(Soochow University Press)
社　　址：苏州市十梓街 1 号　邮编：215006
印　　刷：苏州市深广印刷有限公司
邮购热线：0512-67480030
销售热线：0512-67481020

开　　本：787 mm×1 092 mm　1/16　印张：28.5　字数：540 千
版　　次：2023 年 12 月第 1 版
印　　次：2023 年 12 月第 1 次印刷
书　　号：ISBN 978-7-5672-4591-4
定　　价：98.00 元

序言一

习近平总书记曾指出，中医药学凝聚着深邃的哲学智慧和中华民族几千年的健康养生理念及其实践经验，是中国古代科学的瑰宝，也是打开中华文明宝库的钥匙，要求我们一定要保护好、发掘好、发展好、传承好。

苏州中医药文化底蕴深厚，杏林鼎盛，名家辈出。自周迄今，苏州有记载的名医有千余家，多善于著述及总结前人经验和个人行医心得，流传下来的吴医古籍有1 000余种，学术成就独树一帜，自元末明初开始，逐渐形成了颇具特色的吴门医派并传承至今。名医辈出的医家群体，汗牛充栋的医学著作，探索创新的理论体系，成就了“吴中医学甲天下”的美誉。

近百年来，随着现代医学的快速发展和巨大进步，中医药事业面临着重大挑战，但吴门医派始终血脉不绝、传承不辍。苏州市委市政府高度重视吴门医派的传承创新发展，近年来，出台了《苏州市传承发展吴门医派特色实施方案》，设立了每年1 000万元的吴门医派传承发展基金，建设了吴门医派传承教育平台、传承科研平台、传承产品平台三大平台。自2020年开始，启动了吴门医派脉络梳理项目及古籍保护、整理、研究与利用工作，整理名老中医的“经验笔记”，推进“活态传承”，已完成120余小时吴中医家访谈，整理吴门医派医家、吴门特色技艺相关资料70余万字，完成了70余条脉络梳理。同时，利用现代科技对吴门医派经方验方、中药制剂等进行深入开发，将更多吴门中药“标品化”制成新药，推出了“吴门膏滋”系列四季膏方、茶饮方、酒方、防疫方等创新产品，受到市民的广泛欢迎。此外，还积极开展“天下吴医”欧洲巡展，吴门医派在意大利、法国、罗马尼亚等诸多国家留下足迹，拓展了国际影响力，在新时代焕发出了新的生机和活力。

医学典籍是医家智慧的结晶，也是我们在新时代推进中医药传承创新发展的智慧源泉和知识宝库。20世纪80年代以来，苏州编辑出版了大型吴医古籍丛书——《吴中医集》，收录了40多部医学古籍，500多万字，获得了广泛好评。后续又相继出版了《吴中名医录》《吴中十大名医》《吴中秘方录》等图书，使中医古籍整理有了良好开端。吴门医派研究院自成立以来，一直致力于围绕吴门医派在理论、专病、专药、文化上的特色优势，开展多学科、多层次的科学和文化研究，近年来出版了《吴中名医碑传》《吴中医家与医著》《吴门医派代表医家研究文集》等多部著作。此次，吴门医派研究院又推出了“吴门医派传承发展系列”丛书，这正是“传承精华，守正创新”的体现，我们要切实把吴门医派这一祖先留给我们的宝贵财富继承好、发展好、利用好，更好地彰显吴门医派学术内涵，传播吴门医派文化，扩大吴门医派影响力，擦亮吴门医派金字招牌，并以中国中医科学院大学建设为契机，加快推动中医类国家区域医疗中心和国家医学中心建设，构建优质高效中医药服务体系，培育高素质中医药人才队伍，推动苏州中医药事业高质量发展，为苏州打造“健康中国典范城市”做出新贡献。

苏州市卫生健康委员会党组书记、主任

2023 年 11 月

序言二

苏州位于长江中下游，四季分明，气候温和，土地肥沃，物产丰富，作为我国久负盛名的历史文化名城，2 500 多年的风云激荡，兴废存亡，孕育了名重天下、精彩纷呈的吴文化。苏州的魅力，既在于她浩瀚江湖、小桥流水的自然风情，更在于其灵动融合、创新致远的人文精神。

“吴中”是苏州的古称，人们习惯将这块土地上的医生称为“吴医”。《吴医汇讲》载录了 30 多位吴医 100 余篇医学文稿，从而使“吴医”为天下周知。如果说“吴中医学”是吴地传统医学行为的自然结果，那么“吴门医派”就是蕴含了吴地医家群体学术精髓的理论体系，温病学说、络病理论、痰病学说、脾胃分治论等，犹如一粒粒太湖珍珠，在医学桂冠上熠熠闪亮。从吴中医学到吴门医派，是吴中医家对传统中医理论的突破和升华，体现了吴中医家对真理的探索和对学术创新的追求精神。

吴门医派肇始于元末明初，鼎盛于明清，发展于新中国成立后。吴中医学的发展历程，也是中华医药传承发展的剪影，体现了中华医药传承与创新发展的灵魂。吴门医派有着庞大的医家群体、鲜明的学术主张，在中医学术流派中占据着重要的历史地位，对近现代苏州地区中医临床实践和学术理论，乃至苏州城市文化，有着深刻的影响，和苏州评弹、吴门画派等一样，成为吴文化的重要组成部分，不断为中华传统文化注入新的活力。

文化需要传承，文化自信是一种力量，国家将振兴传统文化提高到战略层面，昭示着文化传承是中华民族伟大复兴的重要举措。医学需要发展，发展的根基在于继承。党的十八大以来，以习近平同志为核心的党中央，坚持以人民为中心的发展思想，把中医药工作摆在更加突出的位置，出台了一系列支持中医药传承发展的纲领性文件。《中共中央　国务院关于促进中医药传承创新发展的意见》更是指出，传承创新发展中医药是新时代中国特色社会主义事业的重要内容，是中华民族伟大复兴的大事。中医药振兴发展迎来天时、地利、人和的大好时机，切实把中医药这一祖先留给我们的宝贵财富继承好、发展好、利用好，是广大中医人乃至全社会的共同责任。

苏州市中医医院、苏州市吴门医派研究院是吴门医派的主阵地、主战场，也是吴门医派传承创新发展的排头兵、领头羊。秉承“两院一体、共同发展”的理念，传统与现代相彰，传承与创新并举。我院始终坚持“以名医带名科，以名科铸名院”发展战略，落实《苏州市传承发展吴门医派特色实施方案》，不断深化中医药改革，传承发展吴门医派特色，发挥中医药防病治病的特色优势，进一步健全中医药服务体系，提升中医药服务能力和质量，推动全市中医药事业高质量发展，加快建成省内领先、全国知名的现代化综合性中医院。

翻开历史的画卷，吴中名医，灿若群星，吴中医籍，汗牛充栋。时不我待，吴门医派的历史遗存，亟待我们加以挖掘整理。广大吴医人用担当兑现承诺，用行动书写使命，对标工作要求，“梳理挖掘古典医籍精华，推动中医药传承创新发展，增进人民健康福祉”，将陆续整理出版“吴门医派传承发展系列”丛书，传承精华发古义，守正创新融新知。

苏州市中医医院院长 [signature]

2023 年 11 月

总目录

花韵楼医案

清·顾德华 著

欧阳八四　欧阳怡然 校注

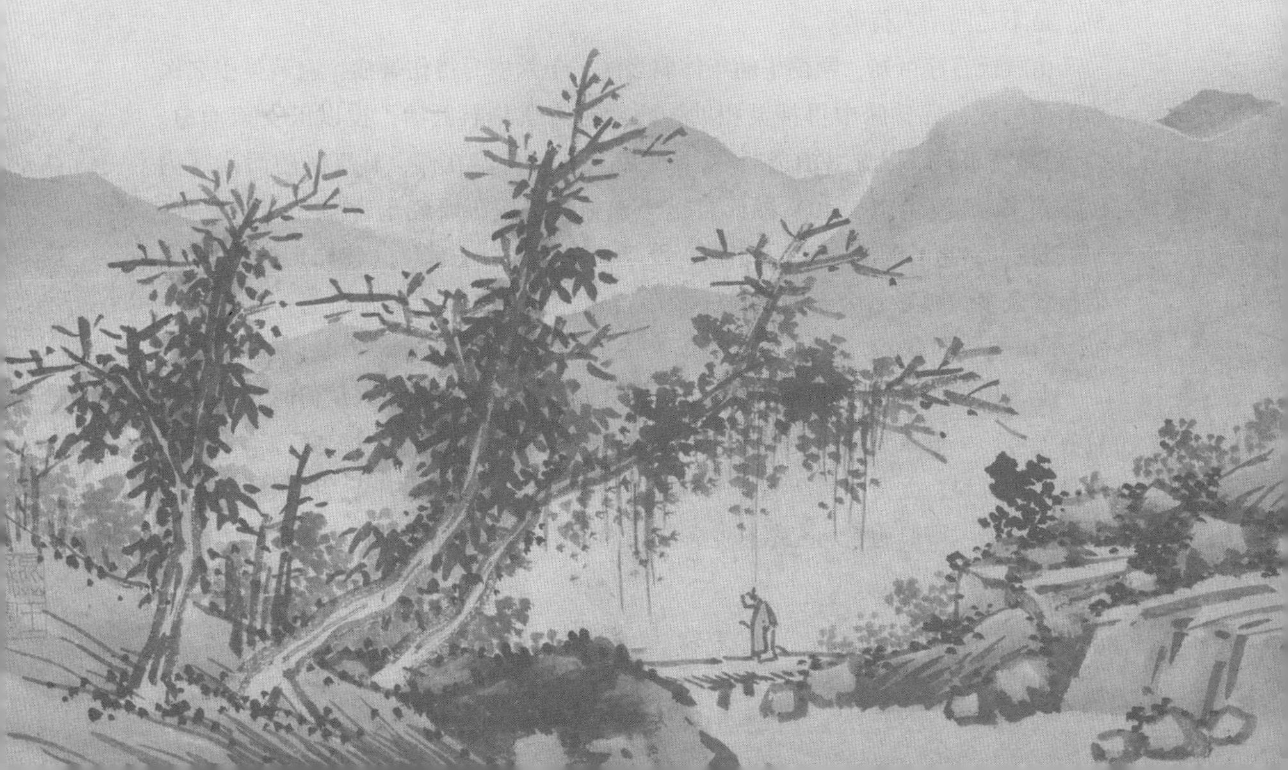

医家小传

顾德华，字鬘云，清代江苏吴县（今苏州）人，是吴门医派历史上为数不多的著名女医家之一。此前多数医家皆谓顾氏生卒年不详，为清道光咸丰年间（1821—1861）著名医家，今据《花韵楼医案》自序“壬辰秋年十六患伤暑症”一语推断，道光壬辰年为公元1832年，顾氏应该是1816年嘉庆二十一年丙子年出生，如果按习惯的虚岁计算，顾氏出生于1817年嘉庆二十二年丁丑年，由此，顾氏出生不早于1816年。文中有时间线索最晚者为《郁痨论》的落款，“同治七年岁次戊辰孟秋月”，即1868年，顾氏自然卒于此后，故而笔者将顾鬘云生年确定为1816年，卒年确定为1868年后。

顾氏先祖系南朝梁陈年间的名士顾野王（519—581），是著名地理学家、文字训诂学家、史学家，被誉为“江东孔子儒”，葬于横山之东。顾德华祖父顾兆熊（字渔村）一脉，属顾氏“六安归吴支”，系顾野王第37代裔孙。其父顾开均，字仲安，胞兄顾德昌，字庭纲。有文献言顾德华出身于世医家庭，盖因民国《吴县志》中载有顾兆熊（字啸峰）为医者，光福人，承其父顾介标医术，精疡科，是不是同一人待考。

由顾氏自序可知，顾德华幼年体弱多病，十六岁时得伤暑症，遍请吴中名医诊治而罔效，后昏昧中得神灵相助，醒后延杏帆华君医治，投以玉女煎而愈。“病后抛绣事，日以方书消遣”，父亲患病经年，侍奉在侧，日事医药而读《内经》诸书。庚子年（1840）顾氏自己患咳血，就医于毗陵李青崖（名照）处，“赁屋比邻，息心调治”，后入李门，尊李青崖为师。壬寅年（1842），吴中三阴疟患者众多，顾鬘云为亲朋解难，救治苦疾，多获良效，医名渐起，也开启了“七子山顾”的声名。

七子山位于苏州城外西南郊横山山脉九龙坞，七子山顾氏医从何时开始行医目前无考，一般认为始于晚清顾德昌、顾德华兄妹俩，以后则脉络颇为清晰。顾德昌精内外科，尤擅内科杂病。子树屏，字建章（又有言健康）；孙祖同，字积庵；孙祖楷，字厚庵，均克绍家业，兼精内外两科。德昌另有弟子张金鉴，字心衡，号子愚，识精见卓，尽传其学。德昌重孙允若（名恩湛），悬壶苏城，名重一时，江浙皖等地患者纷至沓来，所撰《顾氏医径读本》六卷作为弟子医学入门读本，被誉为“初学津梁，聚群书之英华，袪坊本之繁芜”。允若有子女四人，乃德、乃绩、乃亨、乃大（女），多中西并举。乃德学医于德国，乃大留学日本，乃绩医学院毕业后再传家学。允若高足宋爱人（一名翼，号翼庐），近代伤寒温病学泰斗，整理编著《顾庭纲医案》八卷，广传顾氏医学。

《花韵楼医案》乃顾鬘云所著，篇首有其师李照的序言，写于“癸卯夏至前三日”，即公元1843年，而顾鬘云于壬寅年（1842）为顾氏族人诊治，为其行医之始，推断《花韵楼医案》最早撰写于1842年。又从医案中记录的时间，二册中“陶案　暴怒动肝，肝火上逆”有“壬子年正月诊”记载，即1852年，为所录医案时间最晚者。壬子冬，其师李照重病，次年春病殁，顾鬘云遵师命而剞劂所录医案，成书于癸丑年（1853）最为可能，整整历时十年。陈仁寿在《江苏中医历史与流派传承》中判断“成书于1850年，共一卷。现存清宣统三年辛亥（1911）抄本等，另见于《珍本医书集成》”，似指收录于《珍本医书集成》中的一卷。

《珍本医书集成》中所录《花韵楼医案》，是目前最为常见的顾鬘云医案集，共29案，实为《花韵楼医案》的一部分，即吴县张元瑞所藏的顾鬘云医案抄本。俞志高老师所著《吴中名医录》，言《花韵楼医案》原本四卷，《珍本医书集成》仅刊行其一卷，余三卷现存顾为贤处。薛清录《中国中医古籍总目》言《花韵楼医案》共五卷手抄本，中国中医科学院图书馆、苏州市中医医院图书馆、上海中医药大学图书馆皆有馆藏。

钟微、杨奕望两学者所见上海中医药大学图书馆藏《花韵楼医案》，共五卷。全书页面完整，部分封面少量虫蛀，字迹依然清晰可辨。卷一至卷四封面左侧皆题“花韵楼医案”，右侧落款“安定幼云氏”，右上角有一枚“醲华居”印章，卷二、三、四于右下角尚有不同篆体的“慈培”“幼云”两枚印章。卷五并无封面，第一页即为医案正文，右下角亦有“慈培”“幼云”两印章。该抄本线装，版心为单鱼尾，下注页码。前四卷共载医案77例，末卷传抄不全，所录各案人物眉目不清，经仔细比对，《珍本医书集成》收录者与第二卷内容基本一致。

笔者所见苏州市中医医院馆藏本，分为《花韵楼医案》和《花韵楼医案补遗》两部分，《花韵楼医案》不分卷，分为六册，第一、二、六册封面左侧题“花韵楼医案×册”，右下题“卓若钞藏”或“卓若”，第三至第五册封面左侧题“花韵楼医案×册”，无抄者落款。内页正楷抄写者，每半页九行，每行十六字；行草抄写者，每半页九行，每行字数不等。元册至五册“郁痨论”前皆为多次诊疗的复案，共59案，之后至六册末皆为一次诊疗的单案，较为混杂，各有10案与前文医案相同或相似，除去相同相似案例，共225案。《花韵楼医案补遗》一册，有“卓若钞藏”落款，全书行草抄写，每半页九行，每行字数不一，与《珍本医书集成》所录基本一致。笔者未见中国中医科学院图书馆馆藏版本，也未与上海中医药大学所藏版本比对，初步判断两本并不完全一致（如医案数量不一致），可能抄录者有筛选，需要今后进一步整理研究。

张元瑞对顾鬘云及《花韵楼医案》有很高的评价：“吾吴顾鬘云女士，妇科名医也，道咸间吴下士大夫皆争延诊而钦仰之，曾著有《花韵楼医案》一卷，惜乎未刊行世，知医者偶一道及，每有欲求不得之憾。”“其论治透彻，立方平善，洵是经验之作，方之现今女医中实罕有与匹。”今《花韵楼医案》全本更能反映晚清女医家顾鬘云的诊治特色及学术思想，值得加以研究。

整理说明

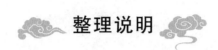

1. 本书录自苏州市中医医院图书馆古籍库所藏手抄本，封面题“花韵楼医案”，该抄本由王卓若老先生捐赠。

2.《花韵楼医案》抄本大小为 22.3 cm×12.5 cm，分为六册，扉页元册右下有“卓若钞藏”字样，后附《花韵楼医案补遗》抄本。

3. 抄本《花韵楼医案补遗》录自《珍本医书集成》收录的《花韵楼医案》，此次整理未予录入。

4.《花韵楼医案》全本约 7.7 万字，以妇科医案为主，通篇无句读，也无目录。元册至五册“谢案”前均为两次以上就诊的复案，整理时据医案所述列出目录。五册“谢案”后及六册所录医案均为单次就诊的单案，也未按疾病分类，较为散乱，故未列具体目录。

5. 元册列 8 案，二册列 13 案，三册列 15 案，四册列 18 案，五册前列 5 复案，后列 119 单案，六册列 126 单案，五册单案与六册中各有 10 案与四册“陈案　伤暑神昏，邪入包络”“陈案　暑邪蕴伏，正虚邪陷”两案中相同、类似，整理时皆予注出。除去相同案，全书共列 284 案。

6. 抄本为竖排、繁体，今整理为横排、简体，加以句读，以方便阅读，并随之将“右方”等改成“上方”。对难以理解的文字，适当加以注释；抄本中一些异体字，改为现行通用字，明显错字也径改，不再出注。

7. 抄本中一些药物名称，如“吉更”“琐阳”“参三漆”“查炭”“枣人”“元武版”“紫苑”“夕利”“茆根”“鲜藕汁”等，按照现行常规表述，改为“桔梗”“锁阳”“参三七”“楂炭”“枣仁”“元武板”“紫菀”“蒺藜”“茅根”“鲜藕汁”等。一些目前禁用的药物，如“犀角”“羚羊角”之类，未删去，以保持原貌。

8. 对于方剂的校注，首次出现者尽量加以注释，再出现者则不出注释。方剂中所用药物多数标出了用量，极少数未标出，整理时不求统一，有则标出，且未作两、钱、分与现行通用“克”之间的转换。

目录

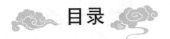

李照序

鬘云才弟同砚妆阁愚入春以来，诊案烦劳，刻无暇晷[1]，又值连绵阴雨，寒燠[2]不齐，形神委顿间，吟才弟佳句以解尘烦，觉笔墨间自具一种灵秀之气，兼多讲孝之音，诗以定性，洵不诬也。昨晨正当静卧，忽闻使者来惠吾，尺书开缄，迅读至起居无恙，结念为之顿解。夫医之为道至精且微，自非大聪明人不能会其旨，非大诚实人不能造其极，愚于此中敢云窥诸万一，而毕生研穷探索，颇有心得之端。数十年访求同志，殊少惬心，惟才弟质地高明，本具夙慧，灵光所到，触处皆通，深幸吾道有传人焉，属望[3]之殷不禁系思之切耳。所询尊慈太夫人咳呛音闪之理，字字句句深得经义，深合吾心，不胜忭[4]喜之至。前读《灵》《素》一言，上下贯通，左右逢源，五行胜复了了，此天才也，尚自虚怀好问精思明辨所学，诚未可量。余之《暑症》一书草创于前，尚望英才医学精进振作于后，锦囊从此属妆台矣。羹梅砚弟品学端方，贤伉俪志在孝亲济世，诚大有为之人才也。钦佩钦佩，藉候侍福，书不尽言。癸卯[5]夏至前三日，友生李照手启。

---

〔1〕晷：音 guǐ，原意为“日影”，在此为“时间”的意思。

〔2〕燠：音 yù，暖，热。《说文解字》：“热在中也。”

〔3〕属望：音 zhǔ wàng，期望，期待。《后汉书·李固传》：“既拔自困殆，龙兴即位，天下喁喁，属望风政。”

〔4〕忭：音 biàn，高兴、欢喜的样子。

〔5〕癸卯：清道光癸卯年，即公元 1843 年。

自序

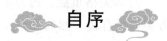

余自幼体弱多病，尝贻堂上忧，吴中名医无不延治，壬辰秋年十六患伤暑症，群医遍投香薷柴葛，继以连朴，汗不泄而神昏痉厥，延匝月，屡濒危，险昏昧中。自思死不足畏，虑伤亲心，彻夜默求大士。黎明得微寐，梦至一高楼，石梯耸空，三曲折而上，清洁无比。一人衣青氅，呼德华名："上楼有灵丹救汝。"余即叩谢，并问能赐丹益父母寿乎？曰可，喜极。至半梯，适大父来视疾，遂醒。乃令人遍访之，惟元妙观斗姆殿符此境，即往祷，而殿后竟有大士像，惊异不已，盖人所稀迹处也。其时暑邪内陷，恹恹昏绝，自觉热极神迷，飘忽不知所之，复见衣皂袍冠纶巾者，以冷水一盂沃余顶，并嘱易医，顿然凉透心脾而醒。惟时严亲祷于庭中，慈母泣于床畔，竟得神气清楚，乃告所见，更延杏帆华君，投以玉女煎，渐次向瘳。病后抛绣事，日以方书消遣。癸巳秋，家君患肺痈，即延陈莘田先生诊视，云是风伤皮毛，热伤血脉乃成脓，不治之症也。交冬转剧，咳呛呕脓，青红杂出，群医纷沓，余独信莘田先生，祖及父亦以为然，于是谨守方药至甲午春，始得向痊。经年侍奉，日事医药，因得读《内经》诸书，始知医道之难，非浅学所能窥也。庚子岁，余患咳血，时已于归奉堂上命，欲就医毗陵〔1〕李青崖先生，适韦君绣师至，极力赞成，并有送行书云："西风叶落苇轻航，映镜梁溪倦倚妆。野鹜家鸡都莫问，并飞鸳鸟渡寒塘。""怀抱而今得好开，九龙岭翠足徘徊。胜他一服逍遥散，只怕清凉又费才。""上池金液长华芝，扶病看山欲雪时。涵养心源能守静，登临好在莫题诗。""金子玿家筠管健，卜恒顺店月梳斜。才人一例耽〔2〕文玩，不买斩新剪彩〔3〕花。"乃果行。青崖先生年逾古稀，仁厚耿介，善养生术，颜其书室曰养性山房，因赁屋比邻，息心调治。一日，知余在寓作思乡诗，谓曰：心境不空，药难挽病。令偕外子日听讲解医书，遂禀白父母，同执贽其门，李师无门人侍案，临证之例惟以问答贯通者为

〔1〕毗陵：先秦为延陵邑，秦置延陵乡，西汉改毗陵县，始名，即现常州市。
〔2〕耽：沉迷，迷恋。
〔3〕彩：彩色的丝织品。

善。辛丑春病愈返棹吴门，青崖师谆谆谕以上报君[1]亲、中济疾厄、下救贫病为心，余恐学力浅陋，不敢妄操其权。壬寅年吴中患三阴疟者甚众，有族姒疟延半载，医药遍投不效，必欲商治，始勉应之，幸即获痊。由是戚党亲谊相招日众，情不能却。然闺阁中鲜解方药，故方后间有详注者也。壬子冬，奉家大人命为君绣师旧疾复作悬审病机，乃知关格重症，药力难挽，乃备陈原委，疏方呈之，极蒙称许，命将前后方案检录存稿，然向无录本，由是于诸病家存而未失者，索归缮呈函丈[2]，师命刊以问世。癸丑春避风鹤[3]惊于吴山家祠，归时知韦君师殁于鹅湖，复得遗训嘱咐剞劂，因于深宵灯下就正高贤，知不免贻笑方家也。案中皆系妇科，间有尊亲长上治案亦附录焉。

〔1〕君：原抄本无，为与后文保持体例统一，故加之。

〔2〕函丈：对前辈学者或师长的敬称，也作“函杖”。

〔3〕风鹤：形容疑惧惶恐，自相惊扰，也指战争消息。在此似指1853年3月（癸丑春）太平天国江宁之战和定都南京的消息。

花韵楼医案 元册

吴县女士 顾德华 鬘云 著

◎程案 产虚未复，暑热伏营

程（二十五岁，黄家巷） 产虚未复，暑热伏营，凉风束卫，交秋降令，其邪溜入足少阴，络瘀痰凝，阻气血不能循序流行而为大疟。病经半载，午后则寒，寒盛于背，日晡乃热，热极神蒙，黎明始解，汗泄虽多，从未得遍，腰痛如折，经闭五月，左胁结痞，疟期发于子午卯酉之日。舌苔薄白，脉息左关尺细而涩弦，右尺亦弦，关部濡滑。阅前方俱用小柴胡汤，然所谓三阴疟者，当从三阴参究。拟宣和营卫气血，通调督任阴阳。

鹿角霜三钱，煅 紫苏叶三钱 川芎五分 元武板一两，酒炙 全当归三钱，酒炒 独活七分 炙鳖甲一两 赤芍药三钱 川贝三钱，去心 白蒺藜三钱，去刺 加黄郁金一钱，切

督脉贯背，任脉走腹，鹿角霜温通督脉以解寒；元武板滋养任脉以缓热；鳖甲能攻血络瘀结，合龟板兼驱营分伏暑；川芎以畅血郁；刺蒺藜合归芍循行营卫之间，使其导引；紫苏、独活、郁金、川贝以祛伏风结痰。盖伏邪一化，气血自然流行，何寒热之有哉？

二诊：疟来寒轻，过半热势亦缓而短，脉息颇觉流畅。症机虽然向佳，必得汗出至足，邪从阳化，庶可告痊。守前法参入越鞠丸加减。

全当归三钱　青蒿二钱　鹿角霜二钱　赤芍药二钱　川贝三钱，去心　元武板一两，酒炙　白蒺藜三钱，去刺　川芎三分　制香附二钱，杵　炙鳖甲一两

三诊：昨日疟期辰初即至，寒象式微，随热随汗，汗出至胫，巳刻即解，胃气渐醒，神情亦振，左脉弦数，右部濡滑，舌苔化黄，中心露质，大便燥结，间日一行。今行寒渐止，是伏风渐化，当清血分暑邪为主，佐理气血痰郁。

青蒿二钱　全当归三钱，酒炒　元武板七钱　黑山栀二钱　赤芍药二钱　炙鳖甲一两　川贝母三钱，去心　白蒺藜三钱，炒，去刺　黄郁金一钱，切　制香附二钱

四诊：两日来，不寒微热，此乃伏暑从阴经转入阳明之佳象也。便闭未行，拟疏通腑气以化余邪。

淡豆豉二钱　青蒿二钱　炙鳖甲一两　白杏仁三钱，研　赤芍二钱　全瓜蒌三钱，折　苦桔梗七分　丹皮二钱　白茯苓三钱

五诊：余热全解，疟邪净矣。盖治疟之法，必使邪从外达，先止寒后止热，可无反复。俗谓疟疾忌人探问，殊属无稽。试思伏邪尽撤，岂有因人一问而可复聚乎？今当调脾胃，养气血，消疟痞，通癸水，可奏全功矣。

制首乌四钱　焯桃仁三钱　净归身二钱　生冬术一钱　黄郁金五分，切　东白芍二钱　生鳖甲一两　姜半夏二钱　白蒺藜二钱，炒，去刺　青蒿梗二钱　粉丹皮一钱

二剂后，桃仁易柏子仁，再服二剂。

又诊：疟止匝月，饮食胜常，昨日月信已通，色带紫滞，舌红苔黄，脉息和缓。宜养肝之体，疏肝之用。

生冬术二钱　净归身二钱，酒炒　川断肉三钱　柏子仁三钱　赤芍药二钱　白蒺藜一钱，炒，去刺　甘杞子三钱　制香附二钱　黄郁金五分，切　川贝母三钱，去心

二诊：癸水将净，上养心脾生化之源，下养冲任受贮之血。

熟地炭四钱，酒炒　归身炭二钱，土炒　柏子仁三钱　紫石英三钱，煅　白芍药二钱，土炒　酸枣仁三钱　生冬术一钱　丹皮二钱　姜半夏二钱　新会皮五分

◎潘案　大疟半载，日渐委顿

潘　癸卯正月，族姒潘夫人患大疟，已延半载，其至戚为吴中名医，久治无效，日渐委顿。子璇夫兄托外子乞余诊治，谊不容辞。盖余髫年时，曾祖母与四叔祖先后患此症，遍请名家医治年余，卒至不起。又尝闻须待三年为期，听其自愈之说，然每见久患者必至脾伤腹膨、浮肿，肝虚寒热不已，或丹方、符祝、截疟法等，每每反复变端。初至毗陵，即请问于青崖师，细究其源。师云：暑邪为疟，浅则日发，深为间疟，极深即是大疟矣，皆由湿热痰滞阻其气血，惟越鞠丸可作主方，然须于疟发时见何经脉症以参视之，非可执定也，盖《内经》脏腑皆有疟，不独少阳也。太阳阖则为寒，阳明开则为热，司开阖之机关，应是少阳枢机，所以以少阳为正疟。乃知读方书而执其方者如取糟粕，悟其理者自能应变无穷，是以临症必先求本。今症起于客夏，夷人事扰上洋，避嚣乡间，适当产后，脉症合参，邪袭肾经也。心有所得，乃敢次序定方，偶然幸获速效焉。

◎潘案　暑热内陷，昏迷不语

潘（三十一岁，新桥巷）　怀麟六月，病起寒轻热重，热退不净，已延两旬，连热不退，烦躁神蒙，白痦瘰瘰。现在两昼夜昏迷不语，目珠上窜，面色青皖，肌肤灼热，盛于夜分，时有自笑，口泛白沫，曾经呕蛔，大便旁流，小溲短少，脉息两关洪数，右更带弦，舌绛苔黄，中心干裂，唇燥色白，上齿干板。症机危险若此，姑与详究病源，设法以救之。盖始由暑热蕴于营分，暑风束于肺卫，病发秋分之前，邪伏未深也。治法当先解卫风，继清营热，即可向痊，而医者混名之曰暑风湿热袭于少阳阳明，误以柴胡先升其肝胆气火，复投黄连厚朴以致寒抑表风，燥伤胃液，邪未达而阴液先伤，肝阳痰火上升挟邪，内迫营分，壮热而反无汗矣。伤寒之邪从足六经传变，伤暑之症邪从手经先传，凡暑风首先犯肺，倘一失治，传入心包，尤易易耳。今据现在脉症合参，显然暑热内陷手厥阴经，卫风已从白痦而泄，用药且缓顾气分，急急转以滋血养血而化暑热，以作背城借一之计。

犀角尖三钱，镑，先煎　白芍二钱　大青叶二两　大生地一两　黄芩二钱　大麦冬三钱，去心　鲜生地二两，捣　川贝三钱　濂珠粉五分　羚羊角二钱，镑，先煎　加薄荷露一两，冲

现在汤药难进，据述昨日王兰坡先生所开人参汤，入口即泛，点滴未曾下咽。此系营分热极，肝阳直升无制，胃气亦逆之，微先令其饮瓜浆三匙，俱得咽下，明乎肝胃之气得凉则降也。再用白荷花露即连煎剂，频频温服。

二诊：昨日如法服药，幸俱下咽，夜来似乎得寐，肌热略缓，目珠虽不上窜，瞪定神迷，频频自笑，舌不能伸，语言模糊，循衣摸床。营热尚炽，几邪陷心包，当用牛黄丸、至宝丹以畅清虚之腑。此时又恐香开动胎，邪热乘虚入脏，则断难挽回矣。还宜守定昨法，或能发狂发疹，邪从外达，可冀转机耳。

犀角尖二钱，多煎　元参三钱　黑山栀二钱　大生地一两　天冬二钱　天竺黄三钱　鲜生地二两　淡芩二钱　生白芍二钱　大青叶二两　加卷心竹叶四钱　白荷花露一两，冲

三诊：酉刻。神情脉症与晨间仿佛，据述胎元呆定，谅系神志不清，莫辨动静，决非胎气损伤也。大便热泄已止，肝风未熄，须防痉厥。晨方可服，头二煎另用。

濂珠粉六分

匀两次，用白荷花露调服。

四诊：辰刻。寅卯时陡然厥逆，逾时醒而有力起坐、狂妄谵语、辱骂殴人、自咬指甲俱尽。现在神志略定，所喜脉数之象颇减，营热竟有外泄之机，惟嫌尺脉不贴。病久阴伤肝、吸肾阳，恐其邪正交脱，尚属险关也。

大熟地五钱　乌犀尖二钱，镑，先煎　生牡蛎一两　怀山药三钱　羚角片二钱，多煎　嫩钩勾五钱　淡天冬二钱　元参心三钱　生白芍二钱　生草梢三分　加陈金汁一两，冲

五诊：晚。晨方服后，下午谵语始止，脉象颇静，胎元无恙。今夜风波看来可定，不必另方，频与黄米清饮以养胃阴可也。

六诊：晨。昨宵稍能安寐，呓语喃喃，肌热大减，神志已清。胞络之邪渐化，诚幸事也。自觉心悸脘闷，痰涎艰吐，渴不多饮。犹属营虚热恋，其脘闷并非风邪痹肺并滋补之故，乃胃火上逆所致，因用药有宵壤之隔，不得不为详辨。仍拟滋营，佐以清理阳明，可冀日臻佳境矣。

生西洋参三钱　天花粉三钱　柏子仁三钱　鲜霍斛一两　大麦冬三钱　川贝母三钱，去心　细生地一两　羚羊角二钱，先煎　瓜蒌皮三钱　黑山栀二钱　加鲜芦根一两　鲜莲子五钱，去心

七诊：余热宿滞俱蒸阳明，时有汗泄，肌热已退，额热未净，夜寐醒来，气火上升，微有烦扰，咽关干痛，杳不思谷，转矢气而不大便，舌红渐淡，根苔黄厚，左脉和静，右关滑数。一派腑浊未通，余热留恋之机，若用承气下法，格碍

胎元，惟宜清胃润肠为妥。

西洋参二钱　麦冬二钱　火麻仁三钱　鲜首乌一两　竹茹三钱　柏子仁三钱　鲜霍斛一两　川贝三钱　松子仁三钱　加鲜芦根一两　枇杷叶露二两，冲

八诊：昨宵寐醒，头项微微汗泄，烦扰未作，胸脘气逆颇平，舌苔渐化，稍能安谷，小溲短赤，大便虽然未通，胃中邪滞已得下行一步矣。再守昨法。

西洋参二钱，去皮　知母二钱　火麻仁三钱　鲜首乌一两　柿霜三钱　柏子仁三钱　鲜霍斛一两　麦仁三钱　黑山栀二钱　瓜蒌皮三钱　加鲜芦根一两

九诊：夜寐颇安，清晨自思进粥，惟少腹有癥块，从胁上攻作痛，自云素有是症。谅由腑热结闭，肝失疏泄，宿痰萌发耳。拟温胆汤[1]、通幽丸[2]合而加减。

西洋参二钱　青皮三分　莱菔子二钱，研　细生地五钱　竹茹二钱　火麻仁三钱　川贝母三钱，去心　川斛三钱　柏子仁三钱　加鲜佛手白二钱

十诊：癥痛稀缓，大便燥结幽门。想在旦晚可通，今不能急下存阴而未致劫津变险者，所恃热邪将净，胃能得谷耳。滋肾阴以助胃关通降。

大熟地四钱　生枳壳五分　生白芍二钱　柏子仁三钱　全瓜蒌三钱　大麦仁三钱　松子仁三钱　肥知母二钱　黑芝麻三钱　加枇杷叶露一两

另备人参须七分、生洋参七分同炖好，候大便时服，再进稀粥半碗。一扶脾弱气陷，一堵胃虚火越，勿以寻常之属而忽诸。

十一诊：今晨便通未畅，所幸气阴未见转虚，右脉弦贯尺之浮部，乃气滞下注大肠见端也。腹痛止而未和，纳谷稍增，舌苔大化。津液亦润，渐入坦途矣。

西洋参二钱　枣仁三钱　鲜霍斛一两　大熟地六钱　知母二钱　生白芍二钱　柏子仁三钱　麦仁三钱　苏梗汁三分，冲　加鲜稻叶五钱　枇杷叶露一两

〔1〕温胆汤：方剂名，出自《三因极一病证方论》，由半夏、竹茹、枳实、陈皮、炙甘草、茯苓、生姜、大枣组方，理气化痰，和胃利胆，主治胆胃不和，痰热内扰证。

〔2〕通幽丸：方剂名，出自《脾胃论》，又名通幽汤、润燥汤、导滞通幽汤，由桃仁泥、红花、生地黄、熟地黄、当归身、炙甘草、升麻组方，养血活血，润燥通塞，主治胃肠燥热，阴液损伤证。

十二诊：昨戌刻大便续通而畅，小溲清长。诸恙皆平，慎饮食起居以防三复。

细生地五钱　生白芍二钱　橘白三分　怀山药三钱　云茯苓三钱　川斛三钱　西洋参二钱　炒枣仁三钱　麦仁三钱　加鲜稻叶五钱

十三诊：日来胃醒加谷，神脉渐振，时有耳鸣头晕，乃阴虚肝胆火升也。

细生地六钱　金石斛三钱　广橘白五分　西洋参二钱　云茯苓二钱　炒枣仁三钱　怀山药三钱　鲜竹茹二钱　生白芍二钱　羚羊角二钱，镑，先煎

十四诊：诸恙皆安，当补气顺气，养血清血，冀其本元早复，胎元足月而产，则大功告成矣。

台参须七分　炒枣仁三钱　鲜竹茹二钱　大生地六钱　生甘草三分　川石斛四钱　制冬术二钱　云茯苓三钱　黑山栀二钱　陈阿胶二钱　加阳春砂仁五分，研

◎马女案　患病垂危，热极似寒

马女　癸卯七月，沈芗洲母舅至舍，为其友马驾山先生之爱女患病垂危，诸医复绝，必欲招往一诊。婿家乃新桥巷潘氏，时值酷暑蒸人，不敢妨命，及往。其姑欲出诸医方，余恐杂心机，屏不一视。诊得两关脉虽俱洪大，以见症合参，左寸关乃本经伏热，右寸关由乎肝胆气火客之也。面色㿠白，唇淡如纸，此属热极似寒之症。令彼质诸高贤，云病已至此，绝无归咎，但不能进药，奈何？余乞取西瓜浆亲自喂之，汩然得咽。遂将诸名家方积有寸许细读之，始而无一不用柴胡、黄连、川朴及二陈汤。盖半夏、陈皮两味，本宜脾胃湿痰气滞之病，苟属表风里热发于阴虚体质者，服之伤液，不易得汗，汗后或多舌干口渴。然人皆看惯不疑为害，医家又复写惯，亦不细究，或有病家见熟识之药，虽不对症，亦为合意，眼生之药极合症机，每多疑惑，不独二陈也。邵杏泉先生曾投石膏两剂，王兰坡先生复作中虚木动，用旋覆代赭汤降逆气，然营热肝火上升，故皆不应效。因筹思脉症，非大剂犀角不能清畅营热，不必泥其削胎气之说。盖血热则妄行，血凉则凝静，凝静则胎安，所谓去病即是保胎法也。由是决断定焉，合以大青叶凉解蕴热，薄荷露辛凉透窍，濂珠粉清心以镇肝阳。至明晨热象渐露，酉刻复诊，邪有未达欲达之机。余返舍后细思，此症已有生机，若包络之邪外泄，每多发狂，狂时倾跌着地或误食生磁器等，则非药力可救。适雷雨阵作，复遣人冒雨往嘱，令慎防之，果应所虑，然若非病家笃信余，亦安能尽其心力哉？

◎庆案　唇口歪斜，舌络牵强

庆（五十九岁，织署）　坎为肾水，两阴涵阳，离为心火，两阳涵阴，心肾机关息息相通，曲运神机，坎阳乃透露出水化巽，巽为肝风也。风性善行数变，中于阳明之络，唇口歪斜，舌络牵强，右臂不用，肩背筋挛，形如覆碗，指屈难伸，起于上年冬至阳生之候，口㖞虽正，余尚依然，脉息弦滑洪数，舌绛少苔。素处北方奇寒之地，今荣任江南，地气温暖，去冬仍须火炕，亦未免鼓动风阳。凡类中风症，首推侯氏黑散〔1〕，守脏真而扶气，填空隙以驱风。然于土衰木摇者宜之，今据脉症，当宗河间，阳动化火，火盛生风为合机，幸届收藏之令，药力佐以静养工夫，逾期可卜也。

制首乌一两　归身二钱　瓜蒌皮三钱　整玉竹五钱　白芍二钱　甘杞子三钱　柏子仁三钱　云苓三钱　黑芝麻三钱　羚羊角二钱，镑，先煎　濂珠粉五分，冲　小红枣二枚，去核　加鲜竹沥一两

二诊：连宵寐能安贴，诸恙稍平。据从前每进再造丸、活络丹辛温之药必不舒和，诚是阴虚阳亢可知。然阳虽露而未致衰散，急当毓阴以镇之。

大熟地五钱　肥知母二钱　明天麻五分　淡苁蓉二钱　净归身二钱　羚羊角二钱，多煎　整玉竹五钱　白芍药二钱　广橘白七分　人参须另煎，冲　加鲜竹沥一两　鲜桑枝一两

三诊：脉症和平，胃纳稍增，有时头蒙若胀，牙龈紫肿，此皆火风动痰见端。然痰乃虚痰，风亦虚风。青崖师云：肝升必挟瘀痰。即云从龙意，倘使阴足涵阳，胃气清肃，水谷入腑，方可生长气血，灌溉经络肢节，自然流动矣。

赤首乌生熟各五钱　川贝母三钱，去心　嫩钩勾三钱，后下　整玉竹五钱　川郁金一钱，切　金石斛三钱　炒苡仁三钱　云苓三钱　生牡蛎一两　加甜梨肉一两

四诊：肝阳痰火时犹闪烁于胃中，渴思冷饮，便燥牙痛。秋暑更易烁金，仿玉女煎大意。

---

〔1〕侯氏黑散：方剂名，出自《金匮要略》，由菊花、白术、细辛、茯苓、牡蛎、桔梗、防风、人参、矾石、黄芩、当归、干姜、川芎、桂枝组方，功在清肝祛风，化痰通络，主治大风证。《医方集解》："此手太阴、少阴、足厥阴药也。菊花秋生，得金水之精，能制火而平木，木平则风息，火降则热除，故以为君；防风、细辛以祛风；当归、川芎以养血；人参、白术以补气；黄芩以清肺热；桔梗以和膈气；茯苓通心气而行脾湿；姜、桂助阳分而达四肢；牡蛎、白矾酸敛涩收，又能化顽痰，加酒服者，以行药势也。"

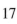

鲜生地一两　生甘草三分　怀牛膝二钱　大麦冬二钱，去心　白扁豆三钱　金石斛三钱　生白芍二钱　云苓三钱　左牡蛎一两　加甜梨汁一杯　青蔗浆一杯

五诊：阳明为气血之海，又主一身之络，热则络伤，当制厥阴以熄内风，和阳明以缓络痛。

大生地一两　犀角尖二钱，多煎　东白芍二钱　陈阿胶二钱　嫩钩钩四钱，下　甘草梢三分　金石斛三钱　整玉竹五钱　小胡麻三钱　白蒺藜二钱，去刺　加甜梨汁一杯，冲　指迷茯苓丸[1]二钱，绢包

六诊：酸楚大减，大次指略可屈伸。肺胃清肃之令得行，凉血平肝颇得径路。

大熟地五钱　西洋参二钱，去皮　嫩钩钩四钱，下　怀山药三钱　大麦冬二钱　川贝母三钱，去心　整玉竹五钱　生甘草三分　怀牛膝二钱　左牡蛎一两　云茯苓三钱

七诊[2]：匝月来以甘凉濡润阳明，兼熄心肝之火，脉数颇平，纳谷日增，肩背高凸之处已平，大半指臂亦可舒展。秋分在迩，加入益气之品。

人参须七分　麦冬二钱，去心　丹皮二钱　大熟地五钱　生草三分　橘络二钱　怀山药三钱　云苓茯三钱　牡蛎五钱　整玉竹五钱

八诊：内风必属气火所化，所谓"治风先治血，血行风自灭"，然血枯宜补，血瘀宜通，有虚实两途之分也。

大熟地五钱　新会皮五分　桑椹子二钱　陈阿胶二钱　宋半夏二钱　当归身三钱　怀山药三钱　云苓二钱　甘杞子三钱　粉丹皮二钱　加嫩钩钩四钱，下

九诊：新凉外袭，汗孔将收，胃液渐可充长，其虚阳风火之威藉此亦能平定矣。毓阴潜阳中佐之清和肺肝，以合秋收节序。

大熟地五钱　怀山药三钱　川贝三钱，去心　制首乌五钱　五味子五分　牡蛎一两　大麦冬二钱，去心　云苓三钱　杞子三钱　羚羊角二钱，多煎　新会皮五分　杜仲三钱

〔1〕指迷茯苓丸：方剂名，《是斋百一选方》引《全生指迷方》，由茯苓、枳壳、半夏、风化朴硝组方，姜汤送服，功在燥湿行气，软坚消痰，治疗痰停中脘证。

〔2〕七诊：原本作"六诊"，疑抄误，改之，下文也顺改。

是症系吴仲山先生视之在前，屡用活络丹，服之不适。及招余，寄父母执意不服吴方为示，不得已奉命诊视，虽承万分坚信，深虑肝风入脏，只得谨慎用药，寄父又遇荣恩连任，四时调理多方，此略选要旨耳。归京时，风痰竟得全愈，幸叨寄父母之福庇，华岂有实学哉？

◎庆案　交秋为痢，肝木乘中

庆（四十八岁，织署）　暑邪交秋为痢，白少红多，日夜数十度，腹痛下注少腹，水谷艰进，脉左右俱细，舌苔白腻。虽非厥阴热痢，然清贵之脉类多六阴而或六阳，且自居江南卑湿之乡，每患脾泄，肝木常易乘中，故病情庞杂见险，当宗急者先治法。

北柴胡五分，生　建曲三钱　山楂炭三钱　小川连五分　赤芍二钱　荠菜花三钱　小青皮七分，麸炒　丹皮二钱　侧柏炭二钱　加益元散三钱，绢包

二诊：痢次大减，痛亦随轻，已能进谷，幸免噤口之虑矣。肾阴肠液交亏，祛邪中宜乎顾本，可许日臻佳境也。

炒白芍二钱　青皮五分　制首乌四钱　生白芍二钱　丹皮二钱　炒苡仁三钱　小川连五分　赤苓二钱　建神曲三钱　加益元散三钱，绢包　白粳米五钱，绢包

三诊：伏暑已化，肝脾未和，脉带弦象。脏真气血未尽通调，当养肝益脾，摄肾和胃，互相协理。

北沙参五钱　生甘草三分　广皮五分　白芍药生、炒各二钱　宣木瓜五分　枣仁三钱　制首乌五钱　苡米仁三钱　归身二钱　人参须一钱　加小红枣三枚

四诊：脉静神怡，胃醒思谷。土弱之体，肝木易动，怡养以助全功。

人参须一钱，另煎，冲　怀山药三钱　炒枣仁三钱　炒白芍二钱　白茯苓三钱　宣木瓜五分　甘枸杞三钱　川石斛三钱　生甘草三分　加白粳米三钱，绢包

◎沈案　暑邪为痢，气阴将竭

沈（四十九岁，新街）　秋分气候，暑邪下趋二肠为痢，白多红少，病交十

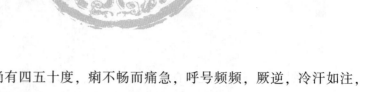

八日，其痢次周时尚有四五十度，痢不畅而痛急，呼号频频，厥逆，冷汗如注，鼻准、四肢清冷，里急后重，气坠脱肛，杳不纳谷。气阴将竭，邪势尚盛，肠胃津液欲涸，口舌咽关疳糜满布，告脱之机毕露，危哉！危哉！

台人参一钱，另煎，冲　青皮七分　黄郁金五分　白芍药二钱，土炒　建曲三钱　煨木香五分　生甘草二分　丹皮二钱　砂仁末五分　荠菜花三钱　加西琥珀五分，研末调

二诊：痢势略畅，痛势略缓，乃痛随痢减，脉息沉细如丝，左关更带数急，营分尚有伏热，刚肝内动之象也。舌红，苔不立，边尖起刺，微见白痦。此系胃气稍可有权，伏邪复返表分而分泄矣。究恐正不支持，险津未越也。

台人参一钱，另煎，冲　制川朴五分　淡吴萸三分　炒白芍二钱　淡黄芩二钱　荠菜花三钱　炒赤芍七分　小青皮五分　鲜佛手二钱　加益元散三钱，包

三诊：昨宵痛阵虽有，厥逆未作，痢下白积颇多，垢下极畅。大势虽有转机，然痢伤肾阴，泻伤脾阳，始起误投桂附温守，故不能去病，而反益病。今舌质光红，脉来细数，口糜忽盛忽衰，神情疲倦，气怯音低，所望胃思纳谷，津液可生，上则自然宣布表邪，下则可以灌运里滞，庶有生机把握也。

台人参一钱，另煎，冲　地榆炭二钱　菟丝子三钱，盐水炒　生白芍二钱　小青皮五分　潼蒺藜三钱，去刺　生甘草三分　黄郁金五分　西琥珀五分，研末，调冲　荠菜花三钱　加鲜佛手二钱

四诊：舌刺稍平，苔犹未布，昨日大痛之后连下宿垢，色黑坚燥，自觉脘腹舒和，渐思谷食，自辰至未，腹痛未作，惟迸气下陷，肛门沉坠，肠脂自滑而下，红白兼有，状如鱼脑。显然早投温补，暑邪积滞内阻，盖外邪不去，正气不复，正气不充，外邪日恋，所以邪正势不两立也。然脏宜守，腑宜通，一定之理，用药之计，当于通补中斟酌之。

台人参一钱　煨肉果四分　地榆炭二钱　北沙参三钱　生甘草二分　煨木香四分　生白芍二钱　菟丝子三钱　西琥珀五分，研末　加鲜佛手二钱　阳春砂仁五分，研末

五诊：痛稀痢畅，虽有转机，参其痛之甚者，便下坚实，毫无积滞，便下溏泄，腹中反不作痛，岂非肠脂枯极之征耶？所幸恶心已止，今日纳谷得加，能望胃液生而口糜可化。惟目光昏暗，视不见物，足冷头胀，肛门沉坠，此皆肝脾肾

三阴并亏见端也。

台人参一钱，另煎，冲　枳壳七分　煨肉果四分　淡苁蓉三钱　归身二钱，盐水炒　五味子三钱，敲碎炒　大熟地四钱，新会皮五分拼炒　白芍二钱　煨木香五分　菟丝子三钱，炒　甘草三分　北沙参三钱　加鲜佛手二钱

六诊：痢次昼夜仅有四五度矣，昨宵曾下蛔虫，胃气较疲，肠胃脂膏极薄，水谷难运，犹虑正气不克磨耐耳。凡口糜、恶心、下蛔，皆属痢之款症，加意挽之。

台人参一钱，另煎，冲　北沙参三钱　川石斛三钱　淡苁蓉三钱　煨木香五分　五味子五分，敲　菟丝子三钱，盐水炒　生白芍二钱　焦麦仁二钱　苡米仁三钱　加鲜佛手一钱

七诊：治痢大法，不越通补两门，素体弱而病亦久，断不可过于攻伐。宵来无寐，心中悸惕，营阴亏耗，想月事及期将至矣，痛痢虽未全止，乃邪少虚多之时也。

台人参一钱，另煎，冲　云苓三钱　大熟地五钱　鲜藕肉一两，去皮　归身二钱，土炒　菟丝子三钱　白粳米五钱，包　白芍二钱，酒炒　酸枣仁三钱，小川连五分，水拌炒　川石斛三钱　加枳壳五分，麸炒

八诊：肝脾肾脏阴亏乏之际，气亦下陷，经至淡且少，形神已极委顿，然非补不可，盖肝主藏血，血虚气扰于肠胃，亦能助暑湿余邪而肆疟也。

台人参一钱，另煎，冲　炒归身二钱，土　煨木香三分　大熟地四钱　炒白芍二钱　小青皮七分，麸炒　菟丝子三钱，盐水炒　炒枣仁三钱　苡米仁四钱，炒　加阳春砂仁五分，研下

九诊：经行即至，病中亦免伤营之虞，昨今晬[1]时便只一次，间有红白肠脂，痛虽缓而胃气尚疲，间有恶心，右关脉带弦劲。宗酸甘化阴，甲己化土法。

台人参一钱，另煎，冲　小青皮七分，麸炒　乌梅炭五分　白芍药三钱　酸枣仁三钱　枳实炭五分　左金丸[2]五分，包　炙甘草五分　云茯苓三钱　加玫瑰花瓣四分

〔1〕 晬：音 zuì，一昼夜。

〔2〕 左金丸：方剂名，出自《丹溪心法》，由黄连、吴茱萸组方，功在清肝泻火，降逆止呕。

十诊：脉弦颇和，胃思进谷，肝平则胃和矣。舌尖略略布苔，病机渐涉坦途。然运脾须忌刚燥，养胃宜用甘平，当缕晰脉症以分理之。

人参条一钱，另煎，冲　炒归身二钱　桑椹子三钱　乌梅肉五分，炒　炒白芍三钱　菟丝子三钱，盐水炒　左金丸三分，包　炒枣仁四钱　苡米米仁三钱　炙甘草五分

十一诊：肾火蒸生脾土，心火降生胃土，胃气刚有生发之机，恰值心事纷纭，心肝之火上炎，少寐减食，脉来弦数，舌心尚剥。阴阳枢纽未坚，何堪纵情思虑，盖思虑之患甚于他害。

台参须一钱，另煎，冲　酸枣仁五钱，小川连三分拌炒　桑椹子二钱　五味子五分，敲　煨肉果三分　元眼肉二钱，去核　生甘草五分　炒白芍二钱　川贝母三钱，去心　加西琥珀四分，研末调冲

十二诊：得寐神安，脉症向佳，惟肾阴极伤，脾阳下陷，肛脱难收，肠脂自滑而下。经云阳根于阴，今若升举脾气，又恐吸动虚阳为呃，滋纳肾阴，防滞脾气为肿，故治痢难于末后也。仿薛立斋补中益气汤合六味丸法。

人参条二钱，另煎，炒　炒枣仁三钱　大熟地五钱　白芍药三钱　煨肉果七分　菟丝子三钱，盐水炒　五味子三分　云茯苓三钱　煨升麻三分　加广橘白五分

十三诊：痛痢皆止，大便亦调，脉象软数弦细。滞下一症，补中总宜带通为妙。

人参条二钱，另煎，冲　煨肉果五分　宣木瓜一钱，炒　绵黄芪一钱，小青皮三分同炙　煨木香五分　乌梅肉五钱，炒　大熟地五钱　煨升麻三分　左金丸三分，包

十四诊：清阳不升，浊阴不降，大便燥结，肠脂时下，脉息依然，舌苔渐布。下守脾肾，佐之扶胃养肝。

人参条二钱，另煎，冲　煨肉果五分　大熟地四钱　绵黄芪二钱　地榆炭二钱　升麻二分　五味子五分　白芍药二钱　广藿梗一钱　炙甘草三分　加荷米饭三钱　鳖头骨七枚，去净皮肉，炙焦

十五诊：多寐则肾阴复而脾气呆钝，胃液渐长，舌苔已立，气注肛门未已。仿东垣法加减。

人参条一钱，另煎，冲　归身二钱，土炒　煨升麻三分　绵黄芪二钱　白芍二钱，土炒　姜半夏二钱　制冬术八分　云苓二钱　新会皮七分　炙甘草七分　加鳖头骨七个，炙焦

十六诊：昨投补中益气法，颇合症机，脉象神情俱得向佳。仍守昨法，参入守肾之品。

人参条二钱　制半夏二钱　大熟地四钱　绵黄芪二钱　白芍药二钱　新会皮五分　制冬术二钱　炙甘草五分　煨升麻三分　加酒浸林擒[1]一枚

十七诊：痢后肠胃虚细，大便坚实，便时脐上必有微痛，虽系液枯之故，脉息带弦，素有肝邪为患，想此亦必乘虚窃踞也。

甜冬术二钱　柴胡三分　大熟地四钱　白芍药二钱　炙草五分　沉香汁三分　当归身二钱　青皮五分，麸炒　宣木瓜一钱，炒　加青盐半夏二钱

十八诊：脉症日臻佳境，惟夜分溲多，乃肾虚也。胃旺加谷之际，须防过饱伤脾。

台人参一钱，另煎，冲　北五味三分，敲　大熟地五钱　生冬术二钱　生白芍一钱　煨升麻二分　怀山药三钱　当归身二钱　煨益智一分　绵黄芪三钱　川石斛四钱　小红枣三枚，炒，去核

◎ 汪案　肝郁不舒，脾元受损

汪（史家巷）　女子以肝为先天，今一损于肝而为寒热，肝传肺为咳嗽失血，肺传脾继增痛泄，上下损及中州，越人已畏。盖肺金喜润恶燥，脾土喜燥恶润，土有生金之功，当握中枢，扶持后天。秋分金木交争，深恐难度此关。

绵黄芪二钱　归身二钱　制首乌三钱　白元米四钱　白芍二钱　甘枸杞三钱　怀山药三钱，炒　云苓三钱　炙甘草三分　大麦冬二钱，去心　加燕窝屑包

二诊：脉情细数，如雀啄粟，经闭侧眠，形神骨立。承下问，姑为勉力扶持，以纳谷是宝为望。

怀山药四钱，炒　云茯苓三钱　甘枸杞二钱　北沙参四钱　炙甘

[1] 林擒：即林檎，蔷薇科苹果属植物花红的果实，味酸甘性平，有止渴止泻、除烦去瘀的作用。

草三分　白芍药三钱　大麦冬二钱，去心　酸枣仁三钱　燕窝屑三钱，包　加小红枣三枚，炒，去核

三诊：产后肝郁不舒，脾元受损，左胁下结痞坚满，经闭寒热，咳呛音嘶，左关脉弦涩，右关弦数且劲，弦为肝燥，涩是血枯，虚数而无和缓。深属疑处，难许恢复者也。

整玉竹三钱　生草三分　大熟地三钱　大麦冬二钱　川贝二钱　白蒺藜二钱　羚羊角二钱　山药三钱　苡米仁三钱　加野蔷薇花瓣三分，如无以露三钱代之，和药汤煎数沸

四诊：前进清和肺肝，流行左右循环之道路，气血升降渐调，音闪略响，胃纳颇和。虽有善机，未可云善。

北沙参五钱　黄郁金三分，切　大熟地四钱　大麦冬二钱，去心　云苓三钱　怀山药三钱　川贝母二钱，去心　生米仁三钱　乌贼骨二钱，炙　生甘草五分

五诊：近来忧思郁结，损体何堪？肝木横逆，胃伤纳减，呛盛音嘶，大肉已脱。急急屏除俗虑，加以养生工夫，希图苟延岁月而已。

大熟地五钱　归身二钱　川贝母三钱，去心　制冬术二钱　枣仁三钱　生甘草三分　白芍药二钱　云苓三钱　白粳米三钱，包　加燕窝屑三钱，包

六诊：胃思厚味，食下腹痛，夜分咽哽，喉痹起瘰，间有水呛。此能食非生气掀发，显然肾阴告竭，虚阳泛于胃而烁于肺，经云壮火食气是也。右关脉数，尺部已空，虚波喘脱急防。

大熟地八钱　炒枣仁三钱　左牡蛎一两，煅　怀山药四钱　白芍药二钱　厚杜仲三钱　大麦冬二钱，去心　炙甘草一钱　川贝母二钱，去心　北沙参五钱

花韵楼医案二册

吴县女士 顾德华 鬘云 著

◎ 汪案 烦心忧郁，便闭坚燥

汪（三十六岁，史家巷） 烦心忧郁，吸动刚肝，抵于肺胃，胸膈隐痛，食下梗梗然，不胜涩窒，大便闭结坚燥，半月一行，关格之渐也。两寸脉情幸未过偏，当未雨绸缪，计及金水涵藏之地。

鲜生地七钱 大麦冬二钱 云苓三钱 柏子仁三钱 川贝母三钱 玉竹三钱 真柿霜三钱 瓜蒌皮二钱 桔梗七分 加蜜芦管一两 野蔷薇露五钱

二诊：肝升太过，肺降不及，昨投甘凉濡润，胃纳稍加，大便渐润，其郁火有时熏烁包络，心悸少寐。然虽属肝邪移动，望其循经外达乃妙。

西洋参二钱 生甘草三分 柏子仁三钱 鲜首乌八钱 云茯苓三钱 五味子三分，敲 大麦冬二钱，去心 川贝母二钱，去心 蜜芦管一两 加陈花头海蜇一两，淡 大地栗三枚，去皮

三诊：脉弦较退，胃阴受伤已久，痰阻气机，乳房宿结一核，幸未成疬，感触忧思必致痛楚，怡养情志，勿令成溃，溃则气阴受耗，难于收敛者也。

旋覆花二钱，包 川贝母三钱，去心 制首乌五钱 瓦楞子三钱，煅 大麦冬二钱，去心 柏子仁三钱 鲜竹茹二钱 羚羊角二钱，多煎 炒枣

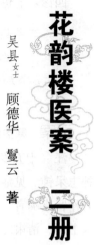

仁三钱　真橘叶五瓣　加橘络二钱

四诊：上焦火逆渐平，经净太早，心脾血枯也。柔养脾阴以制肝阳之动。

西洋参二钱，去皮　制首乌四钱　归身二钱　大麦冬二钱，去心　甘枸杞二钱　白芍二钱　生甘草三分　炒枣仁三钱　川贝二钱，去心　怀山药三钱　加青橘饼一角　元眼肉二钱，去核

◎汪案　寒热缠绵，痰火上痹

汪（十五岁，史家巷）　寒热缠绵两月，咳嗽音闪，耳聋足痿，舌绛起刺，神志呆钝。见症虽似痨怯，医论亦皆相同，然细思之，却有生机逗露也。其耳聋若作肾真竭者，脉情亦不相合，其中实有暑热凉风留顿，营卫气血被邪所耗，痰火上痹，清肃之令失司。暑瘵似痨，尚非绝症耳。先当轻疏其上，肺气宣和，痰火自降，然后清滋其里，营阴得养，邪热可化矣。备拟方以消息之，尚希诸高贤斟酌去取。

牛蒡子二钱　川贝母二钱，去心　青蒿梗一钱　大麦冬二钱，去心　纹秦艽一钱　鲜竹茹三钱　鲜生地一两　生甘草三分　金石斛三钱　加野蔷薇露一两，冲

二诊：舌刺颇平，苔黄亦淡，热象俱已得减，耳略可听。试思肾气溃散之耳聋，断无复聪之理，即此一着，病机更有把握矣。

细生地四钱　赤芍药一钱　青蒿梗一钱　金石斛三钱　生甘草三分　鲜竹茹二钱　大麦冬二钱，去心　川贝母二钱　元参心三钱　加嫩桑枝五钱　白茅柴根一两，去心

三诊：旬日来，病患十去八九，然赖病家智识明见，庶能有此奇验，譬诸琴韵清远迥异，筝琶非知音莫辨也。

西党参三钱　大熟地四钱　归身二钱　厚杜仲三钱　桑椹子二钱　枣仁三钱　大麦冬二钱，去心　整玉竹三钱　白芍二钱　加小红枣三枚，去核

◎何案　胃液枯槁，胸脘梗痛

何（五十九岁，金太史场）　高年胃液枯槁，肝木挟痰抵于肺胃，噎膈起经四月，水谷不能下咽，胸脘梗痛，痛连右胁，胀而拒按，舌苔布白，其质光红，噎则痰粘上泛。病由情志内伤，深为可虑。

枇杷叶三钱，去毛、筋　枳壳汁三分，冲　郁李仁三钱　旋覆花二钱，绢包　瓜蒌皮三钱　青橘饼一角　金铃子二钱　焯桃仁三钱　鲜芦根一两　加野蔷薇露一两，冲　青盐半夏二钱

二诊：痛势已缓，呕亦未作，虽是善机，尚不足持。大便旬日一行，艰苦异常，乃肝升太过，肺降不及也。拟交加饮[1]加味。

鲜生地七钱　生姜肉七分，二味同捣　郁李仁三钱　生白芍二钱　瓜蒌皮三钱　小青皮五分，麸炒　苦桔梗五分，磨冲　黄郁金三分，磨冲　金铃子三钱，蜜炙　枇杷叶五钱，去毛、筋　加野蔷薇露一两，冲　白芦根一两

三诊：日来稀粥可进，并不作噎，惟食后胸膈隐隐梗痛，呼吸欠利，脉细弦动。肺阻食留于胸，胃阻食留于脘也。

鲜生地一两　炙鳖甲一两　怀山药三钱　生姜肉一钱　焯桃仁三钱　紫石英四钱，煅　生白芍二钱　瓜蒌皮三钱　怀牛膝二钱　旋覆花三钱，包

四诊：叠进交加饮滋养胃液，呕噎减轻过半，络中瘀痰渐化，痛已全止。时届夏至大节，慎防反复。

鲜生地八钱　白芍药三钱　杜苏子二钱，蜜炙　生姜肉八分　黄郁金五分，磨冲　金铃子二钱，蜜炙　桔梗汁三分　枇杷叶五钱　鲜芦根一两　加野蔷薇露一两，冲

五诊：右脉有一线弦象贯于关底，乃郁肝底肺之征也。所患未久，肠胃脂膏尚不致枯瘪，但斯症最似寒饮，每每误投刚燥，因舌白兼不渴饮耳。经云上下不并，良医勿为[2]，故诸书皆云不治，当破格挽之。

鲜生地八钱　瓜蒌皮三钱　怀山药三钱　生姜肉八分　生甘草五分　紫石英三钱，煅　麦冬肉二钱，去心　生白芍二钱　怀牛膝二钱　加鲜藕汁一杯　左金丸五分，包

昨令食枇杷，下咽颇润，以甜者多食可滋肺阴也，并以猪肺、大肠煮烂如

---

[1] 交加饮：古方有交加丸，出自《鸡峰普济方》，由生地黄、生姜、白芍药、人参、当归、麦门冬、琥珀、阿胶、蒲黄组方，将生地黄汁炒生姜滓，生姜汁炒地黄滓，令干，与后七味药并为细末，炼蜜和丸，如梧桐子大。具有滋养营卫、补益冲任的作用，治妇人诸血妄行。《本草纲目》也载交加丸，由苍术（刮净，分作四份，一份米泔浸炒，一份盐水浸炒，一份川椒炒，一份补骨脂炒）、黄柏皮（刮净，分作四份，一份酒炒，一份童尿浸炒，一份小茴香炒，一份生用）组方，拣去各药，只取术、柏为末，炼蜜为丸，如梧桐子大，功在升水降火，能除百病。可以作为参考。

[2] 上下不并，良医勿为：此论出自《素问·生气通天论篇第三》。原文为："病久则传化，上下不并，良医弗为。"

糜，为饭菜，即与饭同熬如稀粥，徐徐咽下，竟无噎塞梗痛之患。连食两三日，亦可导通纳谷道路。

六诊：谷食渐进，大便续通，所有舌上蒸出浮苔已化，质见光红，可知胃浊通降，方露液枯象矣。每见误执舌白为湿，多投燥剂者，贻害不少矣。

西洋参二钱，去皮　生白芍二钱　怀山药三钱，炒　大麦冬二钱，去心　白粳米五钱，包　怀牛膝二钱　生甘草五分　鲜藕肉一两　燕窝屑三钱，包

七诊：大节已过，幸得脏真安稳，时值暑热外迫，腻浊滋血之品姑缓用之，酸甘化阴以生胃津何如？

鲜藕肉一两　生草三分　燕窝屑三钱，绢包　白粳米五钱　白芍药二钱　整玉竹三钱　白扁豆三钱　川石斛五钱　大麦冬二钱，去心　加蜜翠梅二枚，敲

八诊：肝胃和洽，气血渐可恢复，病根幸未深固。今值新秋降令，法当下滋肾水以养肺金，金水相生而肝木自平，可许全愈矣。然须节饮食，戒恼怒，盖治病易，养病难也。拟丸剂。

大熟地八两，炒　云茯苓三两　粉丹皮一两五钱，盐水炒　怀山药四两，炒　建泽泻一两五钱，炒　山萸肉二两，炙炭存性

上药如法制度，用双合法为末，开水泛丸如椒目大，以生枳壳五钱、苦桔梗七钱研末为衣，每晨空心，淡盐汤送下四钱。

◎ 王案　心脾抑郁，挟痰逆胃

王（来凤桥）　心脾抑郁，气不摄血，血崩后肝阳复升，挟痰逆胃，肺失清肃，金木交争而为呃逆，呃连百余声不已。前方纯用滋纳，据述药汁浓腻如膏。右关脉弦细，寸部窒塞。每逢呃作时，旁人吸烟草喷之，香窜鼻窍即止。以此合脉并参，胃虚气不摄血，血去三阴内亏，上焦肺胃间却有痰浊凝滞，若独理痰气，犹恐虚阳飞越，一味腻补，更其壅闭肺气。备参末议于诸高贤，法中撤去阿胶、麦冬，摄守其下，轻疏其上，何如？

炒枳壳七分　枣仁三钱　大熟地四钱　苦桔梗五分，磨冲　白芍三钱，吴萸三分拌炒　山萸肉二钱，炒炙　川贝母二钱，去心　陈皮五分，炙　炮姜炭五分　加阳春砂仁五分，研末，后下

二诊：昨投开上摄下，呃竟大减。今卯刻至未，只见三五声矣，得吐厚痰畅利，胃气亦醒，脉仍濡细，面色㿠白。不独肝肾阴亏，中气亦极虚馁也。

人参条一钱，另煎，冲　炒冬术二钱　炒枳壳三分　大熟地四钱　炒枣仁三钱　苦桔梗二分　山萸肉二钱　炒白芍三钱　川贝母二钱，去心　加小红枣三枚，去核，炒

◎羹案　风温时厉，营分郁热

羹　传染风温时厉，丹晕红而痧尚未透，胸闷口渴，喉关腐势极盛，腻痰涌塞，舌苔厚白，质绛尖刺，呓语，少寐烦心。营虚之体又值春深时候，温邪多而寒邪少，不敢例进温表，亦不敢清凉抑遏表风。同议方，候高明赐教。

淡豆豉三钱　赤芍二钱　秦艽二钱　牛蒡子三钱，炒，杵　土贝三钱　蝉衣五分　苦桔梗二钱　马勃五分　甘中黄三分　白杏仁三钱，去皮、尖，勿研

二诊：汗泄颇畅，喉腐大减，痧子遍透，色泽紫滞，营分热也，舌苔化黄且薄。宗昨法略加轻清，盖胃汁薄者，一经过表，其汗必有化燥液涸风动之变，故清热之剂不可太早，不可稍迟，用之适当其时方妙。或执表须过清补务晏[1]之说，可谓误尽苍生不少耳。

冬桑叶二钱　赤芍二钱　淡豆豉三钱　牡丹皮二钱　连翘二钱　白杏仁三钱，去皮　牛蒡子三钱　土贝三钱　甘中黄五分　加黄郁金五分

三诊：喉腐已净，热亦退，而痧子回动，汗多咳少，眠食向安。仍宜养液以化余邪。

鲜霍斛一两　桑叶一钱，蜜炙　象贝二钱，去心　淡黄芩二钱　丹皮二钱　桑枝二钱，蜜炙　牛蒡子二钱　生草五分　连翘二钱，去心　白杏仁三钱，去皮、尖　加老枇杷叶五钱，去毛、筋　白茅柴根一两，去心

四诊：痧后肺胃液伤，余火未化，肝阳藉升，耳鸣失聪，肌肤发痒。营阴亦亏也。

鲜生地七钱　竹茹二钱　炒苡仁三钱　鲜霍斛一两　元参二钱　云茯苓二钱　羚羊角二钱　生草五分　大麦冬二钱，去心　川贝母二钱，去心　加白茅柴根一两，去心

丹痧一症发于心营肺卫之间，治法必先疏解肺气，风从汗达，痧必随透，喉腐自化。风邪一泄，即可清营化热，热退痧回为上，然后滋肺胃津液佐清余热，

---

〔1〕晏：音yàn，迟，晚。

万无失者。此言顺症遇良药也。倘病人除液亏温邪重而胃汁薄，必然邪热烁津，汗不易畅，风未达而化燥，喉腐蔓延，少寐烦躁，口渴颧赤，甚之津伤火炎，痰潮昏涌，与风寒痰塞迥异，急当气营双解，方可救扰。盖阴虚之人温邪重者，病起即见危险，司命者率幸勿明知其理，故意避忌凉药，错执无凭之说，温散涤痰，牢不可破，以免物议而保声名，直待热陷心包，方议论纷纭，投以紫子清药以为重剂、险剂，倘救济不及，仍责在是矣。呜呼，病者心神焦灼，诚如涸辙之鱼求救无门，燥亦甚矣。或幸不死，汗多津伤，痧火逗留，延怯者亦不少耳。缘斯症虽属咽喉外疡，实即温疫也，当宗河间法、吴又可论。类推近见，执煞温表一法，不论春尾夏初，亦用麻黄温肺，每致口渴转盛；葶苈泄肺，往往邪随气陷。若审定果有寒邪抑肺，寒痰痹肺，自宜紫苏、荆芥温表，重则非麻黄不可，定然热随汗解，汗泄痰平，效验较清药尤速，所难者，用之适当其时耳。医乃上古《三坟》之一，世俗不知精求其理，徒藉此以博糊口之需，此医道之所以日下也。癸卯四月，外子因莘田师患恙，代为出诊，染是疾归，承诸同门探视，议方或拟羚羊角、枇杷叶露，其时丹晕焮红，痧未出肤，喉腐发秽蔓延极盛。余思虽无寒邪，亦当先开肺气，驱散风邪。羚羊角清肺，恐遏表风，枇杷叶露每易滑肠，若大便溏泄，痧更难透。乃与外子商之，表药中择无温燥之性者，佐以黄米清饮代茶，滋助胃液，汗即遍透，痧亦随减，盖汗乃精液所化生，胃液足，汗易畅而邪易化。外感初起，药不误投，决无变险之理，《金匮》一百十三方类多救逆，非敢妄肆议论。盖自留心医学后，亲所见闻，窃悯之而不敢言，姑申管见质诸当代高贤，愿有以教之为幸。

◎吴案　丹痧阴竭，目窜风劲

吴（三十三岁，三茅观巷）　丹痧畅透，过表汗多，阴液告竭，邪无出路，痦点白腐，喉舌咽关密布，目窜风劲，神蒙呓语，肌热灼手。势极危笃，勉拟犀角大清汤，背城一战。

乌犀尖三钱，多煎　元参心三钱　细生地一两　大青叶一两　甘中黄五分　鲜霍斛一两　陈金汁一两，冲　飞青黛五分　川贝母三钱，去心　加白茅柴根一两，去心

二诊：神清脉缓，风险定矣，痦腐大减，热亦将及退净。仍守昨法减轻之。

乌犀角二钱，多煎　羚羊角二钱，多煎　鲜霍斛一两　鲜生地一两　川贝母三钱，去心　大麦冬二钱，去心　元参心三钱　肥知母二钱　粉丹皮二钱　甘中黄五分

甲辰年吴中丹痧盛行，沿家染传，每闾连毙数人，莫不惊心裂胆。丙午年，胞妹小瑛亦患之，因汗泄太过，营虚热炽，时莘田先生投犀角，时药初下咽，风动劲厥而绝，不及救援矣。余屡欲探视，双亲恐其染传，禁不许往。时有吴性遗妪叩阶求治，云是伤寒危症，及至知系丹痧甚重。余急欲辞归，病家挽衣哀恳，不得已勉一诊视，即回室撰方，知诸医复绝，乃进大剂清营化毒法，并与吹药一方，明晨复招，竟已转机，亦机缘之巧妙也。

吹方附录：

西牛黄五厘，研　指爪甲五厘，瓦上焙黄　龙脑片二厘，研　上濂珠三分，研细　青黛六分　象牙屑三分，瓦上焙黄，研　壁蟢[1]窠廿个，墙上者，瓦上焙黄

上七味和匀，研极细末吹药，先将子字频吹，继以此方甚妙。

四诊：痢转疟，疟亦将止，伏邪由腑达于经也。脉数舌绛，营虚暑热未净。

细生地四钱　淡芩二钱　西党参三钱　生冬术二钱　赤苓三钱　炒建曲三钱　炒苡仁三钱　生草三分　青蒿梗二钱　加白茅柴根七钱，去心

五诊：疟后胃强脾弱，慎调饮食，以防反复。

炒冬术二钱　归身二钱　川石斛三钱　云茯苓三钱　白芍二钱　广藿梗二钱　炒苡仁三钱　杜仲三钱　制首乌四钱　生甘草三分

◎沈案　疟来寒战，脾虚湿盛

沈（三十六岁）　伏暑轻而凉风重，疟来寒战，便溏，头痛，汗不畅，脉细弦，舌白腻。少阳疟兼脾气虚而湿盛者，仿仲圣法加减。

炒柴胡五分　防风二钱　牛蒡三钱　炒冬术二钱　秦艽二钱　郁金五分　广藿梗二钱　赤芍二钱　建曲三钱　嫩苏梗二钱　加鲜佩兰二钱

二诊：寒势式微，风从汗畅，疟可即止者也。

柴胡三分，炒　藿梗二钱　建曲三钱　防风一钱　青蒿一钱　生草三分　苏梗一钱　赤芍二钱　赤苓三钱　加鲜佛手二钱　佩兰叶二钱

三诊：疟止便未实，素体脾虚，当培土运湿为治。

炒冬术二钱　新会皮七分　白芍二钱　白茯苓三钱　姜半夏一钱　川

---

〔1〕蟢：音xǐ，一种长腿的小蜘蛛，又叫“喜蛛”或“蛸”，也作“喜子”。

斛三钱　广藿梗二钱　炒苡仁三钱　建曲三钱　加鲜佛手二钱

◎ 小鬓案　暑热内伏，凉风外束

小鬓　饮井水为起病之源，卧石床为酿病之所，暑热内伏，凉风外束，由是疟成矣。

炒柴胡五分　防风二钱　淡苓七分　大豆卷三钱　秦艽一钱五分　青蒿二钱　香茹七分　牛蒡三钱，杵　赤芍二钱　加鲜藿香二钱　玉枢丹[1]一粒

二诊：昨晚热透汗畅，呕吐痰水，风寒颇化。脉数舌黄，里热未清也。拟清营疏卫。

鲜生地五钱　赤芍一钱　陈皮五分　香青蒿二钱　防风一钱　郁金三分　淡黄芩一钱五分　秦艽一钱　佛手二钱　加益元散三钱　生姜汁三小匙，和入

三诊：疟未作，神情尚觉委顿，舌绛口渴。再清营热可也。

鲜生地六钱　赤苓三钱　黄郁金五分　淡黄芩二钱　滑石三钱　炒麦仁三钱　香青蒿二钱　黑栀二钱　佛手白二钱　加白茅柴根一两，去心

◎ 谢案　痉厥壮热，痰喘目窜

谢（三岁，上津桥）　痉厥壮热，痰喘目窜，前一日曾见热象痉象，谅由瘅疟热盛，质小不克，任受而厥，非惊风耳。急清营热以挽救之。

犀角尖一钱，多煎　青蒿二钱　秦艽二钱　鲜生地一两　牛蒡三钱，杵　钩勾三钱，后下　白杏仁三钱，去皮、尖　赤芍二钱　生草三分　加陈金汁一两，冲

二诊：昨服药后，夜半热退神清，自思粥饮。今日平和，脉数舌黄有刺，试看明日何如？

鲜生地五钱　淡苓二钱　橘白五分　白杏仁三钱　生草三分　川

〔1〕玉枢丹：方剂名，出自《是斋百一选方》，又名太乙玉枢丹、紫金锭、太乙紫金锭、紫金丹、太乙紫金丹、太乙丹、神仙追毒丸、万病解毒丸等，由山慈菇、红芽大戟、千金子霜、五倍子、麝香（《外科正宗》加朱砂、雄黄）组方，祛痰逐秽，“治痈疽恶疮，汤火蛇虫犬兽所伤，时行瘟疫，山岚瘴气，喉闭喉风，久病劳瘵”。

斛三钱　川贝母三钱　赤苓二钱　麦芽三钱　加鲜稻叶五钱

三诊：午刻但热不寒，未曾痉厥。瘅疟已准，仍宜清解毋惑。

鲜生地五钱　肥知母二钱　秦艽二钱　鲜霍斛五钱　生甘草三分　桔梗二钱　香青蒿二钱　赤芍药二钱　滑石三钱　加鲜芦根一两　露水一杯，和入

四诊：疟势式微，渐能安谷，乳宜少进，恐生痰热也。

鲜霍斛五钱　生草三分　佛手白一钱　肥知母二钱　云苓三钱　焦麦芽三钱　川贝母三钱，去心　粳米三钱　加露水一杯，和入

◎马案　瘅疟匝月，脾气虚弱

马（七岁）　瘅疟患经匝月有余，肌肉瘦削，纳谷式微，据述服清药表药俱不合，乃脾气虚之故耳。有涉怯之机，拟益气清疏并进。

绵芪皮二钱　秦艽一钱　天花粉二钱　生冬术二钱　青蒿一钱　焦麦芽三钱　整玉竹三钱　川贝二钱，去心　生甘草三分　加薄荷五分

二诊：脾气竟能健运，谷食渐增，热缓易汗。病机已在掌握之中，可许无虑矣。

整玉竹三钱　秦艽二钱　青蒿二钱　嫩冬术二钱　生草三分　知母二钱　天花粉三钱　川贝一钱　麦芽三钱　加鲜佛手白二钱

三诊：中气一醒，伏邪自达，仍守前法损益之。

人参须七分，另煎，冲　玉竹三钱　天花粉三钱　大麦冬一钱，去心　秦艽二钱　肥知母二钱　生草梢三分　青蒿一钱　露水一杯，冲　加青蔗浆一杯，和入

四诊：肌肤甲错已润，神脉亦复，口渴多汗，伏热未清。清其余热以养胃津，但幼童不能自慎饮食，宜加运脾之品。

台参须一钱，另煎，冲　生石膏二钱　川贝二钱，去心　鲜霍斛五钱　生甘草三分　苡仁三钱　大麦冬二钱　白茯苓三钱　麦芽三钱　加露水一杯，和入

五诊：热止易怒，邪已化而脾胃亦复，惟阴液尚亏，肝火易升耳。

整玉竹三钱　麦冬一钱，去心　羚羊角二钱，多煎　鲜霍斛五钱　生草三分　川贝母二钱，去心　炙鳖甲三钱　云苓三钱　炒苡仁三钱　加甘露水一杯

六诊：疟止半月，饥长食旺，肝火时升，目涩赤。拟和脾养胃，佐清木火。

嫩冬术一钱　玉竹三钱　云苓三钱　鲜霍斛四钱　麦芽二钱，去心　生草三分　羚羊角二钱，多煎　川贝二钱，去心　麦仁三钱　加甘蔗汁一杯

七诊：舌黄化而肝火较平，胃阴复，脾气醒，可无反复矣。

细生地四钱　云苓三钱　麦冬肉二钱　生冬术二钱　生草三分　川石斛三钱　整玉竹三钱　川贝二钱，去心　焦麦芽三钱　加糯稻根须一两

◎陶案　肝阴内耗，燥气化火

陶（四十二岁，大石头巷，戊申年诊）　肝阴内耗，燥气化火逆胃，脘痛呕吐，大便闭结，患经七载，屡重屡发，舌绛脉数。胃津营液并亏，乃关格根柢，然寻常肝气痛可以香燥破气而治之也。

乌犀尖二钱，多煎　郁李仁三钱　乌梅肉八分　鲜生地八钱　柏子仁三钱　炒白芍三钱　云茯苓三钱　江枳实五分　金铃子二钱　左金丸五分，包　大地栗[1]三枚　加陈花头海蜇一两，漂

二诊：便通呕止，痛胀亦缓，眠食较安。盖血热肝升，得凉则降，降则胃气通调。拟和脾养肝，佐理肠胃痰热。

乌犀尖一钱，多煎　怀山药三钱　柏子仁三钱　鲜生地五钱　云茯苓三钱　怀牛膝二钱　川贝母三钱，去心　炒米仁三钱　小青皮五分　加鲜藕肉一两

三诊：肝平胃和，神脉安静。时值暑热外迫，营虚食少之体，宜乎养阴和脾为佳。

生洋参二钱　柏子仁三钱　云茯苓三钱　鲜首乌五钱　五味子三分　炒苡仁三钱　川贝母二钱，去心　川通草五分　小青皮三分　加白荷花露一两，冲

〔1〕大地栗：中药名，即荸荠的别称。

◎陶案 营虚血热，血不养肝

陶　庚戌年诊。营虚血热，血不养肝，肝升犯胃，上压太仓。太仓，胃之上口也，气结为痛，呕则痛止，是以每痛必自探吐，久久反复，胃液枯矣，遂成膈症。每投桂附，痛呕转剧，近又误以火酒摩背并服无名末药，其药香烈异常，迎月[1]来日饵稀粥两匙，大肉俱脱，营液枯槁殆尽，每觉热气上涌，口泛白沫，稠腻如饴。此乃虚火内燔，肺胃津液所化也，最属忌疑。脉弦细数，舌红苔黄，便燥闭结，虽云痛宜温通，但芳香辛烈难施于血枯液涸之体。滋水生肝，和养胃阴，冀能进谷，亦不过扶延岁月而已。

合参末五分，冲　白蒺藜二钱，去刺　淡苁蓉三钱　生白芍三钱　怀山药三钱　怀牛膝二钱　淡吴萸三分　台乌药五分，磨　上沉香二分，磨　加野蔷薇露五钱，冲

二诊：环口色青，肝乘胃也。欲救胃气者，必先平肝；欲疏其肝者，当调脾土，此治病求本法也。然非三年前但是心肝郁火独盛，可以清畅疏通，直接施治即效，今则中气亦伤而阳愈结矣，殊属辣手之至。前方既合，参入辛通胃阳，兼理郁火。

合人参五分，研末，冲　小川连五分　淡苁蓉三钱　炒白芍二钱　益智仁五分　炒枣仁三钱　炒山药三钱　云茯苓三钱　沉香汁五小匙

三诊：痛呕减而沫亦少，然减不足云也。其痛呕吐沫必于酉戌时为甚，夜半则平。或言病发于阴分，谓之阳不用事，每作阳虚治，殊不知脾虚血热，血分郁火为患，无不见重于阳明旺时在也，古人此言必因阳虚诸症而设，用药者，必当详审脉症，岂可但凭时候作确论乎？

人参须一钱　淡吴萸三分　细生地五钱　炒白芍二钱　台乌药一钱　黄郁金三分　炒枣仁三钱　白蒺藜二钱，去刺　川贝母二钱，去心　炒怀药三钱

四诊：能纳艰运，责在于脾，盖月余未曾进谷，旋转之机少利，日晡自觉气火上逆，则嗳腐吞酸，五心灼热。经云谷气不盛则生内热[2]是也。

合参须一钱，另煎，冲　白芍药二钱　小川连三分　益智仁五分　云茯

〔1〕迎月：农历八月十四之称。

〔2〕谷气不盛则生内热：此论出自《素问·调经论篇第六十二》。原文为："有所劳倦，形气衰少，谷气不盛，上焦不行，下脘不通，胃气热，热气熏胸中，故内热。"

苓三钱　细生地四钱　焦米仁三钱　瓦楞子三钱，煅　净归身二钱

五诊：日来右关脉颇有生气，知饥知味，日晡痛呕微作，其肝邪亦不骤然下降为患。

制首乌四钱　净归身二钱　老苏梗一钱　炒白芍二钱　炒枣仁四钱　川贝母二钱，去心　云茯苓三钱　鲜竹茹二钱　炒苡仁三钱

六诊：参脉左涩右滑，涩为血虚，滑为痰盛，水谷入胃，泛浊于腑络，必呕吐，始松，胃失下行之令耳。经水两月未至，经乃冲脉所司，冲系阳明统属，胃少纳谷，血海自然受盛不足，调和脾胃升降之机，血足自行也。

小川连三分，姜汁炒　柏子仁三钱　炒山药四钱　川贝母二钱，去心　炒枣仁四钱　半夏曲二钱　西琥珀五分，冲　元眼肉五枚　黄郁金五分

七诊：经至即止，肝脾不和，瘀痰阻络，或呕或泄，或胀或痛，无一非木邪乘胃为患耳。

净归身二钱　云茯苓三钱　柏子仁三钱　东白芍二钱　怀山药四钱　厚杜仲三钱　炒枣仁三钱　川贝母三钱，去心　白蒺藜二钱，去刺　加黄郁金七分

八诊：纳谷旺而呕止四日，二便通利，胃气已得敷布之机，生机可望。肝平忌术，因肝为刚脏，宜柔宜和，燥烈之药恐激其怒性耳，倘于痛胀止时合以柔和之品，未尝不可用以培脾。

北沙参四钱　净归身二钱　炒米仁三钱　制首乌四钱　生白芍二钱　半夏曲二钱　制冬术二钱　柏子仁三钱　宣木瓜七分　加青果〔1〕二枚，敲

九诊：脉症渐渐向佳，纳谷上午已照常时，惟日晡肝气冲逆，胸脘隐然梗痛，不敢进食。拟益阴以和脾胃。

制首乌四钱　小川连三分　半夏曲二钱　炒白芍七分　枳实炭七分　炒苡仁三钱　乌梅炭五分　金铃子二钱　川通草七分

十诊：上午胃纳颇增，胸膈梗痛亦平，咽物尚噎，所幸肌肉渐长，津液亦回，至戌时自觉热气上涌，渴思冷饮。仍宜养胃阴以杜木火冲逆。

鲜藕肉一两，去皮、节　云茯苓三钱　炒苏子二钱　白粳米四钱，绢包

〔1〕青果：中药名，即橄榄，因果实尚呈青绿色时即可供鲜食而得名，性平，味甘、涩、酸，具有清热解毒，生津利咽功效。

炒米仁三钱　川贝母三钱，去心　生白芍三钱　炒白芍三钱　冬瓜皮三钱　加橄榄肉三枚

十一诊：迩来一月，阳明气血日长，经水下行，色淡兼紫，不能通畅。盖冲脉上贯于胃，下通于肾，血虚血瘀，肝挟冲脉反从上逆，呕吐不已。当苦泄厥阴，清降阳明以防厥逆，切不可执经行要温通之说，盖温则升，升则血亦上逆矣。

西洋参二钱　旋覆花三钱，绢包　炒枳实五分　生首乌五钱　柏子仁三钱　台乌药二钱　金石斛三钱　云茯苓三钱　怀牛膝二钱　左金丸三分，绢包

先用青蔗浆一杯和姜汁少许，微温服之，然后进药。

十二诊：肝邪升则化火化风，降则化气化寒。前拟清泄肝胃，原属治标之计，盖肝病种种，其险之速，莫如越胃凌心为最。昨服蔗浆后呕即止，而经行大畅，冲心之势顿止，曾呕黑水甚多，此即瘀血郁久所变。《易》云“龙战于野，其血元黄[1]”是也，然病始于肝，子病及母，肾亦亏矣，惟恐经后郁阳复升，滋肾平肝，从阳明以志冲脉。

大熟地五钱　菟丝子三钱　旋覆花二钱，包　紫石英四钱　怀山药三钱　怀牛膝二钱　陈阿胶二钱　小红枣三枚　小川连三分　加鸡子黄一枚

十三诊：郁阳从经行而得畅，虚阳由血虚而复升，夜来少寐，痰中带有鲜血，渴思冷饮，脉数舌剥。见症如此，显然清滋非误，盖是症易机，疑似饮邪，温凉殊途，故辨症为难耳。

细生地六钱　大麦冬二钱，去心　白茯苓三钱　炒丹皮二钱　五味子五分，敲　怀山药三钱　炙鳖甲三钱　柏子仁三钱　生甘草五分　加鲜藕肉一两，去皮、节　白粳米四钱，绢包

十四诊：日来脉息向佳，血室新空，郁阳复扰，饮食下咽，胸膈微有梗痛作噎。盖肝木内藏相火，培养营阴复以凉剂以畅郁火。

北沙参三钱　陈阿胶二钱　犀角汁三分　大麦冬二钱，去心　东白

[1] 龙战于野，其血元黄：此语出自《周易·坤》。原文为：“龙战于野，其血玄黄。”龙为阳，《周易折中》引李开“龙战，则是乾来战，不以坤敌乾也”，比喻阴气盛极而衰，阳潜其中而生，阴阳摩荡，对立转化。天色为玄，地色为黄，“玄黄”是阴阳争斗造成天地混乱、乾坤莫辨的象征，喻事情已至极端。

芍三钱　檀香泥一钱　怀山药三钱　生甘草五分　云茯苓三钱　加青蔗浆一杯，冲　生姜汁三小匙，冲

十五诊：症机向安，宜从脾胃着想，叶氏所谓“脾宜升则健，胃宜降则和[1]”。仿此意，参入补脏通腑，与症尤合。

北沙参三钱　枳实炭五分　半夏曲二钱　炒米仁三钱　乌梅炭八分　益智仁五分　怀山药三钱　生姜肉七分　大腹皮二钱　加青蔗浆一杯，冲

十六诊：纳谷如常，渐能行动，步履力尚未足，下午口渴咽干，大便燥结。前贤以呕而便燥谓之叶落根枯，拟滋养金水两脏，即是平肝之意。

大熟地五钱　麦冬肉二钱　怀山药三钱　元武板一两　五味子三分，敲　云茯苓三钱　净归身二钱　川贝母三钱，去心　川石斛三钱　东白芍二钱　生甘草三分

十七诊：痛呕噎膈百日未曾反复，脾胃之气颇能蒸化津液，欣喜为之过望矣。务宜息心静养，静则生阴，阴足阳藏，庶无变动。

北沙参三钱　大熟地五钱　柏子仁三钱　大麦冬二钱　净归身二钱　炒米仁三钱　怀山药三钱　东白芍二钱　云茯苓三钱　生甘草三分

十八诊：一阳来复，脏阴未足之体，虚火略有扰动，坚守肝肾根柢为要着。

熟地炭五钱　枳实炭三分　怀山药三钱　归身二钱　乌梅炭五分　柏子仁三钱　白芍二钱　大麦冬二钱，去心　白茯苓三钱　加青果肉三枚

十九诊：膈症由危向安，近有咳嗽，虽是一时伤风传染，然娇脏久虚，内风易于烁肺耳。

白杏仁一钱，去皮、尖　麦冬肉二钱　紫菀八分　杜苏子一钱　象贝一钱，去心　牛蒡子八分，杵　炙甘草三分　米仁　炒白芍二钱

二十诊：久病新瘳，感风鼻塞咳嗽，须防引动呕吐，姑以轻剂治标。

白杏仁一钱，去皮、尖　秦艽一钱　紫菀二钱　牛蒡子一钱，杵　生草五分　苏子八分　象贝母一钱，去心　米仁三钱　前胡五分

二十一诊：咳嗽已缓，眠食如常，癸水如期而至，色泽俱正。诸恙未曾反

[1] 脾宜升则健，胃宜降则和：此论出自《临证指南医案》。叶天士释之曰：“脾宜升则健，胃宜降则和。盖太阴之土，得阳始运；阳明阳土，得阴自安。以脾喜刚燥，胃喜柔润，仲景急下存津，治在胃也；东垣大升阳气，治在脾也。”

复，调和金水，兼理冲脉。

川贝母二钱，去心　紫石英三钱　紫菀一钱　柏子仁三钱　陈阿胶二钱　黄郁金五分　真滁菊一钱　怀山药三钱　旋覆花一钱，绢包　大麦冬二钱，去心

二十二诊：经行初净，肝风微有循肺，饮食不减，痛呕未作。气阴渐能恢复也。

大熟地五钱　杞子三钱　玉竹三钱　左牡蛎四钱　滁菊八分　冬术二钱　麦冬肉二钱　枣仁三钱　云苓三钱　加紫菀八分　甜梨肉一两，去核

二十三诊：经行此期颇畅，纳谷不减，然肝脾阴虚未复，尚防经后阳升为患。

大熟地五钱　制冬术二钱　滁甘菊一钱　净归身二钱　怀山药三钱　川石斛三钱　炒枣仁三钱　炙橘白五分　白粳米四钱　柏子仁三钱　加鲜藕肉一两

二十四诊：经后胁中微胀，郁邪余波也。脉弦细数，舌绛尖刺，根苔黄厚，肝脾血虚未复。

大熟地五钱　甘枸杞三钱　怀山药三钱　麦冬肉二钱　玉竹片三钱　炒米仁三钱　五味子四分，敲　旋覆花一钱，绢包　老苏梗一钱　加甜梨肉一两

二十五诊：神脉平善，惟咽干口渴，皆是肺胃津液未复，肝火易于熏烁也。

整玉竹三钱　白扁豆三钱　大熟地五钱　大麦冬二钱，去心　炒苡仁三钱　甘杞子三钱　白芍药二钱　柏子仁三钱　菟丝子三钱　加南枣肉三钱　白粳米四钱，包

二十六诊：严寒外迫，阳得潜藏，诸症皆安。乘时滋填肝肾，参入从气引血法。

人参条二钱　大熟地四钱　白扁豆三钱　大麦冬二钱　甘杞子三钱　白茯苓三钱　整玉竹三钱　柏子仁三钱　生白芍三钱　生甘草五分　加甜梨肉一两　南枣肉三枚

膏方：

膈症四月以来，由渐而痊，大肉脱而复长，此乃病家之福也。经云三阳结，谓之膈；二阳结，谓之消[1]。此皆言津液枯槁，阳土燥结也，决非辛温可通，当专滋阳明；勿动肝火，水源布化不息，方无反复。

人参须五钱　韭汁一小杯　青蔗浆一碗　元眼肉五钱　藕汁二碗　甜梨汁一碗　牛乳一小碗

上药和匀，熬膏时加白蜜两匙、生姜汁一匙，收如饴糖，涂涂频服。

◎陶案　暴怒动肝，肝火上逆

陶　壬子年正月诊。膈症由危向安之后，偶经暴怒动肝，肝火上逆，痰亦上泛，呕吐瘀血，紫黑成条。时届春升木旺，阴虚阳亢之体，宿痰又复反复，深为可虑。

老苏梗二钱　瓦楞子三钱　鲜首乌四钱　小川连三分　东白勺二钱　女贞子三钱　宋半夏二钱　云茯苓三钱　粉丹皮二钱　加鲜藕汁一杯

二诊：呕瘀虽止，舌苔灰浊而干，寐中惊惕，大便四日未行，右脉弦滑带数。显属肝火挟痰蒸于胃腑也，滋胃液以疏肝，和脾气以润肠。

鲜藕汁一杯　姜半夏八分　怀牛膝二钱　金石斛三钱　云苓二钱　炒白芍二钱　西洋参二钱　瓦楞子三钱　鲜竹沥五钱　鲜首乌一两

三诊：肝火下降，胃阴略复，肺司布化，脾司默运，肾司收摄，三脏之真气久耗，素来不任参功者，并非元气不虚，实缘阴阳过偏，肝火过旺耳。今便后神倦脘痛，乘此可补之机，拟生脉散佐疏肝之品以消息。

人参须一钱，另煎，冲　归身二钱　枳实炭三分　大麦冬二钱，去心　白芍二钱　瓦楞子三钱　五味子五分，敲　枣仁三钱　蜜姜一钱　制首乌五钱　加六味丸四钱，绢包

四诊：连进扶胃平肝，痛止得寐，惟右关脉弦细抟指。阴虚肝火闪烁，胃中易生痰热耳。

人参须一钱，另煎，冲　归身二钱　制首乌五钱　麦冬肉三钱，去心　白

---

〔1〕三阳结，谓之膈；二阳结，谓之消：此论出自《素问·阴阳别论篇第七》。原文为："二阳结谓之消，三阳结谓之隔，三阴结谓之水，一阴一阳结谓之喉痹。"

芍三钱　肥知母一钱　五味子五分，敲　元参二钱　瓦楞子三钱　加蜜姜一钱

五诊：日进补养气血法，胃气虽见恢复，右关脉息稍振，饮食亦增。然究虑已曾大吐涎沫，诸书皆云膈症吐沫者，虽大补气血，络久难收全功。目前尚可扶持，交至阴竭阳升时候，诚虑变险。

人参须一钱，另煎，冲　怀山药三钱　炒白芍二钱　大熟地五钱　白茯苓三钱　北五味五分，敲　元武板五钱　瓦楞子三钱　真旗参一两　白粳米四钱，绢包　加鲜藕肉一两，去皮、节

附　致韫之甥媛札

昨日造府未晤为怅，葛堂之恙的系膈症，虽然几次挽回，但金水两竭，脾土并衰，屡屡反复，总虑难以支持。承葛慈厚谊如云，委托重任，不敢面辞，自当竭尽心力扶持，但望转达。葛甫大人务须访求明眼一评，他时免遭众议，诸希亮鉴不宣。

六诊：膈症因怒反复后呕止，胃醒纳谷日增，腑气续通，升降之机又得旋转矣。

大熟地五钱　甘杞子三钱　云苓二钱　大麦冬二钱，去心　怀牛膝二钱　米仁三钱　北味子五分，敲　炒枣仁三钱　山药三钱　加真柿霜三钱

七诊：匝月来饮食胜常，神气亦复，山舆跋涉不觉疲乏，幸事也，惟望无烦恼感触，无饮食所伤，不致反复方妥。

人参须二钱，另煎，冲　炒苡仁三钱　大熟地四钱　大麦冬二钱，去心　炒麦仁三钱　甘杞子三钱　北五味五分，敲　白茯苓三钱　炒枣仁三钱　加真柿霜三钱

八诊：饥时迟食，食觉过饱，吞酸嗳腐，日晡热气上涌，痛胀并作，探吐粘痰不少，口渴舌干，光红尖刺。究系肝脾久损，金水两亏，起居难于调养耳。养血和脾，治痰之本；理气平肝，治痰之标。

鲜首乌四钱　金石斛三钱　金铃子一钱，蜜炙　炒苡仁三钱　大麦冬二钱，去心　小青皮三分，炒，炙　大麦仁三钱　北五味五分，敲　老苏梗一钱　白茯苓三钱　加水泛六味丸八钱，绢包

九诊：昨晚子刻，便后陡然厥逆，妄言妄见，诊脉实已沉绝，面白如纸，唇

淡目瞑，向日调理，惟于补中寓疏，疏中寓补。据述昨医投旋覆花汤，不遏，撤去补药。膈症久延反复数四，阴血告竭，阳亦随止，亦不可指他医之过也。宗脱阳者见鬼，脱阴者目盲，勉拟仲圣法以邀天相。

合人参三钱，另煎，冲　生白芍三钱　五味子一钱，敲　制附子一钱　炒枣仁五钱　大黑枣五枚，去核　炙甘草五分

又诊：申刻。药下片时，脉复神定，妄言妄见已止，面色之皖白尚自骇人心目，自觉脘胁微痛，但用药本如用兵，挽回散失之元阳如招败卒，此番阵五[1]溃乱，未许奏绩者也。

合人参三钱，另煎，冲　归身二钱　姜半夏一钱　益智仁五分　白芍二钱　云茯苓三钱　甘杞子三钱　枣仁三钱　大黑枣五枚，去核　加煨姜一钱

十一诊：脉息右尺渐复，关部弦数，唇色渐红。阳回之后当毓以维之，但阳气散走之下，未可骤加腻补，姑执中以缓守之。

合人参二钱，另煎，冲　生冬术二钱　左牡蛎一两　北五味七分，敲　炒枣仁三钱　制首乌五钱　炙甘草五分　炙陈皮五分　甘杞子三钱

十二诊：昨宵寐稍足，有悸惕之状，虚阳欲潜，缘阴血少涵，复有欲跃之意也。胃渐思谷，虽是善机，所虑脾元艰运，肝肾之气不得聚藏，生生何恃？

合人参二钱　炒枣仁三钱　大熟地五钱　五味子五分　白茯苓三钱　左牡蛎五钱　炙甘草五分　麦冬肉二钱，去心　生冬术二钱　加小红枣三枚

十三诊：叠进扶养正气，稍可支持，瘀结胃络为痛，正气复一分，肝邪露一分也。今值辛日金木交争，虚波宜慎。

人参条二钱，另煎，冲　藕汁半茶杯　元眼肉二钱，煎浓汁　韭菜汁五小匙　生姜汁五小匙　加小红枣三枚，去核

十四诊：宵来痛势大减，颇得安寐，便后虚象亦少，纳谷颇增。仍守益气生津，何如？

合人参二钱，另煎，冲　炒白芍二钱　云茯苓三钱　大麦冬二钱，去心　炙甘草五分　元眼肉五枚，去核　五味子五分，敲　川贝母二钱，去心　鲜

[1] 阵五：即阵伍，作战的队列。

藕肉一两，去皮、节

十五诊：子后胁痛稍作，脉有神，饭食仍可，胃气幸得扶住，络中瘀痰犹积，肝木欲达不达，循胁抵脘为痛，肝之动责在脾之弱，脾弱运迟，水谷不克速化，积为瘀痰而阻气机，故为痛矣。其关格与痰饮大相背谬，《金匮》五饮曰流饮、支饮、积饮、悬饮、溢饮，皆有脉症为凭，多由浊痰凝聚于中，有火煅炼则成痰，无火煅炼则为饮。饮，水也，今则始由肝胃呕，呕伤胃津，继及大吐白沫，肌肉尽脱，食物哽噎，大便闭结，舌剥舌光，口糜屡布，瘀血屡呕。始由阴伤，继及阳散，饮邪皆以温通为法，断无任受清滋。昔年屡投温燥，每每痛呕转甚，必以清降滋阴，方得呕止转机。挽救多次，病家深悉其理，毋庸赘言，恐有未知原由，妄生议论，故为申明而详辨之，质诸高明为然否。

台人参二钱，另煎，冲　炒枣仁四钱　云苓三钱　大麦仁三钱，去心　炒白芍二钱　麦仁三钱　五味子七分，敲　元眼肉五枚，去核　米仁三钱　川贝母三钱，去心

十六诊：纳谷有味，较昨又增神脉，尚属阴不维阳，阳少坚固之意，务宜紧守中州，摄纳肾气，是乃至嘱，告别旬日，望诸高贤主议。

台人参二钱，另煎，冲　炒枣仁四钱　甘杞子三钱　制首乌四钱　炒白芍三钱　白茯苓三钱　菟丝子三钱　炒芡仁三钱　小红枣三枚，去核　加六味丸四钱

十七诊：据云自服桂附辛温，全撤阴药之后三日夜，痛无刻缓，不食不寐，神情大颓，腰腹顿然肿满，此即阴竭阳散也。去秋用砭法，时屡增，致意宜防，阳散肿满则断难措手，毋庸嫁祸于人，实深虑预防之久矣。虽承见信拙论俱验，但谊联兰谱，怨从中起，惟唤奈何而已。

台人参二钱　牛乳半杯　藕汁一杯　人乳半杯　韭汁七匙　生姜汁五匙

十八诊：痛势虽缓，肿势仍然，饮食稍多，病如油干灯烬。主人笃于至情，务欲扶一日为一日之计，余亦安不尽心力乎？

台人参二钱，另煎，冲　大麦冬二钱，去心　川贝母二钱，去心　大熟地五钱　炒枣仁四钱　炒白芍三钱　益智仁五分　元眼肉三钱，去核　春砂仁五分　加黄牛乳一杯

花韵楼医案 三册

吴县女士 顾德华 鬘云 著

◎ 沈案 暑湿郁蒸，邪涉心包

沈（马铺桥，三十八岁） 暑湿郁蒸为病，邪从三焦分布募原，形凛壮热，医投表风下滞，热陷便泄，病经十二日，邪涉心包，神昏舌缩。恐难救逆，求方苦切，勉尽心力以挽之。

生冬术一钱 川贝母三钱，去心 赤茯苓三钱 淡黄芩二钱 黄郁金七分 赤芍药一钱 细生地一两 生草梢三分 元参心三钱 竹卷心三钱 加陈金汁一两，冲 至宝丹三分，冲

二诊：便泄止而神志略清，舌尚抵齿难伸，苔布灰黄，唇裂齿燥。温邪内炽，未许坦途也。

细生地一两 天竺黄三钱 元参心三钱 生冬术一钱 川贝母三钱，去心 赤芍药一钱 淡黄芩二钱 苦桔梗七分 竹叶心三钱 陈金汁一两 加野蔷薇露一两 白茅柴根一两

三诊：温邪颇化，肤热已退，渐思纳谷。脉症俱得转机，可以从阳明清泄之。

生洋参二钱 元参三钱 川石斛三钱 鲜首乌一两 生草三分 鲜竹茹二钱 嫩冬术二钱 川贝三钱，去心 云茯苓三钱

◎眉娙案 暑湿郁蒸，邪经募原

眉娙 暑湿郁蒸，壮热自汗，腰酸腹痛，脉滞数，舌苔粉白满布，中心更厚，四肢不温，胸痞气结，形凛热盛，此即邪经募原也。盖湿温一症与伤寒传经不同，若误用升表燥湿必致胃液告涸，热陷昏痉。《金匮》有湿家不可汗，汗之则变痉是也，惜乎宗经旨者鲜矣。

生冬术一钱 秦艽一钱 赤茯苓二钱 淡黄芩二钱 建曲二钱 苦桔梗七分 黄郁金三分 大豆卷三钱 牛蒡子三钱，杵 加白蔻仁五分，研，后下

二诊：病交三日，汗泄热衰，汗收复热，热时舌白更厚，谵语，口渴，渴不多饮，便溏，间有瘀血，腰痛如束，四肢清冷。黎明得微汗后，热蒸湿化，舌白转黄。无形之暑邪弥漫三焦，尚如烟霏雾结，当于疏化湿热中参入芳香之品，轻扬和解。

生冬术一钱 赤苓二钱 炒苡仁三钱 淡黄芩二钱 橘络一钱 白蔻仁五分，研，后下 广藿梗二钱 秦艽一钱 黑山栀二钱 鲜桑枝五钱 加野蔷薇露一两 鲜佩兰一钱

三诊：肢冷热缓，脉息有神，脾气醒而邪将化矣。便溏、腰痛俱止，可免内陷之虑。

生冬术一钱 淡苓二钱 黄郁金三分 大豆卷三钱 秦艽一钱 牛蒡子三钱，杵 广藿梗二钱 赤芍一钱 白蔻仁三分，研，下 加嫩桑枝五钱

四诊：病经六日，邪化热退，盖外感初治中窾，无不应手告痊者也。

人参须一钱，另煎，冲 云苓三钱 炒麦芽三钱 生冬术一钱 橘白五分 地枯蒌三钱 川石斛三钱 生草三分 苡米仁三钱 加白扁豆三钱

湿温症者发于四五月间，肾水内亏，阳升泛浊，湿遏真阳于里，脾土又弱，口鼻吸受时邪，郁蒸为病，足胫冷，发热不扬，舌苔粉白，筋络酸痛，大便或泄或闭，或见足冷热不扬，谬指为阴症，禁用凉药，深属可笑。胸痞以枳壳、枳实破气破滞，舌白以二陈、川朴燥之，并以赤苓、泽泻利其小便，妄谓利湿，遂使胃液、肾液皆被劫伤，汗不能泄，湿热、风邪皆从气夺而陷，自利、昏谵、痉厥立见。其症实系湿郁太阴，热蒸阳明，肺气失宣，三焦合病，邪从募原分布营络，所以或有寒热往来盛衰之象。湿中之热若不速清速化，易涉心包昏聩，缘里真早怯变险，多在旬日间耳。盖伤寒分六经，温热须究三焦。辛丑仲夏余患肝厥

时，延请青崖师在苏，潘晋卿先生尊人患是症，邀师诊视，邪已内陷昏蒙，方用犀角、附子，吴医七人俱用人参、柴胡升提，反笑师方为妄僻，因此主人不敢服，遂进众议之方，未及挽救也。余以经书细究四时六气源头，由博返约，胸中冀有成竹，遇症可免溷[1]表溷攻，动笔亏错也。湿温症以苍术白虎汤[2]作准绳，切不可一见发热总是表散。经云湿家不可汗，岂妄哉？余每以生冬术代苍术，性稍和，以运太阴湿土；佩兰芳香，宣解湿浊秽气，先从中气一醒，邪必易达；蔻仁、牛蒡、郁金开泄肺气；黄芩清湿中之热，用代石膏，且无沉寒之患。经络伏风未泄者，或加桑枝、秦艽以抠之，每治皆得应手，此定一候内之症机也。若温邪内陷者，急当清透，金汁救热陷有神效，并治大便热泄尤妙，非敢自眩学识，实有心得端绪，不敢自秘，质诸才智之士，乞为明辨，幸何？如之湿温一症，见用表散攻里者多，病家苟能明辨，亦免庸医之误，可不慎与？

◎梁案　湿温四日，胸膈痞闷

梁（三十一岁，南濠）　湿温病四日，足冷热不扬，胸膈痞闷，唇燥口渴。深恐自利热陷，从三焦分治。

广藿梗二钱　淡芩二钱　黄郁金五分　大豆卷三钱　秦艽二钱　牛蒡子三钱，杵　生冬术二钱　赤芍一钱　白蔻仁五分，研，下　加酒炒桑枝五钱

二诊：上焦湿热郁蒸之气，由开手经而化解，胸膈顿舒，足冷已温。盖肺主一身之气，气得宣畅，中焦湿热无所客留矣。

生冬术二钱　嫩桑枝五钱　滑石三钱　淡黄芩二钱　天花粉三钱　生草三分　白蔻仁五分，研，后下　建神曲三钱　赤苓三钱　纹秦艽二钱　加鲜佩兰叶二钱

◎姚案　湿热液伤，邪陷心包

姚（三十七岁）　湿热病逾一候，表汗太过，液伤，邪陷心包，神蒙谵语，指痉，自笑，胸痞气促。湿未化而上已化燥矣，急滋营阴以运邪，勿令内闭为要着。

乌犀尖二钱，镑，先煎　淡黄芩二钱　赤芍一钱　鲜生地七钱　天花

〔1〕溷：音 hùn，浑浊、混乱等意，此即指不按章法胡乱医治。

〔2〕苍术白虎汤：方剂名，即白虎加苍术汤，由白虎汤加苍术组成，出自《类证活人书》，功在清热祛湿，主治湿温病。

粉三钱　赤苓三钱　元参心三钱　薄荷叶五分　生草三分　加至宝丹三分，冲　银花露一两，冲

二诊：今日气分稍畅，热邪可以外泄，谵语自笑已止，烦躁尚自阵作。扶太阴之气以运湿，滋阳明之液以化热。

生冬术二钱　羚羊角二钱，镑，先煎　元参三钱　细生地四钱　鲜霍斛一两　丹皮一钱　淡黄芩二钱　天花粉三钱　赤苓三钱　赤芍药一钱

三诊：热化湿亦化，外邪所扰之处，气阴受戕矣，调养脾胃兼理余热可也。

生冬术二钱　元参三钱　云苓三钱　淡黄芩二钱　麦冬二钱，去心　橘白八分　川石斛三钱　川贝三钱，去心　米仁三钱　加淡绿豆汤代水煎药

◎江案　暑热神迷，腑闭指冷

江（十五岁，黄家巷）　右手食指患疔，损指持斋匝月，过服苦寒，脾胃受伤，吸受暑热，病交两候，神迷不语，间有自笑，腑闭指冷，嗳气频作，汗泄未透，癸水先期而至，脉细舌白。既已攻之、清之不应者，良由胃气下陷，不克鼓运里邪也，扶正以托之。

西党参二钱　秦艽七分　麦冬二钱，去心　细生地五钱　白薇一钱　赤芍二钱　生甘草三分　牛蒡二钱　花粉三钱　加白荷花露一两，冲

二诊：热稍扬，自笑未作，沉迷倦怠之状略苏，微有烦躁，舌转嫩黄，胃阳较起，脉软数。伏热虽有，究不任凉药也。此棘手重症，须用救逆法挽之。

西党参二钱　麦冬二钱，去心　鲜霍斛一两　细生地五钱　川贝三钱，去心　天花粉三钱　生甘草三分　竹茹二钱　天竺黄三钱　赤芍药二钱　加白荷花露一两，冲

三诊：下午微见轰热，据云因卧于日中晒热之席，借端而起，旋即和缓。大便旬日未通，须俟胃脉有力，风邪达而方可清降议下。

西党参二钱　元参二钱　川贝二钱，去心　鲜霍斛五钱　桔梗五分　竹茹二钱　天花粉三钱　生草三分　秦艽一钱　加白茅柴根一两，去心　鲜稻叶三钱

四诊：今日汗痦微布，肢冷可而热亦解，胃气醒而风邪达也。惟热邪、宿滞聚于肠胃，由逆转顺矣。

生洋参二钱 天花粉三钱 柏子仁三钱 细生地五钱 生鳖甲五钱 大麦仁三钱 鲜霍斛一两 火麻仁三钱 黑山栀二钱 加活水芦根一两 白茅柴根一两，去心

五诊：肌热退净，额热尚不了了，寐中呓语，大便仍闭，阳明蒸热也。因胃气初得扶住，冀能稍进糜粥，然后下之方稳。

西洋参二钱 青皮五分 生鳖甲五钱 鲜霍斛八分 麦仁三钱 火麻仁三钱 鲜生地八钱 竹茹二钱 大麦冬二钱，去心 加芦根一两

六诊：胃醒思谷，喜食甜味，口渴能饮，脉颇有神。于下法中择攻邪不伤正者，缘病从逆救，未免多费跋涉。

西洋参二钱 大麦冬二钱，去心 火麻仁三钱 鲜生地一两 五味子三分，敲 瓜蒌仁三钱 鲜霍斛一两 生甘草三分 莱菔子三钱 加元明粉七分，冲

七诊：宿垢将下，所幸知饥增谷，中焦气夺之变可许无虑，下焦肾阴亦亏，阳升宜慎。

西洋参二钱 火麻仁三钱 五味子三分，敲 鲜霍斛一两 瓜蒌仁三钱 生甘草三分 大熟地五钱 大麦仁三钱 元明粉一钱 加枇杷叶露一两，冲

八诊：腑气已通，神脉安和，下后能食能寐，可卜气阴立定之机也。

大熟地四钱 鲜霍斛一两 麦仁三钱 生冬术二钱 鲜竹茹二钱 白芍二钱 西洋参二钱 肥知母二钱 云苓三钱 大麦冬二钱，去心 加白粳米三钱，绢包

◎ 金案 邪伏少阳，间疟寒热

金 暑邪袭伏少阳，间疟寒热俱重，汗少，恶心，便溏，口腻。亦宜先开肺气以达邪。

牛蒡子三钱 防风二钱 姜半夏二钱 大豆卷三钱 秦艽二钱 云茯苓三钱 广郁金七分 藿香二钱 赤芍药二钱 加鲜佛手二钱

二诊：脉情舒展，舌苔薄白。气分稍舒，里邪未达，拟仲圣法加减。

柴胡五分，水炒 防风一钱 香青蒿一钱 淡芩一钱 秦艽二钱 黄

郁金五分　姜半夏二钱　藿香二钱　赤茯苓三钱　加鲜佛手二钱

三诊：寒热式微，热亦渐短，汗出亦遍，伏风伏热欲解，脾胃气弱，神疲乏力，宗昨法加以补益气分之品即可全愈矣。

西党参三钱，炒　广藿香二钱　粉丹皮二钱　制冬术二钱　香青蒿二钱　赤芍一钱　炒柴胡三分　炒建曲三钱　赤苓三钱　淡苓二钱

四诊：脾气醒而纳谷日增，邪已尽化，疟止两期，可无反复，尚须避风冷、节饮食为嘱。

西党参三钱　云苓三钱　姜半夏二钱　绵黄芪二钱　建曲三钱　新会皮一钱　炒冬术二钱　丹皮二钱　鲜佛手二钱　加佩兰叶露一两，冲

◎ 计案　少阳间疟，但热不寒

计　少阳间疟初发，仿小柴胡汤治之。

柴胡三分　防风二钱　姜半夏二钱　淡苓一钱　秦艽一钱　香青蒿二钱　赤芍二钱　牛蒡二钱　建神曲三钱　加鲜佩兰二钱　鲜佛手二钱

二诊：疟来但热不寒，汗易泄而热即退，脾胃亦能运谷，邪化必速者也。

青蒿二钱　赤芍一钱　川石斛三钱　淡苓二钱　丹皮二钱　炙橘红七分　藿香二钱　秦艽一钱　赤茯苓三钱　加佛手白二钱　益元散三钱，绢包

三诊：疟止汗多，足微肿，便少实，宜和脾胃。

人参须一钱，另煎，冲　归身二钱　青蒿二钱　制首乌四钱　白芍二钱　建曲二钱　生冬术二钱　云苓三钱　苡仁三钱　嫩桑枝四钱　生姜五分，漂淡　加小红枣三枚，去核

◎ 顾案　中气久馁，伏暑发疟

顾（六十三岁，饮马桥）　持斋数载，中气久馁，伏暑发疟，已经两月。初起先开肺经，逆用柴葛升提，连朴寒燥，卫风营热不能化达，肝肾真阳反致上越，与邪热合煽涸蒸，故见灼热连作，时间寒凛，不唯疟象。阅前方又作阳明实

症，治之凉遏攻伐，猛浪不堪，所谓“一逆尚引日，再逆促命期”[1]矣。现在自汗盗汗，不食不寐，气喘痰塞，大便通而气怯，不克通运，舌光干涸，脉息左尺空虚，寸关弦数，左关刚劲。危殆若此，倘或攻邪，正必随亡，扶本冀有托邪之望，质诸高明，以为何如。

人参须一钱，另煎，冲　归身二钱，炒　丹皮二钱　鲜首乌五钱　白芍二钱，酒炒　建曲一钱　整玉竹三钱　秦艽一钱　鳖甲五钱，炙　益元散三钱，绢包　小红枣三枚，炒，去核　加淮小麦一两

二诊：脉稍有神，灼热颇减，寅卯时肝阳尚足，升逆涌痰，惟喘塞之势稍缓，皆由逆治致涉险津，仍须枢纽先后天元气，尤虑鞭长莫及耳。

大熟地五钱　大有参四钱　炒枣仁三钱　制附子五分　制于术二钱　炒白芍二钱　左牡蛎一两，煅　白茯苓三钱　厚杜仲三钱　淡吴萸三分，开水　加元眼肉二钱，去核

先用老山人参一钱五分，鲜竹沥一两同炖温，调服濂珠粉三分。

三诊：昨进摄肾守中，平肝化痰，颇症合机，舌苔稍化，舌质仍然光剥，寒热未作，伏邪化矣。寐则肺气合于胃，胃中肝火薰蒸，津液外泄为汗，内凝为痰，肝必吸肾，肾乃先天根本，动则即是脱症。右尺脉较前颇贴两关，尚见弦数，故知肝尚在胃腑也。

人参条七分，另煎，冲　炒枣仁三钱　大熟地三钱　大有参三钱　炒白芍三钱　制附子三分　制于术二钱　新会皮四分　左牡蛎一两，煅　金石斛三钱　淡姜渣五分　左金丸五分，绢包　加濂珠粉三分，冲

四诊：阳气立定，尺脉有神，舌干强，胃津枯也；神疲气怯，脾气衰也。扶脾以救胃津，生脉散加味。

人参须一钱，另煎，冲　柏子仁三钱　玉竹三钱　大麦冬二钱，去心　炒枣仁三钱　云苓三钱　五味子五分，敲　白芍药二钱　炙草三分　制附子二分　加白粳米三钱

五诊：昨宵痰喘略平，舌干颇润，良由肝火平定不致劫津，盖汗止则津液亦得止于胃也。舌苔化黄，脾湿化也。大便燥闭，胃失降而肾阴亏也。今元阳乍

[1] 一逆尚引日，再逆促命期：此论出自《伤寒论》第六条。原文为：“太阳病，发热而渴，不恶寒者，为温病。若发汗已，身灼热者，名风温。风温为病，脉阴阳俱浮，自汗出，身重，多眠睡，鼻息必鼾，语言难出。若被下者，小便不利，直视失溲；若被火者，微发黄色，剧则如惊痫，时瘛疭；若火熏之，一逆尚引日，再逆促命期。”

回，须防严寒外迫而有新伏之患。仍守昨法损益。

人参须一钱，另煎，冲　炒枣仁三钱　玉竹三钱　大麦冬二钱，去心　炒白芍二钱　云苓三钱　五味子一钱，敲　炙甘草三分　苡仁三钱　制附子三分　加小红枣三枚，去核

六诊：治疟之法，时下每见邪在气分，胸满不食，不知开肺泄邪，每以小柴胡汤撤去人参，用枳实或枳壳以消食滞，赤苓、泽泻利小便，脾气夺而津液亏，以致汗不出而风热湿痰交蒸于里，无从出路。虽投柴胡，有升肝之害，无达邪之功，仲景"一剂知，二剂已"之论视为妄谈，不知用之不当，三五人同议亦必印定一法，于是病家断无疑惑矣。试思乡人胃壮强食之辈，患疟则勿药亦痊，良由正能胜其邪耳。揭此以醒时蒙病家，必破迷阵，可免庸工之误。

人参条二钱　大麦冬二钱　制首乌四钱　绵芪皮三钱　五味子五分　甘枸杞三钱　生冬术二钱　炒枣仁三钱　净归身二钱　炙甘草三分　炒白芍二钱

七诊：伏邪俱化，胃气已醒，省言语以调气，绝思虑以养血，高年病后养病工夫，更宜加慎。

西党参三钱　归身二钱　大熟地四钱　绵黄芪三钱　枣仁三钱　厚杜仲三钱　生冬术二钱　白芍二钱　五味子七分，敲　云苓三钱　广皮七分　川贝母三钱，去心　加小红枣三枚，去核

◎马案　气虚湿蕴，阴虚热伏

马（三十岁，包衙前）　怀麟九月，寒热有汗不解，腰酸下坠，脉息弦数，舌心露质，边布白苔。此系气虚湿蕴，阴虚热伏，疟机已具，必有胎动邪陷之虞。

细生地五钱　青蒿一钱　春砂仁五钱，研，后下　生冬术二钱　淡芩二钱　川石斛三钱　蔓荆子一钱　秦艽二钱　生甘草四分　加鲜佛手二钱

二诊：伏暑秋发，热迫胎元致产，产甫逾时，疟邪已布，寒战热盛，气急神蒙，脉息弦数虚大，目光昏暗。深虑营热鼓动，肝阳挟浊阴上泛，险津在迩矣。滋营阴，御热邪之内传；疏卫阳，驱风邪以外越。

细生地四钱　归身二钱　青蒿一钱　生冬术二钱　赤芍七分　郁

金五分　整玉竹三钱　秦艽一钱　桔梗五分　川贝母三钱，去心　白蒺藜二钱，去刺　加上白童便一杯

三诊：昨日热盛时气急神蒙，目不能开，开亦昏暗无所见，中心懊憹，神志少依，乃真阴下亏，热邪熏灼心包也。况胎前抑郁烦劳，肝木肆横，化火合煽于阳明，最易昏厥。

细生地六钱　净归身二钱　玉竹三钱　生冬术二钱　白蒺藜二钱，去刺　秦艽七分　川贝母三钱，去心　粉丹皮二钱，土　橘白三分　加黄郁金五分

四诊：疟发之期，早则寒轻热重，晏则寒重热轻，乃经络中所伏风热浅深各别，所谓子母疟也。今日风邪虽渐化火，究有正不支邪之险。

鲜生地七钱　生冬术二钱　香白薇二钱　细生地四钱　黄郁金五分　纹秦艽一钱　生洋参二钱　赤茯苓三钱　金石斛三钱　大麦冬二钱，去心　加西琥珀五分，冲

五诊：伏风已渐化火，邪势内炽，疟来壮热，神烦，易惊易恐，得人抚慰稍可得寐，寐后自觉热气上涌，急起危坐，索饮蔗浆，庶得神定目张。真阴不足，邪热上炎也。脉见芤数，阴阳恶款也。寐时所覆衣被宜乎暖其腰膝，凉其胸膈，勿令手压胃脘，高枕侧眠是嘱。盖寐则肺气下合于胃，邪热内蒸，其势最易内陷心营，此调护工夫尤为至要。当与甘寒化热以救胃津，津预绝心阴受煽。

乌犀尖二钱，镑，先煎　嫩冬术二钱　元武板一两　大生地一两　川贝母二钱，去心　生牡蛎一两　鲜首乌一两　鲜竹茹二钱　香白薇二钱　大麦冬一钱，去心　炙甘草四分　肥知母二钱　加陈金汁二两，冲

六诊：芤脉已敛，朦胧谵语，如见鬼状，此即热入血室也。但产后脾肾之阳已衰，扶本勿助营热，清热毋碍真阳，倘筹思不当，怕有骤变，如古方每每温凉并用，原有深意存焉。眼光自浅者不责己之不明，反指古方为杂凑，乌可言乎？今拟晨进清营泄邪，晚服温补三阴。

乌犀尖二钱，镑，先煎　玉竹四钱　白薇一钱　大生地六钱　元参二钱　茯苓二钱　鲜首乌五钱　川贝二钱，去心　甘草生、炙各三分　大麦冬二钱，去心　赤芍五分　加陈金汁一两，冲

晚服：

大熟地四钱　西党参三钱　川石斛四钱　元武板一两　生冬术二钱　炒枣仁四钱　生牡蛎五钱　炙甘草三分　炒苡仁三钱　加建莲肉三钱

七诊：昨晚疟来式微，元气矻[1]立，邪即化矣。寐后气火稍升，日晡微见指清，此属阴未复而余邪略有逗留也。

合人参三钱，另煎，冲　元武板一两　生苡仁三钱　西党参三钱　炒枣仁三钱　香白薇二钱　炒冬术二钱　整玉竹三钱　淮小麦三钱　生甘草三分　小红枣三枚，炒，去核　加煨姜七分

八诊：神色脉象日臻佳境，余热已化，余湿未净，故觉口苦粘腻。阴血渐复，可以运湿矣。宗温热后宜养胃阴，疟痢后宜培脾阳。

人参条二钱，另煎，冲　制川朴三分　炒苡仁三钱　绵黄芪三钱　益智仁二分　炒枣仁三钱　炒冬术二钱　炒建曲二钱　元眼肉二钱，去核　炙陈皮七分　加小红枣三枚，去核

九诊：胃旺增谷，脾醒易运，疟止五日，精神渐复。热邪已净，温煦三阴元气为主。

人参条二钱，另煎，冲　枣仁三钱　大熟地四钱　绵黄芪三钱　白芍药二钱　甘枸杞三钱　炒于术二钱　丹皮一钱　元眼肉二钱，去核　炮姜炭三分　煨木香三分　加小红枣三枚，去核

十诊：疟止一月，力复如常，饮食已旺，产后胎疟一无反复者，一则病人调养合宜，二则用药专守脾阳，使卫气周流施运，可御外风，可化里湿，血脉易长矣。苟一失调，每闻肝阳伤，寒热不已则为痨，脾败便泄则变臌者良多，病愈之下，不可不慎也。

人参条二钱，另煎，冲　归身二钱　制首乌四钱　绵黄芪二钱　枣仁三钱　甘枸杞三钱　炒冬术　白芍二钱　元眼肉七枚，去核　生甘草三分

◎邹案　产甫七朝，疟经两度

邹（二十二岁，镇江）　产甫七朝，疟经两度，寒重热轻，今午寒热更甚，神志少依，肝风大动，痉厥之机已现，但风邪尚伏，未便寒凉直熄，当轻疏上焦以化和，养胃津以化热，肝风自可平定矣。

鲜藿香二钱　防风一钱　淡黄芩二钱　香青蒿一钱　秦艽二钱　赤芍药二钱　牛蒡子二钱　玉竹三钱　黄郁金三分　白杏仁三钱　益元

[1] 矻：音kū，石坚貌。

散三钱，包　加鲜佛手二钱

二诊：疟来渐短，汗出颇畅，肺气宣通，胸痞得以舒畅，大便通调。伏热亦已化动，和脾以驱风热，可许向佳矣。

生冬术二钱　秦艽二钱　赤芍一钱　广藿梗一钱　淡芩二钱　赤苓三钱　北柴胡三分　生草三分　建曲三钱　加鲜藿香二钱

三诊：伏邪大化，神脉安和，阳明余热未净，中气究由产伤，当益气以托余邪。

人参须一钱，另煎，冲　归身二钱　云茯苓三钱　生冬术二钱　秦艽一钱　生甘草三分　淡黄芩二钱　赤芍一钱　新会皮五分　加鲜佛手二钱

四诊：今日疟未至，胃纳颇增，脉情和顺，可许邪净疟止。调和脾胃，瘀露下行亦畅，新血自生也。

台参须一钱，另煎，冲　归身二钱　炒枣仁三钱　制首乌四钱　赤芍七分　川断肉三钱　生冬术二钱　云苓三钱　生草梢三分　加小红枣三枚，去核

五诊：疟止三日，眠食如常，瘀亦将净。拟培中下两焦。

台参须二钱，另煎，冲　归身二钱　云茯苓三钱　制首乌四钱　白芍二钱　炒苡仁三钱　炒冬术二钱　枣仁三钱　焦麦仁三钱　加小红枣三枚，去核

◎华案　伏暑发疟，汗多如注

华（四十二岁，荡口）　伏暑发疟，汗多如注，大便频泄，热盛谵语，渴思冷饮，脉细神疲。此乃脾衰风热不易外达，病虽初起，非托里不可，倘执定补药恋邪一说，纯用表散必有骤变。

生芪皮二钱　淡芩二钱　建曲三钱　黄防风一钱　花粉三钱　赤苓三钱　生冬术二钱　牛蒡二钱　米仁三钱　纹秦艽二钱　嫩桑枝五钱　加益元散三钱，包

二诊：疟热减轻过半，汗泄缓而便稍结，神脉并振。守法治之，毋须多歧。

生芪皮二钱　秦艽二钱　川贝二钱，去心　炒冬术二钱　淡芩二钱

赤苓三钱　广藿梗二钱　花粉三钱　建曲三钱　鲜佛手二钱　加益元散三钱

三诊：寒热式微，胃气渐醒，邪热将净，惟中气衰而下陷，大便溏泄，和脾运湿为主。

合参须二钱，另煎，冲　淡苓一钱　白茯苓三钱　生冬术二钱　橘白五分　焦米仁三钱　生芪皮三钱　生草三分　炒建曲三钱　加黄菊瓣五分

四诊：脾胃生气已振，疟如期未至，神情虽健，尚宜避风戒烦。

合参须一钱　枣仁三钱　制首乌四钱　炒冬术二钱　白芍二钱　白茯苓三钱　绵黄芪三钱　生草三钱　佛手白二钱　加青盐半夏二钱

◎ 眉姪案　陡然厥逆，口㖞目牵

眉姪　陡然厥逆，脉息沉细，口㖞目牵，风袭太阳，痉厥乃小儿发疟之先机也。

大豆卷三钱　牛蒡二钱　黄郁金五分，切　黄防风一钱　赤芍二钱　白蒺藜三钱，去刺　嫩苏梗二钱　建曲三钱　香青蒿一钱　加鲜藿香二钱

二诊：昨晚痉厥，醒来壮热大汗而解，今午复见寒战，面色青晄，刻间寒止，发热盛，谵语，舌白，嗜卧。此太阳风疟也。

川桂枝一分　赤芍二钱　炒冬术二钱　淡黄芩七分　秦艽一钱　赤茯苓三钱　黄防风一钱　建曲三钱　香青蒿二钱　广藿梗二钱　加鲜佛手二钱

三诊：寒热并减，脾气稍醒，伏风尚多，仍守昨法何如？

川桂枝一分　淡苓一钱　秦艽一钱　制川朴三分　赤芍二钱　建曲三钱　炒冬术二钱　防风一钱　赤苓三钱　加鲜佩兰一钱　益元散二钱，绢包

四诊：知饥旺食，中气颇醒，舌白化黄，风邪将净，余热未楚。此脾虚风疟，须慎风冷、戒厚味，可免腹膨浮肿之患。

合参须七分，另煎，冲　芪皮二钱　枣仁三钱　炒冬术二钱　防风七分　白芍一钱　淡黄芩一钱　赤苓三钱　建曲三钱　加益元散三钱，包

五诊：疟止，气旺食加，培补脾胃，佐理痰湿。

合参须七分，另煎，冲　枣仁三钱　炒建曲三钱　生芪皮二钱　白芍二钱　焦麦芽三钱　炒冬术二钱　云苓三钱　焦米仁三钱　加益元散二钱，绢包

◎吉案　阴虚之体，暑热深伏

吉（儿）　阴虚之体，暑热深伏营分，指清，壮热，舌绛，苔黄，瘅疟也。

鲜生地五钱　牛蒡三钱，杵　玉竹三钱　白杏仁三钱，去尖　秦艽二钱　知母二钱　香青蒿二钱　赤芍二钱　淡苓二钱　加鲜藿香二钱

二诊：疟热大减，暑邪化动，舌绛较淡，苔尚黄厚，虽能安谷，腑气未通，仍须清化也。

鲜生地五钱　知母二钱　生枳壳五分　鲜霍斛五钱　淡苓二钱　瓜蒌皮三钱　香青蒿二钱　川贝二钱，去心　火麻仁三钱　益元散三钱，绢包　加白茅柴根五钱　活水芦根一两

三诊：瘅疟止已半月，复受暑热，过饱停滞，互阻阳明，发热极盛，气逆喘促，命门穴曾经跌伤之处痛甚若折，阳明气火迫血上行清道，鼻衄如注，有成盆盈碗之多。参经旨，怕有循衣摸床之变。

大熟地四钱　乌犀尖二钱，镑，先煎　元参三钱　鲜生地八钱　粉丹皮二钱　牡蛎五钱　鲜霍斛一两　黑山栀三钱　生草三分　加陈金汁一两　白茅柴根一两

四诊：服药后汗泄颇畅，烦热得缓，舌绛苔黄，口渴饮，气粗未平，鼻衄尚恐复来，更虑血去阴伤，暑邪内陷之虞。

大熟地八钱　川贝三钱，去心　黑山栀二钱　生石膏五钱　麦冬二钱，去心　香青蒿二钱　乌犀尖二钱，镑，先煎　赤芍一钱　益元散三钱，包　鲜生地一两　加白茅柴根一两，去心

五诊：暑邪渐化，营阴稍复，寐后气火仍升，大便艰通，脘痞而有疟母。此乃痰凝胃络也。

鲜生地五钱　旋覆花三钱，绢包　火麻仁三钱　鲜霍斛五钱　川贝母三钱，去心　小青皮五分　金石斛三钱　瓜蒌皮三钱　怀牛膝二钱　细生地八钱　加白茅柴根一两，去心

六诊：邪热化，气机宣畅，痰得畅吐，脘痞亦松矣。治以养阴清热，佐调脾胃。

生洋参三钱　川贝母三钱，去心　小青皮七分　细生地五钱　瓜蒌皮三钱　炒丹皮二钱　生冬术二钱　云茯苓三钱　整玉竹三钱　羚羊角二钱，多煎　加白茅柴根一两，去心

◎湘弟案　暑风湿热，蕴蓄阳明

湘弟　暑风湿热蕴蓄阳明，间疟寒战，呕吐，杳不思谷，汗不易出，舌苔白厚而腻。脾肾真阳素弱，肝木少和，酒湿蕴蒸，里邪重，表风轻，乃足太阴经疟也。

台参须一钱，另煎，冲　炙陈皮五分　防风二钱　老苏梗二钱　制半夏二钱　青皮五分　广藿梗二钱　制川朴七分　赤苓三钱　加鲜佩兰叶二钱

二诊：大便通畅之下胃纳渐增，舌白仍然腻浊，脉息弦细，神情疲倦，气怯音低，寒战时四肢酸楚欠利，脘痞腹痛。当理脾阳，运风湿为主。

川桂枝三分　防风二钱　青皮七分　淡干姜三分　青蒿二钱　建曲三钱　广藿梗二钱　赤苓三钱　滑石三钱　加鲜佩兰一钱　鲜佛手二钱

三诊：舌白转黄，脾湿化动也；寒轻热缓，风热亦渐畅达。拟辛通卫阳，佐理腑浊。

川桂枝三分　黄郁金五分　炒枳壳七分　赤芍药二钱　鲜佛手二钱　莱菔子二钱　赤茯苓三钱　大腹皮二钱　炒建曲三钱　淡干姜三分　加鲜佩兰二钱

四诊：腑气畅通，知饥知味，脾气醒而邪从外达。

人参须一钱，另煎，冲　归身二钱　姜半夏二钱　炒冬术二钱　赤芍二钱　炒建曲三钱　制首乌四钱　陈皮七分　白茯苓三钱　加鲜佛手黄二钱

五诊：正气渐旺，湿热外达，唇疳起腐，疟止五日矣。

台参须一钱，另煎，冲　赤苓三钱　赤芍二钱　生冬术二钱　通草五分　川贝二钱，去心　淡黄芩一钱　米仁三钱　建曲二钱　加鲜竹茹二钱

六诊：疟后感风反复，面浮腹臌，总因脾气虚弱之故，究须避风为妙。拟理中大意。

合参须二钱，另煎，冲　陈皮五分　归身二钱　制附子三分　云苓三钱　川断三钱　淡干姜五分　小红枣三枚，去核　枣仁三钱　炙甘草三分

七诊：匝月来寒热未作，神脉俱复，肝脾肾尚宜合补，何如？

合参须二钱　炒冬术二钱　甘枸杞三钱　制首乌四钱　绵黄芪二钱　炒枣仁三钱　炒白芍二钱　净归身二钱　新会皮五分　炙甘草三分　加阳春砂仁五分，研末，后下

◎某案　疟痢并作，暑邪深蕴

某　疟痢并作，舌红尖刺，救里为急，救表为次。暑邪深蕴，势非轻渺。

炒柴胡三分　制川朴五分　赤芍药二钱　淡黄芩二钱　小青皮七分　白蔻仁五分，研，后下　黄防风一钱　炒建曲三钱　山楂炭三钱　纹秦艽二钱　加佛手黄二钱

二诊：痛缓未止，积少泻畅，下午寒战热炽，外邪涉表，疟较痢轻，尚属病退顺事也。

炒柴胡三分　制川朴五分　赤芍二钱　淡黄芩二钱　小青皮五分　建曲三钱　黄防风一钱　山楂炭三钱　生草三分　广藿香二钱　加鲜佛手二钱

三诊：热痢转为热泄，泄经两次，疟来寒轻热盛于夜分，邪恋营分也。

香青蒿二钱　细生地四钱　秦艽二钱　赤芍药二钱　牛蒡子二钱，杵　赤苓三钱　炒淡芩二钱　黄郁金五分　佛手二钱　加益元散三钱，绢包

花韵楼医案 四册

吴县女士 顾德华 鬘云 著

◎ 张案 风邪郁伏，液伤不化

张　伏暑发热夹厉九日，从未得汗，午间烦扰阵作，夜来无寐，杳不思谷，四肢发肿，经水适行已净，腑闭九日，舌白，口渴引饮，时有昏蒙。此风邪郁伏太阴，液伤不能化达，急以开肺疏风。

牛蒡子三钱　秦艽二钱　杏仁三钱，去皮、尖　玉桔梗一钱　青蒿二钱　赤芍二钱　黄防风一钱　银花三钱　黄郁金七分，切　加鲜藕肉一两，去皮

二诊：昨投开肺疏风法，舌白化黄，竟夜汗出颇遍，热势得缓，胸闷亦解，略有咳嗽，渐能安谷，午后烦躁未作，惟肢肿更甚，乃厉风亦得外泄也。

白杏仁三钱　香青蒿二钱　秦艽二钱　玉桔梗二钱　炒银花二钱　赤芍二钱　象贝母三钱，去心　生甘草三分

三诊：风邪已化，大便尚未行，表热将解，肢肿较减，得寐安谷。议与清营通腑。

鲜生地六钱　白杏仁三钱，去皮、尖，研　全瓜蒌四钱　鲜霍斛　赤芍药二钱　火麻仁三钱　川贝母三钱，去心　金银花二钱　柏子仁三钱　加白茅根一两，去心，打

◎ 沈案　伏暑发疟，下利无度

沈（罗店，十六岁）　伏暑发疟，连热不退，下利无度，日夜连绵不已，小溲不通，舌绛无苔，唇牵指痉，频频泛恶，脉象右细左数。中虚风邪下陷手阳明，下利伤津，肝风内动，势将痉厥。病机诚在险津，姑仿仲圣法加，以冀万一耳。

老山人参　赤茯苓　淡竹叶　附子理中丸　纹秦艽　陈金汁　炒焦白芍　益元散

二诊：午前进药，申刻小溲连通两度，自利顿止。风阳内动之势虽缓，表热尚有，舌苔微黄，尖绛起刺，恶心仍作，慎防中虚虚阳上扰作呃。

台人参　赤茯苓　苍龙齿煅　生冬术　青蒿梗　宣木瓜　赤芍药　竹卷心　益元散　加小红枣

◎ 沈案　邪伏营分，元阳将脱

沈　产甫八朝，瘀下少而大便不实，发热不扬，前方曾经通瘀，表散又进回生丹，大便频泄，元阳已将告脱，面色㿠白，舌白质淡，脉右沉细，左关微数见于沉部，神志昏蒙阵作。暑邪伏于营分，正不支邪矣，急以温扶元阳，清化暑邪法，以冀正能敌邪之幸矣。

台人参三钱，另煎，冲　炒枣仁四钱　广郁金五分　制附子三分　焦白芍三钱　淡芩七分，酒炒枯　上肉桂三分　煨木香五分　鲜竹叶二钱　淡干姜三分　伏龙肝三钱　西琥珀五分，研，调冲　加小红枣三枚，去核

◎ 查案　风伤皮毛，热伤血脉

查　风伤皮毛，热伤血脉，酿成肺痈，咳吐脓痰，气腥。虑其成痿不治。

鲜生地一两　桑白皮二钱　海浮石三钱　鲜芦根四两　白杏仁三钱，去皮　金银花三钱　慈孝竹二两　大麦冬三钱，去心　川贝母三钱，去心　香瓜子五钱　加鲜菩提珠根二两　淡芥菜卤三钱

二诊：肺痿吐脓之后初得平和，烦劳之下，咳血盈碗，究属肺病根底也。

乌犀尖二钱，镑，先煎　桑白皮二钱　黑山栀二钱　鲜生地一两　粉丹皮二钱　鲜芦根二两　元参心三钱　冬瓜子三钱　鲜竹叶二钱　川贝母三钱，去心　左牡蛎五钱

◎陈案 伤暑神昏，邪入包络

陈 伤暑病交第八日，汗出热衰，汗收复热，舌干黄厚，边泛白腻，大便溏泄，神昏呓语，循衣摸床。邪已走入包络，诚危候也，拟开肺清营并进。

牛蒡子三钱 香青蒿三钱 佛手白二钱 香白薇三钱 黄郁金五分 纹秦艽二钱 赤芍药二钱 炒丹皮二钱 鲜竹叶二钱 玉桔梗一钱 炒建曲三钱 鲜藕肉一两

二诊：伤暑病交九日，舌白转黄，汗泄频频，惟神志昏乱，语言错杂，右脉极细而沉，肠鸣便泄。中气素虚，伏邪内陷，病涉至险，姑再拟清营分以托内陷之风热，必得利止神清，方许转机。

乌犀尖二钱，镑，先煎 青蒿梗二钱 广藿梗二钱 细生地四钱，炒炭 赤芍药一钱 白扁豆三钱，炒 天竺黄三钱 玉桔梗一钱 益元散二钱，绢包 川贝母四钱，去心 黄郁金七分

三诊：肺气渐见开松，咳呛频作，痰吐青厚，白痦亦得稍布。暑邪虽有欲达之机，无如右关脉三部皆微细欲绝，重按则见空大无边之状，邪欲达而正气先有告脱之象矣。勉拟扶元托邪法。

台人参二钱，另煎，冲 炒枣仁五钱 小红枣三枚，去核 淡干姜七分 菟丝子三钱 至宝丹分半，调化

四诊：暑邪由胃液干涸而陷入心包络手厥阴经，撮空循衣，妄言，诸恶款毕集渐至，舌缩舌强，遗尿，正气将绝，所谓内闭外脱之时也。勉尽人力以邀天相。

老山人参三钱，另煎，冲 大麦冬三钱，去心 陈金汁一两，冲服 制附子五分 生甘草一钱 至宝丹二粒，化服

五诊：昨进扶元搜剔心包络之暑邪，神志渐有清楚之机，舌已能伸，言亦出口，虽属佳征，尚嫌右脉只如烟煤轻浮之状，无根可按。须防邪正交脱之危，尚在险津也。

台人参三钱 炒枣仁五钱 黄甘菊七分 制附子一分 生甘草三分 白扁豆三钱，炒 制冬术二钱 川贝母三钱，去心 鲜佛手二钱 大麦冬二钱，去心 竹卷心二钱 加小红枣三枚，去核

六诊：暑邪转入阳明，神志狂妄，谵语，舌苔根厚布灰，质绛。阴分素亏，阳虽回转，无阴可涵，痰火互生，熏心为患，须防喘厥之虞。

乌犀尖二钱，镑，先煎　炒枣仁四钱　苍龙齿五钱　大生地八钱　川贝母三钱　制冬术二钱　鲜首乌五钱　天竺黄三钱　濂珠粉三分　生洋参三钱　左牡蛎一两，煅　加白茅柴根一两，打，去心

七诊：伤暑病交十二日，神志昏乱较昨稍缓，舌苔灰黄，四肢时有清冷，由阳升太过故也。表热额上为甚，汗泄微微，小溲欠利，心包中达出之暑邪全归阳明之象，惟嫌痰火合煽心神，狂妄不定为虑。

台人参二钱，另煎，冲　大麦冬二钱，去心　香青蒿一钱　生洋参二钱　炒枣仁四钱　黄郁金五分　大生地五钱　川贝母三钱　竹卷心二钱　鲜首乌四钱　天竺黄三钱

八诊：邪陷心包，几至厥脱，幸得阳回脉转，邪走阳明，变现发狂之象，平定后一寐过久，沉迷不克清醒，矢气频频，气短欲脱。今晨虽得清醒，两手频频抹面不已，尺脉仍空，恶心上逆，乃肾根失守见象也。恐难挽救，勉拟方以冀万一。

台人参二钱，另煎，冲　天竺黄三钱　焦白芍二钱　制附子二分　白蔻仁三分，研，后下　小红枣三枚，去核　淡干姜三分　大麦冬三钱，去心　至宝丹半丸，化　金石斛三钱　炒枣仁五钱　左金丸四分，绢包

九诊：酉刻便下而厚溏，尺部幸未脱根，右寸空软，肾阳飞腾之机，尚属立定。刻按额热掌热较上午略盛，汗泄依然微微，神志尚属模糊。暑热余邪留顿阳明包络之间尚未清楚，而正气又在欲脱未脱之际，用药诚非易事也。

台人参二钱　陈胆星五分　粉丹皮二钱　制附子一分半　苍龙齿四钱，煅　青蒿子二钱　炒于术二钱　炒枣仁四钱　黄郁金三分，切　阳春砂仁五分，研末，后下　细生地四钱　小红枣三枚，去核

十诊：表热已净，脉六部皆细，尺根未能立定。昨日便后得有安寐，寐后舌根略强，亦是气从下夺之象，所恐大便由气虚而续行，则虚波变幻之虞复至耳。拟守中下以保本。

台人参二钱　金石斛三钱　苡米仁四钱，炒　制附子分半　广郁金五分　小红枣三枚，去核　淡干姜二分　粉丹皮二钱　建曲三钱　焦于术二钱　炒枣仁四钱　陈胆星五分

十一诊：表热净而寐多食少，神机尚自模糊，舌根牵强，神呆少语，刻于寐中诊脉，左三部微细如丝。细参病机，还是苦寒抑遏表风留顿足太阴经，正虚不

能外达也，扶本以托之。

台人参二钱　煨肉果三分　陈胆星三分　西党参三钱，建曲三钱拌炒　菟丝子三钱　广藿梗二钱　生于术二钱　广郁金五分　阳春砂仁五分，研末，后下　炒白芍二钱　炒枣仁三钱　小红枣三枚，去核

十二诊：大便续通而结，嗜卧神倦，右尺立定，惟微细而软。所陷之风邪化出，舌疳舌强顿可，神气仍虚弱，尚防虚波骤变之虞，加意慎调是嘱。

人参须二钱　炒枣仁六钱　焦米仁三钱　西党参三钱　黄甘菊五分　鲜莲子三钱　制附子一分　鲜竹茹二钱　焦白芍二钱　制于术二钱　菟丝子三钱　小红枣三枚，去核

十三诊：右尺脉较昨有力而昼夜未曾隐伏，可望不致复伏矣，惟神倦嗜卧，舌疳起腐，言语欠利，亦由疳痛所致。拟养阴化痰法。

制首乌四钱　银花炭二钱　炒枣仁五钱　生于术二钱　生甘草三分　炒苡仁五钱　大麦冬二钱，去心　鲜竹茹二钱　黄郁金二分　川贝母三钱，去心　黄甘菊一钱　小红枣三枚，去核

十四诊：津液枯槁，口中生疳，舌苔化薄，耳鸣，纳谷未旺。拟清化阳明法。

西洋参二钱　川贝母二钱　左牡蛎五钱　人参须二钱　大麦冬二钱　野蔷薇露一两　细生地四钱　炒枣仁四钱　鲜霍斛五钱　制冬术二钱

十五诊：阳明伏暑未能净化，舌黑心剥带绛，余恙平善，宜毓阴以化热余。

生洋参二钱　元参三钱　肥知母二钱　鲜霍斛一两　麦冬二钱，去心　鲜竹茹二钱　鲜首乌七钱　生草三分　小红枣三枚，去核　炒淡芩一钱　川贝二钱，去心

十六诊：津生热化，舌黑渐退，疳点亦小，仍拟养阴清里。

生洋参二钱　元参三钱　桑白皮二钱　鲜霍斛一两　银花二钱　飞青黛五分　大麦冬二钱　川贝二钱　炒枣仁四钱　整玉竹二钱　甘中黄三分

十七诊：诸恙皆安，惟脾虚纳谷不旺，加意慎调，以防三复。

人参条二钱，另煎，冲　菟丝子三钱　生草一分　西党参二钱，建曲一钱拌炒　煨肉果四分　炒冬术二钱　炒枣仁三钱　云茯苓三钱　炙橘白四分　焦白芍二钱　川石斛四钱　大麦仁三钱

◎陈案 暑邪蕴伏，正虚邪陷

陈（十庙前） 暑邪病交十二日，正虚邪从内陷，神倦气闷，恶心便溏，表热夜盛，脉沉舌黄。急急扶正托邪，以冀转机。

黄郁金一钱 纹秦艽一钱 鲜藿香二钱 川贝母二钱 生冬术二钱 鲜佛手二钱 牛蒡子三钱 炒建曲三钱 青盐半夏二钱 赤芍药一钱 白蔻仁三分，研，后下

二诊：伏暑颇有外达之机，白痦渐透，舌转灰黄，脉且洪数，恶心频频。营分伏热极炽，肝阳痰火上升，须防风动厥逆之变。

乌犀尖一钱，镑，先煎 玉桔梗五分 香青蒿一钱 黑元参二钱 陈胆星五分 佛手白二钱 赤芍药一钱 天竺黄二钱 鲜竹茹三钱 川贝母二钱，去心 黄郁金七分 生姜汁三小匙 酸枣仁四钱，小川连炒

三诊：肺气稍松，表热亦和，红疹畅透，舌黄深黄，便通溏厚，营热尚炽，夜不安寐，心中烦扰异常，渴不多饮，腹膨溲少，恶心稍稀，痰多腻浊。拟清营化热，开肺平肝，以防痉厥。

乌犀尖二钱，镑，先煎 川贝母三钱，去心 益元散三钱，绢包 淡黄芩一钱，炒焦 天竺黄三钱 至宝丹二分，冲 麦冬肉二钱 赤芍药二钱 白茅根一两 黑元参三钱 淡竹叶二钱

四诊：暑邪渐化，气血两伤，中空内风欲动，脉息静而舌根未花，乃邪退正虚之时也。急进存阴保本，以防肝风痉厥之虞。

细生地一两 苍龙齿五钱 制冬术一钱 鲜生地一两 左牡蛎一两 云茯苓三钱 鲜霍斛五钱 酸枣仁四钱 川贝母三钱，去心 羚羊角二钱，镑，先煎 黑元参三钱 嫩钩钩三钱 加濂珠粉五分，调冲

五诊：阴液较昨稍敛，风阳尚未全平，神志渐清，语言少利。正气渐亏，拟益阴潜阳，平肝化痰，兼清营分余热，以冀浪静风恬，日臻佳境。

台参须二钱，另煎，冲 元参心三钱 炒枣仁四钱 乌犀尖二钱，镑，先煎 川贝母三钱，去心 陈胆星五分 细生地七钱 天竺黄三钱 大麦冬三钱，去心 生冬术二钱 左牡蛎一两，煅 至宝丹三分，化服 加陈金汁五钱 濂珠粉五分，冲

六诊：肝阳痰火较昨大平，目瞪可，而舌音清楚，大便得通，中气更虚，肝

升吸动肾阳为循衣撮空，神志恍惚，虞厥脱。虚波可虞，急急补救，尚恐鞭长莫及也。

合人参二钱　生洋参一钱，同炖　大熟地五钱　麦冬肉三钱　元参心三钱　川贝母三钱，去心　西党参三钱　苍龙齿五钱，煅　炒枣仁四钱　鲜霍斛一两　左牡蛎一两，煅　小红枣三个，去核　加珠粉五分

七诊：昨投补摄肝肾，虚阳虚热全平，神情如旧，曾以吊足外治之法施之，忽然脑门气从下夺，心神烦急。虽属借端生事，细参脉象，良因大便将欲续行，中气骤夺，外现欲脱之象也，急投枢纽以图挽救。

合人参二钱，另煎，冲　制附子三分　左牡蛎一两，煅　西党参三钱　炒白芍二钱　陈胆星五分　生于术三钱　云苓三钱　五味子五分　大熟地五钱，同附子炒　川贝三钱，去心　建莲肉五钱

八诊：昨投守中摄肾之下大便前，先有虚烦阵作，神志撩乱，便后汗多如注，脉细如丝，两尺皆空，肠鸣不定。诚虑虚波喘脱之虞，勉拟方以邀天相。

老山人参三钱　上肉桂二分　左牡蛎六钱　大有党参五钱　制附子七分　怀山药四钱，炒　生于术二钱　炒枣仁四钱　白芍药三钱　生甘草五分　苍龙齿五钱　五味子一钱　加大黑枣五钱，去核　建莲肉一两，敲，去心

九诊：昨日大便后几至厥脱，幸投大剂温补，汗泄复收，虚阳升扰，通宵不寐。刻诊两手脉象尚有一线之机，姑再益阴守阳，以平肝痰火为治。

合人参二钱，另煎，冲　大麦冬三钱，包入小川连一分　戈半夏五分　细生地一两，制附子二分拌炒　炒枣仁五钱　川贝母三钱，去心　煅龙齿五钱　炒白芍三钱　白金丸〔1〕五分，调化　煅牡蛎一两　天竺黄三钱　上西黄二分　加珠粉五分，冲

十诊：晨进扶元益阴，开肺化痰，痰即上泛，气虚不能咯出，恶心气逆，舌不能伸，刻咳嗽吐出粘痰，神志言语略清，尺部较昨稍贴。拟再枢纽气阴，佐芳香以开浊痰。

合人参二钱　制附子三分，二味同煎　至宝丹二分，冲　陈胆星五分

---

〔1〕白金丸：方剂名，出自《普济本事方》，由白矾、郁金组方，具有豁痰安神功效，主治忧郁气结，痰涎上壅等症。

炒枣仁一两　元眼肉三钱

十一诊：服后得寐，肝阳痰火渐定，神志尚少依扶，手战无力，痰多气虚，艰于咯出，阻于膈间，化糜满布口舌咽关，根脉尚属不定。仍拟神守三阴，上化痰火以挽之。

合人参二钱，另煎，冲　煅龙齿五钱　川贝母三钱，去心　大熟地五钱，制附子三分拌炒炭　煅牡蛎一两　甘中黄五分　制于术三钱　炒枣仁五钱　小红枣三枚，去核　白芍药四钱，炒　麦冬肉三钱　元眼肉三钱　加陈金汁八钱　野蔷薇露一两

十二诊：病后极虚，惊忧动肝，以致痰火扰乱神明，如痴如狂。深恐肝吸肾阳，骤然厥脱，此时治法当守定正气，以平肝阳痰火为妥。

合人参二钱，另煎，冲　煅龙齿五钱　鲜首乌一两　生于术三钱　煅牡蛎一两　元参心三钱　乌犀尖二钱，镑，先煎　制南星七分　炒枣仁一两　细生地八钱　川贝母三钱，去心　白金丸三分　加至宝丹三分，冲

十三诊：昨宵安静，神志颇清，晨间得寐甚安，大便下行。阴亏阳冒，痰火上蒙，痉厥之象复现，幸便后根脉不空，再与益阴以化痰火为挽。

羚羊角三钱，多煎　煅龙齿五钱　川贝母三钱，去心　细生地八钱　煅牡蛎一两　麦冬肉二钱　制于术三钱　天竺黄五钱　鸡子黄一枚　元参心三钱　陈胆星一钱　至宝丹三分　加陈金汁五钱，冲

十四诊：火象退而正气转虚，嗜卧沉迷，惟痰气壅结不松，治法仍宜固守气阴，所望阴足阳藏，痰火通降为善。

合人参二钱，另煎，冲　川贝母三钱，去心　煅龙齿五钱　西党参三钱　制南星七分　煅牡蛎一两　生于术三钱　风化硝五分　元眼肉三钱　淡姜渣三分　黄郁金五分　大黑枣三钱，制附子三分泡汤拌炒　加淡菜五只，洗

十五诊：脉且沉细，水呛音低，肝火下逼伤肾，溲下淋浊如膏。脏真阴液大耗，诚虑病久成损，拟益气畅肝，分清理浊以治。

合人参二钱，另煎，冲　菟丝子三钱　焦白芍三钱　西党参三钱　炙锁阳二钱　建莲肉四钱　生芪皮三钱　萸肉炭二钱　小红枣三枚，去核　鹿角霜三钱　黄郁金一钱　元眼肉三钱　加炒枣仁三钱

十六诊：今日大便颇畅，便后形凛微热，有气逆喘促之象，音闪水呛。仍营卫交虚，肺脾两损。

合人参二钱，另煎，冲　桑白皮二钱　炙锁阳二钱　绵黄芪三钱　马兜铃三分　怀山药三钱　制于术三钱　嫩芦衣卅筒　杜芡实四钱　生甘草五分　败叫子三枚　天竺黄三钱　加黑枣肉四钱，制附子三分泡汤拌炒

十七诊：刻诊神脉安和，舌苔根上已立，惟音闪未亮，尚属忌款，其余诸恙渐次平定矣。

西党参三钱　炒杞子三钱　玉桔梗五分　绵黄芪三钱　炒归身二钱　象贝母三钱，去心　制于术二钱　炒枣仁三钱　嫩芦衣卅筒　黑枣肉四钱，制附子三分泡汤拌炒　元眼肉三钱　败叫子三枚　生萝卜一两，用皂荚四钱煮热，去皂荚，用萝卜为药引

十八诊：肺音已得飞声，金实无声可凭矣。大便续通，诸恙皆平。拟益气生津，消痰润肺为治。

合人参二钱，另煎，冲　生甘草三分　粉丹皮二钱　制于术二钱　川贝母三钱，去心　甜梨膏八钱，冲　整玉竹二钱　制首乌四钱　苦桔梗三分　生芪皮三钱　桑白皮二钱

◎江案　怀麟足月，下红如崩

江（石盘心街）　怀麟足月，下红如崩，绵延匝月，血去过多，阴既下竭，阳亦随之，面浮皖白，唇淡如纸。现经沥浆三日，腹形坚如磐石，痛则上攻，恶心频作，日夜呼号，肢冷汗泄，水谷不进，脉息如丝，按之虚无，阳气欲绝之候也。阳衰则浊阴上泛，如密云蔽日，阴霾四合，故舌苔白腻，满布至尖，舌质亦变白色。年逾三旬，初次生育，不独奇经少于流通，抑且下红时曾服固涩之药，暑湿亦有内恋，诚在危急之秋，壮胃阳，靖逆气，勉图万一。

合人参二钱，另煎，冲　淡吴萸五分　川贝母三钱，去心　炮姜炭七分　制川朴七分　赤茯苓三钱　当归身三钱　黄郁金五分，切　炙甘草一分　白芍药二钱　白蔻仁五分，研，后　西琥珀五分，研末，冲　加胎产金丹一丸，化苏梗汁五分，冲

二诊：脉复指温，舌白大化，胎元上攻之势已转顺行，胀坠阵作，临盆在迩矣。所嫌胞浆瘀露去多，胎涸难下，当益气养血，以助血脉流行，兼防气坠产脱。

合人参二钱，另煎，冲　当归身五钱，酒炒　赤茯苓二钱　绵黄芪二钱

白芍药二钱，酒炒　大腹皮三钱　生冬术二钱　白蒺藜三钱　胎产金丹一丸，化　制川朴七分　黄郁金一钱

三诊：午刻得产，其胎已损，舌未青黑，此系临褥闷损者也。此刻初产，诸损未见，胃阳衰败不堪，丹溪所谓产后当大补气血，此症诚为合符矣。尚防郁冒寒热。

台人参二钱，另煎，冲　炒杞子三钱　广郁金五分　生冬术二钱　当归身五钱，酒炒　新会皮五分　炮姜炭五分　炒枣仁五钱　炒苡仁三钱　炙甘草二分　山楂炭三钱　加益母草煎汤代水

四诊：昨日知饥进谷，脾衰少运，大便溏泄。刻诊右脉数急，寒热蒸乳之征已见，难产虚波可虑。

炒冬术二钱　炙陈皮五分　菟丝子三钱　当归身三钱，酒炒　广郁金五分　煨木香四分　炮姜炭五分　山楂炭三钱　云茯苓三钱　川断肉三钱，酒炒

五诊：蒸热退后，神志自少支持，面㿠无华，唇白如纸，尚须从事于阳。

台人参二钱，另煎，冲　当归身三钱，酒炒　益智仁四分　绵黄芪三钱　白芍药二钱，酒炒　赤茯苓三钱　制于术二钱　酸枣仁三钱　炙陈皮八分

六诊：信俗说方中撤去参芪，今则虚象大显，下眼胞，少阴汗泄，心悸，肢冷，面目发肿，瘀下鲜血，中无砥柱，气亡血亦下渗，危乎危！想临产未致告脱者，莫非参力所挽，若再畏补生疑，必有临崖勒马之悔焉。

台人参二钱，另煎，冲　枸杞子二钱　白芍药二钱，酒炒　绵黄芪三钱　当归身二钱，酒炒　制首乌四钱　生冬术二钱　益智仁四分　炒枣仁四钱　加炙陈皮七分

七诊：昨进枢纽阴阳法，得寐神安，盖虚阳外越，必得胃气有权，下焦阴火自敛，不比外感邪热可以直折者，但脾肾如此之虚非大剂莫挽，切勿再误一知半解之言也。

人参条三钱　煅龙齿五钱　炒枣仁一两　绵黄芪三钱　煅牡蛎一两　元眼肉三钱　炒于术二钱　五味子五分　新会皮八分

八诊：脉大已敛，神色亦转，眠食皆安，瘀淋未净。然阳复速而阴复迟，当于血药中导以气药，盖无阳则阴无以生也。

人参条二钱，另煎，冲　煅龙齿七钱　怀山药四钱，炒　绵黄芪三钱　煅牡蛎一两　大熟地四钱，益智仁五分拌炒，饮子煎　焦于术二钱　五味子七分　新会皮八分　制首乌四钱　炒枣仁一两　元眼肉二钱

◎陈案　伏暑间疟，热极生风

陈（北桥）伏暑发为间疟，始起寒轻热重，热退不净，此暑重风轻，法当先解卫风，继清营热，极易向痉。病伏手经，而医者纯用一派足经升表消滞之药，以致克伐伤脾，便泄风陷，表散劫汗，阴伤不寐，心神失守，肝阳化风，四肢战栗。曾经痉厥风痉作时，多人扶持不定，参其势，不独热极生风，兼有外风蓄伏之机，故非直清直降可以熄灭，当握中枢以固根柢，伏邪或有出路。

乌犀尖二钱　鲜霍斛一两　纹秦艽一钱　大生地八钱　大麦冬二钱　香白薇二钱　生冬术二钱　白芍药二钱　赤芍药五分　加陈金汁一两　濂珠粉五分

二诊：舌苔化黄，面油亦退，神志清楚，自云风痉阵作，实有不克支持之苦。心中嘈烦思谷，目暗视物不明，皆由前治膈膜正伤，病在扶本托邪，乃一定之法也。

台人参一钱　鲜霍斛一两　大麦冬一钱　西党参三钱　白芍药二钱　生牡蛎五钱　大生地一两　炙甘草四钱　香白薇二钱　生冬术一钱　川贝母二分　纹秦艽二钱　加鸡子黄一枚　陈金汁一两

三诊：胸膺渐布白痦，目珠较昨转动，沉迷之状稍苏矣。唇牵气怯，语言少续，利次略减，每一便泄，风痉一阵，此即风邪欲达。因脾虚复欲内陷之先机，防御宜早为计，所谓用药如用兵也。

细生地一两　淡苓二钱　桔梗五分　生冬术二钱　元参三钱　建曲二钱，炒　大麦冬二钱，去心　玉竹三钱　赤苓二钱　羚羊角二钱，多煎　秦艽二钱　米仁三钱　加陈金汁二两，冲　益元散二钱，绢包　酒炒嫩桑枝一两，煎汤代水

四诊：白痦畅发，风痉即定，表热尽罢，颇思纳谷，喜食甜味，可见匝月来而病自病药自药矣，果有伏风在内也。舌质光红若剥，苔如碎点雪花，此胃液肾阴交亏。大便下多黑色，虽似风热，实由中州气败，亦由病久款症。

西党参三钱　天冬二钱　五味子三分，敲　大熟地四钱　麦冬二钱，去心

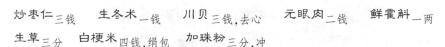

炒枣仁三钱　生冬术一钱　川贝三钱，去心　元眼肉二钱　鲜霍斛一两
生草三分　白粳米四钱，绢包　加珠粉三分，冲

五诊：外风达而内风亦熄，战栗时未作，舌绛淡而苔点薄布嫩黄，自觉心神恍惚，疑虑丛生，可以专补心脾之方易之矣。

西党参三钱　大熟地四钱　五味子三钱　炙甘草三分　上绵芪二钱
苍龙齿八钱　炒枣仁四钱　元眼肉三钱　生冬术二钱　左牡蛎一两　大黑枣三枚

六诊：宵来寐稳，心神悸惕已安，时见嘈烦，得谷则定，此犹属内风消谷也。填补中焦，极合见症，守昨法参入凉肝可矣。

羚羊角二钱　大熟地八钱　炙甘草三分　制冬术二钱　鲜生地一两
云茯苓三钱　左牡蛎一两　白芍药二钱　整玉竹一钱　金石斛四钱　生甘草三分　大黑枣三个

七诊：病后脾阴大虚，肝火时易烁肺，五更作呛。拟清金平木。

羚羊角二钱　制首乌五钱　白扁豆三钱　北沙参二钱　肥知母二钱
白茯苓三钱　大麦冬二钱　生甘草三分　小红枣三枚　川贝母三钱　怀山药二钱

◎ 顾案　湿郁太阴，热蒸阳明

顾（四岁）　湿热病经旬日，阳明液亏，热盛生痰，痰痹肺，略音哑，咳不得出，神迷嗜卧，卧不安寐，口渴索饮不绝，鼻煽起煤，舌绛生瘖，便泄清稀，四肢清冷。湿郁太阴，热蒸阳明也，姑仿苍术白虎汤大意挽之。

炒淡芩二钱，泡　天竺黄二钱　地栝蒌三钱　生冬术五分　天花粉三钱　陈金汁七钱，冲　桑白皮二钱　川贝母三钱　野蔷薇露五钱，冲
甘中黄三分　云茯苓三钱

二诊：咳嗽松而痰吐黄厚，舌苔亦布嫩黄，瘖点稍可。前法虽合症机，稚质气阴皆薄，犹防变幻也。

炒淡芩二钱　天花粉三钱　云茯苓二钱　生冬术一钱　肥知母二钱
桑白皮二钱，蜜炙　川贝母三钱，去心　天竺黄一钱　鲜芦根一两　广郁金五分　甘中黄三分　枇杷叶三钱

三诊：胃热化而肺气亦开，鼻煽痰塞皆平，大便畅通，黄结实，喜进糜粥，

乳滞未尽，为余热蒸痰，当清降胃腑以化[1]痰滞。

黄郁金五分　生冬术五分　鲜芦根一两　川贝母二钱，去心　肥知母二钱　白茅根一两，去心　枇杷叶三钱　小青皮二分　淡芩炭二钱　生麦芽三钱

四诊：脾气醒而湿化，胃液复而热解，知饥索食，宜乎多饮稀粥，少吃乳汁，盖粥能养阴以化邪，乳易生痰而助邪也。

鲜霍斛五钱　川贝母二钱，去心　瓜蒌皮二钱　大麦冬一钱　生甘草二分　生麦芽三钱　整玉竹二钱　白粳米三钱　赤茯苓三钱　鲜芦根五钱

◎方案　木旺化火，络伤动血

方　素体肝肾阴虚，交春木旺化火，上劫阳明之络，络伤动血而有盈碗之多，心悸胆怯，不能安寐，或寐后必致咳血，有时足冷，脉弦数，舌苔光剥，根厚色白，气粗作痉。脉症合参，显然阳动化火化风，扰于胃经，深恐血从上溢，拟先毓阴潜阳，为握要之治。

细生地一两　生石膏五钱，冰糖二钱同研　鲜霍斛一两　陈阿胶二钱，藕节灰拌炒　瓜蒌皮三钱　怀牛膝二钱　大麦冬二钱　生白芍二钱　珠粉五分　羚羊角二钱　左牡蛎一两，煅　淡菜四钱，漂

二诊：前进景岳法，颇合症机，血势从胃中降入冲脉，癸水先期而至，上则微见出络瘀紫之血，火升颧赤，舌苔大化，中心绛剥，脉且弦数。肝经郁火伏于营分，拟下滋肾阴，中守胃关，傍佐清畅郁火法，近防血溢，远虑成痨，怡养慎调，是乃至嘱。

乌犀尖五分，磨冲　鲜霍斛一两　川贝母三钱，去心　鲜生地一两五钱　大麦冬一钱，去心　生姜皮三钱，漂淡　大熟地五钱　炒白芍三钱　生甘草五分　西洋参二钱　肥知母二钱　陈阿胶二钱，藕节灰拌炒　粉丹皮二钱　加珠粉五分　鲜藕肉一两，去皮、节　煨花蕊头二钱

三诊：脉息较前已和，然尚有弦象，舌绛稍淡，惟出络瘀血极多，咳出之血时带紫黑色，夜寐尚少。拟滋养肾阴，以防络伤之变，营血复来之虑耳。

---

〔1〕化：原抄本无此字，疑脱，据文意补。

羚羊角三钱，多煎　旋覆花二钱，绢包　生石膏五钱　细生地七钱　杜苏子一钱　大麦冬二钱，去心　生牡蛎一两　瓜蒌皮三钱　生甘草四分　金铃子二钱　川贝母三钱　元参二钱　加鲜藕汁一茶杯，冲　鲜芦根一两

四诊：痰中瘀血已净，诸恙皆减，惟舌心花剥，肝邪退行腹中，腹不和。血后调养尤宜加意也。

细生地五钱　瓜蒌皮二钱　云茯苓三钱　陈阿胶二钱，蛤粉炒　炒白芍二钱　川贝母三钱，去心　大麦冬二钱，去心　生甘草三分　怀山药三钱　炙橘白三分　鲜藕肉一两

◎许案　湿热风邪，两腿遍青

许　脉弦细数，牙龈腐烂流血，舌绛苔白，食减便溏，患经匝月，以脉症析之，乃湿热混淆于阳明经，兼挟风邪也。今视两腿遍起青色，即是外科中青腿牙疳症，姑拟一方候专科酌服。

金石斛三钱　赤茯苓三钱　马勃五分　广藿梗二钱　生甘草三分　野蔷薇露一两，冲　纹秦艽五分　土贝母三钱　赤芍药一钱　天花粉三钱

二诊：腿青全退，牙疳腐肿流血亦止，色尚带紫，可知病变无穷，无不由内发于外也。前方用意因青色属风而显于阳明部位，故用秦艽一味，余药化湿热亦颇切当，故得应手，辄自喜不已。

金石斛三钱　生草节三分　淡黄芩一钱　广藿梗二钱　纹秦艽一钱　天花粉三钱　生冬术二钱　马勃五分　赤茯苓三钱　加野蔷薇露一两，冲

三诊：牙疳全好，胃纳亦增，湿热风邪俱化矣。拟清脾甘露饮[1]调之。

生冬术二钱　天花粉三钱　粉丹皮一钱　金石斛三钱　生甘草三分　淡黄芩一钱，炒　土贝母二钱　赤茯苓三钱　茅柴根五钱，去心

◎诸葛案　怀麟六月，血箭肌衄

诸葛（李继宗眷）　怀麟六月，阳明司胎，少阴不足，阳明有余。左足肌肤起眼，细如针孔，血流如注，有成盆盈碗之多，病名血箭，又曰肌衄。头痛如锥，恶心颧赤，脉数舌绛，汗出齐颈。拟玉女煎加减。

〔1〕清脾甘露饮：方剂名，出自《外科正宗》，由白术、赤茯苓、山栀、茵陈、麦门冬、生地、黄芩、枳壳、苍术、泽泻、连翘、甘草、玄明粉组方，主治脾经湿热郁遏证。《医宗金鉴》名之清脾除湿饮。

大熟地四钱　左牡蛎一两　大竹叶三钱　生石膏四钱　肥知母二钱　粉丹皮三钱，炒炭　大麦冬二钱　生甘草三分　左金丸五分，绢包

二诊：血箭止而未发，头痛亦止，胃纳颇加，气火亦已平静矣。

金石斛三钱　生洋参二钱　淡黄芩一钱　大熟地四钱　左牡蛎八钱，煅　生冬术二钱　生石膏四钱　麦冬肉三钱　川贝母三钱，去心　丹皮炭二钱

◎姚案　肝郁逆胃，劫伤津液

姚　肝郁逆胃为痛呕，彻夜不寐，脉数舌红，大便闭结。胃中津液被肝火劫伤矣，香燥切忌。

羚羊角二钱　麦冬肉二钱　金铃子二钱，蜜炙　鲜生地七钱　川贝母三钱，去心　小川连五分　生白芍三钱　瓜蒌皮三钱　枳壳汁三分　加野蔷薇露一两，冲　玫瑰花露一两，冲

二诊：呕止得寐，脉弦退而和缓，平肝阳和胃阴治之。

生洋参二钱　云茯苓三钱　柏子仁三钱　制首乌四钱　白芍药二钱　老苏梗一钱　金石斛三钱　黑山栀二钱，姜汁炒　枇杷叶五钱，去毛、筋　加野蔷薇露一两，冲

◎曹案　湿热内蒸，腑分阳衰

曹　腹满胀大一月，滴水下咽，腹胀欲裂，经闭溺阻，大便溏泄。湿热内蒸，腑分阳衰，不克宣通也，急急挽之，尚可向吉。

制川朴五分　淡吴萸三分　姜半夏二钱　广藿梗二钱　白蒺藜三钱，去刺　黄郁金五分　老苏梗二钱　净归身二钱　赤茯苓三钱　加阳春砂仁五分，研，后下　鲜佛手二钱

二诊：胀势颇松，稍能安谷，舌白化薄，汗多如注，经水仍闭，脉且沉细。拟以通阳泄浊治之。

制附子三分　炒归身二钱　广藿梗二钱　生甘草二分　炒延胡二钱　炒白芍二钱　淡吴萸三分　炙陈皮三分　赤茯苓三钱　加阳春砂仁三分　牡蛎粉扑汗

三诊：脉起汗止，经尚未行，胃脘已松，少腹仍胀。气分渐通，当从血分调之。

上肉桂二分　黄郁金五分　乌鲗骨三钱　白蒺藜三钱，去刺　赤茯苓三钱　茜草　炒归身二钱　生甘草三分　怀牛膝二钱　加鸡血藤膏二钱

四诊：脉象流通，眠食皆安。宗前方去茜草、赤苓，加西琥珀五分、甘杞子三钱。

五诊：经行先淡后鲜，较之素常反畅，腹形全瘪，可许坦途矣。拟补养心脾中略佐调通瘀。

人参须七分，另煎，冲　白芍药二钱，桂酒炒，去桂　生甘草三分　炒冬术二钱　甘杞子三钱　黄郁金五分　炒归身二钱，酒　炒枣仁三钱　白蒺藜三钱，炒，去刺　加姜半夏二钱

◎ 戈案　脾虚生湿，肝郁化火

戈　脾虚易生湿热，肝郁火风内炽，合而为病也。脘痛阵作，频频呕逆，水谷不进，大便闭结，舌绛脉数，头晕气急，夜不得寐。法当调养肝脾，清畅郁火，必使气平得寐为妙。

乌犀尖五分，野蔷薇露磨冲　净归身二钱　炒枳壳一钱　左金丸五分，包　鲜首乌六钱　柏子仁三钱　炒苡仁三钱　生白芍二钱　郁李仁三钱　怀牛膝一钱

二诊：呕止痛定，子后得寐，尚少安贴，舌红苔白，乃胃浊所泛，必得郁火畅达，大便通畅，方为稳妥。盖此症系营热郁，易化风入络，先起两足肿痛，继而逆胃为脘痛，越胃凌心，最易痉厥，前以犀角保心，枳实降胃，盖肝木内藏相火，不宜纯用刚燥。仿犀角汤合薛南园法。

乌犀角五分，磨冲　生白芍二钱　小青皮四分，炒　小川连三分　鲜首乌六钱　柏子仁三钱　炒丹皮一钱　川贝母三钱　制首乌六钱　莱菔子三钱　赤茯苓三钱　磨苏梗三分

三诊：大便通畅，谷食颇增。拟和脾养肝以治。

炒冬术一钱　云苓三钱　川贝三钱　小青皮三分　净归身一钱　制首乌五钱　粉丹皮一钱　生白芍一钱　柏子仁三钱　磨苏梗三分，冲

◎ 陈案　心悸不寐，神志少持

陈　心悸不寐，神志少持，大便秘结艰通，病经半载，缠绵床褥。盖心藏

神，脾藏意，肾藏志，肝藏魂，肺藏魄，五志所动，类皆取决于胆，胆应少决，疑虑丛生，虽似心疾，定关于肝火，肾易闪烁于下，心神摇漾，故为悸惕，并非癫痫之失其心也。当摄肾平肝，养心化痰以治。

大熟地六钱　川贝三钱　怀膝一钱　濂珠粉四分　大麦冬三钱　小川连三分　枣仁四钱　陈海蜇八钱　龙齿八钱，煅　左牡蛎一两　真旗参二钱

二诊：大便得通，坚燥异常，便后右关脉见软大，属脾阴虚也。寅卯时稍有得寐，自觉神志略有依持，疑执尚多，恐惧忧愁，寸脉弦细，关数尺虚，左关弦急。肝胆之火吸动肾阳，阳亢于上，阳动化火，痰凝包络，倘但治其标不顾其本，则取效目前，非其治也。当滋肾阴以摄之，守胃关以驯之，清心肝之火以平之，庶乎捷径也。

大熟地五钱，制附子三分拌炒　白芍二钱　大麦冬二钱　柏子仁三钱　人参一钱，另煎，冲　炒枣仁三钱　小川连三分，水炒　煅牡蛎八钱　川石斛二钱　川贝三钱

三诊：顷得熟寐片时，寐中呼吸调匀，诊脉右尺较昨稍贴。若肾阳得潜，脾胃自有生生之气，盖精生气，气生人身内三宝也。

大熟地五钱　羚羊角二钱，镑，先煎　大麦冬二钱，去心　白芍药二钱　苍龙齿六钱，煅　云茯苓三钱　川贝母三钱，去心　建莲肉三钱　左牡蛎八钱　酸枣仁三钱　菟丝子三钱

四诊：日来离绪纷纭，忧疑不定。心火上炎，吸动肝阳，所扰之处，痰必随之，痰之为患不一。病人自云恍惚无依，脉绝欲脱者，此即疑虑过升，中气下夺，并非真脱也。仿许学士法加减之。

台人参另煎，冲　大麦冬去心　石决明　香犀角　川贝母去心　鲜竹沥　苍龙齿　炒枣仁　濂珠粉　加柏子仁　元眼肉

五诊：疑虑者由乎心脾气血两亏、肝胆抑郁所致，盖少阳甲木如花木之萌芽，须藉和风嫩日煦之，方得条达。肝经抑郁，志气委伏，病如癫痫，其实大异。

大生地　怀山药　薄荷叶　小川连　元参　柏子仁　炒白芍　生草　建莲肉　加鸡子黄一枚，囫囵　青果三个

六诊：痰火较化，疑虑较释，肝风掀旋未息，离阴内亏，神明孤露。拟鸡子地黄汤大意。

合参须一钱　炒枣仁三钱　元眼肉三钱　制冬术二钱　川贝母三钱，去心　小红枣三枚，去核　大麦冬二钱，去心　制首乌五钱　黄郁金四分　生甘草四分

七诊：起病以来，大便总须旬余一行，时常彻夜不寐，叠进毓阴平肝，寐亦渐安，便亦续通，此即阴血稍复，气火平静之征。每于便后诊脉，右关必浮大虚数，左亦细软，中虚显著也。故拙见立意于养阴清火中，必佐培脾胃之品。

西党参三钱　生甘草三分　炒枣仁四钱　制冬术二钱　细生地四钱　五味子三分　炒白芍二钱　左牡蛎六钱　麦冬肉二钱　加濂珠粉三分

八诊：日来眠食略安，稍能起坐，目光畏明喜暗，亦是阳元于上也。前方加介类潜阳。

大生地四钱　小川连三分　西党参三钱　元武板四钱　川贝母三钱，去心　云茯苓三钱，辰砂拌　左牡蛎六钱，煅　元参三钱　大麦冬三钱　加鸡子黄一枚，囫囵

九诊：交节之际，气阳下夺，肾气不藏。拟守前法，益以温摄肾阳，节后再清郁火。

西党参三钱　生甘草三分　炒白芍二钱　制冬术二钱　柏子仁三钱　大熟地五钱，制附子一分拌炒　炒枣仁三钱　珠茯神三钱　元眼肉三钱　加建莲子三钱

十诊：胃气清通，寐亦渐安，饮食较多。息心怡养，可望营血充长，肝风不致触心而起惊疑为妙。

西党参三钱　炒归身二钱　炒枣仁三钱　制冬术二钱　炒白芍二钱　元眼肉三钱　炒杞子三钱　柏子仁三钱　大黑枣三枚　加建莲子三钱

◎ 朱案　温邪内陷，渐入阳明

朱　湿温病交十日，胸闷汗出已遍，疹点未透，舌苔焦黄，边白根浊，大便溏泄。温邪已有陷象十二日，险津防有昏痉之变，拟仲圣法挽之，以冀疹透为妙。

生葛根一钱　黄防风一钱　黄郁金七分　广藿梗一钱　炒淡芩二钱，酒　纹秦艽二钱　生甘草三分　玉桔梗七分　炒赤芍二钱　炒牛蒡三钱　炒建曲三钱　嫩桑枝五钱，酒炒

二诊：温邪十一日，便泄渐稀，热邪渐入阳明，红疹略透，惟胃中津液大耗，舌干强焦黄，最易昏痉内陷心包。再拟仲圣法以挽之。

淡豆豉二钱　细生地三钱，二味同捣　川贝母二钱　赤芍药二钱，炒苦桔梗一钱　炒淡芩二钱　生葛根七分　鲜霍斛五钱　纹秦艽二钱　黄郁金七分　元参心三钱　薄荷叶七分　加鲜竹叶三钱

三诊：湿温病交十二日，大便溏泄，稀而未止，舌黑干涸，右脉沉细。阳明液耗，邪无出路，最恐两候关头内传厥、少阴经之变，况崩中之体，气分极伤，当扶正以托内陷之湿热，或可转机耳。

台参须一钱，另煎，冲　黄郁金七分　竹卷心二钱　制冬术二钱　川贝母三钱　炒淡芩二钱　炒柴胡五分　元参心三钱　赤芍药二钱　玉桔梗一钱　麦冬肉二钱　白茅根七钱　加鲜佩兰叶二钱，搓丝后下　紫金锭一粒，磨

四诊：便泄已止，汗出微微，表热稍和，脉息搏阳，乃善机也。无如胃津告涸，舌干焦黑仍然，曾进苍术燥湿之剂，故伏邪不能外达。谷食不进，心悸神烦，诚虑温邪传入心包，骤然昏痉之变。拟清营化热法。

乌犀角一钱　赤芍药二钱　炒枣仁三钱　细生地四钱　玉桔梗一钱　元参心三钱　鲜霍斛五钱　生甘草三分　制冬术七分　大麦冬三钱，去心　川贝母二钱，去心　竹卷心三钱　加白茅根一两，去心

五诊：清营化热之下大便未行，舌黑稍退，干涸略润。病交两候，正在险津，刻欲大便，切勿起床行动，慎防昏陷痉厥。拟进清营提邪法。

乌犀尖一钱　炒柴胡四分　黄郁金七分　细生地四钱　制冬术一钱　川贝母二钱，去心　炒赤芍二钱　玉桔梗七分　元参心二钱　粉丹皮二钱　生甘草三分　炒银花二钱　加鲜竹心二钱

六诊：昨进清营提邪法，大便欲行得止，鼻准冷气亦退，顷间自汗津津，肢体虽有，腰下未遍，脉且虚细。两候外从未安谷，病退虚波不可不虑。拟和中以托余邪。

人参须二钱，另煎，冲　黄郁金五分　元眼肉三钱　炒枣仁四钱　麦冬肉二钱　川贝母三钱，去心　小红枣三枚，去核　生甘草三分　川石斛四钱　制冬术二钱　佛手白二钱

◎桂案 温病旬余，阴伤液耗

桂 温邪病交旬余，耳聋少寐，大便溏泄两次，口干舌燥，苔黄化白，神倦气怯。少阳之邪传入大肠，仿仲圣葛根淡芩汤加减。

煨葛根一钱 广藿梗二钱 生草梢四分 炒淡芩二钱 炒丹皮二钱 赤茯苓三钱 台参须二钱，另煎，冲 黑山栀二钱 炒泽泻二钱 加鲜竹叶三钱

二诊：阴伤液耗，邪传手厥阴心包络，自笑谵语，左脉数大无伦，右关亦极洪大。温邪忌表大汗，汗则变痉，今当十三日最险关津也。拟存阴化邪法，以望化险为平是幸。

乌犀角二钱 生甘草五分 天竺黄三钱 细生地一两 川贝母三钱，去心 赤茯苓三钱 鲜霍斛五钱 黄郁金五分 炒泽泻二钱 加淡竹叶二钱 至宝丹一分，冲

三诊：风热之势现走手阳明，嗜卧旁流，气从下注，舌尖液涸。虽然传走厥阴之势较定，所虑正不支持，虚波陡起之变。拟扶正托邪法，盖邪与正势不两立也。

台参须二钱，另煎，冲 黄甘菊二钱 煨木香五分 生葛根七分 生冬术二钱 炒枣仁四钱 焦米仁四钱 广藿梗七分 生甘草三分 加小红枣三枚

四诊：昨宵颇能安寐，呓语未作，寐后舌津渐回，布出淡黄，尖上涸液亦润，口渴大减。虽见善机如斯，尚虑正气极虚，胸膈痰热内蒸，气虚不易咯出，沉倦，肠鸣便泄，两尺见数。痰生风，风从内扰，防传入少阴，风波又起也。

台参须二钱，另煎，冲 川贝二钱 焦木瓜五分 青盐半夏二钱 乌犀角一钱，多煎 广郁金五分 炒米仁三钱 陈胆星五分 炒枣仁四钱 炒泽泻二钱

五诊：邪化正虚，脉息渐细，正气下夺，自利神倦，即是邪正交脱之候也。拟仲圣法挽之，以邀天相。

附子理中丸三钱 淡干姜五分 赤石脂四钱 白粳米四钱，包 台参须二钱 土炒白芍三钱 炒枣仁四钱 上肉桂三分 炙甘草四分 大黑枣三枚，去核

六诊：昨进仲圣法，保本以熄内风，安寐便稀，知饥纳谷，舌干渐润，险关

又越。刻诊：右脉安靖，左带弦数。肝火湿热留顿胃中未净，再与扶元化邪，盖此时用药之计，气阴不得不补，余热不得不清，质诸高明以为然否。

合参须三钱　东白芍三钱　煨升麻五分　赤石脂四钱　麦冬一钱　淡干姜二分　生草五分　西琥珀五分，冲　五味子三分　淡芩炭一钱　陈阿胶一钱　淡竹叶三钱　大黑枣二枚

七诊：疹瘖畅发，便泄已止，汗多肌热已净，耳聋未聪。脾气久亏，少阳阳明气阴被热邪扰伤，未能安靖也，加意慎调，以防之复。

西党参三钱，建曲二钱拌炒　生草三分　元眼肉三钱　桑白皮二钱　生冬术二钱　细生地三钱　金石斛三钱　焦苡仁三钱　小红枣三枚　生洋参二钱　黄菊一钱　元参心三钱　糯稻须一两，煎代水

八诊：便秘五日未行，矢气频转，耳未全聪，舌干已润。一派津亏阴弱、气火升逆之象。

生洋参二钱　羚羊角一钱　麦冬二钱　川贝三钱　云苓三钱　麦仁三钱　鲜霍斛五钱　石决明四钱　元参三钱　竺黄三钱　姜皮二钱　甘蔗浆一杯

九诊：大便畅行，中气下夺，神倦心悸。拟气阴并补，兼理痰热。

合参条一钱　制于术二钱　炒怀药三钱　粳米四钱，包　西党参三钱　炒枣仁四钱　茯苓三钱　元眼肉四钱　生芪皮二钱　白芍二钱　生草三分　莲肉四钱　鲜藕肉一两

十诊：阴虚舌绛，阳明腑气未通，蒸热生痰，亦能有关眠饮，盖胃不和卧不安也。虽云下不嫌迟，然急下存阴，正在此时矣。

合参须二钱　制冬术一钱　莱菔子二钱，炒　柏子仁三钱　大麦冬三钱　火麻仁三钱　竹卷心三钱　鲜霍斛一两　五味子三分　全瓜蒌二钱　炒枣仁三钱　甜梨肉一两，去核

十一诊：诸恙向痊，大便通畅，纳谷可增，惟营血肝火尚炽，邪热扰之之余，正气未能恢复。拟养心阴以平肝，佐和胃阴以御下焦阴火上升，冀眠饮如常之喜。

细生地四钱　焦白芍二钱　陈胆星三分　生草梢四分　制于术二钱　苍龙齿五钱，煅　川贝二钱　莲肉三钱　枣仁五钱，川连二分拌炒　左牡蛎五钱，煅　广郁金三分　小红枣四钱

花韵楼医案 五册

吴县女士 顾德华 鬘云 著

◎ 顾案 胃气上逆，痰凝肺络

顾 凡治病必先求本，咳嗽者，无痰为咳，有痰为嗽。去冬咳嗽延及今春，胃气上逆，鼻窍无宣，五更每易痰壅气阻，此脾胃气血为病之本，掺烦动肝为病之标也。故痰因火动，嗽由痰作，痰不易咯则咳多气逆似喘矣。现届夏令宣畅，诸恙向痊，所虑秋凉收肃之候，肺欲肃而阳少潜，痰凝肺络，咳嗽复盛。管窥一斑之见，似宜培养脾肾之气以治本，调和肺肝以理标，中气和平，自然金水相生，娇脏受益，痰嗽之伤庶可恢复为幸。

大熟地五钱，青盐二钱拌炒 淡干姜三钱，盐水炒 甘杞子二两 冬虫夏草一两 西党参三两 云苓三两 菟丝子三两，盐水炒 紫衣胡桃肉六枚，去衣 生于术三两五钱 青盐半夏一两五钱 煅牡蛎一两 泽泻一两

上药以大黑枣二两，煎汤泛丸如椒目大，以枳壳五钱、桔梗三钱研细为衣，淡盐汤送下。

此方以熟地、菟丝补肾脏气阴，胡桃、冬虫夏草治肾经水泛、虚痰之妙品，盖肾为生痰之源耳，党参、于术补脾脏之气，淡干姜治内风理湿，杞子补肝养血，半夏、茯苓通和脾胃，牡蛎、泽泻虚阳泛湿之妙品，大枣以守脾阴兼和干姜僭上之性，枳、桔为衣者，疏肺气而治鼻窍逆塞，乃开上摄下之法也。

◎ 胡案 操劳不谨，气逆里急

胡 《内经》云：北方黑色，入通于肾，开窍于二阴。惟肾气盛则津液充而二便调，肾气虚则津液竭而二便闭矣，此一定之理也。刻下年近古稀，操劳不谨，水亏于下，火亢于上，故犯卒然类中之患，六脉虚结，形神困倦，身不热，口不渴，大便一月不解，小便五日不通，气逆里急，此气分大虚不能转送通调以助气化，津液枯竭，大肠燥结，传导失职，并非阳结实闭可比，惟当培养气血，生津润燥，使肾液充回，气机转输，自然通达也。

台人参三钱 肉苁蓉一两 柏子仁三钱 韭菜汁一小杯 熟地一两 当归尾二钱 沉香汁五小匙

一副后，二便皆通，朝用归芍地黄丸，晚用补中益气丸法，一月全瘳。

◎ 张案 神昏发厥，口噤不语

张 神昏发厥，口噤不语，撮空惊惕，少腹肿满，小便不通，脉细涩无神。肺金几绝输化之源，肝木更现衰败之象，势属难治。

青葱管五寸，泡汤 童便一杯 猪胆汁三小匙

另用蟋蟀干二枚，瓦上炙，去翅、足，研细末调服。

二诊：昨用通畅决渎一法，小便已通，痉厥已止，惟舌燥唇干，津液内涸，少腹肿满，按之痛楚，因始病时经水适，乃气不输化，蓄血下焦也。

鲜生地一两 麦冬肉四钱 当归身二钱 烊桃仁三钱 天花粉三钱 肥知母三钱 加童便一杯

三诊：脉弦软而数，津液少回，口仍渴，大便下如污泥，少腹坚满，已愈得半。照前方除花粉，加牛膝一钱。

四诊：六脉已和，津液已回，更能安谷，惟少腹尚未全平，究属蓄瘀未尽。

小生地三钱 归身二钱 炙草五分 炒丹皮一钱 白芍二钱 云苓三钱 加花头海蜇一两五钱，洗

◎ 陶案 热劫津液，阳明结胸

陶 舌短焦燥，热劫津液，心下拒按，脉数气促，神烦谵语。阳明结胸症也。

鲜生地一两 小川连五分 连翘心二钱 牛蒡子三钱 瓜蒌皮三钱 肥知母二钱 赤芍药二钱 枳实炭一钱 大竹叶二钱

二诊：舌虽焦燥，而津液已回，腑邪未下而胸腹之满结已舒，足见清滋陷胸之力也。但六脉促芤虚数，阴分大伤，中气素虚，惟当养胃生津，使液充而燔火自熄，胃气转输，推陈致新，腑垢自下矣。一切苦寒克气，均在禁例。

大生地五钱 鲜霍斛五钱 火麻仁三钱 陈阿胶三钱 肥知母二钱 川贝母三钱，去心 大麦冬二钱 加青蔗浆一杯，冲入 甜梨汁一杯，冲入

◎谢案 产后病愈，经停腹痛

谢 产后伏邪，病久而愈，经停已及五月，腹痛时作，曾有伏梁之状上攻两次，大便频溏。盖经水之源本于脾营，脾虚血不易生，恐致肉脱，则有关脏真大事，幸饮食增而神采无恙，急宜培脾通经为要。

大熟地四钱，淡干姜三分拌炒 炒杞子三钱 泽兰二钱 制香附二钱 焦冬术二钱 炒川断三钱 米仁四钱，炒 炒归身三钱，酒 川芎五分 车前三钱 加鸡血藤膏二钱，酒煨冲

二诊：大便间日而结，脉息左数右细。拟养血顺气为治。

炒冬术二钱 郁金五分 米仁四钱 大熟地四钱，淡干姜三分拌炒 炒归身三钱 云苓三钱 牛膝二钱，酒炒 川贝母三钱，去心 泽兰二钱 车前三钱 加回生丹一角，冲入

三诊：经闭各有所关系，脉症合参，乃冲脉逆闭所致也。拟从阳明通降，佐养心脾，何如？

川贝母三钱，去心 红花五分 大熟地四钱，阳春砂仁末五分拌炒 香白薇二钱 云苓三钱 紫石英四钱，煅 黄郁金五分 牛膝三钱，盐水炒 当归身三钱，小茴香五分拌炒 加回生丹半丸，冲入

另用茜草二钱，福珍酒大半碗，煎去渣，冲入鲜益母草汁一杯，滚数沸服。

四诊：脉息弦细带软，血虚经闭也，未便纯用峻通，当通补兼施为稳。

川贝母三钱 炒杞子三钱 淡吴萸三分 黄郁金五分 炒牛膝二钱 茜草二钱 炒归身三钱，酒 炙鳖甲五钱 艾绒七分 白蒺藜三钱，去刺 炙龟板五钱 鲜佛手二钱 加西琥珀五分，调冲

另晚用蚕沙一两，福珍酒一斤，煎透分匀三天服。

五诊：昨进温通冲脉血海，癸水未行，腹膨胀大，大便燥结，脉形细涩，脐

下按之酸楚，似觉气从下坠。拟温养脏真，疏通脉络，以防血臌之变。

上肉桂三分　炙鳖甲一两　苏梗汁三分，冲入　紫石英四钱，煅　怀牛膝二钱，炒　川贝母三钱，去心　当归身三钱　白蒺藜三钱，炒，去刺　黄郁金五分　焯桃仁二钱　全瓜蒌四钱　回生丹一角，冲入

六诊：经闭六月，明日始通，并无紫滞之形，瘀亦不多，究属产后虚症初痊，血枯显然矣。

老苏梗二钱　黄郁金五分　炒牛膝二钱　制香附二钱　当归身三钱　川贝母三钱，去心　旋覆花二钱，绢包　川断肉三钱，酒炒　赤茯苓三钱　白蒺藜三钱　加胎产金丹半丸，冲入

附　郁痨论

时下积虚积郁之症，庸工洵知郁，但与辛香破气，不顾津枯液涸，洵知虚亦不知何脏气血之虚，一味蛮补，若兼肝郁每易胀闷，病者或疑虚不受补，医者亦自不解，而明知非补不可，又恐逆病家之意，易于受贬，必全撤补药，易破气克伐之品，所谓重虚是也。重病岂有不自蹈危机乎？或更他医，病家先述不能受补之故，对症之方永相避道，由此致伤者亦复不少也。直至告脱，统用峻补以了事。治虚不过察脏腑气血升降偏胜，使其和平即谓之可。盖阴阳一太极，如环无端，气竭血亦竭，血枯气亦亡。然汤药入咽，须藉胃气敷布，药性运行各经，若胃中气液已竭，其药入肠中，无气以运，焉能得力。斯时虽当世卢扁，亦难措手矣。再有吐血不可服补药，恐补成虚劳之说，习俗相绍，致衣冠侪中亦有是言，诚为可笑。殊不知吐血一症，血去阴伤，阴伤则火愈炎，火愈炎则更易动血，当不计岁月补剂培养，驱除动血之因，恢复所失之血，病人制七情，慎起居，方可全愈。然此症始起，眠食如常，人每易忽，孰知血后阴液无有不伤，阳气必致少涵，或劫肺为咳嗽喉痹，或逆胃生痰，五心烦热，或克脾便溏，或熏心盗汗，火克庚金而结肛疡，痰循甲木遂成瘰疬，不能枚举，无一非虚阳上下劫其津液外泄也。若不培补，必延至肉脱音嘶，肺脾两损，则神仙莫挽矣。盖万病莫过此症为难治，立方极费心思，而见功极难，不比伤寒阳明化火，时势虽极险，而立方极易，每一服即可见效，然医者岂可畏难就易勿细究内因诸症乎？余治女科中，除伤寒时症外，每多忧郁思虑，损伤肝脾为多，或脾阴虚，肝邪化火上僭，或脾阳衰，肝邪化气下陷，余立法培脾而勿滞肝木，疏肝而勿破脾气，然肝郁痰瘀，化风化火化气，诚有千万变化，当随机以应为善。余镂心于此历十余年，自觉颇有心得，质诸明眼或有所取耶？同治七年岁次戊辰孟秋月，吴门鬘云内史顾德华识。

经行初净，阴血内亏，虚火仍有上逆之势，毓阴潜阳为计。

西洋参一钱五分，去皮　云苓三钱　怀山药四钱，炒焦　川贝母二钱，去心　金石斛三钱　丹皮二钱，盐水炒　怀牛膝二钱，盐水炒　细生地四钱，炒炭　枣仁三钱，炒　黄郁金五分，切片　加元眼肉七个

八脉不调，经水停闭四月方通，且少病机，非细事也。

老苏梗一钱　云苓三钱　大熟地四钱，砂仁末五分拌炒　怀牛膝二钱，盐水炒　黄郁金五分，切片　枣仁三钱　制附子二分　川贝母二钱，去心　归身二钱，炒　紫石英四钱，煅　加元眼肉七个

肝胃不和呕逆之下，纳谷尚减，经水愆期未至，当养胃平肝。

老苏梗一钱，切片　小青皮五分，炒　鲜竹茹二钱　金石斛三钱　青盐半夏二钱　川贝母二钱，去心　云苓二钱　黄郁金五分，切片　通草五分　加金橘饼一角，先去糖

经水逾期未至，当调养肝胃脾。

川贝母二钱，去心　归身三钱，炒　炙鳖甲四钱　淡吴萸九粒　黄郁金五分，切片　云苓三钱　元武板五钱，酒炒　白蒺藜二钱，去刺　怀牛膝二钱，炒　柏子仁三钱　紫石英三钱，煅

脾气素亏，肝木少调，易于便溏，经水参差，奇经八脉失调故也，宜养营理气。现今暑风稍袭，姑先疏化之。

老苏梗二钱，切　建曲三钱，炒　赤苓四钱　广藿梗一钱　防风一钱，炒　苡仁四钱　白蔻仁研，后下　扁豆三钱，炒　橘白五分　加鲜佛手一钱

经后填补冲任为妙。

大熟地四钱，春砂仁末拌炒　枣仁四钱　橘白五分，盐水炙　北沙参三钱　紫石英三钱，煅　云苓三钱　杜仲三钱，盐水炒　炒冬术二钱　淡吴萸二分　白芍二钱，炒焦　加元眼肉七个

脉细且沉，壮年元阳已随寒信下夺，宜补三阴。

西党参三钱　归身二钱　细生地四钱，砂仁末拌，炒炭　人参须一钱　云苓三钱　川断肉三钱　野于术二钱　川贝母二钱　青盐半夏二钱　酸枣仁四钱　加阳春砂仁五分，研末调冲　甜梨膏二钱，冲

经水过期两日而至，当益肾和肝。

黄郁金五分 归身三钱，炒 制附子一分 川贝母二钱 川断三钱 炒杞子三钱 炒冬术二钱 炮姜炭五分 丹参二钱 加益母膏二钱

脾虚血热，肝木不和。

细生地四钱 炒丹皮二钱 车前子三钱，炒 橘白五分 生冬术二钱 赤苓三钱 怀山药三钱，炒 白扁豆三钱，炒 川贝母二钱，去心 建莲四钱，敲 加鲜竹心五分

暑湿蕴蒸，肝木克于肠胃，昨宵作泻，腹痛，舌苔黄腻，脉情濡软带弦。慎防发热之患。

广藿梗一钱 云苓三钱 白扁豆四钱，炒 白蔻仁五分，研，后下 建曲三钱，炒 川通草七分 老苏梗二钱 橘白五分 淡竹叶二钱，干 加鲜佩兰叶七分，搓香，后下

风邪袭肺，咽痛咳嗽，防发寒热，经水及期，兼顾以治。

牛蒡子二钱，炒 赤芍一钱，炒 紫菀一钱 白杏仁三钱，去皮、尖 防风七分 象贝二钱，去心 玉桔梗七分 前胡八分 怀牛膝二钱 加黄郁金切片

经前腹中酸堕，漾漾泛呕。当温养下元，和胃平肝。

黄郁金五分，切 归身二钱，土炒 炮姜炭五分 川贝母二钱，去心 川断三钱，炒 云苓三钱 老苏梗一钱 怀牛膝二钱，炒焦 川通草五分 炒枣仁四钱 淡吴萸廿一粒 加大橘饼一角，先去糖

肺肝交争，经前咳呛。当通调八脉。

旋覆花二钱，绢包 紫菀二钱 怀牛膝三钱，盐水炒 川贝母二钱，去心 苏子二钱，蜜炙 紫石英四钱，煅 白杏仁三钱，去心 生草三分 黄郁金五分，切 瓜蒌皮三钱 加枇杷叶膏二钱，冲

经水愆期六日未至，火升颧赤，当镇降阳明。

淡吴萸廿一粒 云苓三钱 制附子一分 白蒺藜三钱，炒，去刺 金石斛三钱 怀牛膝二钱，酒炒 紫石英四钱，煅 炙草二分 炒枣仁三钱 炒归身二钱 炙鳖甲五钱 加益母膏二钱，冲

脉数颇盛，舌苔灰黄质绛。乃温邪化于阳明，当清养肺胃。

西洋参二钱，去皮 桑白皮二钱，蜜炙 细生地四钱，蛤粉炒 鲜霍斛七钱

知母二钱，盐水炒　云苓三钱　白杏仁二钱，去皮、尖　川贝母二钱，去心　通草五分　麦冬去心　加青蔗浆一杯，冲

经水先期三日而至，恶心频频，心烦，肝木上犯阳明之象也。经前大便溏泄，脾胃两伤，当益气和肝。

炒冬术二钱　云苓三钱　炒枣仁四钱　炒苡仁三钱　青皮五分，炒　炒归身二钱　淡吴萸三分　通草七分　车前子三钱，炒　加鲜佛手二钱

湿温时令初交暑令，暑气未曾宣发，已见疟成，间日寒热颇盛。虽然暑疟之候，然尚属天时寒暖不齐，营卫气血失和，风温留顿为病也。以仲圣法加减，癸水先期而至，当兼顾之。

桂枝二分　柴胡五分，水炒　炒建曲三钱　赤芍二钱　淡芩一钱，炒焦　黄郁金五分，切　防风二钱　秦艽二钱　白桔梗七分　牛蒡三钱，炒　加鲜佛手二钱　鲜藿香二钱

经居三月，细诊脉象，左脉毫无涩象，又无细数之状，决非血枯瘀滞之机，右脉滑数带浮，应以胎象拟之，否则必因气火上逆，血不下行，殊恐血从上溢，当顺气平肝，以消息之。

西洋参一钱，去皮　金石斛三钱　元武板五钱，酒炙　旋覆花二钱，绢包　黄郁金三分，磨冲　炙鳖甲四钱　瓦楞子四钱，煅　柏子仁三钱　云苓三钱　川贝母二钱，去心　加阳春砂仁末五分

经水前曾色淡而少，今停阻二月，胸闷气逆，脉象不涩不滑。当先和肝顺气。

川贝母二钱，去心　炒枣仁三钱　元武板四钱，炙　黄郁金五分，切　炒川断三钱　怀山药三钱，炒　老苏梗一钱，切　炒杞子二钱　阳春砂仁五分，研，后　加元眼肉七枚

心虚脾弱，暑风易袭，昨曾闭汗发热，后得汗而解，防变暑疟。心神易于烦扰，少寐，姑先理标。

广藿梗二钱　白薇二钱　青蒿二钱　黄郁金五分，切　川贝母二钱，去心　白扁豆三钱，炒　白蔻仁五分，研，后下　云苓三钱　鲜佛手二钱　加益元散三钱，绢包

脾虚血热，经前每有恶心，乃肝木犯胃也。当补养肝脾。

炒于术七分　制香附二钱　川贝母二钱，去心　炒归身三钱　小茴香七分　黄郁金五分，切　炒枣仁三钱　炒川断三钱　淡吴萸廿一粒　加鲜佛手二钱

胃阳脾气并衰，虚阳上升，火盛于上，其实中下虚寒之体也。

炮姜炭五分　姜半夏一钱　怀牛膝二钱，盐水炒　炒归身二钱　云苓三钱　淡吴萸廿一粒　川断肉三钱，炒　川贝母二钱，去心　紫石英三钱，煅　黄郁金五分，切　加大黑枣一枚，去核

气火渐平，经前宜调肝脾，稍有鼻塞感风之意，兼顾以治。

白杏仁三钱，去皮、尖　炒防风五分　紫石英三钱，煅　大麦仁三钱，炒　川贝母二钱，去心　生草二分　云苓三钱　小红枣三枚　黄郁金五分，切　瓜蒌皮三钱　桔梗五分

气火上逆，益阴平肝。

川贝母二钱，去心　云苓三钱　细生地四钱，蛤粉炒炭　黄郁金五分，切　旋覆花二钱，绢包　炒归身二钱　怀山药三钱，炒　建莲子三钱　瓜蒌皮三钱　川石斛三钱　怀牛膝二钱，炒

经水已至，气机不和，当温煦三阴，兼调八脉。

制附子三分　真艾绒四分　川断肉三钱，炒　紫石英三钱，煅　生草四分　元武板五钱，香　台乌药二钱，切　延胡索五分，炒　炒归身二钱　炙鳖甲五钱　怀牛膝二钱，盐水炒

日前夜凉，偶感自觉畏寒时有。昨宵左足抽痛，引及偏身痛，不能寐，形寒发热，吐泻交作，舌苔白厚，脉息弦浮，表热未解，乃肝风内起，外兼风冷，互相为病耳。

老苏梗二钱　秦艽一钱　炒赤芍一钱　广藿梗二钱　防风二钱　白蔻仁五分，研下　制川朴五分　建曲三钱，炒　桔梗一钱　大豆卷三钱　加鲜佩兰一钱　嫩桑枝五钱

脉息左右皆细，舌苔深黄，癸水愆期。当调八脉。

西琥珀五分，研，调冲　炒归身二钱　熟地炭四钱，阳春砂仁末拌炒　川贝母二钱，去心　炒杞子三钱　紫石英四钱，煅　黄郁金五分，切　细木通六分　生草三分　元眼肉三钱　加怀牛膝二钱，盐水炒

阴虚木火熏心，少寐多烦，舌黄脉细。清营温养脾肾。

川贝母二钱，去心　炒枣仁二钱　元武板五钱，酒炙　黄郁金五分，切　元眼肉二钱，去核　车前子三钱，炒　炒白芍二钱　云苓三钱　炒杞子三钱　炒丹皮二钱　加小红枣三枚

左喉关红肿颇退，右偏又肿。风尚未清楚也。

桔梗七分　元参三钱　薄荷五分，后下　白杏仁三钱，去皮　川贝母二钱，去心　生草三分　桑白皮二钱，蜜炙　防风七分　黄郁金五分，切　加甜梨肉五钱，去核

中虚肝木不和，恶心，舌白。当益气平肝。

人参须二钱，另煎，冲　云苓三钱　厚杜仲三钱，盐水炒　炒白芍二钱　枣仁三钱，炒　炒川断三钱　淡吴萸廿一粒　川石斛三钱　炒归身三钱　加鲜佛手　阳春砂仁末五分，后下

左脉数促，右部濡软，营分肝火内炽，气分湿痰亦滞，便泄止后未经，燥结通行。当和脾养肝，以理痰火。

黄郁金五分，炒　通草片七分　车前子三钱，炒　川贝母二钱　地栝蒌三钱　云苓三钱　小茴香五分　鲜佛手二钱　白扁豆四钱，炒　炒苡仁三钱　淡竹叶二钱

经水愆期五日而至，期门胸膺不舒。宿瘀内凝也。

川贝母二钱，去心　炒归身二钱　炒青皮五分　怀牛膝三钱　白杏仁二钱，去皮　紫菀一钱　白蒺藜三钱，炒，去刺　益母膏二钱，冲　瓜蒌皮三钱　云苓三钱　炒川断三钱

经水将净，补养冲任为旨。

大熟地四钱，蛤粉炒　炒枣仁四钱　黄郁金五分，切　紫石英三钱，煅　柏子仁三钱　瓦楞子三钱，盐水炒　怀牛膝二钱，盐水炒　云苓三钱　陈阿胶二钱，蛤粉炒　川贝母二钱，去心　加元眼肉七枚

心肝之火内炎，风邪外束，喉肿焮红甚于左偏，有喉风之象也。当先疏肺。

牛蒡子三钱　玉桔梗一钱　秦艽二钱　炒赤芍二钱　土贝母二钱，去心　生草二分　白杏仁三钱，去皮、尖　炒防风二钱　黄郁金五分　加薄荷叶五分，后下

冬温病后，惊忧相兼，心肝不宁，左寸关滑数。经水适行，营血内亏，调和肝脾。

川贝母二钱，去心　炒归身二钱　川断肉三钱，盐水炒　黄郁金五分　炒白芍二钱　制冬术一钱　炒枣仁三钱　云苓三钱　炒丹皮二钱　元眼肉七枚　老苏梗七分，带叶　黄菊瓣一钱，炒　加金橘饼一角，先去糖

中虚嘈烦不欲食，癸水愆期，营虚肝脾不调也。

炒冬术二钱　炒杞子三钱　姜半夏二钱　炒归身三钱　云苓三钱　炒川断三钱　炒枣仁三钱　橘白五分，盐水炙　车前子三钱，炒　黄郁金五分　加元眼肉七枚

经行三日即净，色紫滞，净后仍有恶心。宜填纳冲任为治。

黄郁金五分　台乌药二钱　炒丹皮二钱　川贝母二钱，去心　炒枣仁三钱　金石斛三钱　怀牛膝三钱，盐水炒　炒杞子二钱　大熟地四钱，蛤粉炒炭　紫石英三钱，煅　加左金丸五分，绢包

经后血虚，肝木不和，腹中稍觉不适。当补摄脾肾。

大熟地五钱，阳春砂仁末拌炒　云苓三钱　川贝母二钱，去心　建莲心四钱，敲　紫石英四钱，煅　炒枣仁三钱　黄郁金五分，切　元眼肉七枚　怀牛膝二钱，盐水炒　炒冬术二钱　厚杜仲三钱，盐水炒　元武板五钱，炙　真艾绒五分　怀山药三钱，炒

经水初净，脉息左数右细。当调和肝脾，兼理八脉。

大熟地四钱，阳春砂仁末拌炒　炒枣仁三钱　厚杜仲三钱，盐水炒　制附子二分　炒杞子三钱　车前子三钱，炒　紫石英三钱，煅　元眼肉二钱，去核　大麦仁二钱，去心　老苏梗五分　怀牛膝二钱，盐水炒

疟已止而舌绛，乃风温暑湿得化矣。当清理阳明。

广藿香二钱　青蒿子二钱　炒淡芩一钱　牛蒡子二钱，炒　炒丹皮二钱　白杏仁三钱，去皮、尖　黄郁金五分　炒秦艽二钱　炒青皮五分　川贝母二钱，去心　鲜佛手二钱

经水逾期未至，脉息沉细涩滞，乃血不流行，瘀凝化风而兼外风也，喉痛左甚。

川贝母二钱，去心　桔梗一钱　怀牛膝二钱，盐水炒　旋覆花二钱，绢包

白杏仁三钱　元参二钱　海浮石三钱　纹秦艽二钱　生草二分　白蒺藜三钱，炒，去刺

经前脉息下空上实，每经用心，吸动肝阳，挟痰上升，涌碍肺络，音闪骤作，静则音复，此明征也。

川贝母二钱，去心　柏子仁三钱　白蒺藜三钱，去刺，炒　黄郁金五分，切　炒归身二钱　小茴香五分　旋覆花二钱，绢包　元武板五钱，炙　紫石英四钱，煅　加通草五分

经水愆期而至，少腹酸坠痛楚，色带瘀紫，肝脾气血不克流行之故也。胃气乏而肝乘为恶心，拟和胃平肝。

黄郁金五分，切　炒归身二钱　白蒺藜三钱，炒，去刺　川贝母二钱，去心　炒川断三钱　紫石英三钱，煅　旋覆花二钱，绢包　云苓三钱　怀牛膝二钱，盐水炒　老苏梗二钱，切　加胎产金丹半丸，调冲

经居两月有余，脉息浮数而尚不致上升，略有恶心。姑从阳明中平降肝木为计。

老苏梗一钱　炒归身二钱　炙鳖甲五钱　黄郁金五分　炒川断三钱　淡吴萸三分　炒枣仁三钱　柏子仁三钱　鲜佛手二钱　加阳春砂仁三分，研末，后下

经停三月而通，瘀凝下焦也，盖气为血帅，气阻则血滞。

小川芎五分　制香附二钱　炒川断三钱　益母膏二钱，冲　炒归身三钱　淡吴萸三分　小茴香七分　黄郁金五分　炒青皮一钱　白蒺藜三钱，炒，去刺

经水将净，色紫如黑，乃气虚血滞也，并非独归气虚血热耳。当疏和肝脾，温养八脉。

紫石英三钱，煅　炒枣仁四钱　制附子二分　怀牛膝二钱，盐水炒　元眼肉二钱，去核　生草三分　黄郁金五分，切　小川连一分，盐水炒　炒山药三钱　加小红枣三枚

脾虚气不摄血，经行如崩，大便溏泄。以东垣法。

人参须二钱，先冲　炒白芍二钱　地榆炭三钱　煨木香二分　炒冬术二钱　炒枣仁三钱　藕节炭三钱　陈阿胶二钱　柴胡五分，炒　丹皮

炭二钱　炮姜炭七分　槐花米三钱　湘莲子三钱

暑热伏营，未经汗泄，表热尚盛，舌黄质绛。宜从阴求汗法，以达伏邪，勿使传经化燥为善。

淡豆豉四钱　鲜生地五钱，合捣　桔梗一钱　青蒿三钱　白杏仁三钱，去皮、尖　土藿香二钱　牛蒡子三钱　秦艽二钱　防风二钱　赤芍二钱　加鲜佛手二钱

汗畅热未退净，疹点透足，脉息较昨和平，左部颇数，大便将有通降之意。营分暑热未化，症交六日一候，解热为要，以清化通腑。

鲜生地八钱　炒枳壳一钱　莱菔子三钱，炒　粉丹皮二钱　白杏仁三钱，去皮、尖　瓜蒌皮二钱　金石斛三钱　淡竹叶二钱　柏子仁三钱　炒麦仁四钱　黄郁金五分，切

表热已退，额上未净，大便七日未行，疹透胸宽，舌黄泛灰，夜来蒸热。营分暑热未化，以轻疏上焦，通运中焦，冀能安谷为妥。

老苏梗五分　黄郁金三分　枳壳二分，三味开水磨冲　赤苓三钱　火麻仁三钱，研　炒青皮七分　柏子仁三钱　炒丹皮二钱　白杏仁三钱，去皮、尖　益元散二钱，绢包

大便之后，阴虚液涸，舌尖干剥，杳不思谷，所谓邪火不杀谷也。表热虽退，里热尚盛，舌泛黑色，二便皆热，必须存阴清暑，庶免液涸风动，邪入心包之变。

西洋参二钱，去皮　炒淡苓二钱　竹卷心三钱　元参三钱　炒麦仁四钱，去心　大麦冬二钱，去心　生草五分　制冬术一钱　川石斛三钱　白茅根七钱，去心

舌黑化淡而带粘，尖干较盛，暑热渐化，肝火湿热尚留顿于肠胃，热势已减，可以运化湿热矣。

鲜生地五钱　赤芍一钱　元参三钱　炒淡苓二钱　炒建曲二钱　大麦仁三钱，去心　生冬术一钱　翘心三钱　青蒿二钱　白茅柴根一两，去心

暑热渐清，里邪肝火湿热互蒸，不思谷食，日晡蒸热，舌尖干而苔浊。当疏肝理湿，里邪速化为妙。

黄郁金一钱，切　枳实炭七分，麸炒　炒青皮五分　川贝母二钱，去心

炒淡苓二钱　炒柴胡三分　元参三钱　炒麦仁三钱，去心　淡竹叶二钱　鲜佛手白二钱

热化湿化，肝木未和，脾土受克，饮食未旺。拟和肝脾以理余邪。

广藿梗二钱　炒青皮一钱　金石斛三钱　炒淡苓二钱　赤苓三钱　益元散三钱，包　生冬术一钱　加白茅柴根一两

舌苔虽化，尚属焦黄，慎风是嘱。

鲜生地一两　赤芍一钱　炒淡苓一钱　元参三钱　滑石三钱　丹皮二钱　炒麦仁一钱　生草三分　青蒿一钱　秦艽一钱　加白茅柴根一两　鲜藕肉一两

暑病后阴亏，阳明余热未净。

西洋参二钱，去皮　火麻仁三钱，研　肥知母二钱，盐水炒　鲜生地一两　柏子仁三钱　炒麦仁三钱　炙鳖甲五钱　加白荷花露一两

湿热郁火，复发疹子，二便不利，热未退净，表汗已遍。分理三焦，勿令内传厥、少阴经乃幸。

小川连三分，水炒　赤苓三钱　淡竹叶三钱，干　野蔷薇露一两，冲　炒青皮一钱　猪苓二钱　干浮萍五分　益元散三钱，包　川通草五分　赤芍一钱　炒麦仁四钱

汗出已遍，红疹畅发，表热退而未净，营分暑热尚盛，舌苔焦黄尖绛。当清暑祛风，勿令营热内传心包乃妥。

牛蒡子三钱，炒　赤芍二钱，炒　炒枳壳七分　白杏仁三钱，去皮、尖　淡苓一钱，炒　鲜霍斛一两　桔梗二钱　秦艽二钱　香青蒿二钱　土藿香一钱

湿热化而腑气将通，右脉弦劲带，肝火易于扰胃，胃气少旺，宜谷肉果菜食养之，毋使过之，宗《内经》法为善。

老苏梗一钱　炒泽泻三钱　炒木瓜三分　小川连四分，水炒　炒建曲二钱　炒苡仁三钱　大麦仁三钱，炒　通草五分　橘白五分　加佛手露五钱，冲　左金丸三分，药汤送下

复病脾虚，肝木不畅，便通溏薄。当疏中畅肝。

生冬术一钱　炒青皮七分　炒建曲二钱　鲜佛手二钱　黄郁金五分

炒丹皮二钱　薄荷梗二钱　赤苓三钱　通草五分　青蒿二钱

肝火湿热内蒸阳明，三焦气化不宣，蒸热，朝凉暮甚。以清畅疏化。

乌犀尖一钱　赤芍一钱　炒青皮七分　广藿梗一钱　赤苓三钱　炒泽泻二钱　薄荷七分　猪苓二钱　炒丹皮二钱　鲜佛手白二钱

复病湿热内蒸，夜盛晨衰，溲少，汗泄颇遍。防化燥变幻，不可忽视也。

细生地四钱　通草七分　小川连二分，水炒　细木通五分　赤苓三钱　炒青皮五分　益元散三钱　猪苓二钱　香青蒿二钱　桔梗一钱　赤芍二钱　黄郁金七分

复病背胀胁痛，口苦且腻，暑湿余热挟肝火互结为患。邪恋营分不化，阴亏脾气未复也。

黄郁金五分　制川朴七分　白蒺藜三钱，炒，去刺　青蒿二钱　炒淡芩一钱　炒泽泻二钱　炒丹皮二钱　赤苓三钱　猪苓二钱　羚羊角二钱　加野蔷薇露五钱，冲

热陷心包，守心阴以守胃，冀正气立定。进芳香疏邪，搜别络分郁热，以望神清。但舌苔今日反泛白色，中气不克支持，诚有内闭外脱之象也。究属药力不及挽回，可虑勉尽心力，仿叶氏法。

细生地七钱　生冬术二钱　黄郁金五分　乌犀尖二钱，镑，先煎　怀山药三钱　白蔻仁三分，研，后下　竹卷心三钱　炒枣仁三钱　淡干姜一分　陈胆星五分　元参三钱　金银花二钱　鲜佛手白二钱

昨以扶邪胃托法，二便有不致下夺之状，所陷之邪仍留膻中，舌强，神志未清，舌光红少苔，痰虽得吐，仍有喘急之声。当存阴清畅，佐保脾胃，诚在险津也。

元参三钱　怀山药二钱　左牡蛎一两，煅　大麦冬三钱　炒枣仁三钱　黑山栀三钱　川贝母三钱　陈胆星一钱　黄郁金一钱，切　羚羊角三钱　加竹卷心三钱　野蔷薇露一两，冲

另加至宝丹三分，用人参须二钱冲服。

昏迷之势已减，有安寐片刻，醒来咳痰畅吐，神志渐清，肌肤隐疹隐隐未显，午前肢清，午后热盛，寅卯时汗泄热缓，有邪从包络募原欲走阳明，能转疟神醒痰畅，方许稳妥。当守昨法。

元参三钱　黑山栀三钱　细生地七钱　川贝母三钱　黄郁金五分　左牡蛎一两　羚羊角三钱　白杏仁三钱　怀山药三钱，炒　陈胆星一钱　加白茅根　竹卷心三钱

存阴托邪之下，疹点密布，俱已显露，但心阴热逼受耗，胃津火烁亦枯，脾气因狂跳烦扰所伤，邪虽渐达，正气渐乏，神志清而易于迷乱，乃热陷所伤之故。细参症机，所陷心包之热邪，一从募原而达，为寒热得汗而缓，一从疹点而泄，乃属善状。所深虑者，心神被热邪扰乱，不能自持，邪正两脱之危关，姑且扶正以托营分之邪，两候险津，冀能风恬浪静乃幸。

合参须三钱，另煎，冲　生草三分　制冬术二钱　大麦冬三钱，去心　黄甘菊二钱，带蒂　元参三钱　鲜生地一两　川贝母二钱，去心　玉竹三钱　银花三钱　加白茅根一两，去心　至宝丹四分，参汤冲

形神色脉较昨皆觉平善，疹点更显，小溲短赤，舌绛稍淡，杳不思谷，表热较盛，未见指冷。暑热深伏营分，最虑心阴内耗，正不支持之变，当养肝阴以熄内风，安心神以化痰热。

鲜生地一两　川贝母三钱，去心　桔梗一钱　大麦冬三钱，去心　元参三钱　薄荷一钱，后下　鸡子黄一枚，囫囵　怀山药三钱，炒　百合心五枚，鲜　白粳米五钱，绢包

便下宿垢之后，谷食得进，喘汗虚波幸而未见。余邪已转准瘅疟，虽然佳象，暑热疫疠募原蕴酿，津液化口糜如音闪，烦扰，脉细，舌红绛刺俱退。当从三焦分治，中气倘可支持，余邪何愁不化？所虑究防脾气下陷之险。

大竹叶三钱　玉竹三钱　煨升麻五分　炒元参三钱　薄荷一钱，后下　白扁豆五钱　西琥珀三分　土贝母一钱　甘中黄一钱　陈金汁三钱　银花七分　加合人参三钱，另煎，冲　野蔷薇露一两，冲

心包余邪亦俱外达，细疹遍透。昨进金汁后，神志稍清，夜来汗出过多，小溲连泄，少阴汗泄亦多，虚阳暗动，躁而手举于上，脉息空软，舌色淡而音低，咽关糜点大退，邪退正阴正气告脱之象均已毕露。邪少虚多，所恐危脱之险，复脉汤中加入轻清上焦邪热之有余不尽，可无遗憾矣。

合人参三钱，另煎，冲　炒枣仁三钱　大熟地四钱，饮子煎　陈金汁三钱，冲　大麦冬三钱，去心　怀山药三钱　左牡蛎四钱，煅　至宝丹一分　川贝母三钱，去心　制冬术二钱　元参二钱

神志内清，营分之热得化，络痰未化，脾气未醒，所以言语不克分明，口糜渐少，舌绛亦淡。瘅疟寒较短，暑邪因正虚留恋，不易全解，还须扶正托其余邪，冀其语言清楚为妙。

合参须二钱，另煎，冲　桔梗一钱　炒麦仁三钱，去心　制南星七分　元参三钱　真建曲二钱　黄郁金五分　银花三钱　石菖蒲一分，干　甘中黄七分　加白茅柴根一两　上西黄五厘　西琥珀一分，二味同研细，用野蔷薇露调送　川贝母二钱　青盐半夏二钱，二味同研，绢包入药煎

腑闭四日，发热两日，脉弦迟，风邪袭于卫分，未经发泄也。先为疏表通里，勿致淹缠转重为妙。

牛蒡子二钱　防风二钱　炒青皮七分　蔓荆子二钱　秦艽二钱　广藿香二钱　白杏仁三钱　赤芍二钱　白蔻仁五分，研，后下　加鲜佛手二钱

汗畅之下，风邪化热，舌黄脉数。清化再佐疏风，勿令转疟乃幸。

白杏仁三钱　炒枳壳一钱　桔梗一钱　赤芍二钱　莱菔子三钱，炒　丹皮二钱　青蒿二钱　炒淡芩一钱　鲜佛手二钱　枇杷叶露一两，冲

汗多便通，表里皆宣。暑热伏营，暑风束卫，未得清撤，变幻宜慎。

青蒿二钱　银花三钱　赤芍一钱　蔓荆子二钱　防风一钱　丹皮二钱　元参三钱　桔梗一钱　土藿香一钱　鲜佛手二钱

热退之后，复有形寒灼热，欲成暑疟，疏卫清营即可。向痉者也，苟或失慎，有连邪热传心包之变。

牛蒡子二钱　炒淡芩二钱　白杏仁三钱　防风一钱　赤芍二钱　炒青皮一钱　青蒿二钱　炒枳壳一钱　丹皮二钱　加鲜藿香二钱

暑风暑热为病，退而复作，防连热之患，营分达邪，以冀即退为善。

细生地四钱　炒青皮一钱　炒建曲三钱　秦艽二钱　丹皮二钱　赤苓三钱　青蒿二钱　益元散三钱，绢包

脉症细参，的系间日瘅疟，因阴虚热重，所以界限未能清楚也。仿《金匮》法加减。

桔梗一钱　黑山栀二钱　秦艽一钱　青蒿二钱　黄郁金一钱　天花粉三钱　炒淡芩二钱　赤芍一钱　青盐半夏二钱　加鲜藿香一钱　鲜佛手二钱

瘅疟便溏，慎防变幻。

制川朴七分　牛蒡子二钱　炒建曲三钱　炒淡芩一钱　炒青皮五分　丹皮炭二钱　青蒿一钱　姜半夏二钱　黄郁金五分　鲜佛手二钱

暑邪伏于太阳阳明，瘅疟三度，汗多渴饮。仍仿《金匮》法加减。

牛蒡子一钱　生石膏二钱，冰糖二钱同研，后下　柴胡四分，水炒　象贝母二钱，去心　生甘草三分　炒青皮五分　桔梗五分　桑白皮二钱，水炙　青蒿一钱　白茅柴根八钱

继服逍遥散加减。

湿温时令，风邪外袭，湿蕴太阴，热蒸阳明，病交三日，有汗不解，日晡微有形凛。急宜避风一候，内邪化乃妙。

牛蒡子三钱，炒　防风一钱　炒建曲三钱　嫩桑枝五钱　广藿梗二钱　赤芍一钱　桔梗一钱　佩兰叶五分，干，后下　秦艽二钱　白蔻仁五分，研，后下

温邪渐化，汗尚未遍，表热未净，舌化淡黄。今交六日一候，邪达可无变幻。

白杏仁三钱　赤芍二钱　生草三分　桔梗一钱　建曲三钱　炒麦仁三钱　牛蒡子三钱，炒　防风二钱　广藿梗二钱　加嫩桑枝五钱，炒

细诊脉象，右尺空细如丝，关亦虚软，左尺稍振，寸关带数，脾肾之脉不到五至，阳气衰也；左寸关数虚，心肝阴虚也。当调脏真气血，以望生生日至之幸。

西党参三钱　归身二钱　制首乌四钱　炒冬术二钱　白芍二钱，炒焦　菟丝子三钱，盐水炒　怀山药三钱，炒　炒杞子二钱　巴戟肉二钱　炒枣仁三钱　鲜竹茹二钱，水炒　炒建曲三钱　小红枣三枚，去核

脾虚肝风为病，纳少，形寒潮热，经水参差，虑延虚损。

炒冬术二钱　炒归身二钱　炒川断三钱　炒苡仁三钱　炒赤芍一钱　炒建曲三钱　炒枣仁三钱　秦艽一钱　炒麦仁四钱　益母膏二钱，冲

崩漏不已，现虽止而又将及期，预防反复。

人参须二钱，另煎，冲　炒陈皮四分　地榆炭三钱　冬术炭二钱　炒建曲三钱　白芍炭二钱，土炒　炮姜炭五分　炒柴胡三分　丹皮炭二钱　藕节炭三钱　加水泛补中益气丸三钱，绢包

噎膈初起，食下泛沫，中焦失司旋运，大便痛泄，泄虽止而噎塞。尚未转机，非易治也。

黄郁金五分　戈制半夏三分，研末磨服　炒枳壳七分　老苏梗三分，磨冲　桔梗五分　瓦楞子四钱，煅　吴萸三分　赤苓三钱　瓜蒌皮三钱　加漂淡姜渣四分　大橘饼一角，洗去糖

久痢红积，腰酸气坠，伏邪深踞营分，当升提督脉以和脾阴为挽。

鹿角霜五钱，煅　煨升麻五分　地榆炭三钱　炒柴胡七分　煨木香三分　陈阿胶三钱，藕节炭三钱拌炒　煨葛根七分　槐花炭三钱　白芍炭二钱，土炒　加阳春砂仁五分，研末，后下　荠菜花三钱

气虚痰盛生风，眩掉不已，咽关气结，腰痛如束。夏至大节，慎防类中倾跌，仿地黄饮子合侯氏黑散，变通用之。

台参须二钱，另煎，冲　炒枣仁四钱　大熟地四钱，砂仁末拌炒，饮子煎　淡苁蓉二钱，漂　云苓三钱　左牡蛎五钱，煅　生于术二钱　姜半夏二钱　淡干姜三分，盐水炒　炒归身二钱　加再造丸一角，调服　黄郁金五分，切

崩止，漏带未净，色杂淡红，当守归脾汤加减。

西党参四钱，建曲拌炒　白芍炭三钱，土炒　陈阿胶二钱，藕节炭拌炒　湘莲子四钱，敲　生黄芪三钱　大黑枣肉四钱　地榆炭三钱　丹皮炭三钱　冬术炭二钱　山萸肉炭三钱　青龙骨五钱，煅　炒枣仁三钱　左牡蛎一两，煅　黄甘菊二钱，炒

崩中已定，带下绵绵，神脉向佳。再守法加减。

西党参三钱，建曲拌炒　乌贼骨四钱，炙　炙橘白五分　生黄芪二钱　地榆炭三钱　熟地炭五钱，砂仁末拌炒　焦冬术二钱　丹皮炭二钱　左牡蛎五钱，煅　菟丝子三钱，炒　煨升麻五分　川黄柏二钱，盐水炙

劳伤肝脾肾三阴，气则逆行乘肺，胁痛咳呛，喘急甚于行动之时。防失血喘逆，以《金匮》法。

旋覆花二钱，绢包　瓜蒌皮二钱　赤白芍二钱　老枇杷叶三钱，去毛刺　瓦楞子三钱，煅　生草梢三分　桑白皮二钱，炙　新绛屑五分　赤苓三钱　杜苏子三钱　橘络七分，盐水炒　炒苡仁三钱　银杏肉三钱

先天肝肾两亏，后天脾胃又弱，二七之岁尚未长大，内热久燔，天癸已行，

临期腰痛，不能起坐，纳谷式微，此即未至而至也，将成悭长成痨之虞。急补三阴以挽之。

细生地三钱，炒松　炒枣仁四钱　生草二分　制冬术二钱　菟丝子三钱　桑椹子三钱　整玉竹二钱　女贞子二钱，煎　生芪皮二钱　川贝母三钱，去心　加薄荷二分，后下　小红枣三枚，去核

三阴疟后转虚，病未复元，咳呛频频，气逆上冲，心胁痛，腹胀，便溏溺少，尺脉弦数，舌本裂纹。当清理化湿。

炙鳖甲四钱　白薇一钱　炒淡芩一钱　竹茹二钱，姜汁炒　制首乌三钱　延胡索二钱，炒　川石斛三钱　整玉竹二钱　嫩前胡二钱　海浮石三钱　白杏仁三钱　桑白皮二钱，炙　白扁豆三钱

久痢得减，胃纳亦增，癸水逾期未行。宜防孕象。

柴胡五分　煨升麻五分　煨木香五分　阳春砂仁五分，研，后下　煨葛根一钱　地榆炭三钱　白芍炭三钱，土炒　小红枣三枚　鹿角霜四钱，煅　侧柏炭三钱　荠菜花四钱　人参须二钱，另煎，冲　陈阿胶二钱，藕节炭拌炒　煨肉果二钱

胸膈渐通，谷食可以缓进，不致泛沫呕吐矣，脉亦稍平。守法加减。

淡吴萸三分　枳实炭七分　小青皮一钱，炒　金石斛三钱　云苓三钱　瓦楞子三钱，煅　老苏梗二钱，切　姜半夏二钱　川通草五分　炒淡芩一钱　加黄郁金五分

经居四十日而行，至一日即停，旬余，昨又下，颇畅，脉无孕象。当调和肝胃。

老苏梗二钱　云苓三钱　黄甘菊二钱，炒　黄郁金五分　炒川断三钱　橘白一钱　金石斛三钱　炒枳壳五分　阳春砂仁三分，研，后下　炒冬术二钱　加大橘饼一角，先去糖

咳呛胁中闪痛，气从上跃，大便闭结。阳明热结，肝失疏泄，防动胎元。

羚羊角三钱，多煎　鲜首乌五钱　瓦楞子四钱，煅　瓜蒌皮二钱　川贝三钱　冬瓜子三钱　白杏仁三钱，去皮、尖　肥知母二钱，盐水炒　海浮石四钱，煅　左金丸三分，药汤送　老枇杷叶三钱　橘络七分

噎膈通而饮食得下，尚少旋运之机，当通降肺胃，佐平肝木。

老苏梗二钱，切　炒枳壳七分　莱菔子三钱，炒　黄郁金五分，切　炒麦仁三钱　生姜肉五分，去皮　瓜蒌皮三钱　炒青皮七分　白檀香二钱　桔梗一钱　老枇杷叶三钱

久痢，停经，纳减，病中怀妊恶阻，治宜兼顾。

老苏梗二钱　川石斛三钱　炒建曲三钱　台乌药二钱　白芍炭三钱　荠菜花三钱　炒冬术二钱　焦木瓜七分　橘白五分　加普洱茶一钱

肝阳痰火逆肺为咳，日轻夜盛，患经十余年，近来匝月之中，更为转甚。当清降为治。

杜苏子三钱，蜜炙　紫菀二钱　海浮石四钱　白杏仁三钱　川贝三钱　冬瓜子三钱　桑白皮二钱，蜜炙　生草三分，防风拌炒　瓜蒌皮三钱，蜜炙　加左金丸五分，绢包　枇杷叶膏三钱，冲

经居两月，发热泛恶。痰气化风为患，姑先治其潮热为上。

白薇二钱　秦艽一钱　淡干姜二分，盐水炒　玉竹三钱　菟丝子三钱，炒　黄甘菊一钱，炒，去蒂　生草二分　焦冬术二钱　薄荷后下　川贝二钱，去心　嫩钩钩三钱，后下

大便日行一次，红积渐少，夜来少寐，营分伏邪未净也。

煨升麻五分　小川连二分，盐水炒　炒建曲三钱　焦冬术二钱　槐米炭三钱　炒丹皮二钱　炒柴胡三分　炒枣仁三钱　楂炭二钱　地榆炭二钱　元眼肉三钱　小红枣三枚，去核

呕经半载，胃阴大伤，木火冲逆，为嘈烦少寐也。

西洋参二钱　云苓三钱　粉丹皮二钱　大麦冬二钱　炒竹茹二钱　乌梅炭五分　五味子三分　细生地四钱　瓜蒌皮二钱　川贝母二钱　大竹叶二钱

先天不足，未至而至，癸水骖前，内热燔热，盗汗发冷。正届夏至大节，加意怯防失血之虞。

大熟地四钱，砂仁末拌炒炭　云苓三钱　陈阿胶二钱　怀山药二钱　白芍二钱　白扁豆三钱　炒枣仁三钱　川石斛三钱　川贝二钱　台参须二钱，另煎，冲　淮麦四钱　小红枣三枚，去核

经停四月，腹左结痞如核，痛胀并作，交节日形见大，乃络中瘀痰凝聚也。

药力未能速效，所幸寒热、背痛、胸痞、便溏诸恙未萌，可以专理血分，慎防血臓之变。

黄郁金五分，切　泽兰三钱　没药一钱　川贝母二钱，去心　延胡索二钱，炒　乳香一钱　炒归身二钱　炒青皮五分　怀牛膝三钱，盐水炒　白蒺藜三钱，炒，去刺　加鲜益母草汁一杯

呕吐虽止，嘈烦尚有，养胃平肝，通调二便，夜来渐能安寐，寐中指疼。虚肝少血涵养，化气为胀，化火为嘈，化风为汗，化寒为痛，当随机应变以治。

细生地四钱　炒青皮五分　怀牛膝二钱，盐水炒　川贝母三钱　鲜霍斛四钱　生、炒白芍各一钱　大麦冬二钱，去心　云苓三钱　左金丸五分，绢包

产后停经三载而通，通而不畅，经净之后，腹痛，左痞块忽盛忽衰，延绵三月，前曾痛甚发厥，大便溏泄，尿胞下脱，已经二年。此乃劳力气不[1]摄司所致，现在当先治其痞痛为要。

上肉桂三分，研末，饭糊丸下　明乳香一钱　炒杞子三钱　炒归身二钱　没药一钱　淡干姜三分　焦白芍二钱　橘络七分　炒青皮七分　加小茴香五分

经闭者，各有所关，脉症合参，乃冲脉逆闭所致也。当从阳明通降，佐养心脾之血为治。

川贝母三钱，去心　炒归身三钱，小茴香拌炒　怀牛膝三钱，盐水炒　白薇二钱　紫石英五钱　云苓三钱　红花七分　大熟地五钱，阳春砂仁拌炒炭　黄郁金五分　茜草一钱，另用福珍酒煎　回生丹半丸，和入鲜益母草根汁一杯　福珍酒大半碗煎至一半

怀妊六月，咳呛喘急，呕逆咽梗，防其络伤胎动之虞，更恐肺气喘闭之险，急以两顾之。

牛蒡子三钱　白杏仁三钱　老苏梗一钱　防风二钱　象贝三钱，去心　秦艽二钱　桔梗二钱　炙紫菀二钱　生草三分　大豆卷二钱　加鲜佛手二钱

脾胃交虚，肝风暗动，气从下泛，湿热随之，以东垣法加减。

〔1〕不：原抄本无此字，据文意补。

焦苡仁四钱　炒归身三钱　炒青皮五分　鲜佛手二钱　焦冬术二钱　炒麦仁二钱　生芪皮二钱　炒白芍二钱　炒丹皮二钱　川柏七分，盐水炙

肝经郁火扰于阳明，厥阴本经见症多端，症由一本所发也。

柴胡五分　全瓜蒌四钱　炙川柏四分　炒青皮一钱　炒归身二钱　炒延胡二钱　炒丹皮二钱　柏子仁三钱　莱菔子三钱　白蒺藜三钱　加橘络五分

癸水至而复见，乃气不收摄故也，防崩中之虞。腹痛便泄，肝木失和，仿东垣法。

台参须二钱，另煎，冲　柴胡三分　淡干姜三分　炒冬术二钱　白芍二钱　广藿梗二钱　生芪皮二钱，防风拌炒　煨木香三分　鲜佛手二钱

脾虚肝木不和，下攻阴络，癸水先期，淋漓多日；上熏肺胃，胸膈抑结不舒，咽关火辣。当和中养肝。

台参须二钱　炒枣仁三钱　炒苡仁三钱　制冬术二钱　云苓三钱　阳春砂仁末三分，后　黄郁金五分　川贝二钱，去心

阳虚之体，气不摄血，癸水一月三行，色淡而少。仿东垣法加减。

台参须二钱，另煎，冲　炒枣仁四钱　煨木香三分　炮姜炭五分　炒川断三钱　焦白芍二钱　炒柴胡三分　淡干姜三分，盐水炒　菟丝子三钱，盐水炒　炒冬术二钱　小红枣三枚　元眼肉五枚

肝脾肾三阴交虚，内风上扰阳明为牙痛，头眩，少腹痛胀，先以养血。

制冬术二钱　炒杞子三钱　炒枣仁三钱　白蒺藜三钱，炒，去刺　炒川断三钱　云苓三钱　菟丝子三钱　黄甘菊二钱，炒　黄郁金五分

血淋症，前误投药剂，以致缠绵日久，病象日深，痛甚，淋膏，势非轻浅也。

细生地四钱，蛤粉炒　赤苓二钱　元武板一两，酒炙　细木通五分　炒丹皮二钱　炒柴胡五分　炙川柏一钱，盐水　炒青皮七分　车前子三钱，炒　生草梢二分　淡竹叶三钱　加白茅柴根五钱

淋症已延五月，曾进导赤散，溲血未见，大便通润，神疲胃呆。血热得化，当升提奇经八脉以挽之。

血片鹿茸三分　台参须二钱　怀山药三钱　柴胡五分　炒归身二钱

炒枣仁三钱 生芪皮二钱 炒白芍二钱 五味子五分 煨升麻三分 小蓟一钱 小红枣三枚 加鲜佛手二钱

病由连次小产，三阴内亏，血不养肝，肝风扰于本经为肿，化气则少腹作胀，上升阳明为头痛目珠疼。当养肝熄风为治。

炒杞子三钱 炒归身二钱 焦白芍二钱 黄甘菊二钱，炒，去蒂 炒川断三钱 制首乌四钱 川贝母二钱 炒枣仁四钱 金石斛三钱 白蒺藜三钱，去刺，炒 蔓荆子三钱 黄郁金五分

癸水将及期，素易骖前，先以逍遥散加减。

炒柴胡五分 黑山栀二钱 炒扁豆三钱 炒冬术二钱 薄荷五分 炒苡仁三钱 炒丹皮二钱 炒白芍二钱 炒菟丝三钱 加鲜佛手二钱

难产气虚下陷，小溲无度不禁，胃纳减而无味，瘀露色淡，半月而净，大便燥结难行，渴不多饮，脉息两尺皆空，关软大，不耐按，舌苔白腻。乃气血肝邪下陷，肾关不固也。

台参须二钱，另煎，冲 炒归身三钱 淡苁蓉四钱，漂 炒柴胡五分 炒白芍二钱 柏子仁三钱 鹿角霜五钱 杞子三钱 制附子三分 生芪皮三钱 生草三分 丝棉灰三分，研末，另冲 加炮姜炭四分

花韵楼医案六册

吴县女士 顾德华 鬘云 著

伏邪病后，神脉皆有恢复之机，惟癸水尚易骖前。今值初行，腰脊酸软，奇经八脉久失调和。拟与补养中寓以解郁，以冀癸水如期而至乃妙。

黄郁金五分　炒归身二钱　淡苁蓉三钱　川贝母三钱　炒川断三钱　生草四分　炒延胡三钱　炮姜炭五分　炒枣仁三钱　加益母草二钱　胎产金丹半丸，冲

抑郁伤肝，生阳不畅，以致阳气日衰，温热颇合。然年在壮盛之时，时见虚寒诸症未为真，当畅肝以舒郁阳，恐过服温燥刚烈，阴液受伤，致见少寐内热之患。近觉肌肉消瘦，由乎内风烁津之故，急以益阴和阳，佐以畅肝舒郁挽之。

台参须三钱，另煎，冲　血鹿茸四分　煨木香三分　熟地炭四钱　炒杞子三钱　炒枣仁三钱　菟丝子三钱，炒　炒柴胡三分　元眼肉三钱，去核　潼蒺藜三钱　小红枣三枚，去核

伏暑留入三阴为疟，疟发邪盛之时，旋截法而止，止经旬日复发，寒热日晡而起，黎明而止，脉细，经愆，虑延疟痨之虞。当和营卫气血，通调督任阴阳，伏邪化净，寒热自退矣。

黄郁金五分，切　柴胡五分，炒　元武板五钱，炙　白蒺藜三钱，炒，去刺　炒冬术二钱　炙鳖甲五钱　炒归身二钱　炒秦艽一钱　蔓荆子三钱　青

蒿二钱　鹿角霜　姜半夏二钱　小红枣三枚，去核

三阴久疟，发于寅申巳亥之期，近日大便已结，热势时盛，热时呕吐，皆邪转阳明之善机。

青蒿二钱　炙鳖甲四钱　川贝母三钱，去心　淡芩一钱　炒归身三钱　姜半夏二钱　赤芍二钱　秦艽二钱　炒冬术一钱　小红枣三枚

临经腹痛腰酸，气从下注，则便泄溏薄，癸水涩少，其痛泻须经净而止，脉形沉细。乃肝脾不调，瘀化内风为患。

炒柴胡五分　白蒺藜三钱　煨木香五分　炒归身三钱　炒延胡二钱　小茴香七分　炒赤芍二钱　制香附二钱　淡干姜三分　上肉桂三分，研末，饭丸下

舌碎尖刺，口中粘腻，心火扰于阳明，因乎少寐多烦阴阳。

西洋参二钱　柏子仁三钱　元参二钱　制首乌四钱　川贝母三钱　云苓三钱　金石斛二钱　炒竹茹二钱　生枳壳一钱　加灯芯七分　甜梨肉五钱

肝火上行清道，鼻渊变为脑漏，非细事也。

羚羊角二钱　白杏仁三钱　通草五分　桑白皮二钱　瓜蒌皮三钱　赤苓三钱　炒丹皮二钱　海浮石四钱　苡仁三钱，炒　水飞青黛五分

经行四日，背肩气坠酸楚，乳房作胀，色淡且少。当从奇经八脉调治。

西党参三钱　炒归身二钱　炒延胡二钱　炒杞子三钱　炒赤芍二钱　黄郁金五分，切　白蒺藜三钱，炒，去刺　炒川断三钱　川贝母三钱，去心　加胎产金丹半丸　益母膏二钱

另用福珍酒大半碗，加炒青皮五分、苏梗一钱，调服。

惊恐伤肝，癸水停闭五年，大便溏泄，竟有完谷不化之形，面浮舌光。参宜调补肝脾，以望血长经行，为挽之。

焦冬术二钱　补骨脂五分　潼蒺藜三钱，盐水入　怀山药四钱，炒　炒杞子三钱　炒苡仁三钱　煨肉果七分　煨木香三分　炙甘草三分　煨升麻五分　加小红枣三枚

失血之体，真阴素亏，立春大节，日晡潮热，先有形凛，逾时即解，咽梗痰多，肌肉瘦减，胃纳渐疲，脉息左部细数。殊虑延涉怯途，不敢忽视之。

大熟地四钱，蛤粉炒　鲜霍斛五钱　白薇二钱　大麦冬二钱　金石斛三钱　秦艽二钱　玉竹三钱　川贝母三钱　橘白五分，盐水炙　元参三钱　云苓三钱　甜梨肉一两

心脾抑郁，郁火上乘，结为舌蕈，起经卅余年，近又续发，辣气上冲，曾见鼻衄，胃纳日减。年逾六旬，诚恐正不支持，翻花流血之变，但须补养心脾为计。

生黄芪二钱　枣仁四钱　元参三钱　制冬术一钱　川贝母二钱　制首乌四钱　炒山药三钱　云苓三钱　黄郁金五分　加西琥珀五分，冲

癸水愆期，每有半月之久，或四五月不行，六年未孕。肢臂患生风症已将十余年矣，此乃脾营不足，瘀滞生风之故。当与养营通瘀，以冀癸事准期，盖治风必先治血也。

炒归身三钱　炙鳖甲一两　元武板一两　炒赤芍二钱　红花二钱　怀牛膝二钱　黄郁金七分　白蒺藜三钱　柏子仁三钱　川贝母三钱　回生丹一角，去蜡壳，调化　益母膏二钱，冲

心脾郁火结为舌蕈，已延卅余年，势有翻花流血之危。

乌犀尖二钱　陈胆星三分　西琥珀五分，冲　生芪皮二钱　炒枣仁四钱　制首乌五钱　川贝母三钱　柏子仁三钱　元参三钱　黄郁金五分　元眼肉二钱　玉竹三钱　野蔷薇露八钱，冲

郁肝下劫奇脉，带下如注，以致续增寒热往来，动则腿酸。前进益气畅肝法，淋带止而脘中作胀，此即肝风上循阳明，病机转吉之症也，当和脾胃以熄内风。

台参须二钱，另煎，冲　淡干姜三分　炒归身二钱　怀山药二钱，炒　焦苡仁三钱　焦白芍二钱　乌贼骨三钱，炙　补骨脂五分，炒　潼蒺藜三钱　菟丝子三钱，炒　湘莲肉四钱，敲　阳春砂仁末五分，后下

日来肝胃渐和，纳谷泛呕已止，伏梁于寅卯，跳跃较多。当调养肝脾，佐化瘀痰为计，缓图向痊。

西党参二钱　炒归身二钱　橘络七分　制首乌四钱　焦白芍二钱　台乌药二钱　炒杞子三钱　云苓三钱　阳春砂仁末五分，后下　上肉桂三分，研饭糊丸　戈制半夏三分，研末调冲

摩腹十遍。

忧郁气结，血凝滞于肝脾之络，血瘀生风，上乘咽关，舌根起瘰，发痒牵强，乳房胀痛，见于经前，经水参差。当治风先治血，血行风自灭。

柏子仁三钱　炒归身三钱　白蒺藜三钱，炒，去刺　川贝母三钱　红花一钱　台乌药二钱，炒　黄郁金五分，切　炙鳖甲四钱　炒川断三钱　加鲜橘叶五枚　鸡血藤膏二钱，福酒炖冲

脉息右关弦细，乃胃阴亏而肝风上乘，阳明头痛引脑，形凛袭热，舌干气逆。一本归源之法，养胃阴以杜木火冲逆为治。

生洋参二钱　乌梅肉五分　制首乌四钱　鲜霍斛七钱　云苓三钱　玉竹三钱　生白芍二钱　炒白芍二钱　蔓荆子三钱　黄菊炭七分　加左金丸三分

肝风已熄，胃中虚火亦化，惟脾肾阴亏，虚阳少于潜藏，当补养下元，清和肺胃。

制冬术一钱　炒白芍二钱　制首乌四钱　金石斛三钱　怀山药二钱　五味子三分　炒杞子三钱　小红枣三枚　生洋参二钱　云苓三钱　桑椹子三钱

癸水逾期未至，脉情流利，并无细涩，未便行血也。当和脾胃养肝，以补本原为计。

台参须一钱，另煎，冲　炒白芍二钱　原杜仲三钱，盐水炒　制冬术二钱　云苓三钱　炒山药三钱　生洋参二钱，去皮　建莲子四钱，连心，敲　女贞子三钱　鲜竹茹二钱　加阳春砂仁末五分，后下

脾虚血热之体，肝风挟痰上扰，木蛾红肿，鼻血日见，癸水将行，每见䏿前。预为调和肝脾，仿逍遥散加减。

薄荷五分　炒白芍二钱　细生地四钱，蛤粉炒炭　丹皮三钱，盐水炒炭　炒山药四钱　侧柏炭二钱　黑山栀二钱　白扁豆三钱　陈阿胶二钱，蛤粉、藕节炭炒　左牡蛎四钱，煅　建莲子三钱，敲　小红枣三枚，去核，炒香

肝脾不和，癸水愆期，九年不孕，食后脘闷，临经当脐作痛，肝木于经行时克脾所致患也。

焦冬术二钱　真艾绒五分　紫石英三钱，煅　淡干姜二分，炒焦　小茴香七分　菟丝子三钱，盐水炒　川断肉三钱，盐水炒　炒杞子三钱　炒建

曲三钱　炒枣仁四钱　阳春砂仁末五分,后下

肝风入阳明络，乳房掣痛较前颇减。经期将届，疏理肝络之瘀滞，以冀痛势渐轻为妙。

上肉桂三分　小青皮一钱　燀桃仁三钱　炮姜炭七分　台乌药三钱　小川芎七分　炒归身三钱　炒延胡二钱　生草梢三分　小茴香一钱　白蒺藜三钱　回生丹一角

癸水淋漓不净，起于去冬，迄今如是，少腹痞块攻撑作痛。近增寒热往来，肝风劫络也。

柴胡五分　丹皮炭三钱　青皮炭五分　归身炭二钱　藕节炭三钱　台乌药二钱　白芍炭三钱　地榆炭　西党参三钱　冬术炭二钱　湘莲子四钱　小红枣三枚

素有木蛾频发，右胁癥块坚硬攻撑，渐次高大，舌强筋牵。今经行通畅，痞亦消解，内起瘀郁，风阳亦熄，舌痒已可，经前乳房胀痛。当防其及期复作，当养肝和胃。

黄郁金五分　炒归身三钱　紫石英四钱　川贝母二钱　白蒺藜三钱　怀牛膝二钱　炙鳖甲五钱　炒杞子三钱　真橘红一钱　柏子仁三钱　制首乌四钱　胎产金丹半粒

肝经风热，胃中湿火互相蕴蒸，口舌易于生痱，痱发未透，邪乘于目，目光模糊，舌苔灰黄。清理肝胃。

蔓荆子三钱　通草七分　黄甘菊一钱　薄荷五分　赤苓三钱　草决明二钱　炒丹皮二钱　小川连二分　柴胡二分　金石斛三钱　加鲜竹叶二钱

伏梁上攻于阳明之络，跳跃不已，眠食有关，呼吸之气似于季胁格碍，久病入络之征也。渴而引饮，二便少利，脏病及腑，纳减不易，生血之枯，虚痞难消，当补脏通腑以挽之。

制首乌四钱　柏子仁三钱　瓦楞子三钱　云苓三钱　炒白芍二钱　大麦仁四钱　淡吴萸廿一粒　真橘络七分　炒归身二钱　台乌药三分　川通草七分　大橘饼一角　玫瑰花瓣

崩淋七月，气阴两伤，舌光，纳减，腹膨腰酸，今晨瘀未下淋。拟守前法。

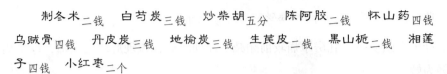

制冬术二钱 白芍炭三钱 炒柴胡五分 陈阿胶二钱 怀山药四钱 乌贼骨四钱 丹皮炭三钱 地榆炭三钱 生芪皮二钱 黑山栀二钱 湘莲子四钱 小红枣二个

气虚不能摄血，经水骖前，又关乎奇经八脉失调，所以停孕多年。肝风为病不一，冬至前后神倦头眩，宜宗归脾汤加减。

西党参二钱 焦白芍二钱 苍龙齿四钱 生黄芪二钱 黄甘菊三钱 元眼肉三钱 炒于术二钱 炒杞子三钱 藕节炭三钱 炒枣仁三钱 大黑枣四钱

白痢恶心并止，病延月余，气阴两亏，盗汗易泄，尚未得止，所幸胃醒安谷可许，日渐向痊，不难复原。

西党参三钱 五味子三分 炒建曲二钱 制冬术二钱 宣木瓜一钱 淮小麦三钱 炒白芍二钱 怀山药二钱 车前子三钱 云苓三钱 小红枣三个

经水先期，腹痛瘀下成块。拟和奇经八脉。

黄郁金五分 赤苓二钱 制香附二钱 炒归身二钱 川断三钱 炮姜炭四分 炒延胡一钱 台乌药二钱 小茴香五分 加小红枣二个

经停两月，小溲频注不行，食下泛呕。拟和脾胃为计。

台参须一钱 白扁豆三钱 煨升麻二分 炒白芍二钱 川石斛三钱 炒柴胡三分 老苏梗一钱 台乌药二钱 炒青皮一分 加建莲子三钱

晨间陡然气涌失血，色鲜红，胸闷不舒，出络之血恐尚未尽势，防上冒，脉象濡芤。此系肝胃之火上升，气为血帅，气有余便是火，刻下急宜降火清营一法。

乌犀尖五分 肥知母二钱 苋麦冬二钱 鲜藕肉二两 鲜生地一两 炒丹皮二钱 怀山药三钱 白茅根七钱 鲜霍斛一两 川贝母二钱 苏子一钱 元参三钱 东白芍二钱 侧柏炭一钱

舌苔化黄，中气稍立，此种呕血乃龙雷之火从下上逆，即下竭上厥也。血不尽，气逆不止者也，良由思虑郁怒伤肝所致。刻诊脉形较昨略畅，血势稀而未定，尚恐上溢之险，谨慎为嘱。

小川连五分 云苓四钱 左牡蛎一两 侧柏炭三钱 怀山药五钱 乌

犀尖三分　黑山栀三钱　川贝母三钱　炒、生白芍各二钱　丹皮炭三钱　五味子一钱　炙草五钱　大熟地八钱　枇杷叶五钱　白茅根七钱

血势渐定，胁中掣痛，肝火游行于络，尚防寅卯时血势复来。幸大便已结，饮食如常，拟守法加入清畅肝火之品以防之。

羚羊角二钱　丹皮炭二钱　黑山栀二钱　瓜蒌皮三钱　怀山药三钱　小川连五分　川贝母三钱　白芍二钱　甜杏仁三钱　金石斛三钱　云苓三钱　大麦冬三钱　生石膏二钱　冰糖二钱，绢包，同研拌下

血渐少而未止，右脉沉细，左脉数而带弦，肝经郁火尚盛，左胁微痛，不能左卧，略有咳呛，血色带紫，鲜红亦杂，神情虚弱，饮食不旺。拟凉血平肝以止血为妙。

乌犀尖五分　玉竹五钱　细生地七钱　茅柴根一两　鲜生地一两　秦艽二分，生草二分泡水拌炒同煎　怀牛膝二钱　白杏仁三钱，去尖勿研　黑栀三钱　侧柏叶一杯　丹皮三钱　赤苓三钱　炒苏子二钱　金石斛三钱　左牡蛎一两　枇杷叶五钱，蜜炙

瘀血渐少，尚未净止，舌苔根黄白，中心略深，脉弦带虚软，纳少运迟。肝郁上升不降，犹宜加意谨慎，冀血止净为稳。

白杏仁三钱　参三七七分　炒麦芽四钱　炒苏子二钱　黑山栀三钱　通草七分　细生地五钱　赤茯苓三钱　怀牛膝二钱　乌犀尖四分　金石斛四钱　炒苡仁三钱　鲜侧柏叶汁一杯　白茅柴根一两

舌苔化薄，郁火泛灰微布，咳血尚有红色，虽则有所动而出，然切忌悲思动络也。拟摄纳肝肾，以防复溢之险。

西洋参二钱　小川连三分　大麦冬二钱　大熟地五钱，青盐五分拌炒　丹皮炭三钱　藕节炭二钱　生石膏三钱，冰糖三钱同研　黑山栀三钱　云苓三钱　侧柏炭三钱　整玉竹四钱，秦艽二分拌炒　大珠叶五钱，漂淡

肝火熏心不寐，未致大劫血络，血渐少而汗泄，火升颧赤，舌苔化黄，灰色亦退。仍守畅肝益阴法。

乌犀尖三分　赤苓三钱　黑山栀三钱　鲜鲜大竹叶三钱　细生地七钱　生苡仁四钱　侧柏炭三钱　鲜芦根一两　川贝母三钱　炒枣仁四钱　藕节炭三钱　小川连四分　玉竹三钱　左牡蛎一两

血已止出，络瘀紫，时时咯出，郁阳仍走阳明，为吐酸水，虚阳浮灼于上，

所虑肝阳迫于血络，尚恐复动，且虚阳宜畅，涉怯根柢，全在此时，须加意调治之。

叭哒杏仁三钱，去尖勿研　云苓三钱　台乌药一分　瓜蒌皮三钱　麦仁三钱　小川连二分　川贝母三钱　参三七七分　熟地炭四钱，蛤粉炒　羚羊角二钱　黑山栀二钱　莱菔子二钱，炒，研　加左牡蛎五钱　大珠叶五钱

血色紫黑，痰中略带数点，呕逆昨宵未来。肝阳虚火游行于胸膈，尚未凝静，拟加慎调度，以扶越险关为妙。

生洋参二钱　莱菔子二钱　大熟地五钱，海石粉拌炒　制冬术一钱　云茯苓三钱　左牡蛎五钱　陈阿胶一钱　炒苏子一钱　橘白三分　怀山药三钱　瓜蒌皮二钱　川贝母二钱　枇杷叶四钱　茅柴根一两　绿豆四两，煎代水

血止将净，脾胃未旺，阴液大伤，虚阳化风，游行不定。紧守脏真，以保正元为要。

生西洋参三钱，去皮　云苓三钱　大熟地五钱，青盐三分拌炒炒炭　鲜霍斛一两　陈阿胶二钱，蛤粉炒　左牡蛎一两　白扁豆三钱，炒　大麦冬二钱，去心　玉竹三钱　山萸肉二钱　川贝母二钱　元武板五钱　鲜藕肉一两　鲜百合一两　鲜芦根一两

温邪一候初解，正气正阴被邪所扰，且素体极虚，所虑者春寒料峭，虚中感触，最易复病之虞。拟补中以理余邪，兼固脾胃以御外风。

生西洋参二钱　云苓三钱　制首乌五钱　制冬术三钱　川贝二钱　厚杜仲三钱　怀山药三钱　炒枣仁四钱　加糯稻根须二两，煎代水

阳明湿火外达，舌苔黄浊尖绛，瘀化，脉息流动。防虚火上升，络伤，血从上逆之虞。

生西洋参二钱　金石斛三钱　怀牛膝二钱　大熟地七钱，蛤粉炒　云苓三钱　左牡蛎七钱　元武板一两，盐水炙　川贝母二钱，去心　甜杏仁三钱，去皮、尖　炙鳖甲四钱，酒炙　陈阿胶二钱，藕节灰拌炒　金铃子一钱，蜜炙　西党参三钱　鲜藕肉一两

血后肝风虚阳克脾为便溏，恶心频作，乃虚波伤脏之机，防肉削之虞。

西党参三钱　云苓三钱　菟丝子三钱　生于术二钱　橘白五分　乌梅

炭三分　怀山药三钱　川贝二钱　枳实炭四分　炒枣仁四钱　煨木香三分　阳春砂仁三分

失血之体将交大节，烦劳太过，虚阳不靖，当益阴和胃为治。

整玉竹三钱　生草三分　细生地炭四钱　大麦冬二钱　白芍二钱　叭哒杏仁三钱　瓜蒌皮三钱　肥知母二钱　元武板五钱　左牡蛎一两　建莲子四钱　鲜藕肉二两　甜梨肉一两

左关脉滑数，右部虚软，气虚肝旺也。背部胸膈时有刺痛，乃内风郁阳也。尺脉安静，胃纳久疲，可以和脾胃畅肝木以调之。

西党参二钱　瓜蒌皮二钱　大熟地四钱，蛤粉炒炭，饮子煎　怀山药四钱，炒　羚羊角二钱，多煎　枳实炭三分，麸炒　川贝母二钱　金石斛三钱　云苓三钱　嫩钩钩四钱，后下　甜杏仁四钱　橘白三分，盐水炙　大麦仁四钱，炒焦

肝阳由烦吸动上扰，良由血去阴伤所致也。晨起咳呛，亦非所宜。

生西洋参二钱　瓜蒌皮三钱，蜜炙　大熟地六钱，蛤粉炒炭　鲜霍斛八钱　炒白芍二钱　羚羊角二钱　大麦冬二钱　甜杏仁三钱　黄郁金五分　川贝母三钱　海浮石三钱　苏子二钱

血势虽定，今晨出络之血稍见，左脉数象颇缓。右偏气海及阳明络气尚未和洽，须防络血复作之虞。

乌犀尖一钱　整玉竹三钱　左牡蛎五钱　细生地七钱，蛤粉炒　川贝母二钱　丹皮炭二钱　苏子一钱，蜜炙　云茯苓三钱　黄郁金三分　瓜蒌皮三钱　金石斛三钱　大麦冬二钱　怀山药三钱　叭哒杏仁四钱　参三七七分　枇杷叶膏三钱，冲　甜梨肉一两

四载之前曾经失血，血止之后阴血复足，从无阳升之象。今于前日偶然跌复，背部臂痛引及背胸，晨起忽然血从上溢，有盈碗之多，下午所吐紫滞之色，左脉弦数，尚恐寐醒后肝火复扰阳明之络。

乌犀尖二钱　杜苏子二钱，蜜炙　左牡蛎一两　细生地一两，蛤粉炒　参三七一钱　怀牛膝二钱　粉丹皮三钱，炒炭　黑山栀二钱　金石斛三钱　川贝母二钱，去心　女贞子三钱　金铃子一钱，蜜炙　鲜藕肉一两，去皮、节　白茅柴根五钱

出络之血今晨咯出两三口，色呈紫黑，脉息左右皆属宁静，惟左尺带弦。新

血未动，然脉象尚带涩滞，瘀血未尽，胸膈少舒，咽关塞结，尤宜加慎静养为主。

瓜蒌皮三钱　整玉竹四钱　大熟地六钱，蛤粉炒　苏子一钱　大麦冬二钱　元武板一两，盐水炙　甜杏仁三钱　怀山药四钱　炙鳖甲四钱　橘络五分　丹皮炭三钱　左牡蛎五钱，煅　羚羊角三钱　怀牛膝二钱　甜梨肉一两

血后断不可有晨呛，见则即是成痨，务宜慎调是嘱。

生西洋参二钱　川贝母三钱　大熟地七钱，蛤粉炒　大麦冬二钱　生草五分　左牡蛎一两　元参三钱　鲜霍斛七钱　怀牛膝二钱　整玉竹三钱　云苓三钱　羚羊角二钱　怀山药三钱　青蔗浆一碗　鲜藕汁一碗

失血后诸恙平善，饮食亦加，惟心中嘈烦阵作，恐藉此动血，须益阴涵阳以止之。

生西洋参二钱　云苓三钱　左牡蛎一两　川贝母二钱，去心　女贞子三钱　大麦冬二钱，去心　旱莲草二钱　川楝子一钱，蜜炙　大熟地四钱，海石粉拌炒　小红枣三枚　生白芍二钱

失血之后，填纳中下二焦，未曾复发，诚幸事也。惟虚火郁阳烁于阳明，牙漏频发，幸非穿腮，拟滋肾涵阳为治。

羚羊角二钱　云苓三钱　大熟地五钱　川贝母三钱　生草四分　西党参四钱　金石斛三钱　枣仁五钱　制于术二钱　加小红枣三枚　元眼肉七枚

虚阳郁火从背上升，夺汗血渐止，即是夺汗不夺血见端也，当守根阳以涵龙雷之火为治。

大熟地四钱　金石斛三钱　丹皮炭三钱　怀山药四钱　萸肉炭二钱　左牡蛎一两　云茯苓三钱　生西洋参二钱　黑山栀三钱　川贝母二钱　川楝子一钱

立春节阳升化风，熏喉为痒发呛，血后最为忌款，急养真阴以涵阳气，盖右尺脉弦象贯于寸部也。

炒苏子一钱　紫菀二钱，蜜炙　大熟地五钱，海石粉炒　建莲子四钱　生甘草五分　川贝母三钱　制冬术二钱　款冬花三钱，蜜炙，绢包　白杏

仁三钱　瓦楞子四钱　羚羊角二钱　枇杷叶膏三钱　燕窝屑四钱，绢包

烦劳伤阳，内风乘络，背部痛引项际，饮食有碍。防动血之虞，安卧静养为妙。

整玉竹三钱　瓜蒌皮三钱　天竺黄二钱　丝瓜络三钱　生草三分　秦艽二钱　夜交藤三钱　陈胆星五分　黄郁金五分　细生地四钱　羚羊角二钱　嫩桑枝四钱　加鲜藕肉一两

失血之夙病，正值阳升大节，又染伤风之机，防动血之患。

白杏仁三钱　肥知母二钱　细生地五钱，蛤粉炒　象贝母二钱　白薇二钱　元武板四钱　瓜蒌皮三钱　秦艽二钱　怀牛膝二钱　大麦冬三钱　生草三分　玉竹三钱　加鲜藕肉一两

夏至大节在迩，慎防失血复作。拟养阴清火。

大熟地五钱，蛤粉炒　麦冬二钱　瓜蒌皮三钱，蜜炙　左牡蛎五钱　川贝二钱　海浮石三钱　羚羊角二钱　元参三钱　怀山药三钱　鲜霍斛一两　鲜藕肉一两　川楝子七分，蜜炙

偶动肝火，火迫络伤，陡然失血一二口，幸则凝神息养，虑而定然。营血内沸未静，慎防夏至阳升暑令中复发也。

生西洋参二钱　丹皮炭二钱　大麦冬二钱　鲜藕肉二两　细生地五钱　羚羊角二钱　肥知母二钱　川贝母二钱　金石斛三钱　生白芍二钱　左牡蛎五钱　甜杏仁三钱　瓜蒌皮三钱

肝风动络，胁中跃欲动，血腥上泛。防血从上溢复发。

生西洋参二钱　云苓三钱　金石斛三钱　大熟地七钱　麦冬二钱　川贝母二钱　左牡蛎一两，海石粉炒　生石膏三钱，冰糖二钱拌研　陈阿胶二钱，蛤粉炒　怀牛膝二钱　甜梨肉一两

阴亏木旺，痰气随升，化风欲喘，气阴两顾为要。

西党参三钱　紫菀一钱　熟地炭四钱，蛤粉炒　制冬术二钱　陈阿胶二钱，蛤粉炒　左牡蛎四钱　生草三分　大麦冬二钱　阳春砂仁四分，研末　甜梨肉一两

脉微数，昨日小劳过饱，以致自觉脘中作痛，即欲大便，连下三次带溏，舌黑未退。胃津未复，脾气未旺，慎防三复，变幻未可忽也。

西党参三钱，建曲拌炒　橘白五分　菟丝子三钱　生冬术二钱　枣仁四钱　川石斛四钱　云苓三钱　生草二分　炒苡仁四钱　炒白芍二钱　小红枣三枚

暑风湿热，发热三日，形凛自汗，汗出热衰，汗收复盛。乃伤暑症也，能转疟为轻。

牛蒡子三钱　秦艽二钱　白杏仁三钱　防风二钱　赤芍二钱　广藿香一钱　蔓荆子三钱　鲜佛手二钱　青蒿二钱　炒建曲三钱　嫩桑枝四钱

失血之体，操劳不息，又兼暑邪内伏，清化为妙。

川贝母二钱　元参三钱　鲜首乌四钱　鲜竹心五分　金石斛三钱　云苓三钱　丹皮二钱，炒　白杏仁三钱　通草七分　黑栀二钱

胸痛乃肝风上行劫络，防动血，宜静养为妙。

西党参三钱　大麦冬二钱　生草三分　制于术二钱　川贝母二钱　黄郁金五分　怀山药三钱　云苓三钱　参三七七分　制首乌四钱　大黑枣三枚

暑邪病交十六日，正虚邪从，内陷营分，神倦气闷，恶心便溏，表热夜盛，脉沉，舌黄苔满。急急扶正托邪，冀能邪从少阳转出，肺气开通，生机可握。

黄郁金二钱　炒建曲三钱　生冬术二钱　鲜佛手二钱　川贝母三钱　牛蒡子三钱　秦艽二钱　鲜藿香二钱　白蔻仁七分　炒赤芍二钱　青盐半夏二钱

暑邪遏抑于里，稍有外达之机，形寒略有。热盛于血分，恶心频频，痰气壅塞于肺经，营热亦炽也。拟疏上清里法挽之。

牛蒡子三钱　赤芍二钱　鲜生地四钱　黄郁金一钱　青皮五分　元参二钱　白杏仁三钱　丹皮二钱　天竺黄三钱　川贝母二钱　秦艽二钱　莱菔子三钱　鲜藿香二钱　鲜竹叶二钱　野蔷薇露五钱

伏暑颇有外达之机，白瘖渐透，舌苔渐见灰黄，脉息洪数，恶心。通关不通，乃营分伏热极盛，肝升太过，肺降不及之见端也，最易厥逆。病情正交十八日，至危至险关头，又当立秋大节，正虚邪热上涌之虞不可不防。盖药之所误，所谓“一逆尚引日，再逆促命期”，石膏之遏抑风邪，葛根之升提虚阳，投之于

前，病情极险矣，谬承下问，当竭尽心力以挽之，冀能万一之幸[1]。

乌犀尖一钱　川贝母二钱　青蒿一钱　赤芍一钱　天竺黄二钱　元参二钱　桔梗一钱　黄郁金七分　小川连一分　陈胆星五分　生姜汁三匙　炒枣仁四钱　加鲜大竹叶三钱　鲜佛手白二钱

表热盛衰靡定，寐则恶心依然，舌苔黄浊。肺气闭锢，最为可虑，拟开肺清营以防厥逆。

白杏仁三钱　桔梗七分　炒枣仁四钱　黄郁金一钱　赤芍一钱　元参三钱　川贝母三钱　台参须八分　加至宝丹二分

肺气稍有开泄之机，红疹畅透，舌苔深黄，便通溏厚，表热大和，里热尚炽，夜不得寐，心中烦热异常，渴不多饮，腹膨溲少，恶心减少，痰多稀腻。拟清营化热，开肺平肝，勿令痉厥乃幸。

鲜鲜大竹叶三钱　炒淡芩一钱　川贝母二钱　元参三钱　天竺黄三钱　益元散三钱　麦冬三钱　赤芍一钱　至宝丹二分　乌犀尖二钱　白茅柴根一两　干淡竹叶二钱

营虚伏热渐化，疹痦已透，虚火肝阳上升，少寐泛痰。表热大和，须存阴清化，平肝泄肺为治。

细生地五钱　桔梗一钱　川贝母二钱　枇杷叶三钱　鲜霍斛五钱　青皮二分　左牡蛎五钱　大竹叶三钱　白杏仁三钱　丹皮二钱　炒麦仁四钱　桑白皮二钱　麦冬二钱　瓜蒌皮三钱

暑邪化而气阴两虚，中空风动，脉息静而舌苔化净，舌根稍有。此乃邪正交脱之险关也，拟存阴保本为挽，以防肝风痉厥之虞。

细生地一两　羚羊角二钱　川贝母三钱　濂珠粉五分　鲜生地一两　左牡蛎一两　云苓二钱　嫩钩钩五钱　鲜霍斛五钱　龙齿五钱　炒枣仁四钱　元参三钱　五味子三分　制冬术一钱

肺音刚欲得响，感风发热，咳嗽，便泄，外感乘虚而入也。急疏之，勿令传染喉风为要。

牛蒡二钱　生草三分　桔梗五分　小红枣三枚　防风一钱　建曲三钱　通草七分　象贝二钱　赤苓三钱　苡仁四钱

〔1〕此案录自四册“陈案　暑邪蕴伏，正虚邪陷”二诊内容。

病退之下，营热伤阴，肝易上升，痰火合煽，表热退净，脉亦宁静，神志忽然狂妄，刻虽平静，尚未为稳妥也。此诚节外生枝之虞，须得安寐方有佳象。

细生地一两　天竺黄三钱　左牡蛎一两　乌犀尖二钱　川贝母三钱　鲜霍斛一两　大麦冬三钱　陈金汁一两　至宝丹三分

阴液较昨稍敛，风阳尚未全平，神志全清，言语少利。正气极亏，拟毓阴潜阳，平肝化痰，兼清营分余热，以冀浪静风恬，日臻佳境为幸。

细生地七钱　麦冬三钱　左牡蛎一两　陈金汁一两　生冬术二钱　川贝母三钱　天竺黄三钱　至宝丹三分　乌犀尖二钱　陈胆星五分　炒枣仁四钱　合参须二钱　元参三钱　濂珠粉五分

阴虚痰火上升，虽然稍得平静，尚见神志模糊，右脉有力带弦，必须安寐方能转吉。

生西洋参二钱　天竺黄三钱　桔梗五分　濂珠粉五分　鲜霍斛一两　川贝母三钱　甘中黄五分　枇杷叶露一两　鲜生地一两　元参三钱　黄郁金二钱　白杏仁三钱　炒枣仁五钱，黑栀三钱拌炒　陈胆星七分

左脉稍足，右脉弦劲，阴液较降，肝火略显也。所虑肝吸肾，肾根下脱，两阳相并，躁狂昏厥之变。

生西洋参三钱　大麦冬三钱　大熟地五钱，蛤粉炒　元参三钱　川贝母三钱　炒枣仁四钱　元武板一两　怀山药四钱　山萸肉二钱　左牡蛎一两　建莲一两　川楝子五分，蜜炙　苍龙齿一两　大珠叶一两　濂珠粉三分

大便通后，虚象颇多，肝阳痰火较昨大平，目定可而舌音清楚。惟病久邪达，中虚肝升，吸动肾阳，为循空，神志恍惚，语言时清时错。最虑虚波厥脱之变，急急补较，尚恐鞭长莫及。

合人参二钱，生西洋参一钱同煎　炒枣仁四钱　川贝母三钱　西党参三钱　元参三钱　大麦冬三钱　大熟地五钱，青盐一分拌炒　龙齿五钱　鲜霍斛一两　左牡蛎一两　小红枣三枚　濂珠粉五分

肝阳痰火稍平，正气未复，虚阳未潜。拟摄肾平肝以治。

合参须二钱　炒枣仁三钱　左牡蛎五钱　小红枣三枚　大麦冬二钱　元眼肉二钱　怀山药三钱　川贝母三钱　云茯神二钱　五味子五分

大便守中之下，刻间方下，先有虚烦阵作，神志撩乱，便后汗多如注，脉细如丝，尺脉皆空，阳鸣〔1〕不定。恐大便尝下喘脱之虞，勉尽人力，再为挽救，以邀天相。

合人参三钱　制附子七分　大黑枣五钱　大有党参五钱　炒白芍三钱　五味子二钱　生于术二钱　炙草五分　左牡蛎五钱　炒枣仁四钱　龙骨五钱　怀山药三钱　上肉桂二分　建莲子一两

昨投补摄肝肾，虚阳虚热渐平，神情如旧。曾以吊足外治之法施之，忽然脑门气从下夺，心神烦急。虽然借端生事，细参脉象，实乃中气下夺，将行大便，虚阳欲脱之象，急以补守，尚恐不及，断无再疑邪象也〔2〕。

合人参三钱　炒白芍二钱　左牡蛎一两　大熟地五钱，制附子拌炒　炒枣仁五钱　陈胆星五分　大麦冬二钱　云苓三钱　五味子五分　生于术三钱　川贝母二钱　西党参三钱　制附子二分，熟地拌，同煎　建莲子五钱

肝阳痰火上升，吸提肾根，以致脱象俱露，脉脱尺部，不能安寐，神志虽清，时有昏迷烦扰之征。昨日大便几至厥脱，幸参力挽注，汗泄复收，通宵未寐，虚阳上越，肝阳更觉外扰。刻诊两手脉象尚有一线之机，姑再尽心益阴守阳，以平肝阳痰火为治。

合人参二钱　大麦冬三钱　龙齿五钱　戈制半夏五分　细生地一两，制附子一分拌炒　炒枣仁五钱　怀牛膝二钱　左牡蛎一两　炒白芍三钱　川贝母三钱　天竺黄三钱　上西黄二分　濂珠粉五分

晨进扶元气益真阴兼开肺化痰之法，痰即上泛，气虚不能咯出，恶心气逆，舌不能伸。刻咳呛吐出粘痰，神志语言暂清，尺部比昨日略贴。再尽心力枢纽气阴，以化顽痰，勉希万一之幸〔3〕。

合人参二钱　炒枣仁一两　元眼肉三钱　至宝丹二分　陈胆星五分　制附子二分

肝阳痰火渐定，自云稍稍得寐，神志尚可依持，手战无力，包络之痰得从上泄，气不能咯，阻膈化糜，口舌咽关满布，脉息尚属根脉不足。仍拟补守，守阴

---

〔1〕 阳鸣：头在上为阳，此指脑鸣。

〔2〕 此案录自四册“陈案　暑邪蕴伏，正虚邪陷”七诊内容。

〔3〕 此案录自四册“陈案　暑邪蕴伏，正虚邪陷”十诊内容。

上化痰火为挽，以冀风恬浪静，日臻佳境为妙[1]。

合人参二钱 炒枣仁一两 制附子三分 大麦冬二钱 元眼肉三钱 炒白芍四钱 制于术三钱 川贝母三钱 熟地炭五钱 甘中黄五分 苍龙齿五钱 左牡蛎一两 陈金汁八钱 小红枣五钱 野蔷薇露一两

脉息依然有根不乱，惟顽痰壅结咽关胸膈，不能畅吐，塞逆之时竟有咬牙欲厥之象，咯出粘痰，神志清而语言利。虽然病有出路，究竟虑正不支持，厥脱之象也，且口糜化黄亦属顺正，加意护持，化痰扶正挽之。

合人参二钱 制南星五分 制于术三钱 鲜首乌八钱 炒枣仁一两 元眼肉三钱 鲜霍斛一两 苍龙齿一两 白金丸五分 川贝母三钱 至宝丹五分

病后虚极之时，惊忧动肝而致痰火扰乱神明，如痴如狂。无如虚体不克支持，而致吸空肾阳为脱，此时治法，守定正气以平肝阳痰火为挽。

合人参二钱 龙齿一两 鲜首乌一两 生晒于术三钱 川贝三钱 乌犀尖二钱 炒枣仁三钱 制南星七分 元参三钱 细生地一两 元眼肉二钱 左牡蛎一两 至宝丹三分 白金丸三分，参汤送下

昨宵安静，神志亦清，晨间得寐，稍有阳明气火上逆，大便适值下行，阴亏阳冒，痰火上蒙，痉厥之象复见。幸便后根脉尚未拔根，再为益阴和阳，以平肝阳痰气为挽救之计[2]。

细生地一两 制僵蚕二钱 元参三钱 左牡蛎一两 天竺黄五钱 枣仁一两 陈胆星一钱 羚羊角三钱 大麦冬二钱 川贝母三钱 龙齿五钱 濂珠粉五分 制于术三钱 陈金汁五钱 至宝丹三分 囫囵鸡子黄一枚

痰粘胸膈不能咯出，又见狂妄。拟守根阳，上开肺络，以豁痰勿令撮空痉厥为妙。

合人参二钱，另煎，冲服白金丸 元眼肉四钱 川贝四钱 白金丸一钱，参汤送下 制于术二钱 陈胆星二钱 炒枣仁四钱

火象大退，正气转虚，痰凝尚属壅结不松，嗜卧沉迷，乃阴血渐复佳象也，

〔1〕此案与四册“陈案 暑邪蕴伏，正虚邪陷”十一诊内容相似。
〔2〕此案与四册“陈案 暑邪蕴伏，正虚邪陷”十三诊内容相似。

可望阳气潜藏，神志渐清之喜。盖益足阳平，痰随火降，一定之理也[1]。

合人参三钱　炒枣仁一两　龙齿五钱　大黑枣五钱　西党参四钱　川贝母三钱　大麦冬二钱　生于术三钱　制南星二钱　甘中黄四分　炒山药四钱　黄郁金二钱　桔梗五分　制僵蚕三钱　菟丝子四钱　淡姜渣三分

大便续通极畅，虚象较昨稍立定，神志极属清楚，惟咽关痰凝未化，虑妨饮食，且喜昨宵颇有安寐，皆属善状也。再为紧守气阴，以望渐入坦途。

合人参二钱　苍龙齿五钱　元眼肉三钱　西党参四钱　川贝母三钱　怀山药五钱　生于术三钱　左牡蛎一两　炒枣仁一两　制赤首乌六钱　风化硝三分　大黑枣五钱，制附子拌炒　菟丝子四钱　云茯神三钱　黄郁金七分　大珠叶五枚

脉息沉细，水呛音闪，溲下淋浊如膏，脏真阴液告竭之见象也。拟益气畅肝，分清利浊以挽之，但所虑阴药纳降肝阳，下逼伤肾，有痨损之象也[2]。

合人参二钱　建莲子一两　黄郁金五分　鹿角霜三钱　锁阳二钱　小红枣五钱　生芪皮三钱　菟丝子四钱　萸肉炭二钱　西党参四钱　元眼肉三钱　炒枣仁一两

昨宵肝阳未夺肾液，小便惟浑浊而已，右脉较起，左脉未振，舌紫滞退而红色顺正，音低，水呛仍然，夜寐安贴。细究肝阳夺汗，故而寐得平静也。

合人参二钱　炒枣仁一两　锁阳二钱　生黄芪四钱　建莲子一两　萸肉炭二钱　生鹿角三钱　菟丝子四钱　怀山药五钱　西党参三钱　元眼肉三钱　炒白芍三钱　小红枣三枚

神脉平善，饮食渐加，胃阴久伤，热食下腑，稍有气逆如喘之象，心中悸惕。拟养金水之静，制心肝之动，以冀日臻佳境为幸。

合人参二钱　炒白芍二钱　山萸肉二钱　西党参三钱　杜芡实三钱　锁阳二钱　制于术二钱　橘络一钱　菟丝子三钱　炒枣仁一两　川贝母三钱　怀山药五钱　元眼肉三钱　建莲子一两　鲜芦根五钱，用白蜜少许涂出

[1] 此案与四册“陈案　暑邪蕴伏，正虚邪陷”十四诊内容相似。
[2] 此案与四册“陈案　暑邪蕴伏，正虚邪陷”十五诊内容相似。

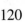

今日大便颇畅，便后形凛微热喘促之象，乃营卫交虚，肺脾两损也[1]。

台人参二钱　炒枣仁一两　大黑枣四钱，制附子二分拌炒　陈叫子三枚　鸡肫皮二钱，炙　绵黄芪三钱　生草三分　杜芡实三钱　嫩芦衣卅筒　制于术三钱　大麦冬三钱　锁阳二钱，炙　马兜铃三分，蜜炙　桑白皮二钱　五味子七分　天竺黄三钱　怀山药三钱

肝风今日走络，循本经胁痛，寒热如疟，痰粘恶心，音闪稍起。当保守脏真，以熄内风为治。

西党参四钱　大麦冬二钱　制附子一分　大黑枣三枚，二味同炒　绵黄芪四钱　制首乌四钱　制于术二钱　杜实炭三钱　锁阳二钱　炒枣仁一两　炒杞子三钱　嫩芦衣卅筒　陈叫子三枚　皂荚子四钱，煮萝卜一两，去皂荚，用萝卜为药引

刻诊：神脉安和，舌苔根上已立，音闪未亮，尚属忌款。其余诸恙渐次平静矣[2]。

绵黄芪四钱　生草三分　大黑枣三枚，制附子二分拌炒　西党参四钱　菟丝子三钱　桔梗五分，生甘草汤拌烧　台人参二钱　炒枣仁一两　象贝三钱　制于术三钱　炒杞子三钱　炒归身二钱　元眼肉二钱　鲜芦根一两　皂荚萝卜一两

肺音已得飞声，金实无声可凭矣。大便续通，诸恙平善，惟腰次暑疖作痛平瘪，尚恐痛甚溃脓，又伤正气[3]。

台人参二钱　桔梗三分　象贝母二钱　桑白皮二钱　制于术二钱　炒丹皮二钱　制首乌五钱　甜梨膏三钱　玉竹三钱　炒枣仁四钱　生芪皮三钱　生草三分　元眼肉二钱　炒归身二钱

诸恙向痊，音闪略略有声，大便溏泄两次，纳食甚旺，乃胃强脾弱之见端也。面色萎黄，当一路顺调中焦兼守根阳为治，以望土得生金，肺阴复而音亮，方为全美。

台人参二钱　赤苓三钱　通草七分　生于术二钱　淡干姜二分　菟丝子三钱　炒建曲三钱　炒枣仁四钱　青盐半夏二钱　桑白皮二钱　小红

〔1〕此案录自四册“陈案　暑邪蕴伏，正虚邪陷”十六诊内容。
〔2〕此案录自四册“陈案　暑邪蕴伏，正虚邪陷”十七诊内容。
〔3〕此案录自四册“陈案　暑邪蕴伏，正虚邪陷”十八诊内容。

枣三枚　元眼肉二钱

便通稍厚，舌苔亦化，暑疖发而作痛，此属余热逗留络中，正气日复而外泄也。拟再理脾胃，为调中之计，以望土得生金，肺音渐亮之喜。

台人参二钱　生于术二钱　菟丝子四钱　生甘草三分　生黄芪三钱　云苓三钱　通草五分　小红枣五枚　西党参四钱，建曲三钱拌炒　姜半夏二钱　炒焦苡仁三钱　炒枣仁五钱　煨肉果五分　炒焦麦仁四钱

诸恙全愈，中虚，音低尚未全复，拟守法调之。

台人参二钱　生草三分　川贝母二钱　西党参三钱　制于术二钱　云苓三钱　元眼肉二钱　干淡竹叶二钱　绵黄芪三钱　枣仁四钱　大黑枣四钱

诸恙虽痊，音声未亮，拟补养中焦为治。

台人参二钱　建曲三钱　泽泻二钱　桑白皮二钱　西党参三钱　赤苓三钱　麦芽三钱　西琥珀五分，研末调冲　炒于术二钱　炒枣仁四钱　小红枣五枚　绵黄芪三钱　马兜铃五分，蜜炙　生草三分

诸恙全愈，旺食运迟，当补以运化之。

台人参二钱　炒建曲三钱　炒枣仁四钱　元眼肉七枚　西党参三钱　煨木香七分　炒山药三钱　建莲子四钱　绵黄芪三钱　益智仁五分　炒苡仁三钱　炒于术二钱　煨肉果一钱　川石斛三钱

能纳少运，脾气肺音未复，音低未亮，归脾汤加减调之。

台参条二钱　紫菀一钱　桔梗五分　细生地四钱　西党参三钱　生草五分　枣仁五钱　青盐半夏二钱　生于术二钱　象贝一钱　元眼肉三钱　炒建曲三钱

脾胃渐复，还宜调度，加意谨慎。

台人参一钱　桔梗三分　川贝母三钱　小红枣五枚　西党参四钱　建曲三钱　制首乌五钱　生于术二钱　云苓二钱　海浮石三钱　炒山药三钱　枣仁四钱　生草三分

神脉皆好，肺胃余热合秋暑互蒸，舌光带干。姑先清化之。

大麦冬二钱　生草二分　冬瓜子三钱　台人参二钱　鲜霍斛五钱　川贝三钱　海浮石三钱　鲜芦根五钱　桑白皮二钱　紫菀七分　马兜铃五分

北沙参三钱　冬桑叶二钱　陈阿胶一钱

伤暑病交第八日，汗出热衰，汗收复炽，舌干黄厚，边泛白腻，大便溏泄，神昏呓语，循衣摸床。邪已走入包络，诚至危之候也。

牛蒡子三钱　秦艽二钱　丹皮二钱　白薇三钱　鲜佛手二钱　川贝三钱　桔梗一钱　赤芍二钱　青蒿三钱　黄郁金五分　建曲三钱　鲜藕肉一两　鲜竹叶二钱

暑邪内陷心包，病逾一候，神昏舌缩，言语错乱，脉息软数，舌苔灰白。胃津已见劫伤，邪势直走脏络，症属极危之候，再勉拟方。

细生地四钱　桔梗七分　淡干姜一分　黄郁金五分　乌犀尖二钱　前胡一钱　天竺黄三钱　半开茉莉三十朵　川贝母三钱　鲜霍斛一两　炒赤芍二钱

肺气渐见开松，咳呛频作，痰吐青厚，白痦亦稍布，暑邪虽有欲达之机，无如右关脉三部皆微细欲绝，细细重按则见空大无边之邪欲达而正气先有告脱之象。勉拟扶元托邪法[1]。

台人参二钱　炒枣仁五钱　菟丝子三钱　淡干姜七分　小红枣三枚　至宝丹二分

伤暑病交十日，神志昏乱，语言错杂，曾进犀角地黄汤存阴清化，舌苔粉白灰厚已转薄黄，汗泄津津，胸脘皆有，惟右脉极细而沉，大便曾泄，肠鸣常作。盖暑邪深伏心营，肺卫胃阴素虚，香燥利湿之下，液涸，邪陷心包，由乎胃液干涸，无汗运邪外泄故也。今病机已涉危险之际，谊不容辞，勉拟滋胃津以托内陷之风热，姑望万一之幸[2]。

乌犀尖二钱　桔梗一钱　细生地四钱　天竺黄三钱　青蒿二钱　白扁豆三钱　川贝母三钱　建曲三钱　广藿梗二钱　黄郁金五分　赤芍一钱　益元散二钱　鲜竹叶二钱

暑邪由胃液干涸而陷入心包络手厥阴经，撮空循衣，妄言，诸恶毕集渐至，舌缩舌强，遗尿，正气将绝，所谓内闭外脱之候也，恐不及度夜矣。勉尽人事，谨遵主人之意代笔，候诸高明正[3]。

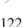

〔1〕此案录自四册“陈案　伤暑神昏，邪入包络”三诊内容。
〔2〕此案与四册“陈案　伤暑神昏，邪入包络”首诊内容类似。
〔3〕此案与四册“陈案　伤暑神昏，邪入包络”四诊内容类似。

台人参三钱　大麦冬三钱　陈金汁一两　制附子一钱　生甘草一钱　至宝丹二钱

心包络之邪由渐外达转入阳明一二，谵语狂妄，神志若清未清，舌苔根厚布灰，质绛。阴分素亏，阳虽回转而无阴可涵，痰火互升，熏心为患，但如此扰乱，诚恐拔根喘厥之变，拟再挽之〔1〕。

大生地八钱　炒枣仁四钱　左牡蛎一两　鲜首乌五钱　乌犀尖二钱　川贝母三钱　龙骨五钱　濂珠粉三分　西洋参三钱　天竺黄三钱　制冬术二钱　白茅根一两

昨进扶元，搜剔心包络之暑邪，神志渐有清楚之机，舌亦能伸，言亦出口，虽然皆属佳征，尚嫌右脉只得烟煤轻浮之状，无根可按。须防邪正交脱之危，仍在险关也〔2〕。

台人参三钱　生草三分　制附子一分　小红枣五枚　大麦冬二钱　天竺黄二钱　白扁豆三钱　鲜佛手二钱　制冬术五钱　川贝母三钱　黄甘菊一钱　鲜竹卷心二钱

伤暑病交十三日，神志嗜乱，较昨稍缓，舌苔灰黄，四肢时有清冷，由阳升太过也，表热额上为甚，汗泄微微，小溲欠利。心包中达出之暑热全归阳明之象可望，惟嫌肝阳痰火合煽心神，狂妄不定为虑〔3〕。

台人参二钱　炒枣仁四钱　青蒿一钱　大生地五钱，蛤粉炒　西洋参二钱　川贝母二钱　麦冬二钱　鲜竹卷心二钱　鲜首乌四钱　黄郁金五分　天竺黄三钱

狂躁奔走略定，刻沉寐多时，邪热内蒸肺，合于胃热，气必熏逼心包，叫醒之后，神志颇觉模糊，恶心上泛，有从下逆上之状，气怯重息，表热有汗。若解汗收灼，然症机变险不定，必得忌款全消，神志清爽，庶乎稳妥也。拟清通阳明以化肌热，开肺化痰以清神志，冀能日增佳境乃妙。今夜风波，还宜慎防是嘱。

黄郁金五分　炒青皮三分　炒冬术二钱　白杏仁三钱　川贝母三钱　粉丹皮一钱　金石斛三钱　阳春砂仁五分，研，后下　青蒿梗二钱　炒枣仁五钱　鲜佛手一钱　玉枢丹一粒

〔1〕此案与四册“陈案　伤暑神昏，邪入包络”六诊内容类似。
〔2〕此案与四册“陈案　伤暑神昏，邪入包络”五诊内容类似。
〔3〕此案与四册“陈案　伤暑神昏，邪入包络”七诊内容类似。

酉刻，大便下而厚溏，尺部幸未脱根，右寸空软，肾阳飞腾之机尚属立定，抹面抹顶、手动无凭等恶款亦未增多。刻按额热、掌热较上午略盛，汗泄微微，神志尚属模糊。暑邪余热留顿阳明包络之间，亦未清彻，而正气又在欲脱未脱之际，用药诚非易事也〔1〕。

台人参二钱　陈胆星五分　细生地炭四钱　制附子一分　炒于术二钱　黄郁金三分　粉丹皮二钱　小红枣三枚　炒枣仁四钱　苍龙齿五钱　青蒿梗二钱　阳春砂仁五分

邪陷心包，舌不出关，几至厥脱，而以回阳开泄陷邪，邪从外走阳明，根脉已立，神志清朗，时有模糊狂妄，平定后一寐过久，沉迷不克清醒，下转矢气频频，气短欲脱，乃急以摄肾保心为挽。今晨虽得清醒，手频抹面，此肾根失守见象也，尺脉仍空，恶心上逆。此刻风波出于节外生枝，窃恐万难挽救者也，勉尽人事以答主人之重谊，莫辞耳〔2〕。

台人参二钱　淡干姜三分　制附子二分　白蔻仁三分　炒枣仁五钱　天竺黄二钱　大麦冬三钱　至宝丹半粒　金石斛三钱　焦白芍二钱　小红枣三枚　左金丸四分

表热已净，脉息六部皆细，尺根未能立定，寐后舌根略强，亦是气从下夺之象也。昨日便后得有安寐，抹面诸款虽定，尚恐大便由气虚而续行，则虚波变幻之虞复至耳。拟守中下以保本元，清理肝阳，痰化以清神志为要〔3〕。

台人参二钱　炒苡仁四钱　制附子分半　陈胆星五分　鲜莲心三钱　炒于术二钱　金石斛三钱　淡干姜二分　黄郁金五分　炒枣仁五钱　象贝母二钱　小红枣三枚　粉丹皮二钱

刻诊：脉左关数而尺带弦，右尺微细如无，诚如烟霏屑屑之象，或时舌强言艰，此乃元虚，大便欲续行，脾肾之脏机明脱见端也。其余之邪渐撤，神志亦渐清，拟加意谨慎枢纽元根，扶过险津方涉坦途也。

玉桔梗一分　炒枣仁五钱　炒苡仁四钱　阳春砂仁七分　象贝母二钱　菟丝子三钱　建莲子四钱　鲜竹卷心二钱　炒于术二钱　煨肉果三分　淡干姜三分

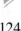

〔1〕此案录自四册“陈案　伤暑神昏，邪入包络”九诊内容。
〔2〕此案录自四册“陈案　伤暑神昏，邪入包络”八诊内容。
〔3〕此案与四册“陈案　伤暑神昏，邪入包络”十诊内容类似。

伤暑两候而解，神志渐清，症系始初未致失误开肺，泄汗亦畅，惟燥伤胃液而致暑热内陷心包，几至厥绝，开达托清转机。现在日前向佳，惟气分曾经欲脱之象，惟有一二轴机不灵，舌强时有。此时谨防气陷为第一，反复为第二，但愿一路风恬浪静，渐入途为幸。

台人参二钱　川贝母二钱　菟丝子三钱　炒苡仁四钱　生于术二钱　焦白芍二钱　淡干姜二分　金石斛三钱　炒枣仁五钱　焦木瓜三分　小红枣三枚

表热退净，右尺脉如晨间仿佛，肾气幸有立定之机矣，惟嫌寐多食少，神机尚自模糊，舌根牵强，神呆少语。刻于寐中诊脉，左三部转虚之微，微细欲无。细参症机，还是苦寒抑遏表风，留顿足太阴经之见端无疑者也。犹虑心神虚怯，脾经伏风内留之变幻，预为防御，何如？但愿日臻佳境为幸。

西党参三钱，建曲三钱拌炒　焦白芍二钱　阳春砂仁七分　菟丝子三钱　炒枣仁一两　黄郁金五分　煨肉果三分　台人参二钱　生于术二钱　广藿梗二钱　陈胆星三分

大便续通而结，嗜卧神倦，右尺仍立，惟微细如丝而软，心脾之气亦渐向佳，所陷之风邪化出，舌痱舌强顿可，此诚辨症分明之见端也。神虚气弱，尚防虚波骤起，加意慎调为嘱[1]。

台人须二钱　煨肉果五分　菟丝子三钱　炒枣仁七钱　鲜莲子三钱　西党参三钱　炒白芍二钱　鲜竹茹二钱　黄甘菊五分　炒于术二钱　炒苡仁五钱　小红枣三枚　制附子一分

伏热渐能化泄，舌苔焦黄，右尺较软，神志已清，灵机尚有呆钝，虚机诚属未定，当培养心脾肾三脏，佐清营热为治。

生西洋参一钱　生草二分　制首乌四钱　菟丝子三钱　制于术二钱　苡仁三钱，炒焦　阳春砂仁五分　川贝三钱　炒枣仁四钱　白芍二钱，炒焦　鲜竹茹二钱　银花炭一钱　台参须二钱　小红枣三枚

神志日渐清朗，记性亦渐明白，耳鸣，舌痱。肝阳痰火余热皆聚阳明，未净化去，凉阵已起，慎防风冷新凉外袭。胃气亦醒，谨慎饮食留顿，若无三复，一路可以复原矣。

---

〔1〕此案录自四册“陈案　伤暑神昏，邪入包络”十二诊内容。

台参须二钱　生草二分　元参二钱　大麦冬二钱　制冬术二钱　金石斛三钱　炒苡仁五钱　黄郁金三分　炒枣仁三钱　川贝母二钱　菟丝子三钱　黄甘菊一钱　甘中黄四分　鲜佛手白二钱　绿豆二两，煎代水

阳明温热尚未净化，口中粘腻，小溲短热。当清通阳明为治。

生西洋参二钱　鲜竹茹二钱　鲜首乌三钱　炒苡仁三钱　生晒冬术二钱　块滑石二钱　炒枣仁三钱　炒白芍二钱　金石斛三钱　炒知母二钱　粉丹皮二钱　淡竹叶二钱　野蔷薇露一两

阳明余邪留顿，口中燥腻仍然，胃纳未旺，再以清滋泄化为治。

台参须二钱　川贝母三钱　鲜竹叶五分　大麦冬二钱　天竺黄三钱　炒白芍二钱　五味子五分　黄郁金五分　生冬术一钱　鲜霍斛一两　石决明五钱　炒枣仁四钱　大橘饼一角

附　霍乱论

霍乱者，暑邪直中三阴经也。虽见肢冷，冷汗脉伏，却非全属真阳衰脱之症，乃夏月汗出阳衰，中气空洞，暑邪乘隙而入。试思如系虚寒衰脱为患，何独盛于暑令乎，岂不恍然可悟？每见医方纯用附、桂、姜、术，甚之硫黄、来复丹等一味温补，全忘暑邪为病，如作文而失其题旨矣。壅遏暑邪，内扰化火，上干肺胃，呃逆，水饮不入，邪入手厥阴、手少阴，则胸膈烦闷或心神昏乱，顷刻致毙。每见服温热药，四肢仍然厥冷，用开散暑邪法即得肢温脉复，屡经应验，非敢自夸。病家急切求医，医不精思明辨，但以名价欺人，能勿寒心自愧乎？凡暑邪乘阳虚直走三阴为霍乱，虽相同，其中有三阴手足六经见症分别。急症之法，先以回阳托邪，候邪热所现何经，或属阴暑，或属阳暑，分辨清楚，随机用施，施治若早，邪未入脏，定可挽回。邪入足太阴经为肢麻，入足厥阴肝经为转筋、吊脚，足厥阴肝经内藏足少阳胆火，故口渴、饮水即干，足太阴脾经则不渴饮，肝脾两症相同，惟此为辨。腹痛者，脐上太阴脾，当脐少阴肾，少腹厥阴肝，脘属胃，绕脐属大腹，或痛而不吐泻者为干霍乱，或呕多泻少，或泻多吐少，或吐泻并盛，但吐泻而不腹痛，病情万变，不易窥测。故仁心施送单方，或效或不效者，良由病非一例也。谨就管窥之见，参前贤精征确论，并以临症应验诸法，不揣浅陋，质诸方家指教，愿病者勿致药误是幸。时在壬戌夏六月，吴县鬘云女士顾德华谨识。

城南医案

清·顾文烜 著

欧阳怡然 孙柳 校注

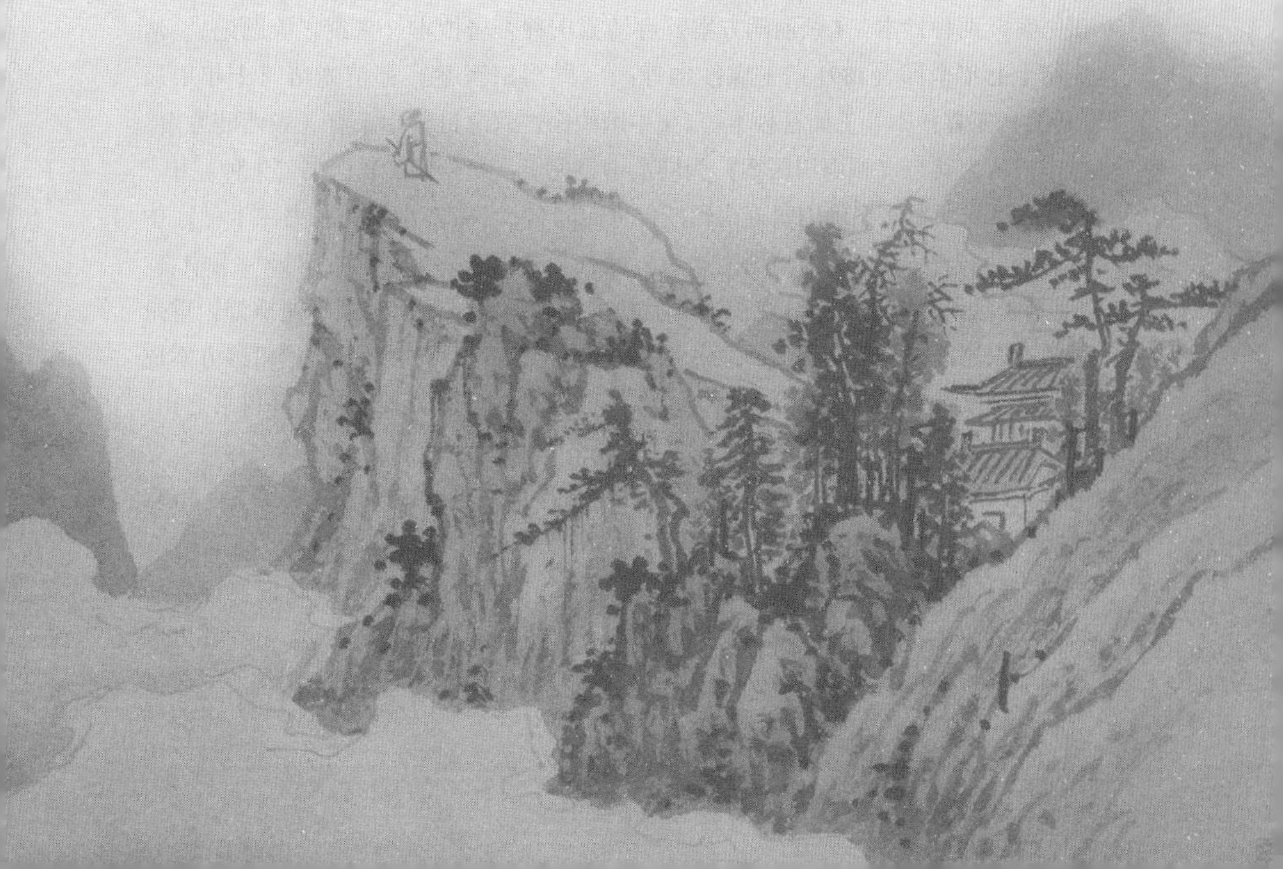

医家小传

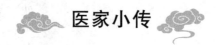

顾文烜，字雨田，号西畴，清代吴县（今苏州）人，吴门医派著名医家。顾氏生卒年不详，黄寿南曾作“顾公小传”，引唐大烈《吴医汇讲》中顾氏生平“名文烜，号西畴，国学生，世居南城下”，又考证《本事方释义》叶天士自序于乾隆十年乙丑（1745），顾雨田续刻序于乾隆五十六年辛亥（1791），自云“与叶先生肩随视病”，黄寿南判断顾氏是乾隆年间人士，此论当无误。顾氏名闻遐迩，从游者众，最为著名者数徐锦，徐氏字炳南，一字奉直，号淡安，卒于清道光四年甲申（1824），亦能间接证明。顾氏孙大田从徐锦学，后悬壶于市，亦颇负盛名。

顾雨田遗稿刊刻本仅有《吴医汇讲》中“书方宜人共识说”一文，只有三四百字，意在“相约同人，凡书方案，字期清爽，药期共晓”，以不误患者。其余目前所见皆为稿本，《全国中医图书联合目录》中录有《顾西畴方案》《顾雨田医案》两种抄本，《顾西畴方案》存清嘉庆种杏居抄本（朱绶之等题记）、清光绪十七年辛卯（1891）王霖抄本等；《顾雨田医案》存清光绪三十年甲辰（1904）王霖抄本、王闻喜抄本等。《中国中医古籍总目》中录有《顾西畴方案》抄本，认为其与《顾雨田医案》为同本书，见于《黄寿南抄辑医书二十种》中。

顾雨田所留医案确因黄寿南辑校传世而闻名，《黄寿南抄辑医书二十种》中列《顾西畴方案》《顾西畴城南诊治》两种，黄氏于《顾西畴方案》一书中言：“是书于己酉年考贡之期试院前书肆见抄本购来，因纸薄而页大不便插架，重录一遍。以原稿与笏臣翻阅，而原书载平原陆氏抄得夏氏所录顾公出诊门诊方案成书。陆云素不业医，未能分门别类，寿就可分者约略区分抄竣，识其得书之由，惜夏陆二氏皆未留名，无从搜志，姑付阙疑。”

黄氏所录《顾西畴方案》，共收录医案23门，以时病、内科杂证为主，五官科次之；《顾西畴城南诊治》共收录医案25门，亦以时病、内科杂证为主，兼有妇科二证。顾氏阐述方案，意在启迪学者如何认证、辨证，示以临证要谨守病机，圆机活法，尊古而不必泥古，立法须简明，切于实用。另本《顾雨田医案》，共收录医案28门，包括时病、内科杂病、妇科病等，每则医案脉证记载简洁明了，辨证精密。

苏州市中医医院图书馆所藏顾雨田《城南医案》，“嘉庆辛丑清和月平江朱绶之　孟河马齐足同定草”，“铁石生”抄录，主要是时病及内科杂病医案，共列21门528案，多数为单次就诊医案，少数为复诊医案。比对黄氏所录医案，并不相同，可见母本不同。分析其诊病特点，各本相似，善用凉药，故世人称其为“凉手”，曹仁伯先生评价云：“雨田先生善用凉药，非无用温处，用至七分止矣。”顾氏自己也说：“一分热邪不除，便为不了之病，易戕正气。”

顾氏尤其善于治肝病，“肝肾阴亏，水不涵木，风动挟痰混扰”，以养肝化痰法诊治，常以熟地、淮麦、阿胶、白芍、天冬、牡蛎等滋阴潜阳，以橘红、川贝、竹沥、半夏等化痰，但又根据虚与痰轻重，或偏于治痰，或偏于滋阴。“肝阳化风，内有伏痰，治当熄风缓肝，不可香燥，不可克削。甘麦大枣汤加白芍、钩勾”，等等。顾氏认为肝病多由内生，多郁多火，易于化风挟痰，因此治疗时始终不离风、火、痰、郁、虚，也是“凉手”的具体说明。

以下录顾雨田“书方宜人共识说”，以证顾氏之医者婆心。

“国家征赋，单曰易知；良将用兵，法云贵速；我侪之治病亦然。尝见一医，方开小草，市人不知为远志之苗，而用甘草之细小者。又有一医，方开蜀漆，市人不知为常山之苗，而令加干漆者。凡此之类，如写玉竹为萎蕤，乳香为熏陆，天麻为独摇草，人乳为蟠桃酒，鸽粪为左蟠龙，灶心土为伏龙肝者，不胜枚举。但方书原有古名，而取用宜乎通俗，若图立异矜奇，致人眼生不解，危急之际，保无误事？又有医人工于草书者，医案人或不识，所系尚无轻重；至于药名，则药铺中人，岂能尽识草书乎？孟浪者约略撮之而贻误，小心者往返询问而羁延。可否相约同人，凡书方案，字期清爽，药期共晓。再如药引中生姜常写几片，灯心常写几根，竹叶、橘叶常写几瓣，葱管、荷梗常写几寸，余谓片有厚薄，根有短长，瓣有大小，寸有粗细，诸如此类，皆须以分两为准。又煎药宜嘱病家，各药各罐，勿与他人共用，恐彼煎攻克，此煎补益，彼煎寒凉，此煎温热，譬如酒壶泡茶，虽不醉人，难免酒气。此说偶见于《愿体集》中，窃以为先得我心，故亦摘而赘之。”

整理说明

1. 本书录自苏州市中医医院图书馆古籍库所藏《城南医案》手抄本，无序跋，目录后有“嘉庆辛丑清和月平江朱绶之　孟河马齐足同定草”字样。“湿热”篇末有“铁石生抄读”字样，根据抄本字体，可以判定是同一人抄录，“铁石生”无考。

2. 《城南医案》原抄本大小为 29 cm×18.8 cm，后经金镶玉式修缮，成 31.4 cm×18.8 cm 大小，封面题“城南医案”签条。

3. 《城南医案》全书未分卷，标有句读，约 2.2 万余字，多为内科医案，目录列风温、春温、冬温、温病失血、湿温等 21 门，篇中共 528 案，多数为单次就诊医案，少数为复诊医案，共 26 案。

4. 原抄本为竖排、繁体，今整理为横排、简体，以方便阅读。本书在力求保持抄本原貌的同时，逐一判读、点校；对难以理解的文字，适当加以注释；对抄本中明显的误字加以改正，并在校释中指出。

5. 抄本中一些异体字，如“痠”“欬”“耎”等，径直改为“酸”“咳”“软”等，不再出注。

6. 抄本首列“城南医案目录　顾雨田先生著”，整理时考虑现行图书惯例，仅标识“目录”。目录与正文标题不一者，以目录为准，如目录中“暑症”“疟疾”等，正文中为“暑症门”“疟疾门”等，从目录。

7. 正文“湿热下注”“酒湿”“疟疾”等医案的眉头列出案中疾病名，如“便血”“淋”“遗泄”“哮喘”“咳嗽”“间疟”“瘅疟”等，多数篇章未有此例，为统一体例，整理时将眉头列出的病名放入所在病案的姓氏之后，且加上“（）”，如“陈（便血）”“杨（淋）”之类。

8. 抄本中一些药物名称，如“只实”“只壳”“复花”“吉更”“连乔”等，按照现行常规表述，改为“枳实”“枳壳”“覆花”“桔梗”“连翘”等。

9. 抄本中有诸多药物简称，或为处方中药物字数对仗，或属于直接简化，如“煨葛”“菟丝”“沙蒺”“楞子”“细地”“兜铃”“智仁”“覆花”“花粉”

“莱菔”等，并未相应改成“煨葛根”“菟丝子”“沙蒺藜”“瓦楞子”“细生地”“马兜铃”“益智仁”“旋覆花”“天花粉”“莱菔子”等，以保持抄本原貌。有些药物简写如“杏贝”“橘半”等，实为两种药物的合称，首次出现则出校注说明。

10. 抄本中所用药物多数未出用量，少数出具体用量，整理时不求统一，有则标出，且未作两、钱、分与现行通用“克”之间的转换。

11. 对于方剂的校注，首次出现尽量加以注释，再出现者则不出注释。同名异方者，选择切合医案诊治之方，无法选择则在校注中存疑。

目录

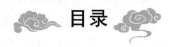

（嘉庆辛丑清和月平江朱绶之　孟河马齐足同定草）

◎风温

方 形寒身热，瞀闷[1]气急，脉弦数，舌腻白。此暮春风温也，势正方张，恐其昏陷。

栀豉[2] 枳壳 杏仁 麦芽 青蒿 连翘 薄荷

江 风温袭络，痛无定所。

羚角 钩勾 防己 玉竹 桑丹[3] 牛膝 萆薢

李 风温内伏，冒风贪口，所以淹缠。

青蒿 桑丹 枳壳 玉竹 黄芩 连翘 麦芽

黄 风温内伏，肝胆之阳挟痰火扰乱，每易神昏痉厥。

竹茹 半夏 茯神 枳壳 黄连 橘红 生草 远志

张 风温九日，身热不扬，斑发不畅，势欲昏陷，急宜载归。

犀角 连翘 蝉衣 豆豉 牛蒡 柴胡 黄芩 桔梗 葛根 赤芍

吴 阴虚劳倦之体，复感暮春风温，身热不扬，神烦无寐，脉濡数不畅，热有汗不解。当用清达一法，若进辛燥药味，必致烦躁转甚。

桑叶 杷叶 茯苓 连翘 青蒿 杏仁 桔梗

庄 脉数左弦右大，痰嗽音低，不得卧，不得便，不饥。肺胃风温，伏而不清也。

苇茎汤[4] 加蛤壳 茯苓 川贝 杷叶

周 平素阴虚，未老先衰，骤然足不任地。此风温乘虚袭络也。拟疏风和络，佐以清滋，勿用温燥为妥。

羚角 桑叶 花粉 牛膝 细地 玉竹 钩勾 蔗汁

---

〔1〕 瞀闷：心胸闷乱，视力模糊。瞀，音 mào，目视不明。《灵枢·经脉》：肺太阴“是动则病……交两手而瞀。”《晋书·天文志》：“眼瞀精绝，故苍苍也。”

〔2〕 栀豉：栀子、豆豉的合称，作用在于清热除烦，宣发郁热。栀，原本作“巵”，为“巵”的异体字，古同“栀”。下同。

〔3〕 桑丹：桑叶、丹皮的合称，作用在于疏风清热，下同。《疡科捷径》卷上有桑丹清毒饮，《喉科家训》卷四有桑丹泻白散，《顾氏医径》卷四有桑丹杞菊汤。

〔4〕 苇茎汤：出自《备急千金要方》，由苇茎、薏苡仁、冬瓜子、桃仁组方，用以清肺化痰，逐瘀排脓。此处用来清化肺胃之热。

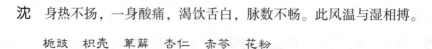

沈 身热不扬，一身酸痛，渴饮舌白，脉数不畅。此风温与湿相搏。

栀豉　枳壳　萆薢　杏仁　赤苓　花粉

邹 高年不惮勤劳，风温挟痰湿内蒸。正气过虚，易于转重。

栀豉　陈皮　半夏　枳壳　连翘　赤苓　杏仁

张 风温一候，既汗既下，热终不解，舌红苔干而白，咳呛痰稠，脉细数而带软。此湿反化燥也，热伤阴气，恐其风动。

桑丹　杏仁　青蒿　川贝　玉竹　杷叶　黄芩　橘红

复：热缓未退，仍用滋清达泄。

桑丹　豆豉　杷叶　玉竹　杏仁　蔗汁

又复：

桑皮　杏贝　橘红　川斛　谷芽　蛤壳　茯苓　花粉　玉竹

费右　阴亏血热，风温伏于少阳阳明。

柴胡　淡芩　钩勾　花粉　桑丹　茯苓　川斛

复：将昏陷矣，奈何！奈何！

煨葛　连芩　生草　六曲　茯苓

又复：

前方去葛根　加陈皮　谷芽

丁 风湿相搏，骨节折痛。病方初起，势将转重。

栀豉　防己　萆薢　连翘　秦艽　防风　枳壳

汪 气血两虚，湿热阻滞阳明经络，股肱悉作酸痛。

桂木　桑枝　羚角　牛膝　花粉　防风　钩勾　当归

罗 风温痰嗽，夜热缠绵，防其热极生惊。

泻白散[1]　加杏仁　糖饼　莱菔　钩勾

谢 风温痹肺，痰湿蒸中，身热汗多，咳呛不得卧。年高正虚，恐昏陷。

杷叶　半夏　橘红　竹茹　杏仁　芦根

〔1〕泻白散：出自《小儿药证直诀》，由地骨皮、桑白皮、甘草组方，用时加粳米一撮。此方有泻肺清热、止咳平喘的作用，在此用于清热化痰。

◎春温

张 脾虚作胀，复劳倦感温，内因而外因兼见也。

苏梗　桑叶　杏仁　茯苓　香附　神曲　陈皮　麦芽

陈 阴亏肝郁，劳倦感温。

生地　黑栀　石斛　茯神　丹皮　桑叶　菊花　石决

刘 春温内伏，身热头胀，体痛。

栀豉　广皮　菊花　麦芽　连翘　杏仁　枳壳

徐 温邪九日，身凉额热，面赤如醉，痰喘如锯，舌苔干焦，神昏呓语，脉滑数，左弦右伏。邪热挟滞，蒙蔽心包，阴液内涸，其势危笃，奈何？

犀角　川贝　瓜蒌　连翘　生地　麦冬　郁金　竹沥

张 温邪外受，气血内郁。

柴胡　枳壳　归身　苏梗　广皮　白芍

朱 温伏肺胃，肝胆火升。

温胆汤〔1〕　加杏仁　杷叶　黑栀

马 温邪内伏，肺胃不和，非细故也。

黄连温胆汤〔2〕　加省头草〔3〕

徐 温邪挟食，其势不轻。

栀豉　连翘　麦芽　蒿芩　青皮

殷 身热两月未愈，咳呛咽痛，脉数舌红。阴亏更甚，温邪愈伏也，最难速效。

蒿芩　生地　桔梗　桑丹　杏仁　生草

王 春温夹食，旬日不解，渴饮，舌苔黄，神愦耳聋，脉伏。势欲昏陷。

栀豉　枳壳　杏仁　麦芽　连翘　柴胡　花粉

---

〔1〕温胆汤：出自《三因极一病证方论》，由半夏、竹茹、枳实、陈皮、甘草、茯苓组方，有理气化痰、清胆和胃的作用。

〔2〕黄连温胆汤：出自《六因条辨》，即温胆汤加黄连，增加了温胆汤清热化痰的作用。

〔3〕省头草：佩兰的别称，又名孩儿菊、兰草、草木犀等，味辛性平，有辟秽、化湿、醒脾的作用。

顾 阴虚温伏，日晡寒热。

桑丹 玉竹 陈皮 川斛 茯苓 蒿子〔1〕

倪 高年劳倦感温，身热痰嗽，神疲气促，脉息模糊。正在春季之交，病势恐其有进无退。

桑叶 橘红 蔗汁 杷叶 杏贝〔2〕 玉竹 连翘

徐 暮春风温，身热痰嗽，缠绵匝月。恐其内陷转剧。

柴胡 橘半〔3〕 黄芩 杏仁 桑丹 茯苓 花粉

朱 久病后，复受暮春风温之邪，热毒深入营中，遍发紫斑似锦。营分被炽，齿血沸腾，若不急治，恐其虚脱，宗会稽法。

生地 石膏 知母 犀角 麦冬 牛膝

◎冬温

潘 冬温湿热交蒸，身热九日，有汗不解。其势极危。

苍术白虎汤〔4〕

王 冬令不藏，风阳上升，肺受风温，喘咳体痛。当与清降，阴分虽虚，刻难拟补。

温胆汤 加桑叶 石决 杏仁

王 冬温蕴伏，身热九日，有汗不解，脉数喘咳，体痛胸闷，其势不轻，防其昏陷。

杷叶 象贝 杏仁 连翘 桑皮 芦根 枳壳

蒋 右寸关浮大，左弦数，咳呛音剉，鼻塞涕浊。此属冬温，上痹肺窍不

〔1〕 蒿子：有两种指代，一是指菊科类草本植物青蒿、黄花蒿等，二是指这类植物成熟的果实。均有清虚热的作用，鲜品尤佳。

〔2〕 杏贝：杏仁、贝母的合称，作用在于止咳化痰。

〔3〕 橘半：橘皮、半夏的合称，作用在于理气化痰。《痈疽神秘验方》中有橘半胃苓汤，《医学入门》卷八中有橘半枳术丸，《温病条辨》卷三中有橘半桂苓枳姜汤。

〔4〕 苍术白虎汤：出自《黄帝素问宣明论方》卷六，即白虎汤加苍术。此方又名白虎苍术汤（《保婴撮要》卷十八）、白虎加苍术汤（《类证活人书》）、白虎加苍汤（《医学入门》卷四）。《医方考》："石膏、知母、甘草、粳米，白虎汤也，所以解温热；加苍术者，取其辛燥能治湿也。"

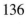

通，伎然[1]脑漏[2]也，宜升清而降浊。

川芎　滑石　苦丁茶　黑栀　荷叶　杏仁　瓜子[3]　象贝　连翘

吴　冬温蕴肺，痰嗽，脉细而数，入夜尤重。阴分虚也。

桑叶　瓜子　知母　川贝　杏仁　米仁　玉竹　梨肉

◎温病失血

叶　暮春风温，走入营分，身热咯血。恐其昏痉。

桑丹　茅根[4]　墨汁　生地　藕汁　童便

王　冲年阴亏，暮春风温袭肺，咳伤营分失血，若不保真，成怯何难？

苇茎汤　加川贝　湖藕

徐　冲年阴亏肝旺，肺受风温，咳伤失血。

苇茎汤　加桑皮　杷叶　川贝　湖藕

王　风温走入空窍，遍体浮肿，辛燥伤阴，痰中带红。且与扁鹊三豆。

三豆汤　加生草　湖藕

程　素体阴亏内热，更受初夏风温，火炎于上，天地之道也。呛伤营络，宜其失血。

苇茎汤　加湖藕

刘　感温痰嗽失血，愈发愈重，脉细滑数，畏寒身热，形削色滞。新卜燕尔之喜，自然日近虚门，必须保真静养，方可却病，否则草木无情，安能补其不足哉？

六味丸

每日五钱，麦冬钱半、湖藕五钱，煎送。

---

〔1〕伎然：不停地流出的样子。伎，音jì，《说文解字》："与也。"原意为"与"，即党与、集合之意，又有技巧之意。《素问·灵兰秘典论篇第八》："肾者，作强之官，伎巧出焉。"

〔2〕脑漏：病名，鼻腔中不时流出涕液之证，诸如鼻渊之类。《景岳全书·鼻证》："鼻渊证总由太阳督脉之火，甚者上连于脑，而津津不已，故又名为脑漏。"

〔3〕瓜子：即冬瓜子，又名白瓜子、冬瓜仁、瓜瓣、瓜犀等，味甘性寒，具有清肺化痰、消痈排脓的功能。

〔4〕茅根：原抄本作"茆"，疑为"茆"字形之误。"茆"通"茅"，即白茅根。下同。

程 肺胃感温，木火上升，衄血盈盏。当清滋降泄。

犀角 丹皮 知母 黑栀 生地 洋参 女贞 茅根

李 营亏之体，感温身热，痰嗽失血。正在夏半，恐其一阴不生，用苇茎汤加味。

苇茎汤 加川贝 杷叶

◎温病发斑疹块

何 风温湿热，走入营分，遍发疹块夹斑。

桑丹 羚角 花粉 防己 生地 赤芍 银花 茯苓

吴 暮春风温，深入营分，身热一候，斑发不畅，神愦脉伏，脊闷懊憹。邪若内走，势必昏陷，极重。

犀角 葛根 赤芍 豆豉 竹叶 柴胡 牛蒡 黑栀 连翘

方 温邪六日，身热不扬，脉数不畅，懊憹不眠，神识不清，斑发不出。种种病情，均属棘手，方虑邪陷转昏，而犹出宅就医，若再冒风，将如之何？

葛根 连翘 赤芍 杏仁 郁金 牛蒡 桔梗 蝉衣 荆芥 杷叶

丁 温邪十二日，斑发不出，胸痞便闭，舌苔干焦。邪食裹急，津液告涸，大势极险，勉拟凉膈法。

凉膈散〔1〕全

转：大便虽通，而营阴中热犹炽也。

黄连 黄芩 鸡子黄 阿胶 白芍

又转：余热未靖，用竹叶石膏汤〔2〕，人参易洋参。

又转：腑气尚未通泄。

麻仁丸三钱

卜 温邪九日，斑不出肉。势将昏陷，勉拟。

〔1〕凉膈散：方剂名，有多种组方。此处用方当出自《太平惠民和剂局方》，由大黄、朴硝、甘草、山栀子仁、薄荷、黄芩、连翘组方，有泻火通便、清上泄下的功能。

〔2〕竹叶石膏汤：方剂名，出自《伤寒论》，由竹叶、石膏、半夏、麦门冬、人参、甘草、粳米组方，有清热生津、益气和胃的功效。

犀角　葛根　淡芩　桔梗　豆卷　牛蒡　赤芍　连翘

李　温邪发斑不透，二候不解，热甚伤阴，初起之时曾经失血盈盏，是以脉得空弦，神志模糊也，易于昏陷。姑与存阴救热法。

生地　知母　川斛　石膏　连翘　竹叶

◎湿温

杨　病经八日，身热不扬，脉左空弦，右模糊，痰泛呃忒，面赤如醉，胸脘不舒，舌红苔干白。温病痰湿，涸阻中焦不化也。

豆卷　郁金　杷叶　竹沥　旋覆　杏仁　川贝　姜汁

转：大战一昼夜，邪热猛烈，几危屡次，幸而斑透肤黄，得以战解。然阳明营中，热邪尤炽，少阴阴气已亏，是以脉左弦数，口干舌绛，以及目昏面油，颊车失张，咽喉微肿也。湿及化燥，恐其散而复合。今当清营滋化，利咽除痰，不致再生更张为幸。

犀角　连翘　生地　桔梗　甘草　人中黄　丹皮　赤芍　竹茹　川贝

又转：颊车仍前失张，咽嗌尤作痛，明是少阴阴液内亏，阳明邪热尚炽也。宜于滋养少阴之中，少佐清泄阳明为是。

生地　元参　川贝　桔梗　金斛　葛根　甘草　距子[1]

郭　湿温交蒸之病，类皆于五六日，或数日上，较之以前渐次转重者居多。今病甫三日，而形神已具痿顿之象，若再转剧，如之奈何？

豆卷　蒌皮　连翘　杏仁　桑叶　枳壳　桔梗

复：病势不善，一候若不战解，恐昏陷莫测。

豆卷　桑叶　杏仁　杷叶　黑栀　石膏　连翘

又复：病之险重，连次详赘，不复冗叙。

杷叶　蔻仁　豆卷　连翘　石膏　桑皮　杏仁

---

〔1〕距子，即鸡距子，别名甚多，如龙爪、鸡爪梨、鸡爪子、鸡橘子、金钩钩、拐枣、白石木子等，常用名为“枳椇子”，具有破气散痞、泻痰消积的功效。《唐本草》：“味甘，平，无毒。”《本草拾遗》：“止渴除烦，润五脏，利大小便，去膈上热，功用如蜜。”

又复：尚在险津。

竹叶石膏汤去参

黄 湿温蒸热五日，脉数舌浊。邪势方张，将有转重之势。

豆豉 麦芽 黄芩 佩兰 青蒿 神曲 连翘

复：幸也一候战汗而解矣，际此元气极亏之时，谁不知谨慎？今反出宅就医，劳其筋骨，乏其元神，舟中跋涉艰辛，正气岂能胜任乎？祈三思之，尚何言哉！

石斛 茯苓 谷芽 陈半[1] 炙草

方 身热不扬，头额痛胀，脉息沉数，舌红苔而干黄。湿温内蒸六日，升逆阳明，其势不轻，若再误投刚燥辛散，必致弄成劫阴风动。

温胆汤 加石决

复：今日一候，似有转汗之机，如转而胜，其病即已，设或不胜，则变幻莫测。仍拟清热降逆，和胃除痰，佐以扶正托邪一法。

谷芽 橘半 淡芩 炙草 于术 竹茹 茯苓

又复：大战之后，热退不清，呃忒频作。恐其散而复聚。

杷叶 茯苓 橘红 炙草 丁香 杏仁 柿蒂

顾 形寒身热，肢麻脉伏。湿温初起也，素体阴亏，切忌强逼其汗。

栀豉 桔梗 连翘 麦芽 藿香 杏仁 枳壳

又：湿温四日，势正方张，一候战汗而解乃妥，否则恐其发疹昏陷。

栀豉 黄芩 竹茹 连翘 藿梗 半夏 橘红 枳实

又：明日若不转汗，则恐转剧。

温胆汤 加栀豉 佩兰

又：一战而胜，此大幸也，在六七日之间，设有不慎，则恐散而复聚。

谷芽 橘红 枳壳 半夏 茯苓 川斛

又：邪存正虚，所防反复。

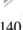

[1] 陈半：陈皮、半夏之合称，用于理气化痰。

石决　橘半　枳壳　谷芽　党参　麦冬　炙草

又：表解里急，极难用药。

三年陈黄米炒去油并块煎服

又复：

党参　川斛　陈皮　炙草　于术　川连　茯苓　谷芽

又：病后走泄，势必正不敌邪，又在危津矣。

栀豉　枳实

又：又得战汗，仅复三日，如再不慎，更张多矣。

仍用陈黄米二两，如前法。

孙　积劳阳伤之后，温邪与湿热交蒸，头痛肢痉，舌苔腻白，寒热，汗多，去来靡定。必得战解方可，否则恐其昏陷。

豆卷　茯苓　蔻仁　橘红　茅术　萆薢　半夏　佩兰

马　湿温四日，邪未透泄，将转重。

栀豉　连翘　枳壳　蒿芩　川朴　麦芽

汪　肝阳未平，肺又感温，脾又感湿。

杷叶　杏贝　橘红　枳壳　桑皮　茯苓　米仁　芦根

邓　湿温蒸热，势正方张。

栀豉　麦芽　连翘　佩兰　黄芩　赤苓　茵陈

梅　湿温误认为痧，针刺出血，阴气受伤，风阳内动，面色青，肢节冷，神气疲，脉象伏。大势极危，恐有陡变。

豆豉　半夏　炙草　赤芍　桂木　陈皮　茯苓　葱头

王　湿温蒸热。

杷叶　青蒿　杏贝　茯苓　桑叶　橘红　丹皮

张　湿温初起，秽浊凝闭，来势不轻，急急载归。

栀豉　杏仁　麦芽　川朴　连翘　佩兰

毛　湿温六日，舌白脉数。其势极重，一候不解，恐难治矣。

藿香　川朴　橘红　半夏　芩连[1]　枳实　杏仁　姜渣

陈　湿温初起，极重。

栀豉　连翘　川朴　枳壳　藿香　半夏　黄芩

王　劳倦湿温。

白术　陈皮　茯苓　豆卷　枳壳　秦艽

侯　失血虚损之体，又受湿温，乍寒乍热，理之极难。

桑丹　杏贝　石斛　玉竹　茯苓　湖藕

周　湿温虽得战汗，痰湿未清，恐其散而复聚。

橘半　茯苓　麦芽　川斛　连翘

洪　冲年阴亏，湿温蒸热四日，有汗不解，渴饮自利，舌红苔白，脉细伏而数。病势正在方张，一候若不得解，则恐昏陷风动，切勿远涉，来此就医。

葛根　豆卷　赤苓　连翘　芩连　钩勾　生草

王　湿温夹食，强逼其汗，误进辛刚，邪热有升无降，恐其转致厥逆。

黄连温胆汤

佘　湿温初起。

葛根　萆薢　豆豉　茯苓　连翘　茅术　神曲　陈皮

复：湿温一候，虽已得汗，然邪仍内蒸，每多昏陷者。

栀豉　桔梗　枳壳　连翘　蒿芩　杏仁　桑皮

王　湿温蒸热，无汗而退，形寒脉伏，舌苔腻白。手淫之后，邪陷阴经矣，恐其变幻，拟仲圣解肌法，参入阳旦[2]。

桂木　淡苓　炙草　白芍　大枣　生姜

金　湿温一候，战汗不彻，恐其昏闭。

栀豉　连翘　生地

〔1〕芩连：黄芩、黄连的合称，具有清热解毒的功效。下同。

〔2〕阳旦：有两解，一为病证名，阳旦证即桂枝汤证。《伤寒论·辨太阳病脉证并治》："证象阳旦。"二是方剂名，阳旦汤即桂枝汤加黄芩，出自《外台秘要》，用于桂枝汤证兼见心烦、口苦等里热证者。结合上下文，此处当是阳旦汤。

复：战汗不彻，邪陷营中，鼻衄盈盏，将昏闭矣。

犀角　石膏　麦冬　豆豉　生地　知母　牛膝

陈　湿温内伏。

温胆汤

褚　嗽久阴亏，又受湿温，恐其转剧。

青蒿　豆豉　杏仁　连翘　黄芩　山栀　枳壳　茅根

朱　湿温内伏，势欲增剧。

栀豉　藿梗　连翘　蒿芩　杏桔[1]　川朴

周　冲年阴亏之体，温邪与湿交蒸，恐其邪正不敌，而致昏陷变端。

藿梗　杏仁　连翘　陈皮　豆豉　枳壳　麦芽

魏　湿温一候，若不战汗，必昏陷。

栀豉　藿梗　麦芽　川朴　枳壳

李　湿温蒸热，放痧阴伤转重，势将昏陷。

栀豉　蔻仁　杏仁　麦芽　藿梗　杷叶　连翘

冯　湿温初起，其势甚重，脉数舌绛。此表有寒，里有热也。

蒿芩　连翘　枳壳　栀豉　菊花

顾　湿温六日虽得汗，然邪终未能透达，恐散而复合。

半夏　藿梗　橘红　茵陈　黄芩　川斛　神曲　炙草

李　湿温蒸热，身热舌白。

栀豉　藿梗　枳壳　杏仁　川朴　神曲　连翘

贾　湿温蒸热，其势淹缠。

茅术　茯苓　萆薢　黄柏　川朴　陈皮　神曲　知母

周　湿温夹食，放痧伤阴，以致转剧，一候若不转解，必致昏陷，莫能解救。

栀豉　葛根　黄芩　杏仁　藿梗　川朴　连翘　枳壳

[1] 杏桔：杏仁、桔梗的合称。杏仁清肺止咳，桔梗利咽，合用止咳化痰，清肺利咽。

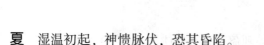

夏 湿温初起，神愦脉伏，恐其昏陷。

栀豉 川朴 枳壳 麦芽 青蒿 藿梗 连翘

杨 湿温蒸热四日，脉数舌浊，腰酸体痛，恐其增重。

藿梗 秦艽 赤苓 麦芽 萆薢 栀豉 连翘

冯 湿温重症，战汗得解，亦算造化，乃强酒走泄，以致邪气乘虚复合。今姑用仲圣成例治之，成败未卜也。

栀豉 枳壳

周 湿温夹食，放痧阴伤，神疲脉伏，胸痞腹痛，呕恶频作。势将昏厥矣，一候战汗而解乃幸。

黄连温胆汤 加瓜蒌 淡苓

蒋 湿温食伏，如再战汗而解，恐其正不敌邪。

栀豉 麦芽 枳实

范 湿温蒸热，二十余日，过表汗多。肝风掀动，恐其成痉。

中生地 茯神 羚角 丹皮 淮小麦 钩勾 石决 川贝

孙 湿温病后，舌苔腻白。温去湿存也，将必招暑复热。

藿梗 川朴 枳壳 神曲 蔻仁 陈半 茯苓 麻仁

谢 湿温三候，神烦无寐，脉微舌白，汗如雨下，阳气垂脱矣。

理中汤 加茯苓 橘红 半夏 牡蛎

朱 湿温夹食，身热烦闷，防昏陷。

栀豉 枳实 神曲 薄荷 淡苓 蒌实 连翘 芦根

田 湿温内伏，寒热互阻，胸痞腹闷，便溏溲少。邪在少阳、阳明。

柴胡 葛根 黄芩 泽泻 生术 半夏 茯苓 甘草

◎湿温发斑

方 湿温九日，烦热少寐，舌干绛，苔黄浊，脉数不畅，斑不透肉。邪气深入营中，恐有昏愦之虞。

豆豉　连翘　芦根　杏仁　黑栀　葛根　柴胡　桔梗

转：有微汗，热不解，脉数空弦，舌苔焦浊。湿温溷蒸阳明也。

栀豉　枳壳　郁金　柴连[1]　连翘　川贝

朱　湿温十二日，斑发不出，势将昏陷。

茅术　石膏　知母　生草　犀角　菖蒲　粳米

复：尚在险津。

竹叶　麦冬　杏仁　粳米　沙参　花粉　石膏　芦根

又复：表里并解，尤云心中烦热，仍拟前甘寒化解法。

竹叶石膏汤人参易沙参

陈　湿温发斑。

犀角　桑叶　竹叶　连翘　丹皮　牛蒡　川贝　芦根

顾　湿温发斑不出，神愦脉伏，气喘，危甚危甚！

栀豉　杏仁　枳壳　竹叶　牛蒡　连翘　芦根

朱　湿温发斑。

犀角　杏根　郁金　杷叶　栀豉　连翘　赤芍

陈　湿温病九日，斑发不出，神愦耳聋，舌苔干焦，脉数指搐。势将昏陷，极重。

犀角　生地　连翘　丹皮　牛蒡　栀豉　赤芍　芦根

顾　湿温发斑，已逾两候，目张不话，舌绛渴饮，神蒙鼾睡，指搐肉瞤，脉沉滑数，乱无伦次。邪热挟痰，阻闭窍络，阴涸风动，危形已迫。勉拟彻热救阴、开络涤痰一法，以冀万幸。候诸同学政。

连芩　菖蒲　石决　鸡子黄　阿胶　白芍　竹沥

王　身热六日，烦躁懊憹，终日不食，终夜不寐，脉伏不出，舌绛苔白，斑疹紫暗隐约。湿温伏于阳明也，若走入心营，则昏陷痉厥。候高明酌夺。

犀角　牛蒡　赤芍　豆豉　茅根　葛根　蝉衣　连翘　升麻　西河柳

---

[1] 柴连：柴胡、黄连合称，用于清泄肝木胃土之邪热。

宋 身热十二日，有汗热不解，遍发斑疹，发不透肉，自痢渴饮，脉数舌绛。若冒风隐陷，则恐变幻莫测。

犀角 连芩 荆芥 赤芍 西河柳 豆卷 葛根 牛蒡 生草

◎湿热

金 冲年阴虚，湿热困中，形神削夺，非细故也。

于术 米仁 陈皮 麦芽 益智 川斛 茯苓

张 湿热薰蒸，闭塞上窍。

黄芩 煨石膏 菖蒲 通草 黑栀 马兜 川芎 桔梗

吴 病后正未恢复，而阴气窃亏，湿热之邪未尽，当扶正养阴渗湿，俾热从小便而出。

猪苓汤 加洋参

冯 湿上盛为热。

白术 杜仲 茯苓 米仁 萆薢 泽泻 防己 川断

黄 表阳外虚，木火与湿热之气上升。

于术 防风 橘半 竹茹 绵芪 川连 茯苓

吴 湿热蕴胃，用刘松石猪肚丸。

蒸于术土炒 苦参韭面拌炒 牡蛎煅，水飞 雄猪肚一具，漂净爊烂
捣和为丸，每日四钱。

沈 湿热蒸中，劳顿伤阳。

茅术 香附 神曲 陈皮 苏梗 川朴 茵陈 炙草

胡 晡热脉细数。湿热伏于阳明也，阴气颇亏，恐其转重。

蒿子 黄芩 茯苓 丹皮 炙草 陈皮

孙 湿热伤中，腹暴胀大。

茅术　川连　腹绒[1]　桂枝　川朴　陈皮　薤白　茯苓

陈麦柴煎汤代水

张　阴亏湿热内蒸，用仲圣猪苓汤[2]，养阴利水，佐以黄连，俾湿热从小便而出。

猪苓汤　加川连

丁　中年湿热蒸中，身热体痛。

白术　陈半　萆薢　佩兰　川连　茯苓　六曲

冯　脾虚肝郁，湿热困中，肺不宣泄。

五苓散[3]　加腹皮　姜皮　桑皮

殷　湿热未清，胃气已虚。

白术　陈半　谷芽　石斛　茯苓

陈　病后元气不复，湿热困中。

于术　归芍[4]　陈皮　炙草　佩兰　川连　蔻仁　茯苓　六曲

陈　阴亏湿热。

六味丸去萸肉　加川柏　茵陈　陈皮

王　病后正虚，湿热未清。

水泛资生丸[5]三钱　佩兰一钱，煎送

方　胃家湿热未清。

黄连　陈半　佩兰　川斛　苓草[6]

---

[1] 腹绒：中药名，即大腹绒，又名槟榔皮、槟榔衣，味辛性微温，入脾、胃经，具有下气宽中、利水消肿的功效。

[2] 猪苓汤：方剂名，出自《伤寒论》，由猪苓、茯苓、泽泻、阿胶、滑石组方，功在利水清热养阴，用于水热互结证。

[3] 五苓散：方剂名，出自《伤寒论》，由猪苓、泽泻、白术、茯苓、桂枝组方，功在利水渗湿，温阳化气，用于水湿内停证，或兼有表证者。

[4] 归芍：当归、芍药的合称，有养血敛阴的作用。

[5] 资生丸：方剂名，又名人参资生丸、保胎资生丸，出自《先醒斋医学广笔记》，由人参、白术、白茯苓、广陈皮、山楂肉、甘草、怀山药、川黄连、薏苡仁、白扁豆、白豆蔻仁、藿香叶、莲肉、泽泻、桔梗、芡实粉、麦芽共十七味药物组方，功在健脾和胃，消食导滞，适用于阳明脉衰、脾失健运等证。

[6] 苓草：茯苓、甘草的合称。

陈 冲年阴分先虚，湿热三反四覆，身热不退，胸腹痞满，倦怠脉软，舌苔腻白。若再乱药，势必弄成怯弱。

资生丸四钱

朱 湿热困中，肝气悒郁。

青皮 苏梗 山枝[1] 白芍 丹皮 泽泻 茯苓 麦冬

殳 劳碌伤阳，湿困蒸热。

茅术 陈半 萆薢 炙草 茯苓 川朴 草果 茵陈

张 病后元虚，湿热困中，肝脾不和。

首乌 白芍 川连 炙草 谷芽 藿梗 广皮 茯苓 神曲

胡 湿热溷阻中宫，水气泛溢，上凌作喘，几有极重难返之势。姑先通调水道，冀其得谷乃妥。

五皮饮[2]去加皮 加川朴 杏仁

张 体虚感暑之后，湿热内困中焦，小溲短濡。当以健脾利水为要。

旋覆 茯苓 枳壳 草梢 半夏 泽泻 麦仁

毛 中虚湿热困阻，二便失司。过分攻荡，陡致脏阴受累，湿热仍然留着，盍不与以养阴利湿也。

猪苓汤 加洋参

王 病后湿热未清，脾胃不和。

川连 陈皮 益智 麦芽 白术 茯苓 木瓜

金 脾虚肝旺，湿热困中。

小温中汤三钱

每日用白芍一钱、陈皮五分，煎送。

王 痢后不食，舌苔浊白，脉空数，胸痞满。湿热困中，正虚肝旺也。

〔1〕山枝：即栀子，有多种异名，如山栀子、山栀、木丹、鲜支、卮子等，味苦性寒，具有清热泻火解毒等功效。

〔2〕五皮饮：方剂名，由大腹皮、炙桑白皮、茯苓皮、生姜皮、陈皮组方。原出自《华氏中藏经》，名为五皮散，后《三因极一病证方论》中改为汤剂，具有利湿消肿、理气健脾的作用。

平胃散[1]　加川连　炮姜　茯苓

吴　和胃养阴，清热渗湿。

党参　泽泻　茯苓　佩兰　川斛　谷芽　陈皮

魏　冲年阴亏，湿反化燥，将若之何？拟仲圣养阴利湿法。

猪苓汤

陆　舌干黄，脉歇至，胸中痞满，呕恶不食。高年中下阳微，湿热火气交蒸，有胃惫之虑。

川连　茯苓　姜渣　枳壳　橘红　麦芽　半夏　佩兰

铁石生抄读

◎湿热下注

富　阴亏心火，湿热下注，茎痛溺浊。宜养阴利湿。

猪苓汤　加白术

朱　肾真内亏，湿热下着，苦以坚之，淡以渗之。

茅术　萆薢　米仁　泽泻　黄柏　牛膝　滑石　茯苓

陈　胃强脾弱，湿热下着。

川连　秦皮　炮姜　黄柏　茅术

陈（便血）　中下两虚，肝木乘克，便血两载，气分有湿，血分有热也。

于术　木香　炙草　茯苓　六曲　黄柏　白芍　木耳

谢（砂淋）　阴络内伤，湿热下注，砂淋结块，茎衄时发，若不能撤，必然胀死。此皆酒色热药所致。

生地　黄柏　萆薢　茯苓　牛膝　阿胶　珀屑　车前　泽泻　血余

屈（滑精）　心肾阴亏，湿热下淫，精滑失固，若不戒酒，徒药无功。

刘松石猪肚丸五钱

[1] 平胃散：方剂名，出自《太平惠民和剂局方》，由苍术、厚朴、陈皮、甘草组方，功在燥湿运脾，行气和胃。

张（茎痛） 湿热下着，茎痛溲闭。

导滞散[1] 加车前 黑栀 土贝

杨（淋） 湿热下注为淋。

威喜丸[2]

徐（血痢） 脏阴内亏，湿热下着，血痢。

白头翁汤[3] 加茅术 木香 炮姜

戈（血痢） 湿热深入下焦营分，血痢淹缠三载，防脱。

白头翁汤

陶（淋） 湿热下注为淋，当通涩并施。

生地 丹皮 泽泻 芡实 川柏 茯苓 萆薢 六一散

杨（遗泄） 湿热下注，精窍不固，不易速效。

猪肚丸

陆（噤口痢） 湿热伤营，痢红口噤，而尺脉空数。正气将脱矣。

白头翁汤 加白术 炮姜 洋参 炙草

邵（便血） 湿热下着，阴络受伤，便血。

生地 黄柏 血余 赤苓 藕节炭 草梢 阿胶 丹皮 荷蒂

高（白浊） 湿热下淫白浊，用刘松石方。

猪肚丸

陈（淋） 心火、湿热下注为淋，茎痛脉数。阴分已伤，当养阴清渗，少举清阳明。

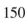

〔1〕导滞散：方剂名，出自《太平惠民和剂局方》，由当归、大黄组方，用于瘀血在内等证。从本案的证情描述分析，疑似导滞散为导赤散之误写，后者由生地黄、木通、生甘草梢组方，出自《小儿药证直诀》，更合本案。

〔2〕威喜丸：方剂名，由黄蜡、白茯苓组方，出自《太平惠民和剂局方》。制法：黄蜡、白茯苓各等份，白茯苓去皮作块，用猪苓四分之一份，一同放在瓷器内反复煮煎二十余沸，取出晒干，不用猪苓。茯苓为末，熔黄蜡，制成如弹子大丸药。具有调理阴阳、固虚降浊的作用。下同。

〔3〕白头翁汤：方剂名，出自《伤寒论》，由白头翁、黄柏、黄连、秦皮组方，功在清热解毒，凉血止痢。

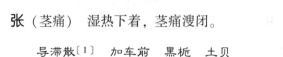

猪苓汤　加洋参　荷蒂

顾（淋）　湿热下着，淋浊。

黄柏　猪苓　萆薢　泽泻　川连　滑石　茯苓　生草　黄蜡五钱，同煎

钱（血痢）　高年滞下，自夏至冬，变为血痢。中下营分，被湿热所伤。

白头翁汤　加苍术　榆炭

汪（淋）　湿热败精，阻闭溺窍，小水不通。

威喜丸三钱

钟（淋）　阴虚湿热，下着为淋，厥少受寒，睾丸肿痛。

土贝　楝子　茴子　橘核　山栀　荔核　茱萸

褚（淋）　湿热下着为淋痛，过投辛燥，络伤茎衄，肌肤失泽。阴已极亏，将化燥矣。

生地　阿胶　茯苓　血余　洋参　升麻　草梢　侧柏

顾（小便数）　肾阴内亏，湿热下注，小溲数欠。

熟地　茯苓　女贞　沙蒺　桑螵蛸　山药　丹皮　菟丝　杞子

陈　心肾阴亏，湿热下着。

黄柏　黑栀　猪苓　泽泻　萆薢　丹皮　茯苓

◎酒湿

潘（吐血）　酒醴湿热，薰伤胃络，呛伤失血。用喻西昌法。

桑叶　石膏　沙参　生草　麦冬　杏仁　阿胶　杷叶

宋（哮喘）　哮喘起自襁褓，及其长也，性嗜酒醴。湿热之气，燔灼肺金，若不痛戒，将成酒疸矣。

沙参　蒌霜　茯苓　麦冬　瓜子　川贝　杏仁　米仁

冯（咳嗽）　酒醴湿热之气，薰蒸肺金，痰嗽音哑，势欲成痿，不可乱药。

官燕　猪肤　百合　糯米

以上四味熝粥，调入鸡子青一个、青盐三分，和服。

秦 酒湿薰蒸，肺将痿矣。

桑皮 米仁 象贝 瓜子 地骨 兜铃 牛蒡

朱（腹痛呕吐） 胸腹绞痛，呕吐拒纳，肢冷脉伏，舌苔腻白，头汗如蒸笼。此酒醴湿热，挟阴霾食滞，涸阻中焦也，最恐厥逆。

茅术 槟榔 乌药 藿香 陈皮 川朴 六曲 麦芽

钱（咳血） 酒醴湿热，薰蒸伤肺金，咳呛痰血。肺痈之象也。

百合 川贝 麦冬 生西瓜子壳 沙参 杏仁 米仁 鸡子 藕肉

冯 酒醴湿热，薰伤肺金。

补肺阿胶〔1〕合二母汤〔2〕 加鸡距子

孙 酒醴湿热，弥漫中宫，舌苔垢浊，必须去菀陈莝。

川连 神曲 茯苓 鸡距 佩兰 橘红 川朴 麦仁 干姜

沈 酒醴湿热伤中，泄泻呕恶，脉细如发，汗下如雨。神败气短，正气极馁，恐杳然而脱。

四君子汤 加炮姜 橘红 五味

方 酒湿痰热，搏结胸中，今挟外邪，复增满逆。当此深秋燥令，浪进辛温香燥，能不虑阴伤风动耶？

温胆汤去枳壳、茯苓 加石决 白芍 川贝 丹皮 茯神

范 酒湿伤中，脾胃失运，致大肠传导失利，六脉惟右关紧涩，知其胃中有积也。

枳壳 杏仁 麻仁 槟榔 川朴 麦仁

◎湿痹

阎 身热不扬，四肢逆冷，舌苔黄浊，自利烦渴，遍体痹痛，神烦无寐，寐

〔1〕补肺阿胶：方剂名，即补肺阿胶汤，出自《小儿药证直诀》，原名阿胶散，又名补肺散，由阿胶、牛蒡子、炙甘草、马兜铃、杏仁、糯米组方，功在养阴补肺，镇咳止血，用于肺虚有热证。

〔2〕二母汤：方剂名，古方中以此为名者，不下八方。据本案所述，清代医家秦皇士补辑的《症因脉治》卷一中所述“二母汤”与本案切合，方由贝母、知母组成，清虚热，止痰嗽。

则谵语。温邪与湿交蒸，正气不能运达，昏陷将至矣。

葛根　赤苓　连翘　川连　佩兰　豆卷　升麻　炙草　神曲

瞿　肾真内亏，湿热痿痹。

茅术　米仁　防己　金毛脊　十大功劳　茯苓　萆薢　黄柏　晚蚕沙

程　肝肾阴亏，湿热浸渍筋骨，足痿不任地。急切已难奏效，若用风药，必致凑成瘫痪。

茅术　花粉　牛膝　茯苓　萆薢　米仁　防己　黄柏

汪　湿热阻痹，阳明经络，筋骨不束，机关不利，遍身折痛。法宜清解，不可温散。

羚角　桑枝　防己　牛膝　石膏　米仁　杏仁　钩勾

◎风湿

年　风邪湿热，浸淫肝脾络中，内风之阳，窃动一身脉络，筋骨酸楚。当清热渗湿，佐以养阴。

生地　荆芥　防风　胡麻　丹皮　白术　白芍　绿豆壳

年　风寒湿热，留络成痹。

白术　石膏　茯苓　牛膝　桑枝　桂木　防己　萆薢　杜仲

苏　平素阴亏，风温湿热，浸渍阳明，筋骨不束，机关不利，遍体掣痛，走易靡定。

桂木　羚角　桑枝　花粉　钩勾　白术　萆薢　牛膝　茯苓

朱　阴亏湿热，阻痹阳明经络，四肢重着。误服温燥，以致动营失血，此时未便乱药，止血再商。

三七　蔗汁　墨汁　藕汁　童便

潘　手足麻木，多缘营气衰弱，风阳窃动所致，诊脉数而滑大，又知痰热阻痹脉络。宜并治之。

桂木　当归　天麻　桑枝　钩勾　羚角　阿胶　牛膝　炙芪　竹沥

许　风寒痰湿，阻痹经络，遍体不仁，右股不用。高年耽酒中虚，药力不过扶延而已，岂能全愈哉！

桂木　米仁　丝瓜　归身　桑枝　羚角　姜黄　蚕沙　生芪

程　肥体痰湿内伏，交春风木内动，眩晕肢麻。当熄风化痰为主，温升腻补，皆与病左。

竹茹　钩勾　菊花　炙草　茯苓　橘半　石决

吴　风湿痹络，遍体酸软。

于术　瓜络　桑枝　防风　钩勾　陈皮　蒺藜　木瓜　茯苓　秦艽

周　风湿，骨节酸痛。

白术　杜仲　蚕沙　萆薢　防己　续断　桑子　金毛脊

石　病后营虚血热，风湿浸渍肌肉，遍体疮疥如疯。治宜疏风养血，清热渗湿。

银花二两，泡汤三碗　阿胶四两，烊入

候冷成冻。每日服四钱，用切细槐米仁汤调。

王　中虚湿困，小肠气痹，治在腑肠。

乌药　赤豆　木通　槟榔　木香　麦仁

沈　阳明营热，风湿困痹。

白术　丹皮　防风　赤芍　海风藤　生地　胡麻　黄柏　茯苓　地肤子

吴　风湿浸淫躯壳，疹块往来靡定。

首乌　茯苓　豨莶　防风　玉竹　赤芍　麻仁

王　风湿病，不宜发汗，汗之成痉。

桑丹　连翘　茯苓　蔗汁　石斛　淡芩　谷芽

吕　风湿相搏，骨节折痛，步履艰难。阳明热，辛刚风燥破血，汇萃而投，恐其陡然狂吐。

羚角　钩勾　防己　茯苓　石膏　牛膝　萆薢　桑枝

胡　风湿相搏，骨节折痛。

桂木　羚角　草薢　秦艽　牛膝　防己　蚕沙　桑枝　钩勾

沈　血虚血热，风湿浸渍。

白术　荆防　赤芍　胡麻　生地　香附　石决　豆皮

居　风湿相搏，四肢折痛。

茅术　防己　牛膝　秦艽　桂枝　花粉　草薢　桑枝

◎寒湿痰湿

张　中虚湿着，当以温辛通之。

于术　茯苓　炙草　党参　炮姜　陈皮

朱　中阳式微，寒湿困阻。

肉桂　茯苓　白术　炙草

王　胸腹攻胀绞痛，肤黄舌白，脉左弦数，右濡软。是寒湿困中，风邪外遏，肝气横逆，若再痛剧，势必厥逆。

茅术　连朴　吴萸　茵陈　苏梗　陈皮　炙草

沈　高年阳微，湿盛体重着，宜用通阳胜湿一法。

肉桂　于术　泽泻　米仁　附子　茯苓　紫石　沉香

张　阳虚湿盛，寒痰凝阻。

茅术　陈半　茯苓　川朴　神曲　泽泻

杨　阳虚之体，痰湿自多，近转阴亏，湿反化燥，不可一例而治。

首乌　归身　柏仁　湖藕　桑叶　麻仁　苁蓉

程　阳虚之体，湿蒸肤黄，脉濡细。当与温通。

五苓散　加茵陈　附子

张　痿黄，脉微，神疲。二气交虚，寒湿内蒸也，须防阳脱。

桂木　于术　猪苓　泽泻　茵陈　附子　神曲　茯苓　益智

庄　脾虚痰湿内生，大便不实，现届大节，右关弦细而软。宜培中土为是。

异功散〔1〕

项 阴霾湿浊，铅工水阴之气，涸结中焦，脐腹间攻而作痛，大便闭结，频频呕恶，脉细沉伏。势欲厥逆，议用以浊通浊法。

桂木 蒌皮 青皮 麦仁 薤白 葫芦 菔子 槟榔

复：照前方加乌药、枳实，磨冲。

复：诸气尚聚，腑气不通。

麻仁丸三钱，淡姜汤下

复：大便虽通，阴浊尚闭，胸中清旷之阳未能开豁也。

桂木 芦巴 槟榔 茯苓 益智 木香 川朴 乌药

复：秽浊已通，中气已受戕矣，急和之。

谷芽 茯苓 川斛 省头草 益智 半夏 陈皮

戴 中虚湿困，肝气横逆，土弱木强也，药难速效。

茱萸 白芍 茯苓 楝子 麦仁 炙草

蔡 阳虚湿盛，痰饮内伏，防中。

白术 炙草 橘红 白芍 半夏 姜汁 茯苓 竹沥

周 中阳湿痰阻脾，乃阳气式微也。

于术 茯苓 黄连 麦芽 蔻仁 橘红 半夏 干姜

赵 气郁阳微，痰饮寒湿，凝阻窍络。

附子 楞子 瓜络 姜汁 于术 竹沥 钩勾 茯苓

王 阳伤湿伏。

白术 茯苓 半夏 桂枝 橘红 麦仁

金 寒湿伤中，腹痛霍乱。

藿香 半夏 陈皮 蔻仁 川朴 茯苓 六曲 楂炭

吴 中虚湿困。

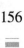

〔1〕异功散：方剂名，出自《小儿药证直诀》，由人参、茯苓、白术、陈皮、甘草组方，即四君子汤加陈皮，功在健脾益气和胃，用于脾胃虚弱、中焦气滞证。

五苓散　加米仁　川朴　腹皮

庄　中虚湿困。

茅术　茯苓　炙草　益智　陈皮　川朴　六曲

顾　阳虚湿困，邪风壅闭肺俞，恐增喘促。

桑皮　五加　猪苓　泽泻　地骨　苓皮　桂枝　姜皮

徐　寒湿困着，胃气逆行，恐其噎膈反胃。

茅术　姜渣　半夏　杷叶　陈皮　川朴　苏子　甘草

余　脾虚湿困，肝邪横逆。

白术　茯苓　益智　麦仁　陈半　鸡金　腹皮

沈　风寒痰湿并困中焦，肝气上升则脘痛厥逆。

四君子去参　加桂木　橘红　防风

贾　脾虚湿困，足跗浮肿。

四苓[1]　加木瓜　米仁

沈　大病之后，元不恢复，体倦腰酸，脾虚湿困，胃阴不固也。

于术　芡实　茯苓　杜仲　牡蛎　莲须　黄柏　益智

叶　脾虚湿困，治当培中。

于术　炙草　木香　神曲　茯苓　砂仁　炮姜

◎时气杂症

徐　肺卫失护，宿寒内伏。

橘红　半夏　胡桃　茯苓　炮姜　米仁

徐　脘痛甫缓，转增身热，是客邪外感也，长虫无故上出，乃厥阴风木内动所致。此症最多变幻，疗治极难。

川连　广皮　柴胡　枳壳　白芍　香附　茯苓　生姜

〔1〕四苓：方剂名，即四苓汤，出自《明医指掌》，原方为散，后将方作汤，由白术、茯苓、猪苓、泽泻组成，具有渗湿利水的作用，主治内伤饮食有湿等证。

胡 阴虚感邪。

桑叶 枳壳 杏仁 芦根 桔梗 象贝 连翘

程 陡然身热汗战，脉数且乱。非前日病情，此必新有客感也。

葱豉汤

陈 积劳伤阳，表热里寒。

桂木 姜渣 炙草 黑枣 生地 白芍 玉竹

吴 便闭鼻塞，皆属肺病，宜开上焦。

紫菀 杷叶 桔梗 西瓜子壳 杏仁 枳壳 生地 芦根

刘 极虚之体，重感寒邪，从未得汗，又不能投以解剂，用扶正达邪法。

数年陈饭锅盖刨下，木化，二两，煎汤服

汪 冲年阴虚，肺胃受邪，寒热咳嗽。

桑皮 青蒿 骨皮 象贝 杏仁 橘红 米仁 茯苓

曹 阴虚伏邪，畏寒肢清，欲疟之象。

阳胆汤 加半夏 枳壳

复：伏邪不得转疟，反致壮热如烙，汗下如雨，烦渴气促，腹痛下利，脉数舌黄。知邪热极重，宜解之。

失方。

俞 肺俞受凉。

干姜 橘红 茯苓 杷叶 半夏 炙草 杏仁

施 下虚痰喘，脉数舌白。肺有风寒也。

二陈汤〔1〕 加干姜 胡桃肉 骨脂

陈 极虚之体，伏邪晚发。

葱头 半夏 茯苓 淡豉 橘红 枳壳

汪 伏邪晚发，有汗热不解，若再误表，必欲却阴矣。

〔1〕 二陈汤：方剂名，出自《太平惠民和剂局方》，由半夏、橘红、白茯苓、甘草组方，功在燥湿化痰，理气和中，主治湿痰咳嗽。

温胆汤去枳实　加石决　谷芽

郑　病后复感，牙龈肿胀，治在阳明。

葛根　杏仁　桑叶　连翘　桔梗　花粉

朱　伏邪晚发，壮热瞀闷，舌绛唇焦，脉沉数，神愦自利。其势颇笃，不可出外就医。

豆豉　川连　连翘　炙草　葛根　黄芩　黑栀　花粉

沈　劳顿冒风，触动伏邪，胆胃不和，少食无寐。

温胆汤　加桑叶　杏仁

陈　失血阴亏之体，感受时邪，忽凉忽热，恹恹聂聂，恐其转重。

青蒿　杏仁　桑叶　黄芩　豆卷　连翘　丹皮　芦根

冯　时证也，误认为痧而放之，阴伤邪陷，恐其势将转重。

黄连温胆汤

吴　伤寒瘀热里急，身黄如橘子色，如邪不达，势必昏陷，勉拟仲圣法，以图侥幸。

茵陈　大黄　栀子

吴　身重发热，谓之风寒复、劳复、食复也。

黑栀　芦根　蒌仁　麦芽　枳壳　淡苓　橘红

吴　食复[1]也，宗《内经》法理之。

豆豉　黑栀　枳实

王　时病恰起夏至，既汗既下，邪仍不清，呕恶不食，神倦脉软，有邪正并脱之虞。

黄连温胆汤　加党参　省头草

牛　伏邪晚发，当宣达之。

豆豉　杏仁　连翘　山栀　青蒿　苏梗　竹叶　枳壳

---

〔1〕食复：病证名。久病或大病初愈，因饮食失节而致复发者。《素问·热论篇第三十一》："病热当何禁之？岐伯曰：病热少愈，食肉则复，多食则遗，此其禁也。"此为食复的最早记载。

孙 高年伏邪不清，正气欲脱，将何恃而不恐乎？必得进谷，或可挽回。

党参　益智　茯苓　鲜佛手皮　川斛　半夏　鲜谷芽

邹 失血虚损之体，伏邪晚发，身热已退，汗终不收，脉微肢冷，呃忒频作。虚波洊[1]至，陡然欲脱，不可不防。

桂枝　人参　龙骨　当归　炙草　白芍　熟地　牡蛎　茯苓

朱 晡热痰嗽，脉数左弦，口干舌黄。肺胃伏邪，仍当清燥救肺。

青蒿　黄芩　杏仁　橘红　桑叶　石膏　川贝　杷叶

程 热邪阴分，恐其液涸。

细地　淡芩　豆豉　丹皮　青蒿　桑叶　连翘　石斛

吴 热邪在肺，当清降开提之。

桑皮　茯苓　米仁　淡芩　桔梗　生草

钱 身热不扬，忽轻忽重，濈濈汗出，舌红苔黄，左弦右软，渴不多饮，吞酸呕恶。初起时胸闷引胁，后发疹点，此少阳阳明病无疑。今神倦谷少，正气极馁，两候不起风波乃幸。

黄连温胆汤　加青蒿　杷叶　黄芩　稻根

周 肺气闭塞。

杏仁　桔梗　桑皮　橘红　苏子　枳壳　川朴

吴 原病阴络受伤，血从下渗，今届霜降节令，伏邪发作咳呛，寒热倦怠，脉软，舌绛，谷少。其为营阴内虚，正气不振可知，若再便血大下，则有内陷之虞。

生地　玉竹　桑叶　黄芩　杏仁　川斛　丹皮　谷芽

叶 伏邪交深秋，变为寒轻热重，脉弦数，舌绛苔干。闽产阴亏，过投风燥，阴气被劫，恐有风动痉厥之险。

青蒿　茯苓　橘红　连翘[2]　黄芩　半夏　花粉　六一散

---

〔1〕 洊：音义均同“荐”，再次、屡次、接连等意。下同。

〔2〕 翘：原抄本中为“轺”，《伤寒论》有麻黄连轺赤小豆汤，其中连轺系连翘之根，非其果实，今已少用，故以连翘代之。

赵 伏邪发于秋末，三候未解，热走营分，神愦脉促，唇焦口干。阴液被热邪劫夺，势甚棘手，勉拟。

煨葛　炙草　阿胶

曹 半产两次，气血受戕已极，所以伏邪不即外达，直至秋半方发作，正气岂能胜任乎？热必昏痉洊至，奈何！奈何！

黄连温胆汤　加麦芽　姜渣

洪 壮热口干，舌红脉数，头大且胀，此大头天行也，若邪毒内攻，则恐陡变。

东垣普济消毒饮[1]

◎暑症　暑风　暑热　暑热发斑　伤暑　霍乱　暑症并病

华 暑湿热食，溷蒸中焦，起自夏至之日，来势不轻，若一候转汗而解，乃大幸矣，否则变幻莫测，未能预拟也。

淡豉　半夏　枳壳　连翘　省头草　藿梗　川朴　黑栀　麦芽

钱 暑湿食三气交蒸，头痛如裹，舌白如彩，头汗如蒸笼水。其势极重，拟用苍术白虎汤。

苍术　石膏　粳米　知母　生草

王 暑湿热食，合痹中焦，午热烦闷，呕恶便秘，脉数舌绛。其势极重，明日一候战解为幸，不然变幻莫测矣。

香薷　川连　连翘　枳壳　厚朴　山栀　淡豉　麦芽

胡 暑湿蒸热，脉数舌绛。

温胆汤　加藿香　黄芩

冯 暑热微感，当与清之。

半夏　陈皮　川斛　茯苓　炙草　谷芽

孙 暑热食交蒸，其势极危，一候若不转解，则恐昏厥。

---

〔1〕东垣普济消毒饮：方剂名，以普济消毒饮为名的古方约有七首，其中《东垣试效方》中所载最为常用，故称东垣普济消毒饮，由黄芩、黄连、人参、陈皮、玄参、生甘草、连翘、牛蒡子、板蓝根、马勃、僵蚕、升麻、柴胡、桔梗组方。此方录自《普济方》，原名普济消毒饮子，易薄荷为人参，简称普济消毒饮，有疏散风邪、清热解毒的作用，主治风热疫毒之邪，壅于上焦发于头面之证，如大头瘟之类。

豆豉　藿梗　黑栀　枳壳　葛根　连翘　川朴　黄芩

柳　暑湿热三气交蒸，身热不解，汗多，胸闷气短，烦渴脉数，淹缠两旬。正气已亏，恐邪正并脱。

竹叶石膏汤　加党参

项　劳倦暑湿。

桂木　毛脊　杜仲　茯苓　白术　萆薢　防己　泽泻

王　暑风伤肺，咳呛失血，势颇猛烈，若不即止，恐生变幻。拟喻西昌清燥救肺法。

清燥救肺汤[1]用沙参，去甘草、麻仁

黄　暑湿热三气交蒸，遍体发斑，透不出肉，神蒙呃忒，脉滑数，舌苔干白。势将昏陷。

犀角　郁金汁　杷叶　淡豉　川贝　菖蒲　西河柳　牛蒡　连翘　至宝丹

朱　暑湿与阴浊之邪，弥漫中焦，痞闷不食，舌白肤黄。正气愈虚，阳气愈式微矣。

茅术　附子　干姜　茯苓　茵陈　桂枝　川朴　广皮　炙草

孙　暑湿食滞伤中。

藿梗　神曲　茯苓　蔻仁　川朴　广皮　山栀　荷叶

金　暑湿夹食，解而复合，面黄舌白，胸痞不饥。湿热未清也，防反覆。

半夏　茯苓　神曲　川连　陈皮　麦芽

顾　暑风湿热交蒸，身热头疼，辛散劫阴，濈濈汗出，神愦脉伏，舌苔焦浊。邪气涸蒸，其势极重，防其昏厥。

黄连温胆汤　加滑石　藿梗　甘草　荷梗

刘　伤暑霍乱。

藿梗　川朴　茯苓　荷梗　半夏　陈皮　六曲

---

〔1〕清燥救肺汤：方剂名，出自《医门法律》，由冬桑叶、石膏、人参、甘草、胡麻仁、真阿胶、麦门冬、杏仁、枇杷叶组方，功在清燥润肺，主治温燥伤肺证。

傅 暑湿与热交蒸，来势不轻。

香薷　厚朴　赤苓　枳壳　川连　连翘　麦芽　六一散

刘 冲年阴虚之体，暑邪内侵，身热有汗，十五日不退，脉细数舌绛而抖。恐其势盛伤阴，肝风内动，非轻象也。

竹叶　花粉　粳米　麦冬　连翘　生草

傅 暑湿热食，溷阻中焦，上吐下泻，胸痞瞀闷，舌苔干黄。势欲昏闭。

香茹　葛根　豆豉　滑石　六一散　川朴　川连　荷叶　黄芩

复：势仍不减。

前方加连翘　桔梗

复：邪结募原，势将昏陷。

制军　元明粉　黄芩　竹叶　川连　黑栀　薄荷

罗 暑湿热极重。

白虎汤　加青蒿　黄芩

复：

白虎汤　加半夏　蔻仁　茯苓

陈 身热夜甚，烦渴汗多，脉细数，舌白。阴亏之体，暑湿热三气蒸蕴阳明也，最易变虚。

石膏　知母　麦冬　生草　竹叶　粳米　半夏

复：身热夜甚颇减，而余焰未熄，腑肠未通，防反覆。

荷梗　半夏　茯苓　麦仁　枳壳　竹叶　扁豆

复：余邪留恋，大势去而湿仍蒸也。

藿梗　半夏　砂仁　麦仁　荷梗　茯苓　泽泻

吴 暑症七日，呕恶吐蛔，烦渴引饮，鼻衄气喘。此热极于内，恐昏闭而脱。

竹叶石膏汤去人参　加川连

复：诸症渐减，尚在险津。

犀角地黄合白虎汤

曾 暑湿蒸热，其势不轻。

青蒿 茯苓 连翘 滑石 枳壳 桔梗 麦芽 桂枝

复：防作疟。

青蒿 茯苓 枳壳 藿梗 黄芩 半夏 广皮 麦芽

刘 暑湿伏邪，恰发秋半，必致转重。

豆豉 滑石 杏仁 连翘 黄芩 藿梗 桑叶 山栀 枳壳

复：仍虑热甚神昏。

白虎汤 加竹叶

郁 伏热发热。

淡豉 川斛 连翘 蒿芩 枳壳 麦芽

徐 暑湿邪毒内陷，脏腑损伤，势属难治。

鲜莲子十粒 参须一分 乌梅肉一分

聂 暑湿内郁，疟之象也。

荷叶 茯苓 麦芽 枳壳 连翘 川斛

王 暑风湿热涸蒸，必使转疟乃轻。

藿梗 蔻仁 川朴 神曲 半夏 槟榔 枳实 荷叶

杨 暑湿困中。

藿朴 杏仁 枳壳 滑石 半夏 连翘 淡芩

范 阴暑内侵，寒热腰酸。

半夏 米仁 炙草 茯苓

沈 暑风痹肺，身热痰嗽。

芦根 米仁 瓜子 湖藕 杏仁 桑皮 杷叶

陆 暑风外触，头蒙舌垢，脉濡而滑。此湿热内淫之象，未易荡除。

藿梗 半夏 赤苓 荷叶 神曲 山栀 枳壳

潘 表阳外荡，阴暑内竭。

香薷　半夏　杏仁　苏叶　扁豆　炙草

李　阴虚暑风侵肺，不宜烦劳。

芦根　杏仁　石斛　米仁　茯苓　莲子

王　阴虚之体，暑湿交蒸，脉数，舌苔黄浊，咽痛。恐其增剧。

豆卷　桔贝　生草　桑杏　连翘　薄荷

复：有汗热不解，势欲昏陷。

白虎汤　加竹叶　犀角

胡　暑湿蒸热，脉数舌绛。

温胆汤　加藿梗　黄芩

复：病势方张，若不解泄，恐其里陷。

蒿芩　半夏　枳实　滑石　川连　竹茹　茯苓　麦芽

陈　暑湿热三气交蒸，阳明血上沸腾，阴气受伤也，恐其昏陷。

白虎汤用生石膏　加犀角

又：左脉弦数，舌绛苔糙。暑湿未清，即伏热转疟，犹未尽善。

麦冬　石斛　竹叶　生谷芽　川连　花粉　石膏

又：五六日间，恐其反覆。

谷芽　陈皮　石斛　半夏　茯苓　益智

又：贪凉不慎，果然反覆。

栀豉　竹叶　枳实　花粉

陆　阴虚，暑湿热三气交蒸，身热，腹痛，呕恶。邪痹阴经也，一候转解乃幸，否则恐其昏厥。拟进退黄连汤[1]合温胆法。

川连　茯苓　半夏　炙草　桂木　竹茹　橘红　六曲

陶　暑伤胃络，陡然咯血。

芦根　瓜子壳　墨汁　童便　湖藕　知母　生草

〔1〕进退黄连汤：方剂名，出自《医门法律》，由黄连、干姜、人参、桂枝、半夏、大枣组方，“求之于中，握枢而运，以渐透于上下，俟其营气前通，卫气前通，而为进退也”，喻昌用此治疗关格一证。

张 虚体感暑之后，湿热内困中焦，小溲短涩。当以健脾利水乃妥。

旋覆 苓泻 枳壳 半夏 麦仁 草梢

陆 证阳脉阴，少腹拘急，阴烦阴燥，彻夜不寐，呕恶不食。其势危急，希冀明日战汗得幸，不然则痉洊至矣。

连苓 茯苓 麦芽 省头草 半夏 姜渣 枳壳

王 暑湿阻中，正不敌邪。

川连 茯苓 麦芽 陈半 蔻仁 姜渣

王 暑风痹肺，微热膺闷。

杷叶 杏仁 桑皮 枳壳 米仁 桔贝

孟 劳嗽，又受暑风，身热。

豆卷 蒿苓 连翘 桑叶 杏桔 川贝

刘 暑湿未清，脾胃不和。

蔻朴[1] 香附 枳壳 陈皮 谷芽 茯苓

陈 暑风，身热，汗少，舌绛脉数。

香茹 陈皮 滑石 川连 连翘

陈 暑湿邪毒，已入血分，斑色紫暗，胃已烧伤矣。勉拟背城借一。

犀角 赤芍 生地 知母 生草 竹茹 香薷 石膏 粳米

张 阴虚气弱之质，气机逆乱，半夏半秋，频频投药，无毁无誉，又受残暑秋凉，转致身热脉数，口不仁，面垢。自然先治其标，而后图其本。

藿梗 陈半 枳壳 佛手 苓芩[2] 麦芽

黎 暑湿热，蒸郁阳明，形脉皆脱，其势极危，必得斑透热减，方有希冀。

苍术白虎汤

王 阴亏内热，暑湿浸渍。

〔1〕蔻朴：蔻仁、厚朴的合称。蔻仁理气宽中，厚朴温中下气，合用顺气畅中，燥湿消痰。

〔2〕苓芩：茯苓、黄芩的合称。茯苓利水渗湿，健脾化痰；黄芩清热燥湿，泻火解毒，合用清热解毒，健脾化痰。

青蒿　茯苓　谷芽　炙草　陈半　荷梗　木瓜

姚　暑湿热三气交蒸，阳伤不克振振。

桂木　黄芩　川朴　神曲　茵陈　苍术　赤苓　山栀　滑石

项　暑风上盛，身热咽痛。

苏叶　连翘　杏仁　炙草　薄荷　半夏　扁豆

盛　暑湿热食扰乱，最恐厥闭，必得吐泻通畅乃轻。

藿梗　陈皮　苓泻[1]　神曲　川朴　木瓜　楂炭　麦芽

袁　暑湿寒热，溷阻中焦。

茅术　广皮　木瓜　益智　藿朴[2]　神曲　麦芽

赵　暑湿伤脾之主，四肢故倦怠，食少无力，遍体酸痛，至腹鸣濯濯，乃湿气未泄也，当以清暑导湿为要。

藿朴　泽泻　木瓜　苓夏　蔻仁　乌药

尹　暑风外袭，头蒙头胀，手足酸痛，一派湿热熏蒸之象。

藿朴　苓夏　神曲　荷边　蔻仁

顾　体虚劳倦，暑湿浸渍。

葛根　当归　炙草　广皮　神曲　姜枣　于术　党参　荷叶　泽泻　黄芩

程　寒热伤中，暑邪入肝，肝气逆胃，左胁攻疼，上冲心脘，呕吐而兼厥逆。今脉象犹然弦滑，深恐厥逆复至，急以苦辛泄之，酸甘和之。

戊己汤[3]　加炮姜　茯苓　甘草

李　残暑秋凉，深伤肺金，法当清泄。

芦根　川贝　杏仁　米仁　瓜子　杷叶

丁　身热十九日，乍重乍轻，既汗既下，热仍不退，神志恍惚，手足搐搦，

---

〔1〕苓泻：茯苓、泽泻的合称。茯苓健脾，泽泻利湿，合用倍其健脾化湿的作用。

〔2〕藿朴：藿香、厚朴的合称。藿香解暑辟秽，厚朴温中下气，合用解暑祛湿，醒脾畅中，下同。

〔3〕戊己汤：方剂名，即芍药甘草汤别称，出自《症因脉治》，秦皇士用于治疗血虚腹痛，扶土抑木。书中又有加陈皮而成“家秘戊己汤”，加黄连成“黄连戊己汤”，加栀子、黄连成“栀连戊己汤”。

脉数模糊。此属暑湿热三气交蒸于内也，产后营虚，不克振拓，以致热邪燔炽，内风自生，势欲成痉，颇难立法。

羚角　竹叶　石决　桑丹　钩勾　生地　莲子　茯神　花粉

朱　暑风湿热交蒸，壮热瞀闷，脉数舌黄。邪热极重，恐其昏闭。

香茹　葛根　连翘　生草　荷叶　川朴　芩连　滑石　神曲

沈　暑湿热三气交感，脉伏不起，神气困顿，来势极重，恐有变端。

玉枢丹二锭，开水磨鲜藿梗汤送下

徐　暑伏不化，非草木可逾。

稻上露水一杯

隔水滚，服十日。

何　暑湿食滞。

葛根　楂炭　神曲　炙草　白术　陈皮　茯苓　荷叶

朱　暑邪痰热，蒙闭包络，神愦，脉伏不畅。用开法。

万氏牛黄清心丸一粒，灯心汤下

罗　暑湿未清，脾胃不和，正气欲脱。

茯苓　木瓜　谷芽　炙草　半夏　陈皮　益智

刘　暑湿伏邪，发在秋半，应转疟。

栀豉　杏仁　黄芩　滑石　藿梗　连翘　荷叶

王　虚体伏暑，身热汗少，四肢不温，脉细数，舌干白，渴饮咳呛。少阴烦虚，若两候不解，势必液涸风动。

青蒿　豆豉　杏仁　杷叶　生地　桑皮　芦根　稻谷

王　暑湿内伏，灼热烦渴，神愦脉伏，恐其昏陷。

苍术白虎汤　加党参

谢　暑湿伏邪，发在中秋，壮热气喘，神愦脉促，汗下如雨，肢冷如石。燥如涸辙之鱼，诸恶毕集，拟在旦夕，用仲景法。

桂枝白虎汤[1]

陈 阴虚暑伏营分，恐其风动。

芦根 知母 甘草 生地 川斛 湖藕

汤 伏邪秋燥内灼，身热烦渴，咳喘呕秽，淹缠两旬有奇，阴液被涸，燥殆竭矣。最虑风动痉厥，急急救肺清燥，冀其阴液渐回，或身热渐退为幸。

喻氏清燥救肺汤

叶 二气交虚之体，暑湿伏邪，恰发交霜降时刻，今寒热虽微，而脉则滑数，中兼无力，体倦，舌干浊。正气亏，津又涸，急急达泄其邪，不致淹缠为幸。

桂枝 黄芩 茯苓 麦冬 花粉 半夏 橘红 炙草

胡 暑湿伏邪，发在秋冬之交，寒热呕吐，势正方张，当以苦辛发泄。

黄连温胆汤去甘草、半夏 加黄芩 姜渣

◎疟疾

潘 秋疟春止，淹缠半载有余，元未恢复，经信失期，脾气日衰，肝气日旺，以致脉细数兼弦，腹为之膨，而足为之肿也。宗《内经》木郁达之之法，以消息之。

八味逍遥散[2]

顾 疟后左胁结母，是痰邪内踞也。若不磨鳞，疟必频发，但正气日虚，须攻补兼施。

鳖甲煎丸[3]

六百三十粒，每日廿一粒，早午晚三次均服，用人参四厘煎汤送。

吴 疟邪踞络，结痞忽大忽小。拟三甲饮搜邪，三子汤涤痰，抑能并行不

---

[1] 桂枝白虎汤：即桂枝加白虎汤，出自《金匮要略》，由桂枝、知母、石膏、炙甘草、粳米组方，功在清热通络。《张氏医通》对此方有多种别称：桂枝白虎汤、白虎加桂汤、知母汤、加减桂枝汤等。

[2] 八味逍遥散：方剂名，出自《医学入门》，即加味逍遥散（出自《内科摘要》），由炙甘草、当归、芍药、茯苓、炒白术、柴胡、牡丹皮、炒栀子组方，又名丹栀逍遥散，功在疏肝健脾，和血调经，用于肝脾血虚、化火生热等证。

[3] 鳖甲煎丸：方剂名，出自《金匮要略》，由鳖甲、乌扇、黄芩、鼠妇、干姜、大黄、桂枝、石韦、厚朴、瞿麦、紫葳、阿胶、柴胡、蜣螂、芍药、牡丹、䗪虫、蜂窠、赤硝、桃仁、人参、半夏、葶苈组方，功在行气活血，祛湿化痰，软坚消癥，用于治疗疟母结于胁下，现常以此治疗腹中癥瘕。

悖否。

三甲饮[1]合三子汤[2]

王 阳虚湿盛之体，三疟半载，在胁结痞，面目痿黄，腹膨足肿。邪气内踞，恐无休止也。

白术 鳖甲 茯苓 知母 柴胡 川朴 神曲

复：三疟已久，更兼泄泻肤黄，岂不大棘手乎？

柴术 淡苓 陈半 姜枣 川朴 鳖甲 草果

华 疟后不慎，渐近虚劳。

首乌 玉竹 丹皮 陈皮 鳖甲 杏仁 地骨 麦芽

陈 阴疟变膨，形神削夺，难治。

于术 青皮 腹皮 麦芽 柴芩[3] 茯苓 神曲 陈皮

施 客秋三疟，将及百发，正气极虚，阴霾湿热之气未散，弥漫中下，以致足浮，腹肿大如箕，有成臌之势，药石恐其难效。

桂枝 茅术 半夏 苓泻 附子 连朴[4] 草果

任 疟母久踞，腹大如箕，脉细软，舌白便溏。此疟臌中虚者，恐其悠悠忽忽而脱。

归芍六君[5] 去半夏 加炮姜 腹绒

贾 温疟挟湿，未能即罢。

五苓散 加柴 芩 姜 枣

钱 暑湿病，变为疟疾，脉左弦右软，舌红苔干。邪热未清，津液劫夺，恐其陡起虚波。

---

〔1〕三甲饮：方剂名，即三甲散，出自《温疫论》，由鳖甲、龟甲、穿山甲、蝉蜕、僵蚕、牡蛎、䗪虫、白芍、当归、甘草组方，扶正祛邪，搜剔痼积。

〔2〕三子汤：方剂名，即三子养亲汤，出自《韩氏医通》，由白芥子、苏子、莱菔子组方，功在降气快膈，化痰消食，用于治疗痰壅气滞证。

〔3〕柴芩：柴胡、黄芩的合称。柴胡疏肝解郁，黄芩清热解毒，合用理气解郁，燥湿化痰。下同。

〔4〕连朴：黄连、厚朴的合称。黄连清热燥湿，厚朴下气和中，合用解毒祛湿，顺气化痰。

〔5〕归芍六君：方剂名，即归芍六君子汤，出自《笔花医镜》，由当归身、白芍、人参、白术、茯苓、陈皮、半夏、炙甘草组方，补气养血，行气化痰，用于脾胃虚弱、气郁痰阻证。

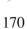

蒿芩　茯苓　谷芽　橘半　木瓜　鲜莲

王　疟发寒轻热重，暑湿热食，溷蒸阳明少阳也。

柴芩　苓曲　荷梗　陈半　麦芽　六一散

贾　疟疾了而未了，面浮脉软，中气虚也。

六君子　加姜　枣

鲍　疟后长虫常出，邪入厥阴也，最易厥逆。

安胃丸〔1〕

胡　伏邪为疟未定，其势不轻。

黄连温胆　加柴　芩

王　冬爪疟疾，术截变病，脉数舌焦，经事非期而至，邪陷血室，其势不轻。

犀角　淡豉　赤芍　丹皮　黑栀　生地　柴胡　黄芩　楂炭　甘草

冠　产前三疟，产后寒热，往来靡定，咳呛，脉细数。形神削夺，倦怠不食，疟劳蓐损，交相为病。

首乌　当归　沙参　姜枣　鳖甲　丹参　白芍

徐　伏暑瘅疟，遍发紫斑，深入营分，恐其昏陷。

犀角　牛蒡　薄荷　赤芍　连翘　丹皮　郁金　石膏

宋　暑疟四十余日不止，非药能疗。

稻上露水一盏，加姜汁一匙，煎滚服

屈　三疟经年，齿血日作，形神俱惫，斑发色如玳瑁，邪毒走入营分也。

生地　丹皮　鳖甲　牛膝　石膏　知母　山栀　炙草

吕　久疟营气两伤，脾虚肝盛，渐成臌胀〔2〕，难治。

---

〔1〕安胃丸：方剂名，《小儿卫生总微论方》卷五、《鸡峰普济方》卷十二、《卫生宝鉴》卷五、《吴鞠通医案》卷三等书中皆载有此方，组方各不同。本案所述与《吴鞠通医案》证治颇合，方由姜半夏、川椒炭、广皮、云苓块、乌梅肉、生姜组成，健脾化痰，温中安蛔。《金匮翼》中出“安蛔丸”方：人参、白术、干姜、甘草、川椒、乌梅，亦可作为参考。

〔2〕臌胀：原本作“膨胀”，似有误，据文意改。

六君子　加鳖甲　姜枣　神曲

胡　暑湿交蒸，间日三发，下体浮肿。

五苓散　加柴胡　腹绒　半夏　黄芩

侯　疟来寒轻热重，脉细弦数，形浮面垢，舌苔灰浊，全不思食。暑湿热痰，困阻于脾，延年正虚，恐其难敌。

柴芩　益智　陈皮　术草[1]　茯苓

王　脉数左弦，舌红苔干白，疟来势甚，躁烦。此暑疟中之重者。

竹叶　柴胡　杏贝　茯苓　连翘　橘红　黄芩

姚　暑湿懒黄，疟痞久踞。

茅术　苓陈　麦芽　川朴　藿蔻[2]　茵陈

胡　伏暑瘅疟，旬日不解，舌绛苔白，脉弦数而空。阴气素虚，易于风动。

竹叶　生草　川斛　麦冬　花粉　茯苓　连翘　鲜稻叶

金　疟了不了，面黄失泽，舌白脉软。湿热未清，胃强脾弱也。

四君子　加砂仁　陈皮　神曲　谷芽

徐　伏邪为疟，偏发红疹，阳明极热，有内燔之势，但神惫脉空，如何抵敌？

细地　连翘　茯苓　竹叶　花粉　六一散

胡　三阴疟疾，其势极重。

人参败毒散

徐　疟来但寒不热，痰湿内盛也。

六君子　加姜　枣

许（间疟）　暑湿邪伏，间疟极重。

桂枝　白芍　苓夏[3]　姜枣　柴胡　黄芩　花粉

〔1〕术草：白术、甘草的合称。白术健脾，甘草和中，合用健脾和中，化痰祛湿。
〔2〕藿蔻：藿香、豆蔻的合称。藿香化湿辟秽，豆蔻醒脾理气，合用芳香化湿，健脾和中。
〔3〕苓夏：茯苓、半夏的合称。茯苓健脾利湿，半夏化痰燥湿，合用健脾化痰，祛湿和中。

马 伏邪为疟，正弱邪重，势欲昏陷。

柴芩 知母 滑石 枳壳 苓夏 花粉 槟榔

郁（兼痢） 疟痢并行，口噤不食，难治。

人参败毒散

方 伏邪为疟，脉数舌红，热胜也。

柴芩 杏仁 六一散 苓夏 连翘

陈（兼泄泻） 伏邪为疟，脉软，泄泻，恐其变痢，急培中土。

葛根 术芍[1] 曲泻[2] 麦芽 党参 升麻 陈草 姜枣

蒋（瘅疟） 伏暑瘅疟，阴伤鼻衄。

青蒿 知母 川斛 生草 芦根 黄芩 青皮 麦芽

汪 三疟变痢。

白头翁汤

张 暑疟五旬有奇，正虚邪恋，仲景教人饮食消息，拟景岳何人饮。

何人饮[3] 加鳖甲 茯苓

陈 疟后元气未复，陡然心脘绞痛，引及左胁，是余邪走入厥少络分，最多变端。

白芍 麦芽 陈皮 神曲 茯苓 青皮 炙草

王（兼泄泻） 疟用术止，变为壮热泄泻，所云了而不了，弄巧反成拙也。

葛根 芩连 枳壳 甘草 柴胡 桔梗 神曲

张（膨） 疟癖变膨，不可攻克。

水泛归脾丸

徐（兼痢） 伏邪发在中秋，由疟变痢，邪陷愈深矣。

---

〔1〕 术芍：白术、白芍的合称。白术燥湿健脾，白芍养血泻肝，合用补土而泻肝木，此为痛泻要方的君药。

〔2〕 曲泻：六神曲、泽泻的合称，六神曲和胃消食，泽泻利水渗湿，合用和中利湿止泻。

〔3〕 何人饮：方剂名，出自《景岳全书》，由何首乌、当归、人参、陈皮、煨生姜组方，补气血，截虚疟。

白头翁汤

盛（鼻衄） 疟势方张，咳呛鼻衄，肺胃热盛也，恐昏陷。

柴胡　石膏　杏贝　赤苓　黄芩　连翘　桑叶

杨 伏邪发在深秋，脉沉数，舌黄浊，不食不寐。高年阴气甚亏，正不敌邪，恐其昏陷。

蒿子　橘红　花粉　谷芽　石斛　制半　茯苓　炙草

王 三疟未了，传为中虚，腹陡大，癸水停止，已有百日。标本俱病，用药颇难。

小温中丸二钱，用陈皮五分、白芍一钱送下

叶 伏邪晚发，似疟似痢，舌苔干，脉细数，日多少安，夜多烦躁。阴气已伤，正气已乏，今已两候，若不即解，定生虚波，救阴泄热，佐以扶正，舍此一法，别无他道。

人参　白芍　麦冬　阿胶　生地　炙草　川连　鸡子黄

朱 伏邪身热，自寒露缠过小雪，即疟且痢，正气难支矣。

人参败毒散

汪 三疟能止，亦难得之事，专调脾胃，慎其饮食寒暖，莫使再来。

六君子汤

费 中阳式微，痰湿困阻，邪匿痰中，交为三疟，缠绵不已，仿四兽饮意。

四兽饮〔1〕去枣

宋 春温作疟，渴饮，脉数。治在少阳、阳明。

柴芩　枳壳　花粉　苓夏　连翘

汤 饮疟未已，胸腹痞闷，嗳气谷少，肤黄溲赤。湿热蕴蒸中焦，恐其成疸。

茵陈　陈皮　生术　连翘　茯苓　泽泻　川朴

---

〔1〕 四兽饮：方剂名，出自《三因极一病证方论》，由半夏、茯苓、人参、草果、陈皮、乌梅肉、白术、甘草、生姜、大枣组方，和胃化痰，用于治疟。

陈 时病之后，渐觉左起一小块，其形高凸，皮色不变。此痰邪结于少阳膜络，仿疟癖例治之。

鳖甲煎丸

艾 疟痢并行，但头汗出，胸痞腹痛，呕恶不食。平昔积劳，阳气自伤。今受暑湿热食之邪，郁伏中焦，势正方张，不能即止，脉来虚细，恐虚态丛生，拟东垣方。

葛柴[1] 淡芩 神曲 大枣 参草 陈皮 煨姜 泽泻

蔡 大便既行，而胸膺犹闷，肺胃常有伏邪也。但微有寒热，恐入少阳为疟。舌绛，渴喜引饮，痰痹上焦，津液内亏所致。宜扶正养阴，清热化痰，俾余邪尽彻乃妥。

参须 茯苓 麦冬 川贝 桑叶

梁 三疟已久，止而复发，左腹结癖，必先消之。

鳖甲煎丸每日廿一粒

邹 暑湿伏邪为疟，缠绵三月有奇，形肿色痿，体倦脉数。药石乱投，正气已受戕矣，若增喘促，恐其陡变。

柴芩 术朴 姜枣 苓夏 槟榔

赵 暑湿痰热，蕴蒸阳明，恐其变疟。

蒿芩 竹茹 炙草 橘半 枳实 茯苓

许 温邪入阳明、少阳，寒热去来靡定，势欲转疟，但冲年阴虚，恐其里陷。

柴芩 枳实 麦芽 连翘 杏仁 生草

◎疟痢

胡 久痢，腹痛，舌白。食谷难运，湿热下着，中虚气陷也。

焦术 白芍 楂炭 川连 炮姜 苓草 木香

王 痢后不食，舌苔浊白，脉空数，胸痞满。湿热困中，正虚肝郁也。

[1] 葛柴：葛根、柴胡的合称。葛根疏风解肌，柴胡和解少阳，合用清疏少阳，退热畅中。

平胃散　加川连

金　表邪里陷，腹痛滞下，用逆流挽舟法。

人参败毒散

复：疟痢并行，前用逆挽法稍缓，但正气欲脱，邪气尚炽，奈何？

桂枝　黄芩　夏陈[1]　炮姜　柴胡　焦术　苓草

陈　冲年气虚，暑湿伏邪，发在白露后，身热下痢并作，脉细数，舌红苔白。邪无定着，恐其转重，与其痢也宁疟。

煨葛　升麻　炙草　泽泻　姜枣　党参　白术　黄柏　神曲

叶　暑湿之邪，不由表解，反从里陷成痢，恐体虚不能胜邪，变端林出，拟逆流挽舟法。

人参败毒散

吕　暑风湿热交感，身热下痢并发，来势不善，恐其昏陷，拟逆挽法。

败毒散　加黄芩　党参

施　脾胃两虚，下痢不已。

黑地黄丸[2]

某　下痢无度者，势属难治。

人参败毒散　加黄芩

复：原方加川连、银花。

李　身热下痢并发，暑湿邪热，兼伤表里，邪气尚无定住，乃用逆挽法。

人参败毒散　加黄芩　葛根

李　痢将匝月，腹痛偏右，湿热积滞未清也。

术炭　青皮　川连　楂炭　神曲　榆炭　木香　炮姜　黄芩

顾　暑湿食滞伤中，腹痛下痢。

---

〔1〕夏陈：半夏、陈皮的合称。半夏化痰，陈皮理气，合用倍理气化痰之功，二陈汤之类。

〔2〕黑地黄丸：方剂名，出自《素问病机气宜保命集》，由苍术、熟地黄、川姜组方，补脾益肾，用于脾肾不足证。

葛根　川朴　神曲　炙草　煨姜　白术　木香　楂炭　黄芩

马　暑湿食滞伤中，滞下二十余日不减，脉数大，非所宜也。

白术　白芍　木香　炙草　楂炭　六曲　淡苓　荷蒂

朱　暑湿身热下痢并发，兼伤表里也，恐内陷昏闭，必得转疟乃轻，拟古逆流挽舟法。

人参败毒散

张　痢红脉伏，神惯日久不止，气分有湿，营分有热也。正气欲去，邪欲随之矣。

术炭　榆炭　炮姜　党参　秦皮　白头翁　川连　黄柏

王　耽酒湿热，薰伤中焦，下痢口噤，脉来歇至。正将脱矣。

白头翁汤　加葛花　鸡距　党参

洪　暑湿里陷成痢，旬日不轻，恐其噤口，拟逆挽法。

人参败毒散

马　血痢脉浮大，例所最忌。

臭椿根树皮为末，加炒黄米粉，用黑砂糖拌吃

邹　厥阴腹痛下痢。

川连　白芍　花椒　木香　青皮　神曲　乌梅　淡苓　楂炭

包　身热四旬有余，但头汗出，转增腹痛滞下，阳邪下陷入阴经也。勉拟葛根芩连合四逆法。

葛根芩连合四逆散

◎秋燥

何　阴亏之体，秋燥伤阴，咳呛痰稠。

桑叶　川斛　苓橘　杏贝　米仁

汪　客秋燥伤肺金，咳呛失血，屡屡发作，已经一载。今左卧不适，乃肝木之火反侮肺金也。

茅根　山栀　杏仁　丹皮　米仁　土贝　钩勾　瓜子

李 深秋燥气伤金，咳呛音哑复作，又在危津矣。拟喻西昌法。

清燥救肺汤去麻仁，用沙参

王 脉微弦滑，身微热，咳呛音剉，又受秋燥风热，肺经邪气充塞，所以音不清亮，古云金实则无声也。当从上焦开泄。

荷叶　象贝　杏桔　桑叶　连翘　橘草[1]

祝 劳顿远行，振动络血，频发频止，今交秋冬，燥气刑金，更增咳呛。用喻西昌法。

清燥救肺汤

吴 表阳外虚，秋燥伤肺。

桑叶　玉竹　沙参　梨肉　川贝　麦冬　杏仁

金 秋令燥气，深袭肺金，顿嗽淹缠不止，恐呛伤营络失血。

桑皮　杏贝　瓜子　芦根　米仁

刘 脏阴本亏，又受秋燥，因而痰嗽、鼻衄并行，且与滋养肺胃。

百合　熟地　芦根　麦冬　茯苓　川贝　山药　沙参　石斛

王 燥气伤肺失血，其痰气秽，必风伤皮毛，恐伤血脉而成肺痈之候用。

喻氏清燥救肺汤去麻仁

郑 忧思肺脾受伤，近被秋燥伤金，咳痰气浊，恐成肺痈。

杷叶　桑叶　芦根　米仁　沙参　川贝　麦冬　杏仁

某 咳久肺肾自亏虚，近又深感秋燥，喘不得卧，俯不得仰，脉滑细数，促气。有上脱之虑，急以重者摄之。

八仙长寿丸[2]一两　棋子铝[3]一两，绢包煎服

夫子顾雨田从读书兼理医道，贫病不取分文，实心济世为重。后因门前若市，争先抢前，故取看金。手到病除，名重数省，惜余从学在后，所有医案，诸

[1] 橘草：橘皮、甘草的合称。橘皮理气，甘草和中，合用理气和中。

[2] 八仙长寿丸：方剂名，即麦味地黄丸，出自《寿世保元》，由地黄、山萸肉、山药、白茯神、丹皮、麦冬、五味子、益智仁组方，滋补肺肾之阴，用于肺肾阴虚证。

[3] 棋子铝：意为棋子大小的铁块包煎，旨在重镇摄纳肺肾。

未见之。

◎噎膈反胃

金 大气发泄，一阴不生，孤阳无依，上逆吐呕，势若胃反，极难立法，姑与引阳归窟。

滋肾丸

陈 阳微阴浊，上干呕吐，拒纳。势成膈噎反胃。

杷叶 半夏 桃仁 橘红 丁香 澄茄 党参 生姜

王 脾湿生痰，肝气升逆，肺不肃降，恐成噎膈。

苏子 芥子 半橘[1] 茯苓 菔子 覆花 枇叶 姜渣

王 血衰气膈，草木难疗。

牛乳 杷叶 藕汁 姜汁 薤白

王 痰气阻痹贲门，木火升逆，渐成膈噎。

杷叶 橘红 桃仁 藕汁 苏子 菔汁 川贝 姜汁

朱 年尊营虚阴内衰，不克灌溉滋养，渐成噎膈，非草木所能效者。

牛乳 藕汁 姜汁 竹沥 薤白 梨汁 杷露

冯 中虚气逆，脉象弦搏。恐三阳上结，渐成膈症。

旋代汤[2]

王 三阳上结，呕恶气逆。三阳乃手太阳小肠、足太阳膀胱也。小肠主液，膀胱主津，二经热结，津液暗烁，故隔塞不便而成膈症。

党参 陈半 竹茹 泽泻 子芩[3] 茯苓 杷叶 枳壳

娄 贲门气阻，渐成膈噎。

杷叶 橘半 桃仁 覆花 茯苓 姜渣

---

〔1〕半橘：半夏、橘皮的合称。半夏燥痰，橘皮理气，合用倍增理气化痰之功。

〔2〕旋代汤：方剂名，即旋覆代赭汤，出自《伤寒论》，由旋覆花、人参、代赭石、甘草、半夏、生姜、大枣组方，降逆化痰，益气和胃，用于胃气虚弱、痰浊内阻证。下同。

〔3〕子芩：黄芩的别称，又称片子黄芩。

祝 三阳上结，渐成膈噎。

杷叶 苓橘 澄茄 杏半

沈 气与痰结。

杷叶 桃仁 茯苓 姜汁 制军 橘半 竹沥

查 中虚气逆，渐成膈噎。

旋代汤

蒋 过分频劳，中阳式微，食谷艰运，恐其胃反。

吴萸 干姜 党参 黑枣

朱 痰气上逆，恐其噎膈。

杷叶 橘半 米仁 苏子 桃仁 黄芩 枳壳

毕 气血交阻，噎膈之象。

覆花 桃仁 枳桔[1] 杷叶 紫菀 丝瓜 湖藕

李 风阻贲门，恐其噎膈。

茅术 麦芽 广皮 川朴 茯苓 炙草 枳壳

张 酒湿痰热，蒙闭中焦，将成膈噎。

杷叶 橘半 淡苓 姜渣 桃仁 茯苓 竹沥

葛 中虚肝逆，食下吞酸，胃反之象也，兼之气梗阻咽，是贲门阻痹，有成膈噎之势。

吴萸 桃仁 干姜 茯苓 党参 杷叶 半夏 橘红 炙草

朱 痰与气结，将成膈噎。

旋代汤

徐 寒湿困着，胃气逆行，恐成膈噎胃反。

茅术 川朴 苓草 杷叶 陈半 苏子 姜渣

---

〔1〕枳桔：枳壳、桔梗的合称。枳壳理气宽中，桔梗宣肺化痰，合用宽中化痰，行滞消胀，枳桔二陈汤、柴胡枳桔汤之类。

陶 三阳上结，渐成膈噎。三阴内竭，潮热脉涩。

首乌 当归 丹皮 桃仁 牛转草〔1〕 柏仁 旋覆 石决 杷叶

王 自不服劳，动作劳形，阳气日衰，痰湿不行，痹络，气阻贲门，膈噎之兆也。

三物〔2〕 加杷叶 橘红 湖藕 桃仁 半夏

朱 血枯气阻贲门，膈噎之象。

牛乳 姜汁 葱白汁 杷露 藕汁 竹沥 菔汁

汪 喉中如有炙脔，七情内郁，膈噎之始基。

旋代汤去大枣 加杷露

严 食谷膜胀，脉迟细，舌腻白。老年中下阳微，膈噎反胃之始基也。

旋代汤 加附子 炙草 半夏

俞 三阳上结，渐成膈噎。

二陈汤 加覆花 杷叶 桃仁 姜渣

秦 食入胸膺间隐痛，已历一年，此膈症已成之一征也。

杷叶 旋覆 茯苓 枳壳 降香 杏仁 炙草

沈 肝气逆胃，攻痛呕恶，将成胃反。

戊己汤 加川楝 炙草 延胡 青皮

康 噎者，膈之始也。

杷叶 苏子 菔汁 橘半 旋覆 桃仁 姜汁 竹沥

杨 高年三阳上结，三阴下竭，渐成膈噎。

牛乳一杯 姜汁五匙 杷露一杯 韭汁一匙 藕汁一杯
隔水炖滚，和服。

---

〔1〕 牛转草：中药名，又名牛龄、龄草，即牛反刍出来的草。《本草纲目》："牛龄，治反胃噎膈，虽取象回噍之义，而沾濡口涎为多，故主疗与涎之功同。"

〔2〕 三物：方剂名，三物散抑或三物汤，具体方剂存疑。《圣济总录》出两种三物散和三种三物汤配方，《世医得效方》《普济方》《鸡峰普济方》《赤水玄珠》等也各有三物散、三物汤的记载，所治各不相同。《金匮要略》有厚朴三物汤，由厚朴、大黄、枳实组方，行气除满，去积通便，可为本案参考。

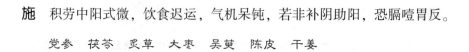

施 积劳中阳式微，饮食迟运，气机呆钝，若非补阴助阳，恐膈噎胃反。

党参　茯苓　炙草　大枣　吴萸　陈皮　干姜

◎呕吐

夏 食谷欲吐，病在阳明。

藿香　橘半　麦芽　苓苓　姜汁　佩兰

姚 有年中阳式微，肝木乘克，痛胀呕吐，法当温补。

吴茱萸汤[1]

唐 食谷䐜胀欲吐，脉数，左弦滑右软。肝胆之火挟痰升逆阳明，用苦辛制逆法。

黄连温胆汤　加吴萸　姜汁

张 气冲呕吐吞酸，嘈杂易饥[2]，甚于寅卯。此木火上逆也，当清化之，用张介宾法。

化肝煎[3]

金 脉虚数左弦，脘痛时发，呕吐拒纳。厥阴之气，频凌阳明，宜扶[4]土泄木，非徒事香燥也。

戊己汤　加炙草

徐 气血两虚之体，肝气贯膈入胃，致心脘绞痛，呕吐频作。攻补两难，姑与苦辛泄降，酸甘和阴，以消息之，病情冗杂，不克包括而为谋。

戊己汤

陈 肝气逆胃，呕恶吞酸。

左金丸

范 气血两虚，肝气贯膈入胃，脘痛呕吐，甚至厥逆。

〔1〕吴茱萸汤：方剂名，出自《伤寒论》，由吴茱萸、人参、生姜、大枣组方，温中补虚，降逆止呕，用于肝胃虚寒、浊阴上逆证。

〔2〕饥：原文为“肌”，疑为抄录之误，径改。

〔3〕化肝煎：方剂名，出自《景岳全书》，由青皮、陈皮、芍药、牡丹皮、炒栀子、泽泻（血见下部者用甘草）、土贝母组方，清泄少阳，平肝息风，用于怒气伤肝、气逆动火证。

〔4〕扶：原文无，疑为抄录时遗漏，故补之。

左金合戊己汤

陶 性倔[1]肝郁，木火升逆，呕恶头痛。先以清降，至心肾失交，时多走泄，姑置后图。

黄连温胆汤　加洋参

张 湿蒸化热，热反化燥，痰饮阻中，所以唇燥口干，而心中又漾漾欲吐也。

黄连温胆汤　加洋参　佩兰　佛手

胡 暑湿伏邪，发在秋冬之交，寒热呕吐，势正方张，当与苦辛达泄。

黄连温胆汤　加黄芩　姜渣

费 冲年肝肾阴亏，心绪少宁，木火上升，头痛呕吐，神烦无寐。拟加味温胆汤。

熟地　竹茹　苓草　杏仁　党参　橘半　枳壳　牡蛎

钱 头痛目眩，呕吐少纳，左脉弦数，右脉空软。中虚血少，肝胆气火升逆阳明也。

党参　茯苓　山栀　川斛　竹茹　丹皮　陈皮　石决

陈 中虚气逆，久呕拒纳，脉细眩晕，恐虚脱。

人参　半夏　石决　旋代[2]　吴萸　姜枣

胡 木火逆胃，痰嗽呕恶。

杷叶　橘半　黑枝　瓜子　杏仁　茯苓

计 中胃薄弱，肝胆气逆，易于呕恶也。今拟《金匮》法。

竹茹　半夏　木瓜　山药　智仁　橘红　茯苓　炙草　党参　小米

吴 肝气抑郁，心火内盛，呕恶咽梗。

竹茹　桔梗　茯苓　丹皮　元参　山枝　生草

杨 肝气逆胃为呕，风温蕴肺作呛。

[1] 倔：原抄本作“掘”，据文意改。
[2] 旋代：旋覆代赭汤的简称。

杷叶　杏橘　米仁　苓半　玉竹

姚　病后中虚，频频呕恶，恐其胃惫。

川连　乌梅　茯苓　干姜　川椒　麦仁

黄　食谷欲呕，病在厥阴、阳明。

川连　茯苓　乌药　干姜　半夏　麦芽

陈　中虚沉寒，肝气升逆，朝食暮吐，暮食朝吐。

吴茱萸汤

孙　冲年脾胃阴虚，上吐下泻，脉迟细，舌干红。形神削夺，正气大虚矣。

理中汤　加陈皮　白芍

严　脉迟舌白，脘痛呕吐，胃腑受寒也。

吴萸　干姜　陈皮　茅术　苏梗　甘草

李　寒食凝阻中焦，气从上冲，则寒热呕吐，势甚危笃。

茅术　桂木　制军　炙草　半夏　茯苓　干姜

王　中虚痰湿之体，肝气升逆，则呕恶吞酸。

二陈汤　左金丸　加神曲　于术

罗　蛔厥攻痛，最忌甜冷。

安胃丸日服一钱

鲍　疟后长虫上出，邪入厥阴也，最易厥逆。

安胃丸五分

徐　脘痛甫缓，转增身热，是客邪外感也；长虫无故上出，乃厥阴风木内动所致。此症最多变幻，疗治极难。

川连　陈皮　柴苓　生姜　白芍　香附　枳壳

◎肿胀

龚　脉左弦右濡，脐凸筋青，腹大少纳。脾虚肝郁而成臌胀也。

小温中丸

陈皮八分、白芍一钱煎汤下。

胡 脾弱肝旺臌胀。

小温中丸二钱

陈皮、白芍煎汤下。

平 脾虚肝旺，腹大如箕，势欲臌胀。

小温中丸一两

匀四日服，陈皮、白芍煎汤下。

居 暑湿伤中，脾虚泄泻，腹肿大，虚臌已成矣。

小温中丸

陈皮、白芍煎汤下。

诸 上焦肺热痰喘，下焦阳微水肿，宜先治其下。

水泛济生肾气丸

范 脾虚湿困，肝气抑郁，而成臌胀。

小温中丸

白芍、陈皮煎汤送。

王 三疟未了，传为中虚，腹骤大，癸水停止，已百日。标本俱病，用药颇难。

小温中丸

白芍、陈皮汤下。

陆 病后恣食伤脾而成臌胀，其势已笃，恐其难于挽回。

白术 鸡金 炙草 谷芽 茯苓 腹绒 神曲

施 腰下肿胀，宜利小便。

五苓 加附子 腹绒

钱 腹左积癖，多历年数，已深根蒂固矣，若再一味攻克，势必溃散成臌，莫若并行不悖以扶之。

水泛资生丸

张 水肿脉得沉微，势难治疗，勉拟。

水泛济生肾气丸

倪 腹大筋青脐凸，脉数舌红，是脾虚肝郁，而成臌胀，乱投药石，正气惫矣，勉拟一方，以后切莫再来。

逍遥丸

章 此肝郁成疝，不可攻之，攻之恐散而成臌。

逍遥散全

凌 据述妊娠五月，腹中已动，但脉未见弦滑，今若日晡潮热，胸次痞闷，大便溏泄。明是脾虚肝胀，防臌则宜，怀麟则非也。

逍遥散　加淡芩　姜枣

高 脾虚肝郁，腹大如臌。

白术　茯苓　丹皮　黑枝　腹皮　川连　神曲　泽泻

金 病后邪热走入空窍，肺不宣泄，一身悉肿，脉数舌红，营虚亏而邪热内炽也，若增喘促，则恐有骤变。

石膏　桑皮　苏子　赤苓　稻根　腹皮　莱子　杏仁　米仁

华 邪毒药毒，走入空窍，一身悉肿，膺闷气喘，渴饮舌绛，势属难治。

桑皮　苓皮　红枣　稻根　米仁　地骨　黑豆

僧 中下阳微，肿从下起。

真武汤　加荔枝核

朱 脾虚肝旺，腹大如箕，理之棘手。

茅术　香附　川连　菔子　广皮　川朴　神曲　腹皮

刘 癖散成臌，血失成劳，劳者难治。

水泛归脾丸

沈 周甲之年，阴阳固虚，上中二焦，阳气日薄，本体湿热之气，挟外六淫之邪，弥漫不散，至腹形渐大，脐窠凸出，已有成臌之势。

附子理中汤　加腹皮　鸡距子　益智

何 一身悉肿，膺闷咳呛，是风邪壅肺，水湿困脾也，病名风水。阳虚使然，勿增气喘为幸。

桂木 桑皮 腹皮 猪苓 葶子 于术 姜皮 泽泻 苏子

朱 脾弱肝强，湿浊与热食内结，不徒脐腹骤胀，大如覆箕，用阳泄浊，佐以健脾平胃一法。

桂木 川朴 神曲 薤白 腹绒 茅术 茯苓 麦芽 鸡金 陈皮

唐 脾虚肝胀，湿热浸渍，腹大筋青脐凸，便溏溺短。臌胀已成，药恐无效。

于术 茯苓 青皮 腹皮 麦芽 鸡金 川连 香附 六曲

王 暑风壅肺，一身悉肿，最防气喘骤脱。

桑皮 连朴 花粉 苏子 香薷 杏仁 通草

凌 脾肾阳虚，暑湿困阻，浮肿下盛。

五苓 加米仁 连皮杏仁 川朴

张 浮肿下盛，治在太阳。

五苓散

王 中下阳微，水清不行，浮肿自下而上，必须温通。

附子五苓散

周 上年患腹肿，入冬而减，近因药饵懈怠，复交土润之时，脾湿内困，腹肿复作。据述小便涩，大便溏。明是土湿早监，但病久气血两虚，阴液涸槁，所以嗌中作梗而干渴不能多饮也。姑与养阴渗湿。

猪苓汤

颜 外受风寒，内伤饮食，胸腹痞胀，恐其变臌。

中满分消丸一两，匀三日服

又：诸症不减，势属难治，勉拟。

川朴 神曲 腹皮 香橼皮 杏橘 莱子 麦芽

沈 风水皮水，一身悉肿，防增气喘。

桑皮　地骨　腹皮　杏仁　滑石　蒌皮　苓皮　川朴　白术

马　湿热内蒸，腹胀如臌。此水道不通，其将延漫胸上矣，最忌喘急。

五子五皮饮〔1〕

朱　阳虚之体，暑湿热食，溷蒸中焦，肤黄腹膨，舌浊溲赤，延久恐其成臌。

桂术　薤白　二苓〔2〕　神曲　于术　茵陈　泽泻

长　风水皮水，浮肿喘促，难治。

蜜炙麻黄　生石膏　连皮杏仁　生甘草

邱　风水浮肿。

麻杏石甘汤

王　腹大如箕，脐凸气喘，虚体恐其难任。

四苓散　加腹皮　滑石　砂仁壳　神曲　杏仁

苏　臌胀。

西瓜一个，顶上切去盖挖空，入大蒜五十囊，盖好，锅内煮三炷香，去瓜食蒜。

王　腹暴胀大，属于热也。若恣食攻荡，则恐成中满，难治。

柴胡　山栀　神曲　苓泻　连苓　香附　滑石

汪　邪入空窍，一身悉肿，理之棘手。

稻根　杏仁　红枣　米仁　茯苓

徐　暑湿食滞伤中，胸痞腹胀股肿。

茅术　香附　楂炭　川朴　炙草　赤苓　茯苓　陈皮　腹皮

朱　中虚成胀，癖散成臌，药石难挽矣。

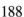

〔1〕五子五皮饮：方剂名，功在下气降气，渗湿利水。本案所用存疑。《重订通俗伤寒论》载有本方，由紫苏子、萝卜子、葶苈子、白芥子、车前子、陈皮、茯苓皮、大腹皮、桑白皮、生姜皮组方，降气达膜，主治痰胀，虽腹胀较轻而仍喘肿者。《温热经纬》以杏仁易车前子，五加皮、地骨皮易陈皮、桑白皮，亦称“五子五皮饮”，主治喘胀，阴水肿而喘。

〔2〕二苓：猪苓、茯苓的简称。

禹余粮丸

每日三钱，忌一切咸味。

骆 足肿腹膨，脐凸筋青，脉迟细，舌苔白。虚臌之象也，急切难愈。

附子理中丸

金 悭长暑湿困中，遍体浮肿，恐其气喘。

五苓　加腹皮　炮姜　神曲　木香

张 脾肾两虚，水溢浸渍，浮肿下盛，但神惫脉数。正气已惫，难免虚脱。

真武汤

蔻 风邪壅肺，水溢困脾，病名风水，防增喘。

五子五皮饮

朱 寒邪壅肺，一身悉肿，若增气喘，恐其骤变，拟三拗法。

麻黄　炙草　杏仁

贾 脾虚湿困，足跗浮肿。

白术　二苓　泽泻　木瓜　米仁

林 暑湿交闭，水溢皮肤，最怕气喘。

五皮饮　加川朴　杏仁

陈 暑湿闭壅隧道，二便不通，腹大筋青脐凸，身黄如橘子色。此臌胀、黄疸交病也，迁延已久，两脉软弱，气短而粗，防脱。

五子五皮饮　加黑栀

李 伏邪不得外达，内陷变臌，难治。

中满分消丸一两五分，匀五日服

刘 风伤于上，湿伤于下，热毒药毒，走入空窍，遍体肿胀，拟扁鹊法。

三豆汤〔1〕　加甘草

李 积劳阳虚，湿热困阻中焦，腹胀肤黄，欲成臌胀矣。

〔1〕 三豆汤：方剂名，出自《朱氏集验方》，由绿豆、赤豆、黑豆组方，具有清热解毒功效。

茅术　神曲　茵陈　杏仁连皮　川连　桂木　山栀　麻黄蜜炙

张　水肿，脉得沉微，势难疗治，勉拟。

水泛济生肾气丸

胡　脾虚肝旺，腹膨足肿，臌之象也。

川连　香附　苓泻　陈皮　于术　神曲　腹皮

金　湿热困中，腹大如箕。

茅术　滑石　腹绒　青皮　川朴　茯苓　陈皮　六曲

庄　恐则积却，却则上焦闭，闭则气还，还则下焦胀。轩岐未立成方，当宗其意而缓图之。

都气丸〔1〕每日三钱

徐　童年暑湿，病后邪踞膜络，结成痞块，十有余年，潜滋暗长，腹大如箕，诸药不效，遂成悭长，理之棘手。

大牡蛎一具，炭火煅，研净末，二两二钱，以大匹朱砂一块，二钱二分，研末镶和，均十日服。每服用不落水雄鸡软肝一具，竹刀剖开，以药末嵌入，线扎好，好酒拌潮，锅上蒸熟，淡吃十日。如不效，再作服，以效为度。

张　心悸，腹胀，股肿，脉数，舌绛，热流入空窍也。兼之平日心肾阴亏，是以神智不藏耳。

天真丸二钱　磁朱丸二钱

煎服。

卢　面目浮黄，舌苔糙白，足跗肿甚，其肉如泥，大便溏泻。中虚湿热内困也。

于术　陈皮　泽泻　神曲　连朴　葛根　杏仁

杨　肿从下起，咳呛痰稠。阳虚湿胜也，治在脾肺。

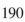

于术　半夏　橘红　枳壳　猪苓　茯苓　泽泻　米仁

〔1〕都气丸：方剂名，出自《医宗己任编》，即六味地黄丸加五味子而成，滋肾纳气，用于肾阴虚气喘、呃逆之证。

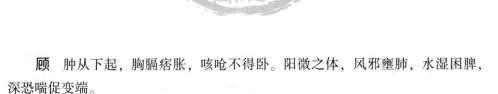

顾 肿从下起，胸膈痞胀，咳呛不得卧。阳微之体，风邪壅肺，水湿困脾，深恐喘促变端。

五苓 加桑皮 腹绒 加皮

松陵庞士鑫玩读

古吴潘德培过目点

双溪李和卿藏 祝抱山珍藏

陈莘田医案

清·陈莘田 著

欧阳八四　孙柳 校注

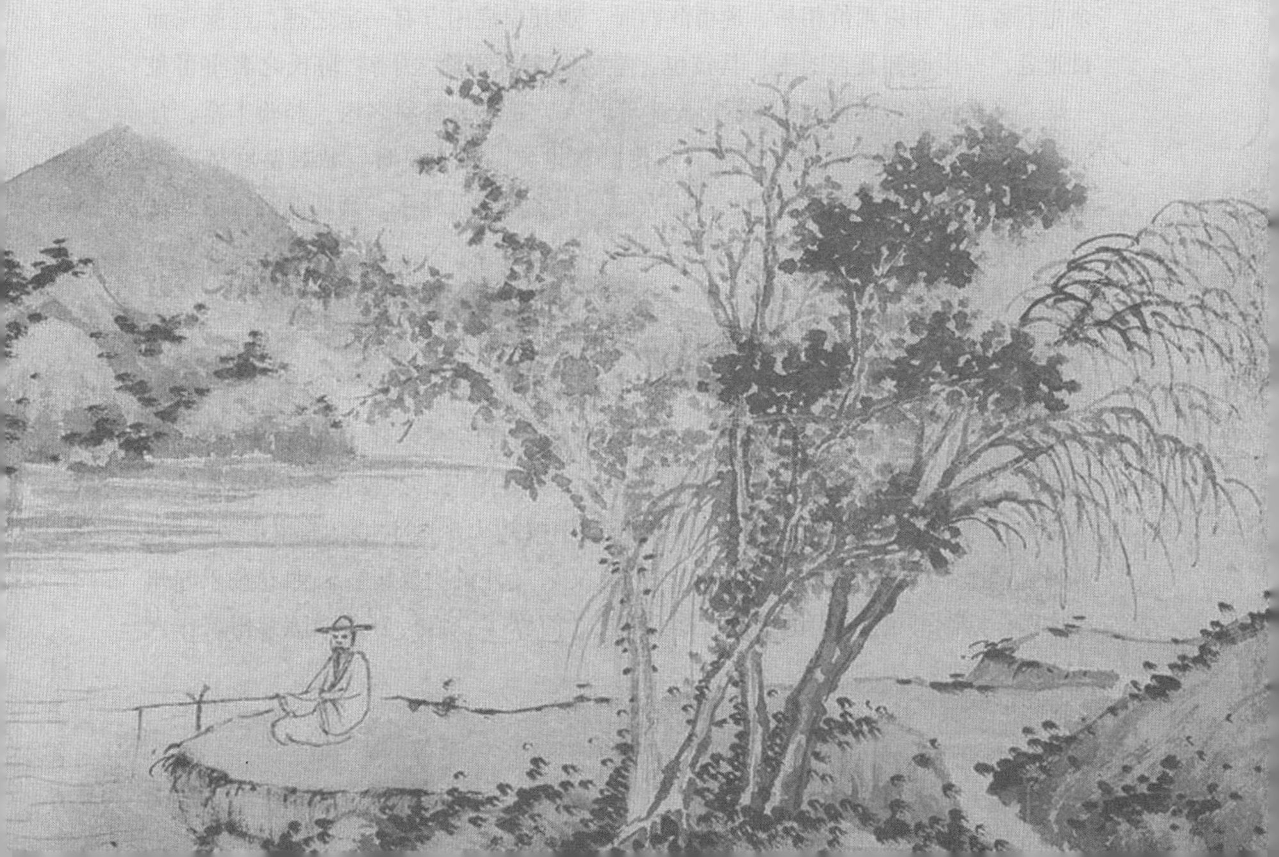

医家小传

陈莘田，号枫江，清代吴县枫桥人，民国《吴县志》中有陈莘田简要介绍，言其业疡医，著有《枫江疡案》四卷，《枫江合药方》一卷。今据顾鬘云《花韵楼医案》自序中“癸巳秋，家君患肺痈，即延陈莘田先生诊视”，癸巳年当为清道光十三年，即公元 1833 年，由此推断，陈莘田出生不迟于清嘉庆年间（1796—1820），卒年不详。

陈氏通内外科，以疡科闻名于世，名重清道光咸丰年间（1821—1861）。《陈莘田先生外科医案》抄本中杨渊序云：“《经》曰：诸痛痒疮，皆属于心。可知外疡亦由内而生也，治内即所以治其外，故外科须兼明内科方可理明法合。若徒执于外治之末而不探乎内治之源，则胶柱鼓瑟，安能应变随机哉？吾苏枫江陈莘田先生，精疡科，名重一时，踵门求治者不远千里而来，门庭若市，著手成春。余自幼识其名，憾未升其堂而前其席，所诊方案皆门弟子手录，秘不示人。余礼下者再，并以善价相易，遂得此四册。观其识症用方有一定之理，经验深而目光老，一望而知其吉凶乎！其技也，学疡医者可不珍之乎？”陈氏之名重可见一斑。又有钱伯煊跋言：“陈莘田先生苏州人，是吾乡外科名医，经验丰富，疗效甚高，乃先曾祖之师，吾家得其薪传已数世矣。己未夏日，耿君鉴庭持此见示，为黄寿南先生分类抄辑者，字迹秀丽，读之几不忍释手。缅怀渊源，敬跋数语，聊申景仰之意。”陈氏之医有传矣。

陈莘田著作目前所见多为医案及方录，皆为稿本。《全国中医图书联合目录》（简称《联目》）中载有陈莘田著作四种，《陈氏秘方》《陈莘田外科临证医案》《陈莘田外科临证医案续集》《陈莘田医案》，均成书于 1892 年，为稿本。《陈氏秘方》藏于苏州市图书馆；《陈莘田外科临证医案》藏于中国中医科学院图书馆、南京中医药大学图书馆和苏州市中医医院图书馆；《陈莘田外科临证医案续集》藏于中国中医科学院图书馆、上海中医药大学图书馆、苏州市图书馆、苏州大学医学院图书馆；《陈莘田医案》（又名《外科摘要集》）四卷藏于苏州市中医医院图书馆。《中国中医古籍总目》（简称《总目》）载录陈莘田著作六种，前四种与《联目》所录相同，补充《陈氏秘方》为清王大霖抄本，《陈莘田医案》又藏于中国中医科学院图书馆。另补录《陈莘田外科方脉》三卷，又名《陈氏医案》，清水竹居藏精抄本，藏于长春中医药大学图书馆；《陈莘田外科方案》四卷，1939年华企元抄本，藏于吉林省图书馆。

《联目》与《总目》皆言《陈莘田外科临证医案》《陈莘田外科临证医案续集》见于《黄寿南抄辑医书二十种》，此为陈莘田著作首次出版刊物。上海科学技术出版社《中医古籍珍稀抄本精选》中有《陈莘田外科方案》五卷，系由南京中医药大学图书馆所藏抄本整理而成。书中以病为纲，内列230门658案，内容涉及疮疡痈疽、瘿瘤、流注流痰、乳房、皮肤、前阴等疡科疾病，又列“外科备用诸方”36首（其中有3首重复，实为33首）。之后未再有陈莘田著作刊行。

《陈莘田医案》录自苏州市中医医院图书馆所藏手抄本，正文三卷，又有“续”一卷，共四卷，题有“闻喜珍藏”。闻喜，姓王，苏州人，1930年与同道组织“医钟社”，抗议国民政府的废止中医政策，著有《幼科选方切韵》《涵春草堂笔记》《伤寒摘髓》（据《苏州历代人物大辞典》），近代吴门医派著名医家。《陈莘田医案》所列皆为外科医案，分112门539案，无抄者署名。每案先列病情，后载方药，以内服药而治外证，昭示了陈氏坚实的医学根柢。观其所用方药，清热疏散治法较为常用，盖因外科病证多由热毒所致，常用药物为黄芩、黑山栀、甘中黄、菊花、丹皮、知母、荷叶、连翘、桔梗之类，脓盛者加土贝母、皂角刺、白僵蚕等；肿盛者加泽泻、黄芪皮、茯苓、甘草梢等；阴虚者加生地、石斛、麦冬、鳖甲等；热盛者加石膏、黄连等；瘀结者加赤芍、牛蒡、石决明、丝瓜络等，随证而用，辨证施治。

如：“风温化毒蕴蒸阳明，右锁口疔起经六日，脓泄不畅，肿势散蔓作痛，寒热，舌黄，脉濡数。邪不外达，虑其内传营分之险，拟清泄提托法。羚羊角、条芩、土贝、赤芍、川连、连翘、角针、枳壳、花粉、桔梗、甘中黄。”又如：“肾开窍于耳，肝胆之脉亦附于耳，肾阴亏则肝火上升，炎炎不息，结为耳菌，起经三载，耳门壅塞，渐次失聪。最虑翻花出血，拟清滋养肝法。细生地、丹皮、甘菊、橘红、首乌、白蒺藜、黑山栀、料豆皮、石决明、泽泻。”

随着时代的变迁，人们生活水平的提升，外科疾病谱也发生了极大的变化，许多在陈莘田时代的多发病现在也极少遇见，我们现在研读这些陈氏所遗留的医案，并不是一件无价值的事情，也不是单纯为了总结陈氏的临床经验，相反从中领悟陈氏医案中的辨证精髓，其意义更为重要。

整理说明

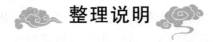

1. 本书录自苏州市中医医院图书馆古籍库所藏《陈莘田医案》手抄本，无抄者署名，大小为17.4 cm×11.9 cm，封面题“陈莘田医案”，上、中、下、续，共四册，均有“闻喜珍藏”字样。

2. 抄本无序跋，每册正文前均列有目录，上、中、下三册内题为“陈莘田先生医案　卷一（二、三）目录”，续册内题“陈莘田先生续医案　目录卷一全”。此次整理，将内页目录卷一、卷二、卷三、续，统一为卷上、卷中、卷下、卷续，其余字样皆隐去，且列于最前，各卷不再出分目录。

3.《陈莘田医案》全书约4.6万余字，均为外科医案，整理后共列112条目录，卷上共117案，卷中共143案，卷下共143案，卷续共199案，卷续中约有14案与前文相同，为保持原抄本风貌，整理时并未删去，除去重复者总计有539案，多数为单次就诊医案，少数为复诊医案，共54案。

4. 原抄本为竖排、繁体，未标句读，今整理为横排、简体，加以句读，以方便阅读，并随之将“右方”“右药”改成“上方”“上药”。

5. 本书在力求保持抄本原貌的同时，逐一判读、点校；对难以理解的文字，适当加以注释；对抄本中明显的误字加以改正，并在校释中指出。抄本中一些异体字，如“痠”“欬”“耎”等，径直改为“酸”“咳”“软”等，不再出注。

6. 抄本目录与正文标题、内容多有不一致处，整理时以目录为准，对正文内标题、内容加以增删、调整，并在校注中标出。

7. 抄本中一些药物名称，如“只实”“只壳”“复花”“吉更”“连乔”等，按照现行常规表述，改为“枳实”“枳壳”“覆花”“桔梗”“连翘”等，不出注释。抄本中一些药物简写，如“蒺藜”“荔枝”“菔汁”“花粉”“灵仙”“冬藤”“地丁”等，未相应改成“白蒺藜”“荔枝核”“莱菔汁”“天花粉”“威灵仙”“忍冬藤”“紫花地丁”等，保持抄本原貌。对一些药物的异名，不常用者加以注释。一些目前禁用的药物，如“犀角”“象牙屑”之类，未删去，以求原貌。

8. 医案中所列方剂，有极少部分在药物的最后一味或两味前有“加”字样，如“加荷叶”“加荷梗”“加甘草梢”，为统一体例，删去“加”字样，未出注释。方剂中所用药物多数未出用量，少数出具体用量，整理时不求统一，有则标出，且未作两、钱、分与现行通用“克”之间的转换。

9. 对于方剂的校注，首次出现者尽量加以注释，再出现者则不出注释。同名异方者，选择切合医案诊治之方，另选一方加以参考，无法选择则在校注中存疑。

目录

〔1〕原本此目录前有“牙交痈”条，属“牙痈”内容，正文也无相关案例，今删。
〔2〕原本此目录为“锁喉痰痈”，正文中为“锁喉痈”，参考文中其他部分所述内容，以此为病名，故改。

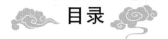

卷下

〔1〕原本作“肚痈”，据正文目录及内容改。
〔2〕原本作“附漏”，据前文统一体例改。
〔3〕原本此目录前有“子漏”条，正文将其案例归入“子痈”中，故删。
〔4〕原本此目录下有“贴骨流注”条，两者同属一病，正文中将其内容归入“附骨流注”中，故删。

〔1〕原本此目首列“眼癣”，据文中所载，仅第一例案例涉“眼癣”，且下面也有“眼癣”条目，故删。

〔2〕咬：原本作“交”，据正文内容改。

〔3〕原本此目下又列“肾俞发”，同属一类疾病，正文中其内容散入“发背”中，故不列。

陈莘田医案 卷上

◎天泡疮

暑湿热上乘头面火瘰，天泡疮起泡流水，蔓延痛痒，最属缠绵。

淡苓　赤苓　防风　土贝　牛蒡子　黑山栀　连翘　通草　丝瓜络　六一散

◎雷头风

头为诸阳之首，风疠[1]之邪袭郁三阳，大雷头风肿胀散蔓，形如笆斗，溃脓盈盆成碗。正气内亏，邪恋未化，变险可虞，治以清托化毒法。

羚羊角　防风　丹皮　赤芍　芪皮　花粉　制蚕　土贝　甘中黄　荷叶

又复：

芪皮　细生地　花粉　丹皮　羚羊角　桔梗　甘中黄　连翘　赤芍　土贝

---

〔1〕疠：原本作“厉”，据文意改。下同。

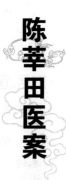

再复：

芪皮　甘中黄　桔梗　赤芍　细生地　连翘　丹皮　土贝　夏枯花　甘菊　钩勾　甘草

◎白秃疮

肝火挟湿交蒸巅顶，白秃疮起经数载，渐次滋炽，已成痼疾，难许速效。

首乌　细生地　知母　赤芍　胡麻　苦参　黄柏　豨莶草　防风　木通　荆芥　川芎

◎火疖

暑风湿热蕴蒸化毒，头面火疖丛发不已，溃肿互现。邪恋，卒难克化，清理为治。

羚羊角　花粉　连翘　土贝　细生地　桔梗　赤芍　通草　益元散〔1〕

暑湿热化毒，头面火疖肿溃，毒恋未克猝化。治以清泄。

羚羊角　桔梗　丹皮　土贝　牛蒡　赤芍　花粉　连翘　桑枝　益元散

暑湿热不节，以致化毒，满头攻窜，十有余处，溃肿不一。治拟清化，虑其不克胜任之险。

泻白散〔2〕去米仁　加桔梗　丹皮　陈皮　赤芍　土贝　忍冬藤

暑热化疖，结于头颐，肿胀溃脓。毒火恋络，治以清理。

---

〔1〕益元散：方剂名，即六一散加辰砂，灯芯汤调服。又名天水散、太白散、双解散、神白散，出自《伤寒直格》，由滑石、甘草组方，清暑利湿，用于暑湿身热、心烦口渴、小便不利等。《医方考》："滑石性寒，故能清六腑之热；甘草性平，故能缓诸火之势。"

〔2〕泻白散：方剂名，又名泻肺散，出自《小儿药证直诀》，由地骨皮、桑白皮、甘草组方，用时入粳米一撮，功在泻肺清热，用于肺有伏火郁热证。《医方考》："肺火为患，喘满气急者，此方主之。肺苦气上逆，故喘满；上焦有火，故气急，此丹溪所谓气有余便是火也。桑白皮味甘而辛，甘能固元气之不足，辛能泻肺气之有余；佐以地骨之泻肾者，实则泻其子也；佐以甘草之健脾者，虚则补其母也。此云虚实者，正气虚而邪气实也。"方中去米仁，应该是不入粳米之意。

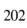

羚羊角　制蚕　土贝　连翘　花粉　桔梗　赤芍　丹皮　甘草梢

丝瓜叶汁冲服，兼搽。

◎面部疔

风温袭郁阳明，反唇疔肿胀而痛，欲蒸脓象。防其走黄，拟清泄提托法。

羚羊角　桑叶　角针[1]　连翘　淡芩　花粉　土贝　枳壳　桔梗

赤芩

风温化毒蕴蒸阳明，右锁口疔起经六日，脓泄不畅，肿势散蔓作痛，寒热，舌黄，脉濡数。邪不外达，虑其内传营分之险，拟清泄提托法。

羚羊角　条芩　土贝　赤芍　川连　连翘　角针　枳壳　花粉

桔梗　甘中黄

风热化毒，左颧疔起经五日，脓未畅泄，顶平根散。势有走兆，变险可虑。

羚羊角　土贝　赤芍　甘中黄　黄芩　连翘　桔梗　角针　甘菊

荷梗

暑风湿热化毒，右太阳风毒疔虽溃，脓泄不畅，肿势散蔓。毒郁未化，拟清泄法。

羚羊角　桑叶　枳壳　连翘　黄芩　牛蒡　土贝　赤芍　甘菊

桔梗　荷梗

暑风湿热蕴蒸阳明，虎须疔业经逾候，不得脓泄，根围散蔓。虑其走黄，毋忽，治以清泄提毒法。

羚羊角　桔梗　连翘　角针　淡芩　枳壳　土贝　赤芍　地丁草

生草　荷梗

---

〔1〕角针：中药名，即皂角刺，又名皂刺、皂角针、皂针等，味辛性温，具有消肿托毒、排脓杀虫的功效，用于痈疽初起或脓化不溃。《本草汇言》："皂荚刺，拔毒祛风。凡痈疽未成者，能引之以消散，将破者，能引之以出头，已溃者能引之以行脓，于疡毒药中为第一要剂。又泄血中风热风毒，故厉风药中亦推此药为开导前锋也。"

◎鬓疽

内因郁火，外感暑湿热，互相蒸迫，始由太阳结疽，继则攻窜两臂，大小不一，复发鬓疽，疽势蔓平塌不起，溃脓不畅，微寒微热，呕恶胸闷，脉濡，舌糙，纳少便秘。防其转重，仿清肝汤[1]意。

柴胡　牛蒡　枳壳　陈皮　淡芩　丹皮　黑山栀　土贝　连翘　竹茹　赤芍　茯苓　荷梗

◎耳菌

肾开窍于耳，肝胆之脉亦附于耳，肾阴亏则肝火上升，炎炎不息，结为耳菌，起经三载，耳门壅塞，渐次失聪。最虑翻花出血，拟清滋养肝法。

细生地　丹皮　甘菊　橘红　首乌　白蒺藜　黑山栀　料豆皮　石决明　泽泻

肝火上乘，耳菌结肿，滋水淋漓，时或流血，渐次失聪，脉弦数。病由肝胆，治以清降。

细生地　石决明　黑山栀　甘菊　桑叶　白蒺藜　钩勾　丹皮　赤苓　泽泻

◎睛明毒痈

风热上乘，左睛明毒痈肿胀作痒，已经五日。恐难消尽，法当疏散治之。

荆芥　菊花　桑叶　连翘　牛蒡　黄芩　土贝　桔梗　枳壳　赤芍

风温时疠，袭伏阳明，右睛明痈，起经半月，虽溃脓，泄不畅，肿势方张，引及鼻旁，兼有寒热，舌白脉数，加以便泄腹痛，治当两顾。

荆芥　枳壳　赤苓　神曲　牛蒡　麦芽　防风　泽泻　桑叶

◎眼菌

病由郁怒伤肝，思虑伤脾，以致左目下眼疱结为翻花眼菌，块累坚硬，色泽

〔1〕清肝汤：方剂名，出自《医学入门》，由川芎、当归、白芍、柴胡、炒山栀、牡丹皮组方，治肝经血虚有火证。《外科正宗》中柴胡清肝汤、栀子清肝汤之类，皆为此意。

不变，继而溃烂流脓，孔眼深大，形势如岩。目珠已损，曾经出血，舌黄脉细，纳谷不多，绵延一载，日甚一日。时届春升木旺，深虑血溢之变，殊难奏功。仿化肝煎[1]，参入益阴安神、咸苦泄降法。

洋参　石决明　青皮　白芍　茯神　泽泻　丹皮　山栀　川贝　料豆皮

脾不统血，肝不藏血，肝脾郁结，致成左目上眼疱眼菌，由来一载，头大蒂小，日渐长大，不知痛痒，脉象细数，舌苔薄黄。乃情志之症，久则难免翻花之险。

制香附　小青皮　黑山栀　白芍药　丹皮　陈皮　土贝母　石决明　白蒺藜　云茯神

◎眼瘤

素质阴亏，痰火有余，右目眼瘤，起经半载，日渐长大，坚硬木痛，色泽不异。袭受新风，耳目结肿，复起痰痈，又将匝月。溃经五日，脓出清稀，腐肉未化，舌黄脉细。阴伤邪恋，理之非易。

羚羊角　丹皮　连翘　石斛　细生地　陈皮　淮小麦　甘草　赤芍　土贝　忍冬藤

目之上疱乃属脾络，脾生湿，湿化痰，痰痹络中，结为眼瘤，由来一载，渐次长大，色白木痛。疾道深远，而草木之精力恐未克速效也，拟清解法。

川连　海浮石　茯苓　枳壳　半夏　昆布　蒺藜　陈皮　甘草

肝脾郁结，左目眼瘤由来半载，渐次长大，稍有作痒，里无痛楚，色红而嫩，势欲成溃，脉带细数，舌白苔黄。内因之症，且拟养脾之不足，清肝之有余。

羚羊角　石决明　蒺藜　钩勾　丹皮　生地　山栀　青皮　土贝　半夏　料豆皮

---

〔1〕化肝煎：方剂名，出自《景岳全书》，由青皮、陈皮、芍药、牡丹皮、炒栀子、泽泻（血见下部者用甘草）、土贝母组方，用于怒气伤肝、气逆动火、胁痛胀满、烦热动血等症。

◎鼻痔

风热蕴于太阴，鼻痔肿胀，破则流血，慎其化腐翻花。拟清渗法。

桑白皮　黄芩　辛夷　麦冬　地骨皮　花粉　知母　黑山栀　枇杷露　生草

◎茧唇风

阳明湿热上乘，茧唇风蔓延作痒，肤燥裂纹，不易速痊，法清泄。

细生地　黑山栀　川石斛　泽泻　黄芩　花粉　枳壳　苓皮　茵陈　甘草　枇杷露

又：

细生地　黄芩　枳壳　甘中黄　石膏　山栀　石斛　赤苓　泽泻　枇杷叶

湿热蕴蒸阳明，茧唇风蔓延作痒。拟清化法。

羚羊角　黑山栀　花粉　泽泻　细生地　霍斛　枳壳　甘草　黄芩　赤苓　枇杷叶

◎络闭

风邪袭郁于少阳、阳明，牙骱酸楚，牙关紧闭，口不能开，乃至险候也。

桂枝尖　羚羊角　桑叶　蒺藜　荆芥穗　防风　天麻　桔梗　丹皮　甘草

◎牙痈[1]

阳明蕴结风温，致为穿腮牙痈，溃脓不畅，肿痛当甚。邪恋难化，恐涉牙槽风，拟疏泄法。

羚羊角　丹皮　川贝　桔梗　桑叶　制蚕　当归　生草　陈皮　赤芍

〔1〕原本此条目为“牙痈　穿腮牙痈　牙交痈”，且列于“骨槽风”后，据书前目录移次、改动。

复诊：

细生地　枳壳　土贝　花粉　羚羊角　桔梗　连翘　丹皮　赤芍　甘中黄

暑风湿热郁结阳明、少阳，牙咬痈肿胀作痛，寒热不退。势将成溃，法清散。

柴胡　牛蒡　枳壳　桔梗　黄芩　赤芍　土贝　甘草　荆芥　连翘　荷叶边

暑风袭郁阳明，穿腮牙痈，内外皆肿，脓未畅泄，舌红，苔黄，脉来细小。治宜清泄。

羚羊角　连翘　赤芍　桔梗　牛蒡子　花粉　桑叶　生草　土贝母　天虫[1]

◎骨槽风

穿腮骨槽风，起逾四旬，外溃成管，脓水淋漓，余肿不化，牙关紧闭。其痛在络，正虚邪恋，理之非易。

首乌　蒺藜　当归　丹皮　芪皮　土贝　赤芍　石决明　钩勾　橘红

风温袭郁阳明，牙槽风，起经匝月，脓泄不爽，牙关紧闭，外腮及颏下结硬作痛，势欲穿腮，兼有牙疳糜腐，龈肿，齿牙动摇，若溃淹缠成漏，理之非易。

羚羊角　丹皮　赤芍　连翘　牛蒡　花粉　桔梗　土贝　防风　制蚕　泽泻　枳壳　枇杷叶

内有痰火，外感风邪，穿腮骨槽风，起经五月，内外两溃成管不敛，脓水淋漓，多骨已出。正虚毒恋，难以计日奏功，法当清托涤痰为治。

芪皮　花粉　蒺藜　丹皮　生地　知母　牛蒡　赤芍　麦冬　甘草

[1] 天虫：中药名，即白僵蚕，性平味辛咸，功在祛风解痉、化痰散结。《医学启源》：“去皮肤间诸风。”《本草纲目》：“散风痰结核，瘰疬，头风……一切金疮，疔肿风痔。”

复诊：

生地　白芍　麦冬　丹皮　鳖甲　地骨皮　茯神　甘草　川贝　象牙屑

◎牙漏

少阴不足，阳明有余，牙漏三孔，时发时止。病属棘手，未克速效，拟玉女煎[1]加减。

生地　牛膝　麦冬　花粉　丹皮　山栀　知母　泽泻

牙漏经久，乍盛乍衰。少阴阴虚，阳明火盛，治以清滋并进。

生地　花粉　丹皮　牛膝　麦冬　知母　地骨皮　黑山栀

◎牙疳　口疳

痧后毒火未清，复感风温，牙疳、口疳并起，身热烦躁。势将掣肘，毋忽，拟清泄法。

牛蒡　黄芩　黑山栀　连翘　桑叶　荷梗　赤芍　甘中黄　土贝　白茅根

温邪内蕴，阳明引动湿热，发作牙疳，糜腐龈肿作痛，牙宣流血，舌黄，脉濡数。邪势方张，虑其转剧。

犀角　赤芍　黑栀　花粉　鲜生地　泽泻　淡芩　枳壳　茯苓　土贝

◎走马牙疳

利后湿热留恋阳明，发为走马牙疳，色腐气秽，龈肿齿落。势将穿腮破唇，

[1] 玉女煎：方剂名，出自《景岳全书》，由石膏、熟地黄、麦冬、知母、牛膝组方，有清胃滋阴的作用，用于胃热阴虚证。

勉拟清疳饮[1]。

薄荷　元参　柴胡　山栀　羚羊角　石膏　甘中黄　牛蒡　胡连

芦荟　黄芩　桔梗　竹叶

伤寒之后，余邪抑遏阳明，走马牙疳黑腐气秽，齿脱，脉细。殊属棘手。

犀角地黄汤　加土贝　淡芩　甘中黄　花粉　知母

◎青腿牙疳

风寒湿邪痹阻三阴，两腿酸楚漫肿青紫，艰于举动，牙龈糜腐气秽，曾经流血。此所谓阴寒结于下，阳火炎于上，乃青腿牙疳也。拟疏通解毒法。

五苓散　加川柏　防己　甘中黄　滑石　黑豆

另服白马乳。

◎牙菌

少阴不足，阳明有余，不足者阴之亏，有余者火之盛也。下牙龈肿胀出血，此为牙菌。舌红，苔黄，脉滑而数。怀麟八月，手阳明司胎，拟滋化法。

细生地　子芩　石斛　黑山栀　麦冬　知母　地骨皮　花粉

◎痰胞

经云：火即无形之痰，痰即有形之火。痰火遏结上乘，舌下结成痰胞，肿胀木痛已逾旬日。虽系刺泄血水，粘腻，色如桃汁，脉数舌黄。肺胃之邪留恋蓄结，治当清泄为法。

薄荷　牛蒡　花粉　山栀　杏仁　丹皮　橘红　连翘　桔梗　象贝

生草

---

〔1〕清疳饮：方剂名，未有明示，抑或为陈莘田自拟方。清代赵濂《医门补要》中有清疳散，为外用剂，用于下疳，与本病无干。《医宗金鉴》“走马牙疳”中言：“此证多由癖疾积火、疹痘余毒上攻，最为迅速，总因积火热毒而成。”列芦荟消疳饮、清疳解毒汤等分期治疗，芦荟消疳饮由芦荟、胡黄连、石膏、羚羊角、栀子、牛蒡子、银柴胡、桔梗、大黄、元参、薄荷叶、甘草、淡竹叶组方，清疳解毒汤由人中黄、川黄连、柴胡、知母、连翘、牛蒡子、犀角、黑参、荆芥、防风、石膏组方，皆为清热利湿之类方剂，可为参考。

◎舌菌

舌为心苗，舌本属脾，心脾抑郁，郁则火炎于上，结为舌菌，饮食妨咽，舌苔糙黄，左寸关弦数。症起情志，宜舒养开怀，佐以药力，冀缓图功，拟仿二阴煎[1]意。

生地　川连　元参　木通　麦冬　枣仁　茯神　灯芯　生草

病由郁火内炽，结为舌菌，已经三月，渐次长大，木痛妨咽。皆缘情志不舒而成，理之非易。

川连　黄芩　丹皮　川贝母　元参　连翘　黑山栀　川石斛　茯神　桔梗　卷心竹叶　灯芯

素有血症，咳呛已久，情怀郁勃，郁则生火，火炎于上，舌边结菌，坚硬木痛，形如豆大，曾经流血，起逾三载，脉息细数，舌苔光剥，中有裂纹。阴气已伤，郁火内炽，症属棘势，恐翻花之虞。

洋参　元参　归身　川贝　生地　丹皮　远志　茯神　川石斛　黑山栀

舌为心苗，心阳抑郁而致火炎于上，结成舌菌。起经数载，日渐长大，舌黄脉数。良由情志不遂，防其翻花，难许全功。

川连　元参　枣仁　木通　细生地　麦冬　云苓　生草　灯芯

◎烂喉丹痧

风温疠邪，袭郁上焦，烂喉丹痧点点现而未透，胸闷呕恶，大便泄泻，咽关肿腐，舌白，脉濡数。邪未外达，最虑内传营分之险，拟疏肌透痧法。

葛根　荆芥　大豆卷　蝉衣　浮萍　防风　牛蒡子　赤芍　枳壳　桔梗　土贝母　杏仁　枇杷叶

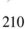

[1] 二阴煎：方剂名，出自《景岳全书》，由生地、麦冬、酸枣仁、生甘草、玄参、黄连、茯苓、木通、灯芯（或竹叶）组方，功在清心泻火、养阴宁心，治心经有热、水不制火之证。

◎ 烂喉风

风温袭郁手经，烂喉风五日，肿痛白腐，咽物有妨，寒热交加。邪未外达，最虑痰涌肿闭之险，拟疏解法。

淡豆豉　防风　桔梗　赤芍　牛蒡子　前胡　马勃　杏仁　荆芥　土贝

风温湿热袭郁肺胃，烂喉风三日，咽关白腐，紫肿而痛，身热形寒，脉濡不扬。邪恋未达，防其更张，拟疏解治之。

豆豉　防风　赤芍　桔梗　牛蒡　桑叶　马勃　甘中黄　枇杷叶

◎ 喉痈

风温挟痰，袭郁肺胃，右喉痈内外皆肿，痛楚色紫，溃脓不畅，痰多粘腻，脉滑而数。邪未畅达，虑其更张，法当宣泄肺气，解表涤痰。

前胡　防风　牛蒡　制蚕　苏子　豆豉　桔梗　赤芍　马勃　土贝　杏仁　枇杷叶　莱菔汁

风温挟痰，互阻太阴，左喉痈肿痛，痰多粘腻，饮食妨咽，寒热频增，舌心剥落。阴伤邪恋未化，治以疏解。

防风　前胡　赤芍　马勃　牛蒡　杏仁　制蚕　土贝　豆豉　桔梗　甘草　枇杷叶

◎ 乳蛾

风温挟痰，蕴结上焦，双乳蛾复发，肿赤而痛，痰多粘腻，寒热头疼，舌黄腻，脉濡细。邪未外达，恐其作腐，拟疏解法。

荆芥　防风　枳壳　马勃　前胡　牛蒡　杏仁　土贝　豆豉　赤芍　桔梗

风温疠邪，袭郁上焦，烂头双乳蛾两关白腐，痰多粘腻，汤饮艰进，舌白垢，脉濡数，形寒身热。邪踞未达，最恐痰塞肿闭之险。

荆芥　牛蒡子　杏仁　桔梗　防风　前胡　枳壳　制蚕　豆豉

甘中黄　土贝

◎木蛾

阴虚木火刑金，双木蛾肿胀，咽中噎塞，时或作痛，舌黄有刺，脉息细数。病经三月，势难速效。

元参　麦冬　丹皮　赤芍　生地　牛膝　地骨皮　茯神　知母　甘草

肥盛之躯，中虚湿胜，湿盛生痰，痰多火旺，郁于手经，双木蛾肿胀，历经半载，时发时止，咳嗽痰粘，舌黄脉细滑。病道深远，非计日可效，仿泄肺降痰意。

紫菀　杏仁　土贝　海浮石　苏子　桔梗　山栀　竹茹　桑叶　甘草　橘红　枇杷叶

◎喉瘤

喉瘤起经三载，日渐长大，肿硬木痛。痰火郁结所致，溃则防其翻花流血，理之棘手。

胆星　半夏　丹皮　海浮石　竺黄　橘红　黑山栀　昆布　茯苓　甘草

◎喉痹

少阴之脉循喉咙，少阴阴亏，少阳相火上炎，一阴一阳结，谓之喉痹。当喉块磊，红丝缭绕，色赤作痛，蒂舌下坠，由来三稔，时盛时衰，纳谷妨咽，下午为甚，潮热往来，音闪不亮，脉细而数，舌红苔少。渐涉虚怯一途，理之棘手。

景岳四阴煎[1]

症由失血阴伤，虚火刑金，久嗽不已，音嘶咳呛，喉痹咽梗，左穿腮牙漏，腐溃颇大，脓水淋漓，形瘦色皖，脉瘀露少，下脘腹膨胀，音闪咳呛，寐则盗

〔1〕四阴煎：方剂名，出自《景岳全书》，由生地、麦冬、白芍药、百合、沙参、生甘草、茯苓组方，滋阴生津，保肺清金。张景岳言："此保肺清金之剂，故曰四阴。治阴虚劳损，相火炽盛，津枯烦渴，咳嗽吐衄多热等证。"

汗，脉左细数，右濡，舌红苔黄。虚怯已萌，甚为掣肘，姑拟和营清降，消息治之。

细生地　知母　丹皮　桔梗　元参　当归　桑白皮　牛膝　川贝
赤芍　茯神　甘草　藕汁

少阴阴虚，水不制火，火炎于上，喉痹咽痛，红丝绕缠，蒂舌下坠，咳呛嗌干，舌红苔黄，脉情细小。久而不已，恐陷音哑涉怯，拟咸苦入阴法。

元参　阿胶　海浮石　生地　川贝　鸡子黄　白芍　茯神

金木两亏，虚火上炎，咳呛音闪，喉痹咽干，蒂舌下坠，舌苔滑，脉细数。病在本元，乃虚怯之萌也，拟四阴煎。

四阴煎　加川贝　地骨皮　阿胶

阴虚火陷炎，喉痹复发，咽中梗痛，红丝绕缠，舌红脉细。此系本元损弱，涉怯之萌也。

四阴煎去百合　加阿胶　川贝　梨肉

失血之后，金水两亏，咳呛音哑，喉痹咽梗，红丝绕缠，谷食难纳，骨蒸潮热，形肉大削，舌苔糙白，脉息细数。怯症已成，春末夏初，阳气大泄，恐增喘汗，殊属棘手，勉拟四阴煎。

四阴煎　加阿胶　川贝

少阴之脉循喉而贯，水不胜火，火逆上行，致发喉痹咽梗，红丝缠绕，当喉起瘰，延绵匝月，乍盛乍衰。此系本亏之故，恐药力诚难速效，拟咸苦入阴法。

黄连　阿胶　元参　生地　茯神　川贝　丹皮　地骨皮　海浮石

阴虚火炎，喉痹咽梗，红丝绕缠，蒂舌下坠，脉息细数，舌红无苔。此系水涸火动，理之非易。

细生地　沙参　元参　知母　麦冬　地骨皮　川贝　花粉　海浮石
茯神　生草

少阴之脉循贯喉咙，阴亏质弱，以致少阳相火上炎，喉痹咽痛，红丝绕缠，舌光而红，脉息濡数。病经一载，理之扼腕。

生地　元参　川贝　生草　川连　丹皮　茯神　阿胶　白芍

病后阴耗未复，水枯火炎，结为喉痹，咽梗作痛，当喉起腐，舌红无苔，脉象细数。慎防涉怯，拟四阴煎意。

四阴煎　加阿胶　茯神　川贝　地骨皮　梨肉　甘草

◎郁火喉咙　兼结毒〔1〕

症由郁积，郁则生火，火盛生痰，痰火交并，结成郁火结毒，咽关腐溃，频频流血，痰涎颇多，谷食艰咽，语言不利，牙关紧而外腮结核，舌红苔黄，脉左濡细，右部滑数。病经载半，阴液暗耗，痰火日增，势已成怯，法清滋降泄化痰为治。

细生地　茯神　石决明　黑豆　霍斛　山栀　钩勾　青黛

咽舌红，苔黄，脉息细数。虑防流血伤阴涉怯，治之扼腕。

大生地　石斛　丹皮　川贝　麦冬　赤芍　甘中黄　木通　陈皮　知母　茯神

症象郁火结毒，咽喉糜腐，齿牙脱落，鼻音已变，绵延三载，阴液大伤，舌光无苔，脉已细数。久而不已，势恐涉怯。

细生地　麦冬　龟板　地骨皮　沙参　丹皮　桑叶　石决明　土贝　甘中黄　黑豆

郁火结毒，延绵数祀，喉腐如岩，鼻梁崩塌。余毒留恋络中，右颧肿痛，牙骱肿胀，势将窜头，岂易消退？法清泄化毒治之。

羚羊角　花粉　石决明　甘中黄　白蒺藜　丹皮　赤芍　土贝　桑叶　钩勾

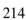

〔1〕原本仅列“郁火喉咙”，据书前目录添加。

又复：

细生地　石决明　桑白皮　赤芍　龟板　羚羊角　地骨皮　丹皮　甘中黄　土贝

◎ 锁喉痈

风温与痰互阻，致成右偏锁喉痈，肿胀增剧，内撑喉道，业已妨咽作痛。寒热蒸脓未透，而头形亦非一所。舌黄苔浊，脉息滑数。气机涌逆，大便不行，痰升少降。体虚之质，当此重候，势恐陡然痰升塞厥之虞，至险至险！姑拟疏降涤痰，佐以提托，冀其速溃为幸。

前胡　枳壳　制蚕　赤芍　牛蒡　防风　马勃　钩勾　苏子　桔梗　连翘　角针　生草　枇杷叶　鲜竹沥

风温挟痰，袭于阳明，结成锁喉痈，起经两候，内外皆肿，肿势极盛，屡次闭塞，气逆汗泄。清晨内溃，今已外溃，溃脓盈碗，汤饮可以下咽，舌苔黄厚，脉濡而数。腑气未通，痰多粘腻。温邪虽化，毒痰仍恋，症情虽得转机，然尚在险途也，仿清泄化痰法。

羚羊角　桔梗　瓜蒌仁　连翘　甘中黄　赤芍　土贝　橘红　桑白皮　杏仁　茅根　芦根

锁喉痈一经溃泄，泄下稍可得寐，神识略宁，汤饮可以下咽。脓虽大出，内外之肿犹未全消。痰多咳嗽，腑气不通，舌苔灰浊，脉细滑数。余邪化热化痰，有伤正气，此时未便进补，再守清化，佐以通泄腑气一法。

桑叶　桔梗　瓜蒌仁　甘中黄　霍斛　麻仁　赤芍　枇杷叶　土贝　杏仁　茯神　茅根

锁喉痈溃交三日，脓泄盈碗成盆，腐肉并出，长有数寸，肉内空虚矣。然内喉之肿未平，颏下尚不能化尽，舌苔灰黄，脉软滑数，大便欲解未解，神疲易汗。阴液日亏，余邪未靖，肺气失降，腑气不通，仍拟清化肺胃通腑一法。

桑白皮　桔梗　杏仁　瓜蒌仁　土贝　藿梗　知母　赤芍　茯神　麻仁　蛤壳　甘中黄　茅根　芦根

舌苔稍化，脉情细数，胃虽进谷，腑气未通，内喉肿势渐减，外喉之脓尚属不少，脓既去多，肉里空虚，尚有积脓留恋，然肺胃余邪未清，阴气受戕矣。拟西昌法。

沙参　桑白皮　花粉　桔梗　杏仁　川贝　麦冬　甘中黄　茯神　麻仁　枇杷叶　芦根

今午腑气得通，先结后溏，神倦汗泄，胃气尚未能振，纳谷不多，舌黄苔薄，脉左细右软数。溃疡锁喉痈，脓去过多，空虚已极，正气亏而毒火恋，难许全吉，拟扶胃清金，佐以化痰解毒之法。

人参须　麦冬　霍斛　桑白皮　花粉　茯神　川贝　橘红　桔梗　粳米　竹茹　甘草

脉来细小，舌苔渐化，得寐加谷，神宁汗止，溃疡脓少，痛止，肿势日平，内肿亦减，咽物无妨。悉是转佳之兆，惟此处内薄空虚，宜乎生新，能速为善。

参须　花粉　桑白皮　橘红　麦冬　赤芍　川贝　知母　桔梗　霍斛　竹茹　粳米　生草　白茅根

左脉稍起，胃气略醒，可以加谷，舌苔渐化，余红亦减。锁喉痈脓少而清，内孔深阔，喉关尚有脓来。余肿未消，正虚毒恋，然于生长收敛，诚非易易，养阴托毒，一定之理。

参须　桑白皮　橘红　竹茹　芪皮　丹皮　霍斛　赤芍　川贝　花粉　桔梗　生草　白茅根

风温挟邪互阻，锁喉痈复兼擡舌内外皆肿，肿势散蔓。邪势方张，虑其转重，拟疏散化痰法。

豆豉　荆芥　枳壳　土贝　前胡　防风　赤芍　杏仁　牛蒡　桔梗　枇杷叶

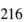

少阴不足，阳明有余，牙漏三载，时发时止。近感风温，袭郁太阴，始先咳嗽，两胁刺痛，咳吐腥痰，色如杨妃，已历半载。寒热往来，肺痈已成，复感新邪，旋起锁喉痈，内外皆肿，肿及喉道，汤饮妨咽，舌强难语。势有闭塞之险，急宜疏导。

前胡　枳壳　橘红　荆芥　苏子　杏仁　莱菔子　生草　牛蒡　桔梗　土贝　制蚕

◎ 马刀瘰疬

乙癸同源，肝肾同治，先天不足则木失水涵，火自有余也。火即痰，痰即是火，火即无形之痰，痰为有形之火，火盛则生痰也。其痰痹于少阳、阳明之络，右颈颐及缺盆之上结为马刀瘰疬，起经半载，渐次长大，不甚作痛，根坚中软，形如桃李，已见成溃之象矣。今按脉左部濡细，右软滑。细是阴虚，滑必有痰也。舌苔薄黄，眠食均安如常。癸水二年不通，此血虚之明征也。有痰不嗽痰，痰循经入络也。内因之病，来势必迟，溃头亦迟，而收功则更迟矣。日月难计，药力恐难速效耳，或养肝之体，清肝之用，参入咸降化痰之品。呈电。

大生地　于术　白芍　昆布　制香附　川贝　黑山栀　石决明　丹皮　橘红　归身　云茯苓　藕汁

心生血，脾统血，肝藏血，肝不藏血则失荣养，不能灌溉筋络。阴愈亏，火愈炽，火盛则生痰，痰随气凝，留而不化，遂生马刀瘰疬。现结两处，其核累累不一者在于四围之根，其高肿色变在于上，形象如蛤，色若桃李，虽未作痛，为日已久，久之惟恐成溃。诊脉情如前日述，舌亦如前。拟守八味逍遥散[1]，加入咸降化痰之品，取水得血养，木喜条达，治痰必先理气，咸能软坚之义。拙论是否？呈电。

大生地　鳖血炒柴胡　黑山栀　奎白芍　制于术　制香附　川贝　丹皮　紫丹参　全当归　茯苓　陈皮

海带叶一两，煎汤代水。另煎金鉴夏枯草膏[2]，去红花，入新绛。

身中之水火，即阴阳也。气血不调，八脉亦不调，癸水不通，有自来也。血虚则气火郁结生痰，痰之凝聚少阳络分，而为马刀瘰疬，起经半载，渐次高肿，

---

〔1〕 八味逍遥散：方剂名，即逍遥散（柴胡、炙甘草、炒当归、白芍药、茯苓、白术）加丹皮、栀子，又名加味逍遥散、丹栀逍遥散，功在疏肝健脾，和血调经，主治肝脾血虚、化火生热证。

〔2〕 夏枯草膏：此为《医宗金鉴》卷六十四所出膏方，由夏枯草、当归、白芍、黑参、乌药、贝母、僵蚕、昆布、桔梗、陈皮、抚芎、甘草、香附、红花组方，其中夏枯草用量最重，以斤论，其他药物皆以钱论，故名。此膏具有化硬消坚之功效，治疗忧思气郁、肝旺血燥证，诸如瘰疬及瘿瘤坚硬、结核肿痛、痈疖肿毒之类。陈莘田以新绛易红花，意在加强化瘀散结之功。

色红根坚中软，按之则痛，势难消尽。诊左脉和缓，右仍滑细，舌苔薄而不黄，起居饮食如常。拟进四物汤、舒肝溃坚汤[1]加减。呈电。

柴胡　白芍　归身　夏枯花　大生地　制香附　云苓　陈皮　石决明　抚川芎　川贝　生草

阴虚木郁，郁则生火，火盛生痰，痰之循经入络，络在少阳部分，而少阳清净之府，痰浊留于皮内膜外，致为马刀瘰疬，起逾半载，由渐长大，色红而软，按之疼楚，已见脱皮，欲成脓也。脉左部濡缓，右部细滑。有痰艰咯，饮食甘美，腑[2]气通调，是手阳明无恙，斯疾不外乎肝胆两经也。前剂平善，当守其意加减，还从消散为治。拟方呈电。

鳖血柴胡　川芎　石决明　川贝　制首乌　四制香附　茯苓　桔梗　陈皮　炒白芍　炒归身　甘草

十四日二鼓瘰疬，其上自溃，即诊用硇砂膏[3]，未书方。

马刀瘰疬昨宵自然而溃。溃于上者，脓出清稀，此正气虚也。色淡肿消，毒有宣泄之机矣。其下色红皮光[4]，稍觉胀痛，痛连筋络，溃头亦近。脉情平静，舌色亦正，眠食均安，乃属顺象。所有根坚不化，余核累累，其中尚有痰留于络也。此时溃者溃，肿者肿，自须扶正内托，调和营卫为主，拟进何人饮[5]合六君子汤加味。呈电。

台人参　绵黄芪　白芍　制半夏　制首乌　白归身　野于术　陈皮　茯苓　生草

前进扶正内托、调和营卫法，瘰疬溃处，肿势大平，脓色微黄而稀转稠厚，

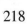

〔1〕舒肝溃坚汤：方剂名，出自《医宗金鉴》，由夏枯草、僵蚕、香附子、石决明、当归、白芍、陈皮、柴胡、抚芎、穿山甲、红花、片姜黄、甘草组方，舒肝解郁，化瘀溃坚，用于筋疬、石疽等症。明代龚廷贤《万病回春》中制“溃坚汤”治疗癥瘕积聚、痃癖血块，由当归、白术、半夏、陈皮、枳实、山楂肉、香附、厚朴、砂仁、木香组方，可作参考。

〔2〕腑：原本作“府”，据文意改。

〔3〕硇砂膏：外用膏药，组方各有不同。清代凌奂《饲鹤亭集方》中所制硇砂膏，由鲜桃枝、柳枝、桑枝、槐枝、大山栀、头发、象皮、炒甲片组方，功在化腐消坚，生肌收口，治疗痈疽发背，对口疔疮，痰核痞块，破烂恶疮，一切无名肿毒。可作为参考。

〔4〕光：原本作“胱”，似不妥，据文意及下文“皮肤光亮”文字，改。

〔5〕何人饮：方剂名，出自《景岳全书》，由何首乌、当归、人参、陈皮、煨生姜组方，补虚截疟，用于疟疾久发不止，气血虚弱者。陈莘田以此方加减，补气益血，托邪外出。

甚为佳象。至于根脚之坚，结核不一者，尚非旦夕可松。现在稍有咳嗽，苟能痰从嗽出，未尝不为美事。其下之未溃亦见高肿色红，皮肤光亮，溃不远矣。神脉平善，舌苔微黄。拟守原意损益。呈电。

人参 海浮石 于术 川贝 大有芪 归身 白芍 生草 制首乌 茯苓 陈皮

治溃疡，古人论以扶脾补气为主，盖脾主肌肉，脾为生痰之源也。脾生湿，湿生痰，痰化为脓，脓转厚，而肿虽得平，尚有余坚。疮口四围肉色紫暗，亦有化腐之象。按脉濡细，眠食皆安，乃佳境耳。宗归脾汤意。呈电。

人参 黄芪 枣仁 归身 于术 木香 陈皮 茯苓 川贝 远志 生草

前进归脾汤加减，溃疡脓厚而畅，肿势日衰，傍围结核未能消化，想是痰之痹络经久，一时不克即解也，必得调和营卫，使气血日充，筋得营养，络中所阻之痰渐次消息。至于现在神脉平善，胃气亦佳，拟宗八珍汤加入内托化痰之品。

人参 夜交藤 川芎 制半夏 土炒于术 大生地 茯苓 陈皮 绵芪 归身 白芍 生甘草

时近冬至，阳气衰微之际，无阳则阴无以生矣，故物不生于阴而生于阳也。兹者溃疡瘰疬，脓得渐稠，其色渐稠尚白，根坚稍化，有所未尽。下之肿者，按之已软，亦当助其阳气，培其营分，盖脓血肉挟痰所化耳。脉息平和，胃气亦佳，拟进十全大补合二陈汤意。

人参 于术 夜交藤 归身 川芎 陈皮 肉桂 绵芪 云苓 白芍 制半夏 炙草

前进十全合二陈加味，培补气血，托毒化毒，其溃疡瘰疬，脓渐黄厚而稠，疮口之肿已平。向有之余核累累在筋在络者，究未化动，痰之痹阻，为日已多，殊难速消。下面肿疡色红且高，脓熟高宽胀，溃头亦不远矣。拟守原意加减。

人参 绵芪 归身 川芎 于术 大生地 云苓 制半夏 肉桂 夜交藤 赤芍 桔梗 生草

日来溃疡之后，势渐平。下之肿者，内脓已成，皮顽难溃，上积之脓引于下也。自须托里提脓，冀能速清，再商拟方。

人参　归身　桔梗　于术　白芍　角针　云苓　川芎　生草

今晨瘰疬自溃，溃脓虽稠，还带清稀。余肿余坚不化，气血亏而营卫失和，痰凝未消也。拟人参养营汤[1]加味。

土贝　绵芪　归身　白芍　人参　于术　大生地　远志　云苓　肉桂　夜交藤　陈皮　炙草

交一阳节后，阳气初萌，当此溃疡脓血去多之际，阴分更亏，筋络失和，疮口之旁脉络作痛，余核未消，痰浊有阻。仍宗昨法，佐以和络之品。

人参　川贝　钩勾　远志　黄芪　蒺藜　陈皮　茯神　白芍　生地　生草

瘰疬相继而溃，中下贯通，皆由脓路不顺，积痰化毒使然。溃处已松，肿势渐瘪，脉亦平善，惟旁围结核不化，络脉作痛，不外乎营卫两亏，筋络不舒也。拟进八珍汤，去术加芪，合妙灵散[2]意。

人参　云苓　川芎　白芍　绵芪　归身　沉香汁　海藻　首乌　橘络　鸭血拌桑枝　生草

太旱物不生，火偏盛也；太涝物亦不生，水偏盛也。水火偏胜则营卫不调，营卫不调则气血失统。其马刀瘰疬，大溃之下，化脓化腐，全赖气血运毒，所蓄之痰在筋在络，化而不尽，尚有余核，一时不克消化，亦属情理之常。疮口之旁，按之作痛，并非脓已泄，多肉里空虚，筋脉不和。前进八珍合妙灵散加减，今诊脉息平善，饮食如常，还当宗此理治。

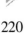

---

〔1〕人参养营汤：方剂名，出自《和剂局方》，由人参、黄芪、当归、熟地黄、白芍、茯苓、大枣、陈皮、白术、远志、炙甘草、肉桂、生姜、五味子组方，益气补血，养心安神，治疗积劳虚损证。《三因极一病证方论》改方名为“人参养荣汤”，去生姜、大枣，以“桂心”易“肉桂”，所治相同。清代郑重光《温疫论补注》中也制人参养营汤，由人参、麦门冬、五味子、地黄、当归、白芍药、知母、陈皮、甘草组方，意在益气补血，重在清化虚热，敛阴止汗。以上可相互参考。

〔2〕妙灵散：方剂名。妙者，组方之巧妙；灵者，功效之灵验。古来以此名为方者有数首，今录明代徐彦纯《玉机微义》中此方：木香、沉香、牛膝、何首乌、当归、螺蛸、桑寄生、海藻、青葙子、昆布、海带、甘草节，主治瘰疬马刀，腋下生者。可做参考。

人参 大熟地 归身 海藻 绵芪 制首乌 川贝 川芎 茯苓 沉香汁 白芍 炙草 鸭血拌桑枝

右关脉不和，大便溏泄，脾阳失司健运，溃疡之势依然，自当先理中宫。拟疏补兼施。

人参 归身 白芍 赤苓 制半曲 老苏梗 陈皮 炙草 谷芽

后附膏滋方。

膏方

乙癸同源，肝肾同治。肝为先天，论木本水源之象。夫水亏则木失水涵，木郁则生火，火盛则生痰。痰即有形之火，火即无形之痰也。且脾为生痰之源，土衰则湿胜，湿胜则生痰。痰之循筋入络，痹于少阳、阳明之间。少阳之脉，绕于耳，行身之侧；阳明之脉，从缺盆行身之前。胆为清静之府，焉容痰火？归之于络。胃为多气多血之腑，营卫失和，逆于肉里，乃生斯疡。盖谷入于胃，洒陈于六腑而气至，和调于五脏而血生，所以脾为后。先天能生万物，水生木，木生火，火生土，土生金，金生水，此五脏相生之义。至于癸水不通，源由八脉不调，经事层块不明理未敢妄论。今之马刀瘰疬为日已久，其始也迟，成溃亦迟，而收敛则更迟矣，皆由病起内因，脏腑相兼，有诸内必形诸外焉。谨呈拙论（新），钧政。

人参一两五钱，另煎，收膏冲入 钩勾三两，后下 生于术二两 石决明十两，盐水煅 绵黄芪四两，炙 海藻十两 云茯苓四两，人乳拌，蒸晒 丹皮二两，炒 清阿胶二两，收膏入和 泽泻二两，炒 天门冬三两，去心 制半夏二两 归身二两，酒炒 陈皮一两 川贝母三两，去心 远志七钱，去心炒 大生地六两 制香附二两 夜交藤五两 桂心三钱，研细收膏入 土炒白芍二两 生甘草七钱 酒炒川芎七钱

上药如法制度，煎为膏。

阴虚气郁，郁则生火，火结成痰，痹于络。两颐马刀瘰疬，起经三月，日渐长大，肿连喉内，痰多粘腻，谷食艰咽，脉滑而细，舌红苔糙。病因情志蕴遏，第恐痰壅阻闭，至险候也。拟宗“诸气膹郁，皆属于肺”例治。

苏子 杏仁 蛤壳 黑山栀 紫菀 川贝 茯神 海浮石 桔梗 橘红

素患失血，真阴亏损，阴虚火炎，凝结生痰，痰痹于络，颈项致生马刀瘰疬，累累成串，起经半载，溃孔不一，滋水淋漓，阴液渐耗。正难御邪，甚为棘手，姑拟滋水制火，咸降化痰法。

生地　元参　丹皮　昆布　沙参　天冬　川贝　牡蛎　橘红　桔梗　生草

阴虚内热，热蒸化痰，右项马刀瘰疬，累累成串，结核坚硬，木痛酸楚，业经三载，脉数舌黄。本原亏损，恐药石之力不能计日奏功。

生地　茯苓　昆布　夏枯花　沙参　半夏　石决明　海浮石　石斛　蒺藜

◎痰疬

失血之质，阴伤内热，化火生痰，痰痹于络，右项痰疬结肿坚硬，溃流滋水，全无稠脓，阴液暗耗，绵延三载有余。溃经四月，近增咳嗽颇盛，神脉皆虚。时届秋燥灼金，虑其红症复见，势必鞭长莫及，慎弗泛视。勉拟润阴滋养法。

生地　鳖甲　知母　女贞子　麦冬　沙参　生草　旱莲草　元参　丹皮　海蛤壳

阴亏木郁，郁则火炎于上，喉痹咽梗，由来三载。左颐痰疬结核，累累不一，溃者未敛，肿者坚硬，形肉渐削，日暮畏寒灼热，咳呛痰沫，耳鸣火升，胃艰纳谷，频频气逆，经闭便溏，易于汗泄。脉左部细小，右部沉数，舌红边绛。是谓阴亏阳亢、木火刑金所致。病象绵缠，怯根已萌，艰于收局。

生地　云苓　蛤壳　谷芽　于术　川石斛　川贝　炙草　归身　白芍

阴亏虚火上炎，一阴一阳结谓之喉痹。咽底起瘰作痒，异常红丝满布，蒂舌下坠，以致咽物有碍。盛衰靡定，由来四载，兼之右项结成痰疬三枚，坚硬赤肿木痛，溃者脓出清稀。脉细弦滑，舌红苔光。咳呛音嘶，日甚一日，痰中得红，下午灼热，形瘦色皖，耳鸣眩晕，气逆频频，经阻不行，胃虽纳谷，不知甘美，火升足冷。此乃阴亏阳亢，木火刑金，劳怯已成，断难措治。拟景岳四阴煎，参入咸降化痰之品。

生地　沙参　麦冬　川贝　白芍　石决明　炙草　茯苓　橘红

海浮石

右腮痰疬，绵延二载，溃孔成管，脓水淋漓。阴气渐耗，难许骤效。

沙参　丹皮　鳖甲　白芍　生地　川贝　石决明　钩勾　芪皮

茯神

阴虚木郁，郁则生火，火炎生痰，痰痹于络，遂生右项痰疬，结核酸楚，已逮两月，渐次长大。脉细数，舌糙白。症由内亏，已非一日，恐药力急难奏效，拟育阴泄木、咸降化痰法。

沙参　生地　川贝　丹皮　夏枯花　石决明　远志　昆布　黑山栀

茯苓　橘络

阴虚烁热，火盛生痰，痰痹于络，满项痰疬，累累成串，溃孔生管，滋水淋漓，阴液暗伤。症起本原，难许速效。

沙参　天冬　丹皮　地骨皮　生地　川贝　鳖甲　石决明　云苓

夏枯花

阴亏之体，木失水涵，痰火有余，痹于络分。左缺盆痰疬，起经半载，坚硬木痛，渐次长大，皮色不变。舌黄苔少，脉弦滑数。日暮火升，病发本原，首宜静养，静则生阴，阴生则火降，火降则痰消，加以药力善调，冀可图功，否则虽日恃参苓，势将莫挽，勉之。

洋参　石决明　川贝　白芍　生地　海浮石　昆布　橘红　云苓

◎痰瘿　马刀挟瘿

右肘痰瘿，甫经数年，块累高突，酸楚坚硬作痛，色白不变，形势颇大，久则虑其翻花流血，乃危症也。

沙参　料豆皮　蒺藜　茯神　首乌　当归　竺黄　白芍　川贝

丝瓜络　桔梗

痰瘿起经多年，在于右臂，形如覆碗，业已穿溃，现有两孔，但流滋水，而无脓泄，势必翻花流血，非草木所可取效。勉拟清理化痰法。

沙参　料豆皮　橘红　昆布　归身炭　白蒺藜　首乌　石决明　白芍　川贝　丝瓜络　藕肉

阴虚木郁，郁则火生，火盛生痰，痰痹于络，颈颐胸胁腋结为马刀挟瘿，块垒高突，色白坚硬，木痛而麻，甫经一载，日渐攻窜，肿及咽关，咽物有碍。舌红苔糙，脉滑而细。本原情志之病，药力难恃，以迟破为妙，拟咸降育阴化痰法。

沙参　丹皮　夜交藤　钩勾　远志　石决明　昆布　橘红　川贝　夏枯花　黑山栀　茯神

右胯痰瘿，翻花出血，溃孔如岩，起经半载，渐次散蔓。病由肝郁生火，火盛生痰，痰痹络中为患，缠绵之痰，理之棘手，勉拟方。

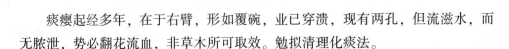

首乌　茯神　丹皮　黑山栀　石决明　川贝　桔梗　远志　白芍　钩勾　藕肉

陈莘田医案 卷中

◎痰串

阴亏之体，日生内热，热蒸化痰，痰痹于络，外袭新风时疠，脑后结为痰串，结核不一，肿势巨剧，频频作痛，烦躁妨寐，起有半月，兼之寒热。势将成溃，理之非易。

前胡　苏子　防风　莱菔子　牛蒡　象贝　桔梗　枳壳　杏仁　橘红

风邪袭络，脑后不能转侧，牙关紧闭，两项痰串结累，累色白不异，肿引外喉，咽物有碍，症延三月。此乃刚痉重症，内外相兼，理之棘手，且拟如圣饮[1]。

柴胡　防风　乌药　川芎　黄芩　白芷　半夏　当归　羌活　竹沥　生草

---

〔1〕如圣饮：方剂名，以此为名之古方有多首，主要用于治痢疾、咽喉病、痘症等。清代徐灵胎所著《医略六书》中所制如圣饮，用来治疗刚痉，与本案有相合之处，方由羌活、秦艽、川芎、白芍、当归、白芷、黄芩、人参、半夏、甘草组成。有论："风热伤筋，血脉不能荣养，而约束之权顿失，故搐搦反张，遂成刚痉焉。羌活疏风以利关节，黄芩清热以定搐搦，人参扶元托邪，当归养血荣经，白芷散阳明之邪，川芎行血中之气，白芍敛阴和血，秦艽活血祛风，半夏燥湿痰，甘草缓中州，使中气调和，则血行邪散，而筋得所养，刚痉无不痉矣。此活血祛邪之剂，为刚痉邪盛之专方。"可作为参考。

◎蟹钳疔

温邪化毒，右手合谷蟹钳疔，肿痛溃脓。毒恋未化，拟清托法。

羚羊角　连翘　牡丹皮　赤芍　细生地　花粉　土贝　甘中黄　忍冬藤　桔梗　白茅根

◎手丫疔

风温化毒，右手丫疔红肿而痛，欲蒸脓象，勿泛视之。法当清泄理之。

羚羊角　枳壳　桔梗　连翘　花粉　丹皮　赤芍　桑叶　土贝　甘草

◎兑疔

暑湿热化毒，右手当脉兑疔，红肿而痛，势欲蒸脓。宜清泄提托法。

羚羊角　丹皮　土贝　连翘　花粉　赤芍　角针　桔梗　生草

◎芝麻疔

暑邪化毒，左手芝麻疔，溃脓不爽，毒留于络，右手合谷蟹钳疔，肿胀作痛，又欲蒸脓，势成扼腕，莫作泛视。

羚羊角　桑叶　黄芩　枳壳　花粉　连翘　土贝　赤芍　角针　桔梗　前胡　甘草

◎竹节疔[1]

冬温化毒，右手无名指竹节疔走黄，肿势散蔓，指节腐甚，作痛则厥，舌黄，脉细数。邪郁不化，深虑内传昏陷之险。

犀角地黄汤　加天花粉　连翘　桔梗　土贝　甘中黄　忍冬藤

右手大指起疔，已延两月，溃而不敛，肿势不化，脓水淋漓。毒恋于络，延恐成损。

细生地　地骨皮　丹皮　陈皮　忍冬藤　桑白皮　花粉　赤芍

---

〔1〕原抄本中本病及以下两病排序为“蛇眼疔”“蛀节疔”“竹节疔”，今据书前目录移次。

土贝　甘草

◎蛀节疔

冬温化毒于手厥阴经络，右手中指蛀节疔，肿痛溃脓。毒恋不化，恐其损指为忧。

川连　细生地　赤芍　连翘　丹皮　地丁草　生草　花粉　土贝　白茅根　桔梗

◎蛇眼疔

冬温化毒，右手大指蛇眼疔，肿胀而痛，势欲蒸脓，防其转重。

羚羊角　连翘　赤芍　甘草　桑叶　花粉　土贝　白茅根　丹皮　桔梗　地丁草

◎烂皮疔　臂疔[1]

风温疠邪，蕴袭阳明，左臂起泡作痛，肿势延蔓，色赤，舌黄脉数。乃是烂皮疔，势张未定也，拟疏解泄邪法。

淡豆豉　桑叶　杏仁　陈皮　黑山栀　牛蒡　土贝　枳壳　桔梗　甘草

复诊：

羚羊角　连翘　桔梗　枳壳　桑叶　杏仁　土贝　甘草　赤芍　陈皮

三、四复诊之方已失，大抵均是补托之剂。

复诊：

北沙参　陈皮　赤芍　土贝　大熟地　当归　茯苓　芪皮　忍冬藤　生草

暑风温热，蕴蒸阳明，右臂疔走黄，肿势散蔓，脓泄清稀。毒恋未化，防其

〔1〕原本此条为“疔 臂疔”，据书前目录补入。

更张。

羚羊角　地骨皮　淡芩　甘菊　细生地　知母　土贝　赤芍　花粉　甘草　荷梗

暑风湿热化毒，左臂疔走黄，脓蓄不泄，肿势散蔓。毒郁于里，防其内陷之险。

羚羊角　桑叶　枳壳　赤芍　淡芩　连翘　桔梗　土贝　角针　菊花　六一散　荷梗

暑湿热化毒，右手烂皮疔，腐溃流水极盛甚，肿势散蔓，虑其走黄之险，毋为泛视。

羚羊角　黑山栀　枳壳　土贝　淡芩　连翘　桔梗　赤芍　六一散　通草

温邪化毒，蕴蒸阳明，右臂烂皮疔走黄，腐溃流水，蔓延迅速，舌红无苔，脉息细数。深恐毒陷至险候也。

犀角地黄汤　加花粉　知母　土贝　连翘　甘中黄　忍冬藤　白茅根

◎臂疽〔1〕

风温化毒，蕴蒸阳明，右臂疽肿胀溃脓，腐势蔓延。毒郁不化，未可泛视，拟清托法。

生西芪　丹皮　细生地　陈皮　花粉　赤芍　桔梗　土贝　忍冬藤　甘草

湿热化毒，左臂旁结疽，溃脓不爽，腐肉未化，根围坚肿，毒郁于里。拟提托法。

托里散消毒散〔2〕去参、术、银花　加陈皮

〔1〕原本此条为“烂皮疔 臂疽”，根据目录及内容，改为“臂疽”。

〔2〕托里散消毒散：方剂名，出自明代薛己《校注妇人良方》，由人参、黄芪、当归、川芎、芍药、白术、茯苓、金银花、白芷、甘草组方，主治疮疽元气虚弱，或行攻伐不能溃散者。后陈实功《外科正宗》中将此方加入桔梗、皂角刺，亦名托里散消毒散，功在消肿溃脓，去腐生肌，主治痈疽已成，不得内消者。

◎石榴疽

石榴疽起经三月，坚硬酸楚，渐次长大，不能举动，舌黄脉细。治非易也。

羚羊角　甘菊　地骨皮　石决明　细生地　连翘　丹皮　甘草　白蒺藜　土贝

胬肉伤络，风邪湿热内痹，右肘石榴疽，漫肿酸楚，艰于举动，已逾两旬，恐难消退。拟疏通络痹法。

羚羊角　姜黄　秦艽　丝瓜络　老苏梗　防风　当归　桑叶　白蒺藜　川芎

◎坚泛疔

右手掌劳宫之旁坚泛疔，起经两候，肿痛溃脓。毒留于络，尚虞更张。

细生地　赤芍　甘中黄　丹皮　羚羊角　花粉　忍冬藤　土贝　连翘　陈皮

复诊：

原方去甘中黄、丹皮，加甘草、桔梗。

温邪化毒，右掌坚泛疔，虽溃脓，泄不畅。毒郁未化，拟清托法。

羚羊角　土贝　丹皮　桔梗　细生地　花粉　赤芍　连翘　忍冬藤　甘草　茅根

温邪痹络，右掌坚泛疔，肿胀而痛，寒热往来，势难消退。拟清理法。

羚羊角　枳壳　土贝　杏仁　桑叶　连翘　牛蒡　桔梗　地丁草　赤芍

湿蒸成热，右足底坚泛疔，肿疼走黄，溃脓不畅，攻头于小趾，肿连足踝。毒郁不化，虑有毒陷内传之变。

川连　鲜生地　丹皮　土贝　花粉　忍冬藤　赤芍　泽泻　连翘　甘草节

湿热蕴结足底，坚泛疔肿胀而痛，势欲成溃。

细生地　赤苓　角针　花粉　连翘　防己　归尾　赤芍　土贝

湿阻化热，结为坚泛疔，肿痛旁围攻头，肿势散蔓，红晕游走，舌黄腻浊，脉濡滞带数。毒火留蕴，未可泛视。

川连　川萆薢　土贝　甘草　连翘　细生地　泽泻　竹叶　木通　黑山栀　赤苓

坚泛疔溃脓作疼，兼有湿毒疮滋发。拟清脾甘露饮[1]。

细生地　川柏　滑石　茯苓皮　黑山栀　泽泻　连翘　绵茵陈

◎臭田螺

湿热化毒，右手中指臭田螺，腐势如岩，流脓带血，气秽异常，肿痛未罢。毒火上郁，理之棘手。

川连　细生地　甘中黄　丹皮　黑山栀　忍冬藤　土贝母　赤芍　通草

湿热化毒，右手无名指臭田螺，流水气秽，指甲脱而未尽，兼有锁口疳，咽中梗痛。淹缠之症也。

羚羊角　花粉　银花　细生地　黑山栀　川连　土贝　赤芍　甘中黄　丹皮

湿热化毒，右手大指臭田螺，腐溃流水，指甲脱落。稽迟之症也。

羚羊角　细生地　丹皮　桑叶　甘中黄　地骨皮　忍冬藤　赤芍　赤苓　土贝

〔1〕清脾甘露饮：方剂名，又名清脾除湿饮（《医宗金鉴》），出自《外科正宗》，由白术、赤茯苓、山栀、茵陈、麦门冬、生地、黄芩、枳壳、苍术、泽泻、连翘、甘草、元明粉组方，主治脾经湿热郁遏而致生天疱疮，下体多而疼痛者。后清代时世瑞《疡科捷径》中也载同名方剂，由生地黄、牡丹皮、茯苓、滑石、甘草、白术、山栀、茵陈、苡仁、黄柏、萆薢、淡竹叶组成，用于暑湿热毒凝于肉里而致疮疡者。两方治证一致，可互为参考。

湿热化毒，右手大指臭田螺，腐溃流水，气秽异常，更恐滋蔓。

川连　淡芩　丹皮　土贝　细生地　连翘心　赤芍　忍冬藤
黑山栀　甘草节　黑豆

◎僵节蛀

三阴不足，浊液生痰，痹结络分。右手大指僵节蛀，起经一载，溃孔生管，滋水淋漓。本虚不复，难以旦暮奏功，拟育阴培元法。

党参　首乌　白芍　川贝　冬术　当归　陈皮　牡蛎　鳖甲　茯苓

右手无名指僵节蛀，肿胀木硬色白。由来已久，阴虚痰痹络中，溃则难于收敛，治以养阴宣络法。

北沙参　白归身　沙蒺藜　川贝　制首乌　大白芍　茯苓　橘络
左牡蛎　昆布

下疳余肿不尽，余毒挟痰，凝聚四肢，僵节蛀漫肿木痛，色白不变，时痛时止，若溃，艰于收敛。

制首乌　沙蒺藜　海浮石　橘红　白当归　白芍　昆布　川贝
茯苓　甘草

右手中指僵节蛀，延经四月，腐溃流脓，肿硬未消，神脉皆虚。本原病也，淹缠之症，非计日可奏其功。

党参　生西芪　川贝　橘红　当归　白芍　牡蛎　首乌　鳖甲
甘草

◎对口疽

郁火湿热上乘，右偏对口疽，起经旬日，脓虽泄未畅，根围坚肿。毒恋未化，更张未定，拟托里提脓法。

生芪皮　陈皮　角针　川芎　全当归　白芷　土贝　桔梗　茄子蒂
生草

素体外丰内空，阳虚多湿多痰，兼之操劳耗神，中下两衰，情怀抑郁，郁则火亢于内，膀胱湿热上乘，会于督脉、太阳部分，遂生右偏对口疽，及今十有三日，顶不高耸，根脚散蔓，延至两颐，色泽色滞，坚硬异常，痛不由中，脓泄无多，窜头靡定，界限不分，此阴多阳少之见症也。脉来濡细，舌白苔腻，胃纳维艰，下肢不温。阳微湿困，惟恐内陷，待交三候关津，冀其易腐易脓而顶高根束为吉。拟温通提脓一法，佐以托毒。

上桂心　当归　赤芍　广皮　黄毛毛角　川芎　角针　制蚕　生芪皮　姜半夏　茄子蒂　谷芽

经云：督脉经从项出，郁火湿热会于膀胱，积久成毒，瘀阻成疽而为对口。偏右发者，督脉与太阳部分，此二经皆寒水司行之道也，是以见症。阴多阳少，窜头不一，顶不高耸而根盘不束，毒势游行，痛不归中，色不焮赤，按之坚结，毒脓未泄，腐浮流水，傍围横肆，不得向外直起，概缘毒瘀深固，难于转阳透达。舌苔白厚，脉息濡数，易汗口腻，两足不温，阳微湿困之象。症交两候，其势方张，最虑毒陷，诚属棘手，姑拟温通督脉，提托法。

上肉桂　桔梗　全当归　土贝　黄毛毛角　陈皮　赤芍　角针　生芪皮　制蚕　川芎　生草

昨进温通督脉，佐以提托，对口疽顶渐高耸，色泽转红，脓路初通而不爽，腐尚未化，根脚仍欲延走。虽有从阴转阳之意，然毒蕴深固，艰于外达。按脉濡滞，舌苔满白，足冷泛酸，胃呆阳虚，痰湿两盛症。经两候有半，正当化腐蒸脓之时，全赖脾胃健而阳气旺，庶可不致内陷，仍守前意。

肉桂　黄芪皮　角针　半夏　鹿茸　川芎　赤芍　陈皮　当归　制蚕　生草　茄子蒂　笋尖

对口疽脓路初通，不能畅达浮腐，虽有肉板木腐痛，根脚不束，界限未分，色未焮赤，肿及满项。毒邪深踞，艰于外达，究系阴多阳少之见端也。脉象濡细，舌苔白腻，面部浮肿，易于汗泄，胃气不振，小溲短少，两足仍冷。阳虚之体，督脉下衰，太阳湿热未克输化，三候关津，惟恐内陷，拟温通中下提托之法，必得速化速腐为善。

上肉桂　鹿茸　当归　赤芍　芪皮　于术　川芎　角针　赤苓　半夏　生草　茄蒂　鲜笋尖

对口疽自偏至正，及今两候有半，界限未分，顶仍不高，脓路泄而未畅，腐肉不化，根脚散蔓，知痛，未得归中，色复紫滞。毒踞阴道，艰于转阳透达。脉来濡细，舌苔满白，胃呆纳少，神疲易汗，足尚不温。阳虚湿胜之质，当此大疡，恐不克持而致陷变，就症论治，温通提毒，一定之章程也。

肉桂　于术　当归　远志　鹿茸　芪皮　川芎　赤芍　半夏　角针　茄蒂　冬笋尖

叠进温通提毒，对口疽脓络虽通，泄而不畅，知痛，不为大盛，浮腐稍有，肉紫未化，根未束而顶不高，左偏坚硬，界限未开，仍属阴多阳少，透达难期。舌苔腻白，脉濡细数，腹鸣便溏，纳谷尚少，真阳下亏，土衰湿困，气郁乏力，运毒之象。三候临期，还防陷变之险，仍宗前意，冀其应药为善。

肉桂　于术　角针　制蚕　黄芪　归身　川芎　赤苓　赤芍　谷芽　半夏　煨姜　甘草　冬笋尖

连进温通督脉、肾经，佐以大提大托，对口疽始得转阳外达，痛势阵作，脓出觉多，顶高根束，色泽转红，界限渐分，舌苔化薄，腹鸣止而胃稍可，两足已温。阳气通而湿浊亦化，似有转机之象矣。然脉仍濡细，大便溏薄，疽腐未化，根盘尚甚，中虚脾弱，不易运毒。三候届期，冀无变端为善吉。拟昨法损益。

鹿茸　云苓　川芎　赤芍　芪皮　于术　角针　陈皮　制蚕　半夏　甘草　当归　谷芽　冬笋尖

对口疽今交五候，虽得转阳外达，化腐化脓，腐少脓多，去而未尽，毒有所恋，续布牙疳、口舌疳，疳糜极盛甚，流涎气秽，牙宣出血，谷咽维艰，腑气阻闭，舌黄脉濡。阳明湿热内蒸，阴气受戕矣。此时当先治疳为要，拟清化解毒法。

犀角　川石斛　甘中黄　赤芍　细生地　知母　炒丹皮　牛膝　元参　花粉　蔷薇露　黑豆

舌边牙龈之疳，气秽流涎，牙宣之血减而未止，饮食有碍，大便阻闭，舌黄苔腻，小溲不利。对口疽起逾匝月，脓去已多，气营暗耗，湿热尚恋，变幻莫测。

犀角　鲜霍斛　黑山栀　土贝　鲜生地　花粉　丹皮炭　连翘

甘中黄　黑豆　白茅根　赤芍

年逾五旬，素体肥盛，阳虚多湿多痰，郁火湿热上乘，会于督脉，酿成对口疽。起经两候，虽溃全无脓泄，腐肉色黑，滋水频流，根脚散蔓，界限未分，疮顶平塌，色泽不赤，坚硬木痛，四肢不温，纳少神疲，脉左部细小，右弦滑数，舌苔白腻。其毒深踞，未能外达，势恐正不运毒，毒从里陷之险。姑拟温通托毒法，冀其转机乃幸。

鹿角屑　绵芪　川芎　制蚕　桂木　全当归　角针　赤芍　赤苓　桔梗　土贝　陈皮　甘草　茄子蒂　青笋尖

正对口疽，发于哑门之部，乃太阳、督脉行经之所，二者皆属寒水司行之道，属阴。曰疽，疽者，阻也。是由肾经不足，湿火上乘使然。动于七情，发于五脏，有诸内而形诸外。前方温通内托，脓路稍通，不得稠厚，腐肉起而未化，色泽略润，板硬依然，其根脚左聚右散，知痛，不为大作，此阴阳兼半，毒泄未畅也。按脉细数，细为阴气不足，数为邪毒有余。舌苔仍白，口干喜冷，胃呆纳少，不时干恶。诘朝两候，苟转阴为阳，易于脓腐，不致内陷，乃吉。前法似有小效，还当宗此损益。

鹿茸　全当归　制蚕　土贝　肉桂　川芎　桔梗　赤芍　上绵芪　角针　陈皮　紫茸　茄子蒂

对口疽今交两候，脓路初通，通而未畅，腐肉不化，顶虽高耸，界限初分，根脚散蔓之势未定，傍仍红晕，痛楚阵作。脉细数，舌白，中心罩黄。湿热郁火上蒙，时时作呕，毒邪虽得转阳，易于汗泄，能不内陷乃吉，再拟温通提托。

鹿茸　于术　川芎　制蚕　肉桂　赤芍　角针　桔梗　生芪皮　白当归　土贝　陈皮　茄子蒂

日来疽脓泄而未畅，腐肉略化，傍围红晕略淡，其根脚散蔓之势稍定，痛楚大作，夜无安寐，毒邪从阴转阳之兆。牙龈浮肿，虑其续布牙疳。按脉细小，右部濡数，舌黄边白，纳谷维艰，神疲易汗。深忧正不运毒，毒从里陷之险，尚在歧途，毋忽。

绵黄芪　制蚕　赤芍　赤苓　制于术　川芎　桔梗　陈皮　当归　紫茸　土贝　生草　茄子蒂

◎肩疽

年近古稀，气血皆衰矣，迩复郁火湿热交蒸，右肩疽，起经旬日，疮孔滋水而无脓，惟流血水，顶平脚塌。毒不外运，深恐内传，拟疏通提托法。

真人活命饮[1]　加茄子蒂

湿火内蒸，肩疽虽溃脓，未外泄，红肿作痛，脉弦细。正在蒸脓之际，防其增剧。

真人活命饮　加连翘

◎肺痈

去秋袭受风热，酿成肺痈，咳吐脓痰，气秽异常，色带杨妃，胸中隐痛，脉细右数。病经半载，阴伤邪恋，理之非易。

苇茎汤　加桑白皮　瓜蒌　桔梗　土贝　花粉　杏仁

内之湿热，外之风温，郁蒸太阴，自手传足。肺痈两月，咳吐脓痰，气臭异常，遍体浮肿，腹膨作胀，大便闭塞，小溲短黄，汗多气促，神情痿顿，舌苔白，脉滑数。中满之象已著，一身岂能尽两胜其任？姑拟泄肺化痰，和中渗湿，以冀幸。

桑白皮　生苡仁　苏子　川贝母　地骨皮　紫菀　杏仁　冬瓜子
陈皮　桔梗　赤苓　甘草

风温袭于太阴手经，咳嗽气臭，脓痰大吐，曾经带红，脉数右大。肺痈已成，际此木火刑金之令，防其转剧，拟千金法加减。

桑叶　冬瓜子　丝瓜络　瓜蒌仁　杏仁　桔梗　川贝　米仁　芦根

肺痈数月，咳吐秽痰，曾经见红，膺次隐痛，舌红苔薄，脉息细数。阴伤热郁，恐有成痿之虑，颇为棘手，勉仿西昌法。

[1] 真人活命饮：方剂名，又名仙方活命饮，出自《校注妇人良方》，由白芷、贝母、防风、赤芍药、当归尾、甘草节、皂角刺、穿山甲、天花粉、乳香、没药、金银花、陈皮组方，具有清热解毒，消肿溃坚，活血止痛的功效，主治痈疡肿毒初起，热毒壅聚，气血瘀滞等证。

喻氏清燥救肺汤去桑叶、人参　加桑白皮　沙参　蛤壳　川贝

风伤皮毛，热伤血脉，咳嗽胁痛，脓痰大吐，曾经见红，脉象右大。肺痈已成，理之掣肘，仿千金法。

苇茎汤去桃仁　加桑叶　丝瓜络　桔梗　川贝母　杏仁　瓜蒌根　甘草

始由鱼骨鲠伤，袭受温邪，咳吐脓痰，气臭异常。右胁抽痛增以寒热，肺痈已成，变险可虑也。

苇茎汤　加桑皮　川贝　丝瓜络　瓜蒌根

冬温袭郁上焦，酿成肺痈，咳吐脓痰，痰中见血，加之寒热，舌苔黄厚，脉濡数。尚在蒸脓之际，拟千金法加减。

桑叶　花粉　冬瓜子　桔梗　丹皮　米仁　川贝　桃仁　丝瓜络　甘草

复诊：

葶苈　杏仁　知母　川贝　花粉　桔梗　泻白散

又复：

犀角　地骨皮　清阿胶　杏仁　紫菀　款冬花　川贝　百合　桑白皮　生草

◎乳癖　乳岩

右乳结癖，时痛时止，已经三载，缘情志怫悒，肝脾受戕。若不舒畅襟怀，而徒仗药力，欲其奏功，难矣。

柴胡　丹皮　白芍　远志　香附　山栀　茯神　青皮　归身

病起于郁，郁火成痰，痰凝气阻，两乳结癖，已经七载，坚硬如石，随气消长，色白木痛，稍有酸楚，神脉皆虚。非草木可胜其功，必须静养天和，加之药力，缓图冀幸。

柴胡　于术　瓦楞子　丹皮　制香附　茯神　石决明　黑山栀　白芍　远志

症由郁起，郁盛生痰，痰凝气阻，右乳结癖，起经三稔，随气消长，坚硬如石，溃流滋水，且有血出，即是乳岩。形神渐削，天癸不行。舌苔薄白，脉左细数，右弦滑，细属阴虚，弦为木旺，滑必有痰，数则为热，皆情志郁结所致，岂草木所能挽哉？倘能怡养天和，然后继之药力，庶可冀其一二，勉拟八味逍遥散，参入盐降化痰之品。方失。

症属乳岩，由来三载，曾经出血，气秽异常，形如石榴翻子，病已不治。拟八味逍遥散合化肝煎一法，冀幸。

柴胡　小青皮　土贝　归身　丹皮　白芍　黑山栀　泽泻　茯神　枣仁

◎乳串

肝胃气阻，左乳结肿成串，虽溃，毒恋未化，当防攻窜。拟清托法。

细生地　归身　赤芍　茯神　生西芪　花粉　陈皮　土贝　忍冬藤　甘草

肝胃蕴结气阻，左乳结核成串，肿硬作痛，寒热往来，业经匝月，难以消散，防重。

制香附　川贝母　石决明　丹皮　于术　黑山栀　远志　归身　白芍　茯苓

怀孕之躯，肝火胃热交炽，右内吹乳串肿胀，溃后脓泄不爽。方张之际，防其再窜，宜疏托并进。

香附　全瓜蒌　枳壳　忍冬藤　生芪皮　青皮　川芎　土贝母　当归　草节

气蕴肝胃，左右双乳串肿溃交癀。势张未定，宜疏散法。

制香附　连翘　土贝　枳壳　全瓜蒌　牛蒡　归身　赤芍　忍冬藤　青皮

◎ 胃脘痈[1] 疽附

积滞脾家，兼挟湿痰，痹阻不宣，结为胃脘痈，漫肿作痛，形如覆碗。内脓已成，溃后虚波莫测，至险候也，治以提托法。

生芪皮 川芎 桔梗 角针 白当归 赤芍 白芷 陈皮 茯苓 甘草

脾湿积于胃脘，脘中作痛，结硬形碗，起经匝月。冀其蒸脓外溃，不致穿膜乃幸，法疏通。

老苏梗 陈皮 茯苓 砂仁 半夏 枳壳 木香 赤芍 甘草

湿温病后，余邪留恋，痰气互阻，脘中作痛，结硬形如覆碗，手不可按，绵延四旬，乃胃脘痈也。仿景岳法。

大和中饮[2]合小和中饮[3]

郁火湿热交蒸，胃脘疽红肿而痛，根围坚固，虽溃脓，未外泄。毒郁于内，莫作泛视。

防风 白芷 赤芍 当归 陈皮 甘草 土贝 角针 乳香 桔梗

◎ 肠痈 缩脚附

邪滞交阻，气瘀不宣，少腹结癖，时则作痛，脐中出脓，乃小肠痈也。脉滑数，小溲不利，舌红苔薄。自秋徂[4]冬，正气受戕，恐难胜任。

丹皮 桃仁 苡仁 桔梗 枳壳 赤苓 赤芍 冬瓜子 陈皮 生草

湿热挟气，瘀痹少腹，坚硬作疼，舌白，脉滑数，乃肠痈也。症属颇重，法苦辛宣泄治之。

---

〔1〕原本中此条为“胃脘痈”，今据书前目录及文中内容补入“疽附”。

〔2〕大和中饮：方剂名，出自《景岳全书》，由陈皮、枳实、砂仁、山楂、麦芽、厚朴、泽泻组方，主治饮食留滞、积聚等症。

〔3〕小和中饮：方剂名，出自《景岳全书》，由陈皮、山楂、茯苓、厚朴、甘草、扁豆组方，主治胸膈胀闷，或妇人胎气滞满者。陈莘田以大、小和中饮行气理气，化痰祛瘀。

〔4〕徂：音cú，往，到。

老苏梗　川楝子　旋覆花　枳壳　小青皮　延胡索　新绛　楂炭　归尾　槟榔

湿邪郁结，气阻不宣，右少腹结硬作疼，足屈不伸，二便不利，舌白，脉濡数，乃缩脚肠痈也。消散非易，法当苦辛宣泄。

川楝子　木香　旋覆花　枳壳　延胡索　青皮　新绛　瓜蒌　归须　佩兰叶

产后血瘀气阻，结为缩脚肠痈，起历三月，漫肿作痛，形如覆碗。内脓已蒸，毒虽未泄，正气已衰，神疲色皖，脉来濡数，深恐溃后虚波不测，且以提托一法。

芪皮　川芎　土贝　陈皮　当归　赤芍　角针　桔梗　赤苓　甘草

湿热蕴滞，气阻痰痹，右少腹结硬作痛，曾有寒热，渐成肠痈重症也。

旋覆花合金铃子散[1]　加苏梗　枳壳　青皮　桃仁　归须　赤芍

肠痈外溃，滋水淋漓，胬肉不收，病经半稔。气阴暗耗，理之棘手。

归脾汤去龙眼肉

湿为无形之气，溷扰于有形血分之中，传道失宣，酿成大肠痈，及今四月，漫肿且疼，形如盘旋。内脓已成，深恐溃后虚波。

托里消毒散去参、术、银花

复诊：

参须　黄芪　归尾　赤芍　茯神　米仁　半夏曲　杏仁　谷芽

又复：

归脾汤去龙眼肉

[1] 金铃子散：方剂名，出自《素问病机气宜保命集》，由金铃子、玄胡索组方，“一泄气分之热，一行血分之滞”，具有行气疏肝，活血止痛功效，治疗肝郁有热等证。

三复：

黄芪　茯苓　甘草　当归　于术　白芍　川芎　陈皮　生地

◎少腹痈　疽附

湿邪流络致为少腹痈，肿势颇大，疼楚寒热，舌白脉数，兼之积痢，肠胃湿热留顿也。

藿梗　川芎　陈皮　赤苓　川朴　归须　楂炭　桔梗　川连　枳壳　荷梗　六一散

湿痰凝阻，气滞不宣，少腹痈肿硬作痛，形势颇大，已逾旬日，恐溃。

川楝子　延胡索　木香　瓜蒌　桃仁　青皮　枳壳　归须　旋覆花　新绛

肝火湿热交蒸，左少腹疽，起经旬日，虽溃脓，未畅泄，根围坚肿，疽顶平塌，毒未外达也。

防风　白芷　陈皮　土贝　赤芍　桔梗　角针　乳香　当归　生草

又诊：

前方去防风、白芷、乳香　加芪皮　川芎　赤苓

肝火湿热郁滞，少腹疽虽溃，脓泄不畅，毒不外达，恐增剧。

仙方活命饮　加茄子蒂

◎肚疽

湿热化毒，偏肚疽[1]，虽溃脓，未外泄，根围坚肿，色紫滞。毒郁未化，防其更张。

防风　当归　桔梗　甘草　白芷　赤芍　土贝　陈皮　角针　乳香

右偏肚疽，块结两枚，红肿而痛，欲蒸脓象，防重。

真人活命饮

〔1〕疽：原抄本为"注"，据文意疑为抄时音近字异之误。

◎腰疽[1]

湿火化毒，左腰疽结肿，溃孔非一，流脓不畅。毒恋于里，且以清托。

托里消毒散去参、术、银花　加陈皮

暑湿热化毒，两腰结疽，肿胀而痛。治以疏泄。

广藿香　连翘　丹皮　土贝　防风　黑栀　赤芍　枳壳　牛蒡子　佩兰叶　六一散

◎背疽

郁火湿热交蒸，左骑梁发背，起及逾月，脓腐虽脱，滋水频流。新生未满，正虚不振，法扶元托毒理之。

归芍六君汤　加生芪皮　土贝　陈皮　远志

督脉阴虚，膀胱湿热内蒸，郁而不宣，瘀阻成疽。右肾俞发背，起经两旬，溃眼不一，滋水无脓，顶平脚塌，红晕散蔓，寒热，胸闷，脉息细弦。暑湿挟混，第恐邪陷之险，先宜疏通法。

藿梗　川朴　蔻仁　茯苓　白当归　陈皮　茄子蒂

郁火湿热交蒸，会于督脉、太阳部分，骑梁背疽起已一候，顶平脚塌，根围散蔓，色不焮赤，不知疼痛，脓蒸未透。毒尚在里，更张难决，然高年当此重任，恐有内陷之险，拟疏通提托法。

防风　陈皮　白芷　土贝　当归　乳香　赤芍　角针　桔梗　甘草　茄子蒂

郁火湿热，会于督脉、膀胱之所，骑梁发背，起越两旬，溃眼不一，滋水淋漓，并无脓泄，色滞，顶平脚塌，毒郁不宣。舌白，脉濡细，少纳神疲。年逾花甲，气血俱衰，恐其正不克邪，有内传之变，勿因循也，勉以温提一法，冀其从阴转阳为宜。

鹿角　赤芍　远志　甘草　芪皮　川芎　天虫　茄蒂　当归　桔梗

---

〔1〕腰疽：原列于“肚疽”之下，据书前目录另列。

角针

花甲已周，郁火湿热交蒸于督脉、膀胱部分，中发背，溃眼不一，形如蜂窠，疽顶平塌，根盘散蔓，色不焮赤，胸闷作呕，舌白脉濡，大便燥结，寐中谵语。邪毒深踞，纯阴症也。年高症重，三候关津，窃恐内陷之险，勉拟温提一法，冀其顶高根束为幸。

鹿角　川芎　赤芍　制蚕　桂枝　当归　陈皮　白芷　芪皮　蔻仁　土贝　角针　佛手　茄子蒂

年逾五旬，体丰痰火素盛，加以性喜操劳，火易上越。迩复暑毒外客，郁火挟痰，凝结于灵台部分，肿硬色紫，疮孔滋水而脓不化，惟流血水，此骑梁中发背也。大已逾尺，痛楚茫然，脉软无神，谷饦[1]式微，泛呕，小溲点滴不爽，大便八九日未行，神倦口干，舌苔冷白。蒸热似退未尽，由来十有五日，正虚邪不外运，显系阴症，而阳复虚，交四候关津头，须防内传风波。虽投培元扶正之剂，终恐鞭长莫及，拟十全大补汤加味，于绝望之中以收余望。

十全大补汤去川芎　加制蚕　土贝　霍斛　益智仁　茄子蒂

◎搭疽

郁火湿热交蒸，右偏中搭疽，起逾旬日，虽溃脓未外泄，根围散蔓。毒恋于里，拟提托法。

生芪皮　当归　白芷　桔梗　小川芎　赤芍　土贝　角针　赤苓　甘草　茄蒂

复诊：

芪皮　土贝　当归　陈皮　赤芍　制蚕　桔梗　花粉　赤苓　甘草

郁火湿热交蒸，左中搭疽已经旬日，形如蜂窠，脓泄不爽，根围散蔓。毒恋于内，更张未定。

芪皮　归身　桔梗　角针　川芎　赤芍　甘草　白芷　土贝　陈皮

〔1〕饦：音 tuō，饼。《方言》："饼谓之饦"。

茄蒂

郁火湿热交蒸，左上搭疽，起经两月，溃眼不一，形如蜂窠，根围散蔓，色滞而紫。毒恋于内，防其更张，法当提托治之。

生芪皮　川芎　陈皮　角针　当归　赤芍　白芷　桔梗　茄蒂　生草

复诊：

党参　当归　土贝　于术　生芪皮　赤芍　橘白　茯苓　生草

湿火化毒，左下搭疽，现见两头脓未畅泄，兼之停滞腹疼，大便欲解不解，漾漾欲呕，舌黄脉濡。法苦辛宣泄治之。

枳壳　半夏　焦六曲　陈皮　瓜蒌　川连　茯苓　泽兰叶　川朴　麦仁

湿火化毒，左右搭疽并作，紫肿而痛。势欲蒸脓，防其增剧，拟疏通宣毒法。

防风　土贝　陈皮　角针　归身　白芷　赤芍　乳香　桔梗　甘草　茄蒂

湿热暑风化毒，左中搭疽，起经一候，顶平根散，脓未外泄，傍围红肿，兼增寒热，舌苔黄厚，胸闷纳少，脉细右数。邪势方张，姑以疏泄化之。

藿梗　黄芩　枳壳　土贝　牛蒡子　连翘　桔梗　荷梗　防风　赤芍　六一散

◎鹳口疽

湿火化毒，结为鹳口疽，起经匝月，溃孔不一，脓泄不爽，根围肿胀。毒恋未化，治以托里。

托里消毒散　加茄子蒂

督肾阴虚，湿痰痹络，尾闾之傍，着骨酸楚，按之木硬，渐成鹳口疽，冀消为吉。

桂枝　白蒺藜　牛膝　防己　独活　五加皮　归尾　杜仲　赤苓　川断

◎肛痈

丹痧之后，肺家之热移于大肠，肛痈肿胀作疼，起越六日，舌苔白中黄，脉来濡细数，恐指日难消。

芪皮　苡仁　陈皮　桔梗　归尾　杏仁　赤苓　草梢　赤芍

先便后血，此远血也，为日已多。今春咳嗽失血，肺移热于大肠，致为肛痈，溃经五月，成管不敛，脓水淋漓，围傍坚肿，势欲窜头，下午潮热，形瘦纳少，易于便溏，脉来细数，舌苔薄白光绛。阴阳两亏之质，既有天穿又有地漏，久延难免成怯。方失。

湿胜伤脾，风伤于肺，风湿交蒸，下移大肠，结为肛痈。起经旬日，肿硬而痛，痛势极甚，咳呛频频，彻夜无寐，舌黄脉数，形寒微热。势有蒸脓之象，防溃后虚波莫测。

桑叶　赤芍　白杏仁　炒槐米　丹皮　土贝　通草　瓜蒌仁　赤苓　泽泻　甘草

阴虚湿热下注，发为合盘肛痈，溃脓不畅。坚肿水伏，正虚邪恋，延恐成管，最难速效。

细生地　当归　云苓　甘草梢　生芪皮　赤芍　忍冬藤　炒槐米　沙参　川贝

阴虚之质，湿热下注，尾闾之下结块作疼，色白不变，渐成肛痈。舌红苔糙，脉息细数。拟滋阴八物汤[1]全用。

肛漏八月，脓水淋漓。三阴不足使然，难许收功。

---

〔1〕滋阴八物汤：方剂名，出自《外科正宗》，由川芎、当归、赤芍、生地、丹皮、天花粉、泽泻、甘草组方，调气血，清虚热，原用于治疗“悬痈初起，状如莲子，红赤焮肿，悠悠作痛者”，陈莘田取其意，行气活血，清热利湿，通络止痛。

六味地黄丸　加党参　归尾　赤芍　象牙屑

上则失血，下部肛痈，滋水淋漓，内已成漏。阴气大耗，怯萌显著，断难收功，且拟金水同治，邀得转机为幸。

沙参　阿胶　白芍　茯苓　麦冬　生地　川贝　甘草节　龟板　象牙屑

间有粪从孔出，治法相仿。

肛漏起历半稔，溃孔如岩，滋水颇多，舌白苔滑，脉细数。阴气耗甚矣，难许收功，仿丹溪法。

大补阴丸[1]　加归尾　白芍　沙参　茯苓　土贝　象牙屑

◎痔

外痔成脓已经穿溃，乃由阴虚湿热下注使然，延恐成漏。

沙参　当归　茯苓　泽泻　细生地　赤芍　丹皮　甘草　川连

外痔一载半，屡发屡痊，肿胀而疼，便难，下血。中虚湿热熏蒸使然，治以清化法。

细生地　知母　赤芍　陈皮　茯苓　丹皮　川柏　枳壳　米仁　泽泻

肠红逾年，阴气虚矣，湿热瘀恋，发为翻花痔疮。盘肛溃烂，滋水淋漓，面色萎黄，神疲气促，脉细数，舌光。津液枯槁之象显著，风波莫测也，勉拟育阴，调和营卫，以尽人事而已。

生脉散　加阿胶　白芍　山药　茯苓　石斛　牡蛎　甘草

中虚湿热下注，内痔复发，更兼脱肛，肿腐作胀，舌苔黄厚，脉息细数。先以清化，再商补中。

---

〔1〕大补阴丸：方剂名，出自《丹溪心法》，原名大补丸，由黄柏、知母、熟地黄、龟板组方，功在滋阴降火，治疗肝肾阴虚，虚火上炎证。

细生地　丹皮　归尾　炒槐米　冬术　知母　赤芍　泽泻　陈皮　川柏

◎悬痈

仲春失血，阴伤未复，初夏即发海底悬痈，溃恐成漏，滋水淋漓，绵延三月，阴液更伤，形肉渐削，乍寒乍热，咳呛白沫，舌红苔薄，脉来细数。怯萌显著，恐难收局。

生地　麦冬　沙参　白芍　阿胶　茯神　川柏　生草　地骨皮

三阴亏损，失于保摄，迩复湿火下注，悬痈溃眼，两孔时流脓水。气阴已伤，易于成漏，势难结局。

六味地黄丸　加党参　龟板　象牙屑

阴虚湿热下注，悬痈肿胀而痛。势欲蒸脓，治以清托。

细生地　当归　土贝　丹皮　花粉　赤芍　连翘　泽泻

三阴交亏，湿热下注，悬痈肿胀，内脓已成，舌黄脉弦数，动则气喘少纳。正虚邪重，溃后虚波莫测。

芪皮　白芷　陈皮　角针　当归　赤芍　土贝　生草

◎猴疳

胎毒深蕴，内炽阳明，下体猴疳，色红皮脱成腐，渐延七窍半载。婴孩火盛，恐其内传，最淹缠也。

川连　竹叶心　甘中黄　丹皮　飞青黛　木通　泽泻　茯苓　细生地　赤芍　生山栀

胎毒深重，火郁内燔，猴疳滋蔓，七窍渐延，下体更甚，音哑腹膨。毒火内攻，大可虑也。

犀角地黄汤　加赤苓　黑栀　连翘　飞青黛　木通　甘中黄　灯芯

外用猴屎，麻油调搽。

◎ 子痈　漏附〔1〕

湿流肝络，子痈肿疼，脉数舌白，势难消退。

金铃子散　加青皮　赤芍　萆薢　橘核　泽泻　土贝　川连　六一散

症属化热蒸脓之形，故用连。

寒郁气凝，疝气复发，囊肿而痛。虑成子痈，宜辛通苦泄法。

猳鼠粪汤朱南阳方，两头尖、韭菜根白　金铃子散　加桂枝　吴茱萸　小茴香　赤苓　泽泻　荔枝核

子痈起经七月，溃孔成管，滋水淋漓，气阴暗耗，乍寒乍热，舌红苔糙，脉细数。理之掣肘。

细生地　鳖甲　当归　土贝　丹皮　首乌　芪皮　赤苓　赤芍　象牙屑

子痈成漏，溃头三枚，脓水淋漓。气阴并耗，病在肝络，治非易也。

党参　芪皮　首乌　当归　陈皮　石决明　赤芍　茯苓　土贝　鳖甲

◎ 玉门

阴虚之质，郁火内炽，阴挺下脱，绵延两季，带下频频，渐次翻花，脉来濡细。病道深邃，难许药力计日而奏。

柴胡　于术　山栀　白芍　香附　归身　云苓　丹皮　甘草

湿热下注，阴户肿胀，浮碎作痛，兼挟风疹，防变下疳。拟清化法。

柴胡　川连　归尾　车前子　细生地　淡苓　木通　泽泻　山栀　甘草梢

肝经郁火互挟，湿热下注而发阴蚀疮，痛痒并作，乍寒乍热，上为咳呛，纳

〔1〕原本中此条为“子痈”，今据书前目录及文中内容加入“漏附”。

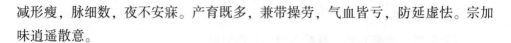

减形瘦，脉细数，夜不安寐。产育既多，兼带操劳，气血皆亏，防延虚怯。宗加味逍遥散意。

柴胡　于术　丹皮　陈皮　细生地　归尾　白芍　山栀　薄荷　炙草　姜枣

阴虚郁火内炽，阴挺下脱已延半稔，翻花而频频带下，脉濡细。治难骤效。

加味逍遥散　加香附

陈莘田医案 卷下

◎ 流注

痰气交阻，右腋胛流注，按之坚硬，已经半月，加以寒热，断难消散，治以疏通化痰。

老苏梗　旋覆花　半夏　青皮　制香附　新绛　陈皮　白芥子　青葱管

疮疾经久，湿邪挟痰痹络，右腿上面冬瓜流注，漫肿作痛，延及两旬，恐难消散。拟化解法。

苏梗　威灵仙　防己　防风　白芥子　陈皮　赤芍　归身　赤苓　牛膝　桑枝

风邪挟痰痹络，左结胸流注漫肿酸楚，按之坚硬，形如覆碗，今交两旬，艰于消散，防重。

前胡　防风　半夏　枳壳　杏仁　苏梗　陈皮　丝瓜络　白蒺藜　草节

右腿湿痰流注，溃孔两枚，脓泄不畅，余肿冰伏。毒尚留络，法当清化。

西芪　防己　土贝　茯苓　归尾　花粉　赤芍　陈皮　丝瓜络　草节

痰气交阻，腋胛流注，结核肿疼，按之极坚，寒热频作，起历匝月。势欲蒸脓，不克消矣。

苏梗　旋覆花　香附　半夏　白芥子　新绛　茯苓　陈皮　归尾　赤芍　甘草

又：

照原方去苏梗、香附、茯苓、赤芍、甘草，加枳壳、制蚕、土贝、青皮。

疮久湿盛生痰，痰随气阻，痹于络分，右腋胛流注，肿胀痛楚，按之坚硬。势欲增巨，未克散也。

旋覆花　苏梗　青皮　半夏　新绛　香附　枳壳　归须　橘红　白芥子

复诊：

疏肝导滞汤[1]　加土贝　橘核

臂膊寒痰流注，漫肿板硬，色白木痛，形势增大，难以消散。虑其正不克邪，弗泛视之。

二陈汤　加桂枝　羌活　川芎　白芥子　归芍

风痰痹络，结为右臂流注，漫肿作痛，寒热频发。势欲蒸脓，恐难消散。

苏梗　土贝　川芎　杏仁　蒺藜　陈皮　当归　桑枝　姜黄　防己

暑风湿热化毒，烂皮流注发于右臂，漫肿作痛，脓出不爽，糜腐迅速，紫肿异常。治以清化托毒。

〔1〕疏肝导滞汤：方剂名，出自《疡科心得集》，由川楝子、延胡索、青皮、白芍、当归、香附、丹皮、山栀组方，用于肝经郁滞欲成乳癖、乳痈、乳岩者等，陈莘田取其意，意在行气化瘀散结。

犀角　藿香　防风　枳壳　鲜生地　黄芩　赤芍　黑栀　土贝
六一散

病后元虚，邪恋挟痰，凝聚臂膊，流注叠起，溃者溃而肿者肿。体虚任重，变端莫测，勿泛视之，拟提托法。

托里消毒散去参、芷、银花　加陈皮

风暑湿热痹络，左肋流注漫肿作痛，形如覆碗，延及二旬，寒热交作，咳嗽痰不爽，舌白脉滑。病属扼腕，正不克邪，淹缠靡痊，拟以疏泄法。

苏子　杏仁　半夏　丝瓜络　枳壳　前胡　陈皮　桔梗　赤苓
佛手　甘草

左肋流注，起经数月，渐次长大，时痛时止。其病在络，难期速效。

首乌　蒺藜　川贝　钩勾　归身　白芍　橘红　茯神　石决明
香附

暑湿挟痰痹络，右腋胛流注肿胀而疼，色红。内已酿脓，防重。

防风　赤芍　当归　土贝　白芷　桔梗　角针　陈皮　生甘草

气阻于络，痰痹不宣，右胁漫肿作疼，色白，业经匝月，乃流注也。

旋覆花　苏梗　白芥子　枳壳　新绛　香附　瓜蒌皮　桔梗　归须
青皮

◎牵藤流注

暑风湿痰痹络，结为牵藤流注，迭发四肢，寒热往来。已见蒸脓之象，不克散矣。

苏梗　半夏　防己　赤芍　防风　川芎　枳壳　乌药　全当归
陈皮　牛膝　生草

牵藤流注，迭起五枚，溃者溃而肿者肿。此属暑风湿痰痹络，势在方张之际，虞其他窜，仿流气饮。

前方去防己　加茯苓　木香

暑风湿痰痹络，牵藤流注，迭起两枚，漫肿作痛，曾有寒热，由来半月，势难消尽。拟疏散法。

荆防败毒散[1]因寒热，故用

暑湿挟痰痹阻，结为牵藤流注，漫肿作痛，且有寒热。势张未定也，拟疏解法。

老苏梗　防风　防己　陈皮　白蒺藜　大豆卷　杏仁　生草　制半夏　赤苓　酒炒桑枝

暑风湿挟痰痹络，下肢牵藤流注，迭发两枚，漫肿作痛。势恐俱溃，更虑他窜，兼之腹痛，治当两顾。

老苏梗　枳壳　乌药　桔梗　半夏　当归　陈皮　川芎　防风　牛膝　木香　赤苓

暑湿挟痰凝阻，牵藤流注迭发两枚，一肿一溃。毒郁不化，攻窜未定也，拟进和络法。

芪皮　茴香　红花　赤芍　全当归　乌药　独活　川芎　枳壳　牛膝

暑湿风痰阻络，发为牵藤流注，迭起两枚，漫肿作疼。寒热往来，起逾匝月，势欲蒸脓，不克散矣。

苏梗　全当归　川芎　赤芍　木香　半夏　陈皮　茯苓　枳壳　乌药　甘草

暑风湿热痰痹于络，牵藤流注叠窜三枚，肿痛并作，形势颇大，寒热频发，起历两旬，头面火疖，大小不一。内脓已蒸，更恐溃后虚波增喘。

〔1〕荆防败毒散：方剂名，出自《摄生众妙方》，由羌活、独活、柴胡、前胡、枳壳、茯苓、荆芥、防风、桔梗、川芎、甘草组方，功在发汗解表，消疮止痛，用于疮肿初起红肿疼痛兼有表寒证者。

托里消毒散去参、苓　加土贝

风寒湿痰痹络，牵藤流注现发四枚，肿溃交作，起经三月。正虚邪恋，虑其不克胜任之险，拟托里提脓法。

芪皮　桔梗　土贝　陈皮　赤芍　茯苓　当归　角针

风寒湿痰痹阻于络，两臂牵藤流注漫肿痛甚，形势巨大，寒热往来，舌红脉濡。阴亏本质，虑其正不能支之险，拟疏通化痰法。

苏梗　川芎　木香　当归　乌药　防风　桔梗　泽泻　半夏

复诊：

当归　白芷　陈皮　赤芍　防风　川芎　乳香　桔梗　土贝　角针　甘草

风温挟痰痹络，牵藤流注现发三枚，漫肿且疼，舌红苔剥，脉象细数。势欲酿脓，恐其正不克邪之虞，拟清托提脓法。

羚羊角　丹皮　连翘　花粉　知母　制蚕　陈皮　丝瓜络　甘草　土贝

风寒湿痰痹络，牵藤流注现透二枚，漫肿作痛，寒热往来。生发之机，未定也。

荆防败毒散　加葱白头

复诊：

桂枝　防己　豆卷　白芥子　威灵仙　半夏　防风　牛膝　独活　茯苓　陈皮　桑枝

风寒湿痰痹阻于络，结成牵藤流注，现有三处，溃肿互加，绵延三月，胃纳维艰，乍寒乍热，神脉皆虚。正气日危而毒壅不化，深恐涉怯，势将扼腕，拟和营卫、化痰调胃法。

首乌　当归　于术　白芍　半夏　石斛　茯苓　橘红　谷芽　生草

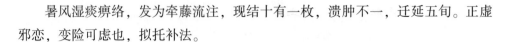

暑风湿痰痹络，发为牵藤流注，现结十有一枚，溃肿不一，迁延五旬。正虚邪恋，变险可虑也，拟托补法。

八珍 加陈皮 芪皮

◎附骨流注

风热湿痰痹阻于络，左腿外侧附骨流注，结核肿硬，着骨作痛，色白不变，由来两月，胸闷不饥，入夜少寐，寒热往来，舌白脉濡。体虚邪实，难许消退，防其不克胜任之险，拟疏通络痹法。

桂枝 独活 半夏 枳壳 防己 陈皮 灵仙 白芥子 牛膝

乳孩体质，风寒湿痰乘虚袭络，右腿伏兔附骨流注漫肿如轴，色白不变，板硬不痛，往来寒热，舌白脉濡。症经两候，势难消退，质薄任重，虑其正不克邪之险，溃后虚波不测为忧。拟温通化痰法。

桂枝 防己 白芥子 牛膝 鹿角 独活 灵仙 归尾 川断 赤苓 桑枝

风寒湿痹阻于络，右环跳着骨酸楚，漫肿色白，难于步履，将及一载。是为贴骨流注重症，冀消散乃吉。

桂枝 防己 独活 灵仙 川断 蒺藜 白芥子 当归 牛膝 赤苓

风寒湿痰痹，环跳酸楚作疼，艰于步履，寒热交加，舌白脉数。已有半月，将成贴骨流注重症，冀消为吉。

苏梗 灵仙 防己 赤苓 防风 川芎 牛膝 泽泻 秦艽 当归 桑枝 陈皮

◎穿肠流注

气阻瘀痹挟痰，凝聚左肋之下，结核肿痛，按之板硬，迄今旬日，渐成穿肠流注，冀消散为吉。

苏梗 桃仁 旋覆花 瓜蒌仁 青皮 新绛 枳壳 白芥子 归须 香附 葱管

湿热阻气，挟痰凝滞，左少腹穿肠流注漫肿作痛，按之坚硬。势张未定，延及两旬，恐正不敌邪之虞。

木香　瓜蒌仁　归须　旋覆花　青皮　枳壳　桃仁　新绛　金铃子　延胡索

湿痰痹络，右脐旁穿肠流注漫肿作痛，已经五候，难以消退。拟疏通法。

二陈汤　加苏梗　白芥子　枳壳　旋覆花　桔梗

气阻瘀痹挟痰，凝聚左肋之下，结核作痛，按之板硬，已经旬日，渐成穿肠流注，冀消为吉。

归须　瓜蒌　香附　旋覆花　苏梗　白芥子　枳壳　新绛　青皮　桃仁

湿痰痹阻，右肋下穿肠流注漫肿作痛，形势颇大，内脓已成，虑其溃后正不胜邪之险，拟提托法。

芪皮　赤芍　当归　茯苓　川芎　角针　桔梗　花粉　甘草

◎鹤膝流注

先天不足，肝肾两亏，浊液凝痰，痰痹于络，鹤膝流注四湾皆有，结核累累。察神脉皆虚，虑其背脊损突，理之棘手。

党参　山萸　杜仲　菟丝子　首乌　枸杞　当归　甘草　山药

风寒湿痰痹络，左膝漫肿酸楚，艰于举动，将成鹤膝流注重症，冀消为吉。

桂枝　牛膝　归尾　蒺藜　独活　防风　秦艽　木瓜　灵仙　桑枝

◎缠腰流注

风寒湿痰痹络，右缠腰流注漫肿作痛，形如覆碗，已经旬日，艰于移动，不克消退，虑其不胜之险。

苏梗　半夏　枳壳　当归　木香　陈皮　川芎　赤芍　赤苓　桔梗　牛膝　甘草

风寒湿痰痹络，右缠腰流注漫肿作痛，皮色不变，起经二旬，兼以寒热，势难消退。

复诊：

芪皮　川芎　白芷　陈皮　赤芍　当归　生草　茴香　独活　牛膝　乌药

风寒湿痰痹络，右缠腰流注漫肿作痛，皮白不变，起经两旬，寒热交加，势难消退。

苏梗　防风　半夏　陈皮　木香　乌药　归尾　枳壳　桔梗　赤芍　生草

又复：

旋覆花汤　加白芥子　香附　归尾　赤苓　半夏　陈皮　甘草

◎缩脚流注

风寒湿痰痹络，右胯[1]作痛，结核痛引少腹，足屈不伸，已交匝月，乃缩脚流注，冀消为佳。拟疏解络痹。

桂枝　防己　秦艽　牛膝　独活　姜黄　归尾　木瓜　蒺藜　灵仙　桑枝

◎暑毒流注

暑风湿热痹络，右腿内侧络脉肿胀，色泽泛红，胯间结核，渐成暑毒流注。

藿梗　土贝　连翘　赤芍　牛蒡　广皮　防己　防风　枳壳　通草

半载婴儿，暑邪湿热深蕴，结为暑毒流注，攻窜迭溃不一，溃孔深大，余肿不尽，势欲再窜，满口生疳，乳哺难咽，面浮色㿠。正虚邪恋，变端莫测，危症无忽，勉拟清养脾胃，佐以化痰化毒法。

沙参　海浮石　扁豆　桔梗　茯苓　麦冬　土贝　生草　石斛　陈皮

〔1〕胯：原本作“跨”，据文意改。下同。

暑湿热交蒸化疖，从发头部，迩复凝结，暑毒流注，溃流滋水，腐肉如岩，气秽异常，且起耳痈，兼之作疟，神疲烦躁。质亏任重，变险在萧墙之内，是可忧也。

羚羊角　淡芩　丹皮　陈皮　青蒿梗　枳壳　土贝　生草　荷叶

暑湿内蕴，发为暑毒流注，溃孔成管，滋水淋漓。阴气暗耗，余热未化，恐其淹缠，拟进补托。

泻白散　加细生地　花粉　知母　川贝　丹皮　陈皮　赤芍

◎败瘀流注

跌仆伤络，瘀阻不行，右肘败瘀流注，虽经溃破，脓不畅泄，余肿不化。淹缠之恙，延恐为漏。

四物汤　加白蒺藜　陈皮　土贝　丝瓜络

始因跌仆，湿痰瘀血凝聚，右臂败瘀流注，已溃之处成管不敛，滋水带血，绵延两稔，筋骨皆伤。正虚邪恋，非旦夕可速攻功效，拟调和营卫、托毒宣络法。

芪皮　丝瓜络　赤芍　土贝　当归　茯苓　忍冬藤　嫩桑枝　陈皮　生草

复诊：

党参　首乌　忍冬藤　赤芍　芪皮　桑枝　茯苓　陈皮　土贝　归身　生草

跌仆伤络，湿邪内痹，右足委中之下结为败瘀流注，腐溃滋脓，足屈不伸，络脉作痛，势欲窜头，溃后恐其成损。

芪皮　生地　当归　川芎　木瓜　赤苓　牛膝　赤芍　忍冬藤　桑枝　生草

◎痘毒流注

种花之后，余火逗留络分，发为痘毒流注，迭起三枚，由来二旬，溃脓清稀。正虚邪郁，深恐他攻。

党参　冬术　陈皮　天虫　绵芪　当归　赤芍　土贝　桑枝　忍冬藤　甘草

种花未出，苗毒留络，右臂痘毒流注，肿硬作痛，形势颇大，身热往来，难以消退。

羚羊角　牛蒡　桑叶　防风　忍冬藤　枳壳　土贝　赤芍　生草

◎ 流痰

风寒湿痰乘虚袭络，始因右环跳作痛，继而内外皆肿，不能举动，势已成损，病延一载。正虚邪实，溃则难敛，若药力善调，冀能迟破为妙，乃贴骨流痰也。仍恐难以收功，勉拟滋阴化痰运络之法。

首乌　半夏　归尾　牡蛎　于术　陈皮　云苓　蒺藜　党参　木瓜　泽泻

先天不足，肝肾阴亏，寒痰乘虚痹络，右腿贴骨流痰，起经三载，漫肿板硬，着骨酸楚，屈伸不利，舌苔白，脉濡细。病道深远，药力难以消退，溃则不易收功，仿阳和法。

肉桂　鹿角霜　麻黄　炙草　熟地　全当归　白芥子　怀牛膝

右腿附骨流痰，起经二十余载，屡发屡痊，溃孔不一，脓水淋漓，余肿不化。当防攻窜，系三阴不足所致，难许收功。

党参　绵芪　首乌　归身　云苓　白芍　陈皮　炙草　杜仲　半夏

本虚之质挟痰凝聚，右臂膊流痰，起逾半载，溃将一月，脓出清稀，腐肉频去。阴气日耗，神脉皆虚，久延防其成管，涉怯可虞。

参须　归身　白芍　川贝　生地　于术　茯神　枣仁　炙草

三阴不足，情怀郁勃，郁则生火，火盛生痰，痰痹于络，右臂流痰溃孔成管，脓水淋漓，绵延日久，脉软无神，形肉消削，胃呆纳少，腑气或溏或结，遗泄腰痛，舌黄边绛。气阴并耗，虚怯已萌，殊难收局。

党参　龟板　白芍　杜仲　绵芪　归身　云苓　川贝　生地　甘草

本质三阴不足，情志郁勃，以致郁火生痰，痰痹于络，左腰肾俞穴下漫肿板硬，色泽不异，坚硬如石，按之微酸并无痛楚，由来五月，渐渐长大，形瘦纳少，脉左细数，右弦滑，舌苔糙黄。本原为病，乃流痰也，久延难免成怯，殊属棘手掣肘，姑拟培补三阴，佐以和胃化痰，治内即可解外。

首乌　沙参　瓦楞子　川贝　陈皮　于术　石决明　半夏　白芍　茯苓

素有肝气木郁失调，郁火凝痰痹络，右腋流注，起经四月，溃流清脓，成管不敛，余核累累欲窜，理之不易，拟养肝泄肝，佐以化痰法。

沙参　首乌　橘红　川贝　昆布　瓜络　茯苓　白芍　石决明　甘草

复诊：

原方去昆布、橘红、瓜络，加海浮石、芪皮、橘核。

营卫两亏，痰凝气聚，左腋流痰，起经两月，现结三枚，溃肿互发，脓出清稀，孔眼深大，最虑淹缠成管，非细事也。拟和营宣络化痰法。

沙参　首乌　当归　赤芍　川贝　广皮　石决明　茯神　丝瓜络　甘草

右肋流痰，起经半载，溃孔成管，脓水淋漓。气阴并耗，神脉皆虚，理之棘手。

沙参　鳖甲　白芍　茯神　首乌　当归　川贝　甘草　芪皮　象牙屑

肝郁气阻，挟痰凝聚，右季胁流痰，结核坚硬，色白木痛，由今一载，渐次长大，按脉细涩，舌苔糙白。症属本元，恐药力难以奏效。

香附　丹皮　橘核　白芍　于术　川贝　茯神　石决明　黑山栀　远志　当归

右胁流痰，溃孔成管，起经半载，脓水淋漓。气阴并耗，须当善调，方许缓缓图功。

川贝　首乌　当归　芪皮　沙参　白芍　茯神　鳖甲　象牙屑

背脊虚损，由来一十五稔，真阴大亏，浊液生痰痹络，右肾俞腰流痰抽掣作痛，色白不变，脉弦而数，兼以寒热，不易消退。

首乌　川贝　橘络　茯苓　白芍　石决明　丝瓜络　甘草　沙苑

先天不足，肝肾阴虚，筋骨失于荣养，背脊虚损，两足痿软，右腿流痰，溃眼两孔，成管不敛，滋水淋漓，舌光脉软，乍寒乍热，咳呛痰少，胃呆。损怯已著，恐难结局，法培补三阴意。

大补阴煎　加萸肉　山药　枸杞　归身　茯苓　杜仲　菟丝子

复诊：

大补元煎[1]　加芪皮　牛膝　菟丝子

右臂流痰，起经半载，溃孔成管，滋水淋漓，阴气暗耗，挟受温邪，烂牙疳糜腐，龈肿色紫，动则流血，莫泛视之，治以两顾。

犀角地黄汤　加连翘　花粉　土贝　甘中黄　黑山栀　知母

右手腕流痰，起经一载，漫肿酸楚，不得屈伸，渐有成溃之象，恐溃后淹缠靡止，可虞。

首乌　橘红　白芍　丝瓜络　当归　牡蛎　蒺藜　昆布　茯苓　川贝

阴亏本虚，虚火生痰，痰痹右胁臂肩，结为流痰，其核累累，坚硬酸楚，延今百日，脉滑而细，舌红苔黄。本原衰弱，恐难速效，拟育阴泄木，盐降化痰法[2]。

---

〔1〕大补元煎：方剂名，又称补元煎，出自《景岳全书》，由人参、山药、杜仲、熟地黄、当归、枸杞、山萸肉、炙甘草组方，大补气血，回天赞化，救本培元，用于气血大亏，精神失守之危剧病证。

〔2〕所列方抄本中出现两次“山栀”，为抄误，去其一。

沙参　首乌　蒺藜　山栀　丹皮　川贝　夏枯花　橘红　茯神
海浮石　昆布

右肘流痰，起经二载，溃孔不敛，脓水淋漓，阴气暗伤，余核累累，尚防攻窜，神脉皆虚。久延恐其涉怯，拟培补气血、化痰宣络法。

党参　鳖甲　归身　橘红　黄芪　首乌　白芍　川贝　石决明
甘草

◎结毒流痰

下疳之后，结毒未净，挟痰挟湿，痹阻络中，左胯结毒，流痰累累，绵延四月。消退不易，拟疏泄化痰法。

桑叶　蒺藜　赤芍　陈皮　丹皮　瓜蒌　赤苓　土贝　归尾　防己

四肢结毒流痰，起经三载，溃孔不一，成管不敛，脓水清稀，气阴暗耗，形神瘦削，脉象濡细，胃纳减少，渐成怯症。症途恐难全功，拟扶正养阴、和络托毒法。

沙参　当归　甘中黄　白芍　黄芪　石决明　首乌　川贝　龟板
云苓

头额结毒流痰，起经逾年，溃眼不一，流脓作痛，目疱肿胀，势欲窜头。本虚毒恋，药力难于骤效。

沙参　石决明　丹皮　钩勾　首乌　料豆皮　白芍　川贝　橘红
蒺藜

两腿结毒流痰，腐溃如岩，起经一载，遍体广痘。毒火深蕴，势成扼腕。

细生地　土贝　忍冬藤　赤芍　归尾　甘中黄　石决明　丹皮
黑山栀　赤苓　泽泻　土茯苓

◎湿毒流痰

右腿内侧湿毒流痰，起延四载，溃孔成管，脓水淋漓，肉色紫暗。正虚毒恋，理之棘手，拟和营卫，参入运湿化痰法。

芪皮　当归　川贝　米仁　鳖甲　首乌　茯苓　石决明　白芍　丝瓜络　陈皮　生草

湿毒流痰结于肾囊、少腹，起经四载，溃眼成管，腐溃流水，滋蔓不已。病道深远，难于速效。

细生地　川贝　龟板　赤芍　当归　丹皮　甘中黄　石决明　泽泻

湿毒流痰，两腿皆有，右盛于左，腐溃流脓不已，色紫而硬，攻窜之机未定，阴液暗伤，舌光而绛，脉象细数，胃纳减少，食后脘胀，肝阳亦弱。五载沉疴，理之非易，涉怯已萌，亟宜调摄，姑拟育阴和中，以冀其效。

沙参　石斛　白芍　茯苓　麦冬　川贝　橘红　谷芽　甘草

四肢湿毒流痰，起延一载，溃后滋水淋漓，色滞，攻窜不定。病道深远，药力难许速效，拟培托化毒法。

党参　陈皮　冬术　白芍　归身　米仁　茯苓　川贝　蒺藜　甘草

◎络痰

阴亏体质，痰火有余，痹于络分，左迎香之旁结为络痰，甫经数月，日渐长大，坚硬木疼，前曾失血，舌黄脉细。内外症情，断难速效，拟养阴和营通络法。

沙参　丹皮　生地　夏枯花　天竺黄　茯神　川贝　昆布　石决明　橘红

阳明络热生痰，痰痹不宣，右颧络痰，结核木痛，按之坚硬，色白如常，由来匝月，舌白脉濡滑。消退非易。

羚羊角　天竺黄　半夏　钩勾　丹皮　胆星　蒺藜　橘红

上胯络痰，起经数载，色白木疼，按之坚硬。病道深远，药力难期骤功。

二陈汤　加胆星　蒺藜　天竺黄　石决明　昆布

正阴不足，痰火有余，左腮络痰，结核坚硬，色白木痛，起经逾月，牙关不利。其病在络，拟清滋化痰，佐以和络。

沙参　生地　海浮石　钩勾　川贝　蒺藜　夏枯花　橘红　昆布　丹皮

情怀抑郁无聊，火从内生，盛则生痰，痰痹于络，左迎香痰肿连上腭[1]，迄今十旬，渐次滋长。此系本原情志之症，若溃则难于收敛，拟清滋泄降法。

沙参　川贝　远志　丹皮　石决明　生地　黑栀　橘红　钩勾　茯神

◎风[2]

风湿热交蒸，面部烂皮风，流水作痒，绵延滋蔓，势难速效。

羚羊角　细生地　知母　泽泻　条芩　茯苓皮　丹皮　滑石　赤芍　黑栀　桑白皮

湿热蕴蒸，两腿烂皮风流水作痒，滋蔓成片。淹缠之症，未许速功，拟清渗泄风主之。

细地　黑荆芥　苦参　木通　术皮　滑石　胡麻　赤芍　知母　草梢

风温袭郁少阳、阳明，右耳及颈烂皮风游走，流水作痒，起瘰色红，寒热往来。蔓延莫定，姑拟清泄法。

防风　牛蒡　马勃　连翘　荆芥　桑叶　丹皮　桔梗　赤芍　甘草

脾生湿，湿生热，热生风，风淫于外，三气交蒸，两腿烂皮风，流滋作痒，皮色泛紫，遍处起瘰，舌白脉濡数。延今半载，势成扼腕，清泄主之。

细生地　桑白皮　山栀　腹皮　条芩　地骨皮　赤芍　陈皮　蒺藜　苓皮　泽泻　木通

[1] 上腭：原本作“上颚”，据现今习惯用语改。下同。
[2] 风：原本作“疯”，据目录及文意改。

营热风淫挟湿，交蒸四肢，烂皮风流水作痒，滋蔓缠绵，理之棘手。

细生地　丹皮　苓皮　泽泻　黄芩　山栀　滑石　连翘　茵陈　生草

暑风疠邪郁于肺胃，烂皮游风起在鼻间，面目皆肿。邪势方张，防重，拟疏解法。

防风　桑叶　杏仁　赤芍　荆芥　牛蒡　桔梗　枳壳　马勃　连翘　荷叶

风湿热郁蒸太阳、阳明，左额烂皮风流水作痒，发瘰红肿，曾兼寒热。势蔓方张，治以清散泄邪为主。

黄芩　桑叶　连翘　桔梗　牛蒡　荆芥　赤芍　杏仁　通草　丹皮　枇杷叶

复诊：

淡芩　桑叶　赤苓　丹皮　牛蒡　连翘　赤芍　通草　黑栀　甘菊　甘草

营热风淫挟湿郁蒸，遍体紫癜风，肤肿作痛，滋蔓淹缠，未易速奏。法清泄。

细生地　知母　丹皮　荆芥　花粉　赤芍　防风　胡麻　牛蒡　苦参　木通　蝉衣

脾中湿热，风淫于外，两腿紫癜风，起经四月，屡痊屡发。病已深远，未能速许。

细地　黄芩　防风　荆芥　胡麻　知母　花粉　赤芍　木通　牛蒡　甘草

肥疮延久，复感风邪，面部游风，红晕作痒，身热频发，游蔓莫定。拟疏散法。

防风　牛蒡　制蚕　连翘　杏仁　荆芥　桑叶　马勃　赤芍　桔梗

肝阴不足，营热生风，上炎巅顶，白屑风作痒脱皮，易于滋蔓，难许速效。拟清营泄风法。

细地　桑白皮　蒺藜　知母　首乌　丹皮　钩勾　川柏　石决明　甘菊

风寒湿邪深伏三阴，营卫失司，流畅下体，紫云大麻风麻木不仁，足底起块，由今半载，久则恐其腐溃，理之非易。

当归　羌活　首乌　荆芥　天麻　独活　防风　大枫子　胡麻　蒺藜　苦参　川芎

面部紫云大麻风，延及四肢，麻木不知痒痛，久则虑其发眉脱落，难许收功。

归身　首乌　蒺藜　羌活　麻仁　天麻　防风　独活　荆芥　白芷　川芎　苦参

右足外踝大麻风，色紫麻木，艰于举动，已经七月，恐药力未能克日奏效。

首乌　当归　枫霜　防风　天麻　白术　牛膝　荆芥　独活　苦参　羌活　川芎

风湿热淫蒸，四肢癞皮风，肤燥，延及头部，已经八月。症属深远，难许速效。

细生地　胡麻　荆芥　赤芍　花粉　苦参　防风　蝉衣　知母　木通

癞皮风延及遍体，赤色作痒，滋蔓成片，皮落频频，势成扼腕。病属风湿热交蒸所致，断难速奏，治以清营祛风法。

羚羊角　首乌　桑叶　知母　细地　荆芥　丹皮　花粉　苦参　木通　豨莶草

肺脾湿热生风，风淫于四肢，癞皮风蔓延头面，秋半则发，甚则流水，肤燥作痛。已经三年，痼疾显然，治非易易。

细地　荆芥　牛蒡　花粉　胡麻　赤芍　苦参　知母　木通

始因右头风作痛，风邪湿热混扰，郁蒸肺胃，面部癞皮风流水作痒，滋蔓成片，曾结风毒，肿痛溃脓，屡屡厥逆，舌苔薄白，脉息细数。阴虚体质，邪火之势尚在炎焰，虑其滋大不易收敛，拟清营熄风，参入淡渗之品。

细生地　丹皮　山栀　荆芥　羚羊角　白蒺藜　赤芍　赤苓　桑白皮　连翘

营热风淫挟湿交蒸，右手鹅爪风起瘰流滋，作痒脱皮，势已滋蔓，未易速效。

细生地　牛蒡　知母　赤芍　胡麻　荆芥　苦参　木通　花粉　防风　侧柏叶　蝉衣

右肘癣风结毒，腐溃流脓，红肿而痛，毒郁不化，慎防滋蔓。拟清化。

羚羊角　丹皮　花粉　土贝　细生地　赤芍　连翘　忍冬藤　桑叶　甘草

脾虚湿热交蒸，风淫于四肢，癣风蔓延巅顶，作痒异常，已经廿载，四肢痹痛，手指黑斑累累，脉来濡细，舌苔薄白，渐成风痹，已现鞭长莫及之势。拟和营祛风，运湿宣络法。

羚羊角　防己　秦艽　赤芍　细生地　蒺藜　茯苓　桑叶　归身　知母　花粉

肝火挟湿交蒸，毛际烂皮风癣，流水作痒，滋蔓不已，最为淹缠。治以清泄法。

川连　山栀　车前　泽泻　细地　苓皮　木通　草梢　淡苓

◎癣　癣毒附

湿蕴下焦，两胯阴癣延蔓，兼有湿毒疮，渗水作痒，稽迟之恙也。

川连　丹皮　木通　泽泻　条芩　黑栀　细地　车前　甘草梢

左腿外侧癣毒，腐溃流脓，结肿不化，按之极坚。毒恋，卒难克消。

细地　川芎　赤芍　归身　芪皮　赤苓　土贝　陈皮　甘中黄

◎臀痈

阳明湿热蕴蒸，左臀痈皮脱流水，肉色紫黑，傍围起泡，肿胀巨盛，舌黄脉数。拟苦渗清泄法。

细地　赤芍　连翘　泽泻　丹皮　枳壳　赤苓　滑石　竹叶　生草

◎火丹

暑湿热化毒，头额火丹，势欲结疖，曾有寒热。治以清泄。

羚羊角　淡苓　牛蒡　丹皮　桑叶　黑栀　赤芍　连翘　通草
六一散

暑风湿热犯肺，肺主皮毛，遍体火丹，起瘰作痒。治以清泄。

淡苓　连翘　杏仁　泽泻　桑叶　赤苓　牛蒡　桔梗　通草
六一散

◎丹毒

暑湿郁蒸三焦，左缠腰丹毒，起泡作疼，蔓延无定。熏蒸胸闷，大便闭阻，小溲短少，舌渴，脉右弦左濡。此系邪遏未达，治以疏泄理暑。

川连　黑栀　通草　丹皮　桑叶　枳壳　牛蒡　连翘　瓜蒌
益元散

缠腰丹毒，起泡作痛，延势未定，症由风温疠邪交蒸使然。

川连　荆芥　甘中黄　防风　黄芩　牛蒡　连翘　滑石　黑栀
木通

暑风湿郁于肺胃，头面丹毒肿势散蔓，右手中指蛀节疔紫肿而疼，其象蒸脓，毋忽视之。

羚羊角　川连　枳壳　赤芍　桑叶　黑栀　连翘　土贝　桔梗

菊花　荷梗　益元散

暑湿热蕴蒸三焦，右腿丹毒，络脉作痒，肤瘰色紫。拟疏泄法。

桑叶　连翘　淡苓　防风　牛蒡　丹皮　黑栀　赤芍　木通

◎暑毒

暑湿热袭郁肺胃，遍身起泡，腐溃流水，身热音低，啼泣无泪，目定神呆，咳嗽不爽。质小任重，渐防风动痉厥之险。

羚羊角　桔梗　甘中黄　白茅根　杏仁　钩勾　通草　枇杷叶　桑叶　牛蒡

暑湿作疟之后，火毒遍体攻窜，色紫成片，起泡流水，目窜无泪，鼻煽气促，大便不行，身热烦啼，舌红口渴，脉象沉细，神情痿顿。慎防痉厥内陷之险。

犀角　鲜生地　丹皮　黑山栀　羚羊角　川连　青黛　连翘　土贝母　赤芍　通草　六一散　三豆汤

◎翻花疮

左目翻花疮，起经五载，腐孔如岩，时时出血。阴虚肝火郁结，非药力所能奏效。

细生地　白芍　钩勾　川贝　石决明　丹皮　黑栀　远志　茯神　沙参　藕汁　甘草

肝胆之火郁结，右太阳翻花疮肉突如菌，腐溃流脓淌水，延及一载，最虑流血。病根起于七情，奏痊难许。

细生地　黑栀　石决明　丹皮　川贝　钩勾　茯神　料豆衣　首乌　白芍

郁怒伤肝，思虑伤脾，肝脾郁结，左足背外侧翻花疮肉菌，起经五载，腐溃高凸如岩，频频滋水。情志之病，恐药力难挽，姑拟方以试之。

八味逍遥散　加川贝　远志　藕汁

阴虚体质，湿火下注，玉茎翻花疮肉突如菌，绵延四月，日渐长大，诚恐流血，难许收功。拟清化法。

细生地　川柏　龟板　丹皮　木通　川贝　草梢　知母　石决明　泽泻　竹叶

◎血箭　血痔附〔1〕

暑邪袭郁阳明，右太阳血箭有盈碗成盆之多，身热烦躁，脉象小。质小任重，变险莫测。

犀角地黄汤　加山栀　连翘　知母　银花　竹叶　茅根　益元散　西瓜翠

止血用活虾切断掩上，血即止。

疔后热郁阳明，血箭发于下唇，频频流血。阴液暗伤，里热未化，拟仿玉女煎意。

鲜生地　石膏　麦冬　知母　牛膝　黑栀　丹皮

暑湿热首先犯肺，传布少阳、阳明，右太阳血箭血出如注，有成盆盈碗之多，脉细数，舌光少苔。阴伤邪郁，变幻可虑也。

犀角　石决明　知母　山栀　石膏　生地　赤芍　丹皮　钩勾　竹叶　茅根　西瓜翠

阴虚木火内炽，左太阳血痔，不时流血，胬肉破碎，最虑翻花，毋忽。

细生地　女贞子　土贝　黑栀　鲜首乌　料豆衣　丹皮　石决明　茯神　钩勾

◎肉疵　瘤　痰疣〔2〕

肺主皮毛，脾主肌肉，肺脾湿热内蕴，遍体肉疵不一，延及三稔，日渐滋蔓，难许除根。

〔1〕原本此条无“血痔附”，今据书前目录及文中内容补入。
〔2〕原本此条为“肉疵”，今据书前目录补入。

泻白散去米 加蒺藜 夏枯花 花粉 赤苓 海浮石 陈皮

痰痹络中，奏功不易。

党参 茯苓 海浮石 昆布 于术 半夏 陈皮 炙草

右臀部痰瘤，起经十有余年，溃经载半，不得脓泄，余坚不化，痰尚痹络，营卫不和也。拟和营卫中参入化痰之品。

甘草 首乌 牡蛎 白蒺藜 昆布 当归 川贝 赤芍 茯苓

左肾俞之下结为渣瘤，起经十有余年，日增长大，溃流渣脓，脓泄不爽，根围坚硬，肉色紫黑，已有管。本虚痰痹络中也，不易即痊。

党参 首乌 白芍 土贝 绵芪 半夏曲 广皮 甘草 当归 茯苓

湿痰流注三阴络下，海底渣瘤，起经十有余年，漫发肿痛，势欲溃象，溃则难于收敛。

制首乌 当归 半夏 制蚕 瓜蒌根 白芍 陈皮 昆布 茯苓 甘草

嗜饮之客，中虚多湿多痰，痰痹络中，右手中指合谷之上结为痰瘤，甫经半载，日渐长大，色白木痛。病亏本元，非计时药力能可挽者。

党参 川贝 蒺藜 昆布 当归 茯苓 冬术 橘红 白芍 生草

营卫不调，挟痰凝聚，右臀部渣瘤起经十有余年，日增长大，肿痛溃流滋水，余肿余坚不化，作痛频频，势象蒸脓，舌苔黄白，脉濡细。病在本元，药力未易骤效。

沙参 橘红 白芍 昆布 当归 牡蛎 川贝 甘草 首乌 茯苓

脐上痰瘤，起经二载，去冬始溃，溃流清脓，余肿余坚不化。正虚邪毒留恋，第恐淹缠生管，拟托里化痰法。

六君子 加归 芍 石决明 黄芪

右肋翻花肉瘤，起经七载，腐溃流脓水，时有出血。肝脾抑郁所致，难许奏功。

归脾汤去龙眼肉

右臂痰疣坚硬漫肿，起经七载，渐次转红作痛，势有成溃之象，溃则艰于收敛。

首乌　茯苓　当归　橘红　白芍　石决　蒺藜　昆布　半夏　甘草

◎尾闾肉菌[1]

痰火郁结尾闾之间，结为肉菌，渐次滋大，由来两载，久则恐其成溃，翻花流血，所不能免。

化肝煎　加石决明　橘核

◎疮　疮臌

脾生湿，湿生热，交蒸成疮，蔓延遍体，下肢尤甚，起逾半载，舌黄脉濡。拟以淡渗，正本清源之治也，然奏效尚非旦夕可冀。

细生地　淡竹叶　连翘　泽泻　桑白皮　茵陈　赤苓　六一散

湿热蕴蒸，疥发下体，舌糙脉弦。治以清渗。

川连　丹皮　淡竹叶　木通　鲜生地　泽泻　通草　车前子

疥延四月，兼起脓疮，周身作胀，腹膨，溲短而少，大便溏泄，疮臌显著也。势恐气逆，痰壅之变，勿泛视之。

大橘皮汤[2]

去秋水湿漫淫，曾发疮痍，绵延已久，中虚湿困，遍身浮肿，腹膨气逆，咳嗽频作，舌白脉濡，溲短且赤。症属疮臌，肺脾同病也，毋作泛视。

〔1〕原本此条为“菌”，据书前目录及文中内容改。

〔2〕大橘皮汤：方剂名，古籍所载此方有数首，较为切合本案者为刘河间《黄帝素问宣明论方》所载，由橘皮、木香、滑石、槟榔、茯苓、猪苓、泽泻、白术、官桂、甘草组方，用于治疗湿热内甚，心腹胀满，水肿，小便不利，大便滑泻等。

五苓散　加木香　陈皮　槟榔　六一散　桑白皮

◎毒

结毒咽腐，红肿而痛，巅顶杨梅疮，肢体皆有。时值春升，防其滋蔓，拟清化下夺法。

川连　生军　忍冬藤　土贝　鲜生地　连翘　甘中黄　山栀　羚羊角　赤芍　仙遗粮[1]　丹皮

毒邪深蕴，包头下疳，肿痛且胀，小溲窒塞，理之非易。

川连　丹皮　川柏　木通　细生地　萆薢　黑栀　泽泻　车前子　生军　草梢

始生下疳，既而咽痛，红肿起腐，复发广痘。毒火深蕴，尚虑更张。

犀角　生军　连翘　土贝　生地　桑皮　杏仁　赤芍　甘中黄　桔梗

下疳复发，顶项杨梅疮，四肢广痘，曾经咽痛。毒火深伏，理之非易。

犀角　川连　赤芍　木通　鲜生地　生军　山栀　仙遗粮　忍冬藤　甘中黄　泽泻

◎绵花疮

风湿热三气交蒸，遍体绵花疮，色赤作痒滋水，理之淹缠。

细生地　荆芥　苦参　防风　胡麻　知母　赤芍　花粉

又：

桑皮　苦参　丹皮　萆薢　细地　知母　花粉　生草

〔1〕仙遗粮：中药名，即土茯苓之别名。

陈莘田医案　卷续

◎胎癞　肥疮

四月婴孩，胎火挟湿交蒸，头面胎癞，右目眼癣，目胞肿胀，溃腐流水，烦躁不安。质小任重，毋忽视之，拟泄脾胃清泄法。

桑叶　黑栀　黄连　赤苓　黄芩　丹皮　赤芍　中黄　蒺藜　连翘

湿热交蒸，脓窠肥疮，流水作痒。虑其滋蔓，治以清泄分渗。

细地　赤芍　黑栀　知母　泽泻　白蒺　黄芩　赤苓　木通　川蘖[1]

复诊：

细地　骨皮　黄连　中黄　桑皮　丹皮　黄芩　黑栀　木通　赤芍

湿热上乘头面，肥疮流水作痒，易于滋蔓。治以清泄淡渗。

羚角　细地　丹皮　赤苓　桑叶　白蒺　通草　泽泻　淡苓　黑栀

〔1〕川蘖：中药名，川黄柏的别称。

胎火挟湿上乘头面，胎癞作痒蔓延，最为淹缠也。拟清化法。

细地　骨皮　白蒺　黑栀　通草　桑皮　赤芍　中黄　苓皮　丹皮

复诊：

羚羊角　细生地　黑栀　苓皮　白蒺藜　冬桑叶　中黄　泽泻
赤芍

湿热内蒸，颈项肥疮袭受新暑，复发红肿作痛，势欲成脓。拟清化法。

羚羊角　牛蒡　丹皮　赤芍　六一散　桑叶　黑栀　通草　丝瓜络
丝瓜叶

胎火挟湿交蒸，头面胎癞流水作痒，成片滋蔓，已经半载，难许速效。

细地　赤苓　丹皮　黑栀　桑叶　知母　淡苓　羚角　川柏
人中黄

风邪挟湿上乘，头面黄水肥疮作痒，耳痈肿痛，曾有寒热，欲蒸脓象。拟清散法。

荆芥　桑叶　羚角　枳壳　牛蒡　黄芩　黑栀　连翘　赤芍　通草

种花之后，毒火未清，头面痘癞作痒，流水滋蔓，淹缠之恙也。

羚角　桑白皮　赤芍　甘中黄　丹皮　细地　骨皮　黄芩　黑栀
木通

湿火上乘，脑后肥疮，巅顶颈项皆有，流水作痒，滋蔓不已，最淹缠也。拟清泄法。

细地　黑栀　黄芩　白蒺　苓皮　川连　丹皮　甘菊　泽泻

湿热蕴蒸，颈项黄水疮流水作痒，延及肢体。拟清泄法。

细地　茵陈　黑栀　泽泻　淡苓　滑石　甘草　苓皮　竹叶

肥疮三月，湿热蕴蒸不化，袭受风邪，脑后风毒肿胀作痛，左项已溃，脓泄不爽，寒热往来，曾经鼻衄。邪未外达，虑其攻窜，毋忽视之，拟清泄法。

羚羊角　桑叶　白蒺　连翘　土贝　牛蒡　丹皮　赤芍　天虫　橘红

◎肺火

面部肺火起瘰色赤，绵延三载。病道深远，药力难以速效者。

桑皮　甘草　鲜地　丹皮　骨皮　羚角　黑栀　知母　花粉　菊花　枇杷叶露

面部肺火起瘰作痒，色赤滋蔓，已经四载。病道深远，药力难许全功者。

细地　桑皮　花粉　白蒺　知母　通草　羚角　骨皮　丹皮　赤芍　甘草　杷叶

◎眼癣　眼瘤[1]

脾生湿，湿生热，热生风，三气上乘，两目眼癣作痒流水，易于滋蔓，最淹缠也。阴虚体质，舌光如镜，治以清泄淡渗。

桑叶　细地　丹皮　蒺藜　黑栀　淡苓　知母　川柏　通草　苓皮　泽泻

湿热上乘，右眼癣色赤作痒，滋蔓之势未定也。

细地　黑栀　桑叶　白蒺　淡苓　丹皮　赤芍　苓皮　甘菊　通草

右目上胞眼瘤，结核木痛，渐次长大，已逾一载。病道深远，未许速效者。

胆星　半夏　枳壳　茯苓　蒺藜　橘红　竹茹　甘草　浮石　昆布

目之下胞乃属脾络，脾生湿，湿生痰，痰不宣络，结为眼瘤，溃孔如岩，流水无脓，频频出血，证属难治。

钩勾　茯神　首乌　石决明　黑栀　赤芍　蒺藜　川贝　丹皮　夏枯花

〔1〕原本标题仅列“眼癣”，据目录添加。

◎耳痛　聤耳　耳菌[1]

风邪袭郁肝胆，右耳痈肿痛流脓。治以清泄。

荆芥　连翘　石决明　枳壳　桑叶　黑栀　钩勾　生草　甘菊

暑风湿热袭郁肝胆，右耳聤肿痛，欲成脓象。治以清散。

桑叶　牛蒡　连翘　丹皮　通草　淡芩　荆芥　白蒺　甘菊　枳壳　荷边

暑风湿热化毒，右耳根痈，红肿而痛，欲蒸脓象。治以清散。

桑叶　牛蒡　枳壳　通草　荆芥　连翘　桔梗　淡芩　荷边　赤芍　土贝

暑风湿热袭郁肝胆，右耳痈肿胀作痛，流脓作不畅，舌薄白，脉弦数。邪郁不达，拟清[2]散法。

桑叶　荆芥　黄连　枳壳　黄芩　牛蒡　连翘　赤芍　通草　黑栀

先天不足，肝肾阴亏，则少阳相火上升。右耳失聪，由来已久，阳火旺则肝中流脓出血，自秋至春，绵延半载，内症成痈生管。按脉左弦右细，舌红苔糙，五心烦热，咳嗽痰粘。虑是阴虚阳亢之兆端也，拟补其不足，清其有余。

大补阴丸　加丹皮　石决明　豆衣　茯神　泽泻

风温袭郁少阳，右耳痈肿痛，虽溃脓，泄不畅，身热形寒，舌黄脉数。邪势方张，虑其转重，拟清散法。

羚角　荆芥　黑栀　赤芍　枳壳　桑叶　牛蒡　丹皮　甘菊　连翘

风温袭郁肝胆，右耳痈肿胀而痛，曾有寒热，虑其成脓。拟清散法。

荆芥　桑叶　连翘　白蒺　牛蒡　淡芩　枳壳　土贝　赤芍　甘菊

〔1〕原本标题仅列“耳痛”，据目录添加。
〔2〕清：原本作“轻”，据文意疑为抄时笔误，故改。

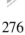

肾开窍于耳，肝胆之脉亦附于耳，肾阴虚则肝火上升，炎炎不息，结为耳菌，起经三载，耳门壅塞，渐次失聪，最虑翻花流血。拟清滋泄降法[1]。

细地　丹皮　白蒺　黑栀　首乌　泽泻　橘红　石决　菊花　豆衣

湿火上乘，两耳结菌，流水气秽，绵延数月，恐致成脓。拟清泄法。

细地　桑叶　石决明　甘菊　羚角　丹皮　钩勾　黑栀　赤苓　泽泻

湿火上乘，左耳痈肿痛，流脓不爽，外肿尚甚，势欲窜头成溃，恐致成脓。拟清泄法。

羚角　桑叶　枳壳　陈皮　白蒺　丹皮　黑栀　赤苓　土贝　甘菊

◎ 面部疔[2]

伴痘触毒，袭受风温，眉心风毒疔现窜两头，肿势散蔓，寒热往来，舌红脉数，深虑其走黄。拟清泄提毒法。

桑叶　羚角　赤芍　土贝　黄芩　牛蒡　枳壳　角针

暑风湿热化毒，眉心疔肿胀作痒，已经五日，虑其走黄转重。

羚角　黄芩　连翘　土贝　桔梗　桑叶　甘菊　赤芍　枳壳　六一散　荷梗

暑风化毒，左风眉疔，起经六日，业已走黄，肿势散蔓，目已合缝，肉肿疮不肿，身热形寒，胸闷头胀。邪郁不达，虑其内传昏险，至险候也。

羚角　地丁　丹皮　枳壳　甘草　角针　黄连　黄芩　赤芍　桔梗　土贝　茅根　黑栀

风温化毒，左眼角疔肿胀而痛，欲蒸脓象，虑其走散，毋忽视之。

桑叶　连翘　土贝　角针　黄芩　桔梗　甘菊　甘草　花粉　赤芍

---

〔1〕此案同上卷“耳菌”所录之案。
〔2〕原本作“眉心疔”，据书前目录及下文所述案例，改。

白茅根

暑邪蕴蒸肺胃，结为鼻疔，肿胀而痛，身热形寒，虑其成脓转重。

桑叶　黄芩　连翘　枳壳　甘菊　黑栀　丹皮　桔梗　土贝　赤芍
茅根

暑风湿热袭郁太阴，鼻疔逾候脓泄不爽，坚肿尚甚。毒邪留恋，毋忽视之。

羚角　淡芩　杏仁　枳壳　中黄　牛蒡　连翘　黑栀　桔梗　土贝

风温化毒，蕴蒸太阴、阳明，右鼻疔起经四日，虽溃脓不畅泄。毒郁未化，虑其更张，毋忽。

羚角　桔梗　赤芍　角针　黄芩　连翘　土贝　花粉　枳壳　茅根

复诊：

桑皮　细地　丹皮　花粉　骨皮　羚角　赤芍　知母　甘草　桔梗

风温化毒，蕴蒸肺胃，鼻疔肿胀，虽溃脓泄不畅，虑其走黄，勿懈。

桑叶　连翘　花粉　枳壳　羚角　黄芩　桔梗　赤芍　甘草　土贝

风温袭郁少阳、阳明，右太阳鬓疽疔起经五日，痒痛并作。虑其走黄，拟清泄提毒法。

羚角　甘菊　连翘　枳壳　桑叶　黄芩　桔梗　赤芍　角针　土贝

暑风湿热袭郁阳明，左穿腮疔肿势散蔓，板硬木痛，有走黄之兆，不可忽视。拟清泄提毒法。

桑叶　黄芩　连翘　土贝　羚角　甘菊　赤芍　角针　荷梗

◎茧唇风

阳明湿上乘，茧唇风浮腐流水，痒痛并作，最虑滋蔓。

细地　黑栀　杷叶　赤苓　石膏　枳壳　川斛　泽泻　人中黄

黄芩

阳明湿热上乘，茧唇风作痒流水，易于滋蔓，最属淹缠。

细地　黑栀　霍斛　花粉　羚角　黄芩　赤苓　泽泻　甘草　枳壳

◎疔[1]

风温袭郁阳明，左锁口疔起经三日，红肿而痛，舌黄脉数。虑其走散，毋忽视之，拟清泄法。

羚角　枳壳　赤芍　角针　桑叶　桔梗　土贝　生草　黄芩　连翘

风温化毒蕴蒸阳明，右颧疔起经四日，溃脓不爽，根围散蔓坚肿。毒郁于里，尚虑走散，毋忽视之，拟清泄提毒法。

羚角　淡芩　枳壳　甘菊　桑叶　连翘　桔梗　赤芍　角针　土贝
芦根

风温化毒郁蒸阳明，下翻唇疔起经五日，脓泄不畅，根脚散蔓。毒郁不化，尚虑走黄，毋忽视之，拟清泄提毒法。

羚角　连翘　枳壳　角针　赤芍　中黄　黄芩　花粉　桔梗　土贝
地丁　茅根

暑风湿热蕴蒸阳明，上翻唇疔起经三候，脓泄不爽，肿势散蔓，颇多走兆，未可忽视。

黄连　连翘　枳壳　丹皮　黄芩　赤芍　桔梗　土贝　角针　中黄
羚角　茅根

◎虎须疔　额疔　锁口疔　颧疔[2]

暑风湿热蕴蒸阳明，虎须疔毒起经逾候，不得脓泄，根围散蔓。颇有走兆，不可泛视者，拟清泄提毒法[3]。

---

〔1〕原本无标题，据目录添加。
〔2〕原本标题仅列“虎须疔”，据目录添加。
〔3〕此案与卷上“面部疔”所载一案类似，为两案，用药有异。

川连　连翘　桔梗　角针　羚角　淡芩　赤芍　中黄　土贝　茅根

暑风湿热蕴蒸阳明，虎须疔毒四日，肉肿疮不肿，痛在患旁。毒郁不化，尚虑走黄，拟清泄提毒法。

羚角　枳壳　连翘　土贝　黄芩　桔梗　生草　地丁　角针　赤芍　荷梗

暑风湿热化毒，右额风毒疔走黄，脓泄不畅，肿散蔓，目已合缝，最防里陷。拟清泄提毒法。

羚角　淡芩　枳壳　赤芍　桑叶　连翘　桔梗　土贝　角针　甘菊　荷梗

暑风湿热化毒，右偏锁口疔起经三日，肿势散蔓，脓未畅泄，有走黄之兆，变险可虑也。

桑叶　黄芩　枳壳　赤芍　羚角　连翘　桔梗　土贝　角针　地丁　茅根　荷梗

暑风湿热化毒，左颧疔肿胀而痛，欲成脓象。拟清泄提毒法[1]。

羚角　黄芩　甘草　角针　花粉　连翘　桔梗　赤芍　枳壳　荷梗

暑风湿热袭郁阳明，左颧疔起经正候，脓泄不爽，旁围坚肿。毒郁不化，虑其更张。

羚角　花粉　连翘　枳壳　黄芩　土贝　甘草　桔梗　赤芍　角针

◎喉痈　烂喉风　锁喉痈[2]

风温挟痰，袭郁肺胃，右喉痈内外皆肿，肿痛色紫，虽溃脓泄不爽。拟宣泄肺气，解表涤痰法[3]。

前胡　防风　牛蒡　赤芍　苏子　淡豉　制蚕　马勃　土贝　杏仁

〔1〕此案原本加标题“颧疔”，据目录而删。
〔2〕原本标题仅列“喉痈”，据目录添加。条下所列医案有所移次，以应病症。
〔3〕此案与卷上“喉痈”一案类似，用药亦同，但前案无复诊。

桔梗　蔗汁　老枇杷叶

复诊：

桑叶　牛蒡　连翘　马勃　前胡　杏仁　蒌皮　土贝　赤芍　桔梗　甘草　枇杷叶

风温挟痰，互阻肺胃，右喉痈肿胀而痛，牙关紧闭，寒热往来，舌白脉濡数。已有蒸脓之象，拟疏解涤痰法。

前胡　豆豉　杏仁　枳壳　防风　牛蒡　马勃　赤芍　天虫　土贝　杷叶　蔗汁

风温袭郁手经，左咽关红肿而痛，痰多粘腻，咽物有碍，舌白胸闷，脉息濡数。虑成喉痈，最怕痰涌肿闭之险，拟疏解法。

荆芥　牛蒡　前胡　甘草　防风　豆豉　杏仁　桔梗　马勃　土贝　赤芍　杷叶

暑风湿热袭郁手经，咽痛喉肿，咽物有妨，形寒身热。邪势方张，虑其成喉风，毋忽视之。

荆芥　香薷　前胡　赤芍　防风　豆卷　土贝　马勃　桔梗　杏仁　枳壳　蔗汁

风温挟痰，互阻太阴，左喉痈肿痛，痰多粘腻，谷食难咽，寒热往来。邪郁不化，拟疏解法。

前胡　牛蒡　杏仁　制蚕　防风　豆豉　赤芍　马勃　土贝　桔梗　枇杷叶

证象喉瘤起经三载，日渐长大，肿硬木痛，痰火郁结所致，溃则虑其翻花流血，理之棘手。

胆星　半夏　橘红　海浮石　茯苓　竺黄　丹皮　黑栀　昆布　生草

风温疠邪郁于上焦，烂喉风紫肿而痛，两关白腐，寒热往来，舌白脉弦数。邪势方张，拟疏解法。

荆芥　防风　马勃　桔梗　豆豉　牛蒡　赤芍　土贝　前胡　杏仁　人中黄

风温疠邪，袭郁上焦，烂喉风紫肿而痛，两关白腐，痰多粘腻，谷食难咽，舌白脉濡数。邪郁不达，虑其痰涌肿闭之险，拟疏解涤痰法。

荆芥　前胡　杏仁　牛蒡　赤芍　防风　豆卷　桔梗　马勃　土贝　杷叶　菔汁　中黄

风温疠邪，袭郁上焦，烂喉风两日，两关白腐，红肿而痛，身热形寒，舌白脉濡数。邪势方张，虑其转重，拟疏解法。

荆芥　豆卷　前胡　杏仁　防风　牛蒡　苏子　土贝　桔梗　枳壳　马勃　赤芍

暑风湿热袭郁肺胃，烂喉风三日，右咽关白腐，紫肿而痛，身热形寒，脉濡不扬。邪郁不达，虑其更张，拟疏解法。

桑叶　豆豉　赤芍　桔梗　防风　牛蒡　马勃　中黄　土贝　杷叶　杏仁

风温疠邪袭郁上焦，烂喉风六日，紫肿而痛，左关白腐，皮破流血，谷食难咽，汤饮从鼻孔呛出，舌下重舌，寒热往来，舌黄脉濡滑数。邪郁不达，最虑邪郁痰壅肿闭之险。

前胡　防风　杏仁　黑栀　豆豉　牛蒡　赤芍　土贝　马勃　桔梗　老枇杷叶

风温挟痰，袭郁肺胃，结为锁喉痈，肿硬妨咽，曾有寒热，欲蒸脓象，最虑痰涌肿闭之险。拟疏解化痰法。

淡豉　前胡　杏仁　防风　牛蒡　制蚕　荆芥　赤芍　枳壳　土贝　桔梗　马勃

风温湿痰袭郁肺胃，锁喉痈痛溃脓，咳嗽痰多，寒热往来，舌心剥落。阴亏邪郁，未可忽视，拟清泄化痰法。

前胡　牛蒡　连翘　马勃　桑叶　杏仁　桔梗　赤芍　土贝　制蚕

痰火郁结，肺气失降，咽痛噎塞，谷食难下，曾有吐脓，乃锁喉痈也，虑其更张。

蜜炙紫菀　杏仁　甘草　瓜蒌　杜苏子　桔梗　土贝　黑栀
生蛤壳　橘红　老枇杷叶

◎乳蛾　木蛾

风温挟痰互阻，双乳蛾肿胀木痛。虑其作腐转重，拟疏解法。

前胡　牛蒡　土贝　桔梗　桑叶　连翘　马勃　防风　赤芍　杷叶
杏仁

风温袭郁肺胃，烂头双乳蛾两关白腐，左盛于右，咽物有妨，曾发寒热，舌白脉濡。邪伏不达，虑其更张，拟疏解法。

荆芥　前胡　枳壳　杏仁　马勃　防风　牛蒡　桔梗　土贝　赤芍

肥盛之躯，中虚湿胜，湿盛生痰，痰多火旺，郁于手经，双木蛾肿胀，由来半载，时发时止，咳嗽痰粘，舌黄脉细滑。病道深远，药力难以骤效，拟泄肺降痰法[1]。

苏子　桑叶　桔梗　橘红　紫菀　杏仁　甘草　黑栀　浮石　杷叶
土贝　竹茹

风温挟痰，袭郁上焦，双乳蛾复发，肿赤而痛，痰多粘腻，寒热头疼，舌黄腻，脉濡细。邪未外达，虑其作腐，拟疏解法[2]。

荆芥　牛蒡　前胡　枳壳　防风　豆豉　杏仁　桔梗　马勃　土贝
赤芍

---

〔1〕此案与卷上“木蛾”中一案相同。
〔2〕此案与卷上“乳蛾”中一案相同。

风温疠邪，袭郁上焦，烂头双乳蛾，红肿而痛，两关白腐，身热形寒，舌白脉濡。邪势方张，虑其转重。

荆芥　豆豉　前胡　桔梗　防风　牛蒡　杏仁　赤芍　土贝　马勃

阴虚木火上炎，痰气升而不降，双木蛾起经两月，结肿木痛，两颐痰核，舌糙白，脉濡细。病在本元，药力难于奏效者，拟育阴泄木，咸降化痰法。

沙参　麦冬　黑栀　石决明　生地　川贝　丹皮　海浮石　茯神

阴虚木火刑金，左木蛾复发，肿痛咳嗽，便闭脉濡。治以清泄化痰，先解表邪。

桑叶　杏仁　甘草　赤芍　牛蒡　连翘　桔梗　土贝　马勃　蒌根　杷叶

风温疠邪，袭郁上焦，烂喉双乳蛾，红肿而痛，咳嗽痰多，寒热往来，舌白脉濡。拟疏散法。

荆芥　桑叶　豆豉　桔梗　马勃　防风　牛蒡　杏仁　土贝　中黄

暑风湿热袭郁手经，烂头双乳蛾，红肿而痛，痰多粘腻，寒热往来，胸闷，舌白。邪势方张，拟疏解法。

荆芥　前胡　豆豉　赤芍　防风　牛蒡　杏仁　桔梗　土贝　马勃　老枇杷叶

◎喉痹

少阴阴虚，水不制火，火炎于上，喉痹咽梗，红丝绕缠，咳呛音闪，燥热便溏，形肉暗削，脉细带数。渐延虚怯，诚难理治也，拟四阴煎意。

四阴　加阿胶　川贝　骨皮

少阴阴虚，水不制火，火炎于上，喉痹咽痛，咽物有碍，由来一载。病道深远，药力难于速效者，拟咸苦入阴法。

元参　黄连　白芍　浮石　生地　阿胶　茯神　骨皮

少阴之脉循喉咙，少阴阴虚，水不制火，火炎于上，喉痹咽梗，红丝绕缠，当喉起瘰，绵延匝月，乍盛乍衰。病在本元，药力难于速效者，拟咸苦入阴法。

黄连　元参　茯神　丹皮　阿胶　生地　川贝　骨皮　浮石

少阴之脉循喉咙，少阴阴虚，少阳相火上炎，喉痹咽痛，红丝绕缠，舌光而红，脉息濡数。病经一载，难许速功者，拟咸苦入阴法[1]。

大熟地　阿胶　白芍　元参　川黄连　丹皮　川贝　茯神　甘草

少阴之脉循喉咙，少阴阴虚，少阳相火上炎，一阴一阳结为喉痹[2]，咽中梗痛，起经三月，乍盛乍衰，舌黄脉细。病在本元，药力必佐开怀，冀其缓以图功。

大生地　阿胶　白芍　茯神　川黄连　元参　川贝　人中白　鸡子黄

病后阴损不复，水亏火炎，喉痹咽梗，当喉起腐，舌红无苔，脉息细数。恐延虚怯，拟四阴煎意[3]。

沙参　阿胶　白芍　骨皮　生地　茯神　川贝　甘草　梨肉

◎ 骨槽风

右穿腮骨槽风，起逾四月，外腮坚肿，内溃脓，泄不爽，渐成多骨，理之棘手。

羚角　桑叶　桔梗　甘草　白蒺　丹皮　制蚕　花粉　土贝

胎前袭受风邪，挟痰痹络，左穿腮骨槽风内溃脓，泄不爽，两腮坚肿，牙关不利。产后营虚邪恋，病逾半载，药力难于速效者，拟调和营卫、宣络化痰法。

首乌　白蒺　桑叶　当归　羚角　丹皮　土贝　赤芍　石决明　橘红

---

〔1〕此案与卷上“喉痹”中一案相同，仅文字表述稍有差异。

〔2〕一阴一阳结为喉痹：出自《素问·阴阳别论篇第七》。原文为：“一阴一阳结，谓之喉痹。”

〔3〕此案与卷上“喉痹”中一案大同小异，疑为重复。

风邪袭郁少阳、阳明，左穿腮骨槽风内外两溃，牙关紧闭，口不能开，肿连太阳，时盛时衰，按之板硬，势欲窜溃，舌白脉细。绵延半载，邪恋于络，难免淹缠，拟疏泄少阳和阳明，参入化痰一法。

羚角　天麻　钩勾　半夏　白蒺　桑叶　丹皮　石决明　枳壳　橘红

左穿腮骨槽风起经五月，内外两溃，成管不敛，脓水淋漓，多骨已出。正虚毒恋于络，难许速功，拟清托化痰法。

芪皮　花粉　白蒺　牛膝　生地　知母　丹皮　赤芍　甘草　麦冬

复诊：

首乌　丹皮　豆皮　石决明　芪皮　川贝　石斛　钩勾　甘草　茯苓

又：

小生地　丹皮　石斛　花粉　芪皮　川贝　甘草　钩勾　石决明　丝瓜络

又：

细地　川贝　石决明　丹皮　芪皮　甘草　钩勾　牛膝　茯神　麦冬

又：

洋参　细地　麦冬　川贝　芪皮　鳖甲　石决明　丹皮　甘草　茯神

又：

洋参　钩勾　麦冬　石决明　大地　丹皮　鳖甲　川贝母　茯苓　赤芍

又：

大地　白芍　茯神　甘草　鳖甲　骨皮　麦冬　丹皮　川贝　牙屑

风邪袭郁少阳、阳明，左骨槽风牙关不利，内外皆肿，板硬作痛，已经两月，欲蒸脓象。拟疏散法。

柴胡　黄芩　牛蒡　制蚕　荆芥　连翘　桔梗　土贝　甘草　荷边

右穿腮骨槽风，起经一载，内外两溃，溃孔不一，脓水淋漓，已成漏症。正虚毒恋，其病在络，非计日所能奏效者，拟和养营卫，托毒宣络法。

首乌　当归　丹皮　白芍　芪皮　白蒺　川贝　川斛　石决明
钩勾

风邪袭郁少阳、阳明之络，左颊车穴酸楚作痛，牙龈肿胀，已逾一月，渐有骨槽风重症，冀消为吉。拟清泄法。

荆芥　赤芍　白蒺　甘草　桑叶　丹皮　天虫　桔梗　茯苓　甘菊

复诊：

羚角　白蒺　钩勾　甘菊　枳壳　茯神　桑叶　丹皮　石决　陈皮
花粉

失血之体，阴虚络热，右穿腮骨槽风溃脓不爽，已生多骨，外腮红肿，尚虑窜头。拟清泄法。

羚角　丹皮　花粉　甘草　桑叶　黄芩　连翘　桔梗　赤芍　土贝
茅根

症象穿腮骨槽风内外两溃，成管不敛，脓水淋漓，余肿余坚不化，牙关紧闭，咽物有碍，神脉皆虚，舌白畏寒。营卫两亏，防有齿落多骨之虑，拟和营宣络法。

沙参　当归　丹皮　白蒺　首乌　白芍　川贝　石斛　石决明
钩勾　甘草

内因郁火，外感风邪，右骨槽风内外皆肿，龈腐肉突，牙关紧闭，口不能开，痛连咽喉，病经四月，邪郁未化，怕有穿腮多骨之虑。拟疏泄法。

柴胡　牛蒡　甘草　连翘　荆芥　黄芩　桔梗　制蚕　赤芍

郁火内炽，风邪袭络，右牙咬酸楚化痛，开合不利，已经四月，渐成骨槽风。拟疏泄法。

生地　白蒺　羚角　钩勾　龟板　天麻　石决　川芎　当归　甘菊

复诊：

桑叶　石决明　天麻　当归　羚角　钩勾　川芎　白蒺　甘菊　丹皮

又：

羚角　石决明　桑叶　丹皮　天麻　天蚕　白蒺　瓜络　秦艽　钩勾

症象穿腮骨槽风，起经八旬，内外皆溃，溃则孔眼不一，成管不敛，脓水淋漓，龈浮齿落，腮肿不消，渐出多骨。阴伤邪恋，恐延损怯一途，治难结局也。

细地　知母　花粉　赤芍　牛膝　麦冬　川贝　白蒺　丹皮　中黄

◎牙痛　穿腮牙痈　牙疳　口疳　牙咬痈　走马牙疳　青腿牙疳[1]

风温袭郁阳明，左下牙龈肿胀而痛，曾有寒热，势欲蒸脓。拟清散法。

桑叶　荆芥　黄芩　枳壳　牛蒡　防风　连翘　桔梗　赤芍　土贝

风温袭郁少阳、阳明，左牙龈肿胀作痛，痛凝耳聤，牙关不利，结成牙咬痈。拟以疏散。

柴胡　荆芥[2]　甘草　赤苓　黄芩　牛蒡　桔梗　土贝　连翘

〔1〕原本此条目仅列“牙痈”，据书前目录及文中内容加入。
〔2〕荆芥：原本作“荆芩”，方中另有“黄芩”，疑误，径改。

复诊：

荆芥　桑叶　甘草　赤芍　土贝　牛蒡　丹皮　桔梗　连翘

风温袭郁阳明，右穿腮牙痈虽溃，脓泄不爽，肿痛尚甚，邪郁不化，虑其成牙槽风也。拟疏泄法。

羚角　丹皮　陈皮　当归　桑叶　桔梗　制蚕　赤芍　土贝　生草

复诊：

照前方去陈皮，加牛蒡、枳壳、连翘、花粉。

又：

羚角　枳壳　土贝　花粉　细地　桔梗　连翘　丹皮　赤芍　人中黄

风温内伏，左下牙痈肿胀而痛，舌黄脉数，欲蒸脓象。拟清散法。

荆芥　桑叶　桔梗　土贝　牛蒡　防风　赤芍　枳壳　连翘　黄芩

暑风湿热袭郁阳明，右穿腮牙痈内外皆肿，脓泄未畅，牙关不利。其邪留恋，最虑成漏，拟清泄法。

羚角　牛蒡　桔梗　赤芍　桑叶　连翘　生草　土贝　花粉　丹皮　茅根　荷边

暑风湿热袭郁少阳、阳明，右牙咬肿胀作痛，牙关不利，寒热往来，势欲成溃。拟疏散法。

柴胡　荆芥　连翘　赤芍　黄芩　牛蒡　桔梗　甘草　枳壳　土贝　荷边

暑邪袭郁少阳、阳明，右穿腮牙咬痈内外皆肿，肿势俱盛，牙关紧闭，口不能开，肉已腐溃，流脓气秽，身热形寒，舌黄，头胀。病经匝月，虑其穿腮，至险候也。

柴胡　荆芥　赤芍　枳壳　黄芩　牛蒡　连翘　桔梗　制蚕　土贝　兰叶　荷边

风邪袭郁少阳、阳明之络，左穿腮牙咬痛，内外皆溃，脓水淋漓，已成管漏。左太阳结为风毒流痰，漫肿作痛，色白不变，形如覆碗，溃则不易收敛者。

羚角　豆衣　土贝　赤芍　石决明　昆布　首乌　白蒺　橘红　丹皮　钩勾

暑风湿热袭郁阳明，左穿腮牙痛内外皆肿而痛，脉弦而数。治以清散。

薄荷　牛蒡　赤芍　制蚕　荆芥　连翘　土贝　荷梗　淡芩

风邪袭郁少阳、阳明，牙咬酸楚，牙关紧闭，口不能开，至险候也。

桂枝尖　羚角　桑叶　白蒺　荆芥穗　防风　天麻　桔梗　丹皮　甘草

暑风湿热袭郁少阳、阳明，左牙咬肿胀而痛，曾有寒热，舌黄脉细。邪未外达，虑其成脓，拟清泄法。

桑叶　荆芥　连翘　枳壳　淡芩　牛蒡　白蒺　桔梗　赤芍　土贝　荷边

暑风湿热袭郁阳明、少阳，右牙骱痛肿胀而痛，曾有寒热，舌黄脉细，恐难消退者。拟疏解法。

柴胡　黄芩　连翘　枳壳　生军　荆芥　牛蒡　桔梗　赤芍　荷边

暑风袭郁阳明，右穿腮牙痛内外皆肿，脓未畅泄，舌红黄，脉来小数。治以清泄。

羚角　连翘　甘草　桑叶　牛蒡　花粉　桔梗　赤芍　制蚕　土贝　茅根

温邪化毒蕴蒸足太阳、阳明，牙疳、舌疳并起，肿腐气秽，肿连腮颔，舌强不伸，语言不利，渴饮难咽，舌红脉沉数。邪郁不化，最虑穿腮破唇之险。

犀角地黄　加枳　桔　土贝　中黄　连翘　栀　芩

少阴阴虚，阳明火盛，牙宣流血，烂牙疳糜腐，龈肿色紫，舌红脉细。病延四月，不易速痊者。

玉女煎　加栀　丹　骨皮　石斛

种花之后，毒火留恋，感受风温，口舌生疳，牙龈肿胀，寒热咳嗽。邪郁肺胃，治以清泄。

桑叶　牛蒡　桔梗　赤苓　薄荷　连翘　黑栀　土贝　人中黄　茅根　杷叶

风温袭郁肺胃，口中生疳，牙龈肿胀，寒热往来，咳嗽频频。邪势内郁，虑其滋蔓，拟清泄法。

桑叶　杏仁　马勃　赤芍　牛蒡　连翘　土贝　中黄　淡芩　茅根

阳明湿热上乘，烂牙疳糜腐，龈肿色紫，牙宣流血，脉数舌黄。邪势方张，虑其滋蔓，拟清泄法。

鲜地　丹皮　石斛　花粉　犀角　黑栀　泽泻　枳壳　黄芩　人中黄

风温疠邪袭郁肺胃，遍体风斑，满口生疳，舌上皆有，舌红脉数，咳嗽不爽。邪未外达，虑其内传营分之险，拟清解法。

桑叶　黑膏[1]　赤芍　羚角　杏仁　牛蒡　连翘　马勃　桔梗　土贝　人中黄　杷叶　茅根

阳明湿热熏蒸，挟入温邪，烂牙疳糜腐，延及两腮，紫肿作痛，气秽异常，频频流血，舌根肿胀，舌强难伸，谷食艰进，舌黄苔厚，脉细而数。症经二旬，邪郁不达，虑其更张，拟清泄化毒法。

犀角地黄汤　加石斛　淡芩　枳壳　花粉　人中黄　泽泻　枇杷叶

---

〔1〕黑膏：中药膏剂名，即地黄膏。

茅根

疟后余邪留恋阳明，烂牙疳糜腐，深潭延及上唇，动则流血，绵延半载。药力难以骤效者。

犀角　知母　连翘　黑栀　鲜地　花粉　土贝　赤芍　桔梗　中黄　茅根　芦根

复诊：

犀角　霍斛　黑栀　花粉　鲜地　淡芩　丹皮　泽泻　枳壳　中黄　枇杷露

风温袭郁肺胃，上腭肿碎，牙龈糜腐成疳，舌黄脉濡数。虑其滋蔓，拟清泄法。

薄荷　桑叶　黑栀　杏仁　牛蒡　黄芩　连翘　桔梗　人中白　赤芍　杷叶　茅根

复诊：

桑叶　连翘　淡芩　桔梗　丹皮　牛蒡　黑栀　土贝　花粉　赤芍　中黄　茅根

风温引动湿热，烂牙疳糜腐，牙龈肿胀而痛。虑其成痈，拟清散法。

荆芥　桑叶　枳壳　连翘　防风　牛蒡　桔梗　赤芍　土贝　淡芩

久病之体，阴伤未复，阳明热炽，左穿腮牙疳内外皆肿，龈腐气秽，舌糙白，脉小数。深虑穿腮，非细事也。

羚角　元参　柴胡　石膏　牛蒡　胡连　薄荷　黄芩　枳壳　桔梗　中黄　竹叶

复诊：

银胡　淡芩　花粉　连翘　羚角　知母　牛蒡　桔梗　赤芍　土贝　人中黄　芦根

复诊：

羚角　花粉　赤芍　黑栀　细地　丹皮　土贝　黄芩　人中黄　桔梗

风温袭郁肺胃，满口生疳，舌上咽关皆有，痰多咳嗽，水痘遍体，面部为盛，身热烦躁。邪未外达，最虑痰涌厥闭之险。

桑叶　牛蒡　薄荷　黑栀　淡豉　杏仁　连翘　桔梗　土贝　赤芍　人中黄　杷叶　茅根

痧未透达，如风隐伏，袭郁阳明，牙疳糜腐，满口皆有，龈肿流血，恐延走马之险。

薄荷　牛蒡　桔梗　土贝　羚角　连翘　花粉　赤芍　丹皮　中黄　茅根　杷叶

阳明湿热上乘，烂牙疳糜腐，龈肿色紫，频频流血，舌红苔黄，脉息濡数。治宜清化解毒。

犀角　霍斛　黑栀　花粉　鲜地　黄芩　枳壳　土贝　赤苓　人中黄

痢后湿热留恋阳明，发为走马牙疳，黑腐气秽，龈肿齿落，势将穿腮破唇，勉拟清疳饮。

薄荷　胡连　石膏　牛蒡　柴胡　中黄　羚角　元参　芦荟　黄芩　黑栀　桔梗　竹叶

暑湿作疟，疟邪留恋阳明，走马牙疳糜腐气秽，龈肿色紫，肿及腮唇，脉濡细数，舌苔糙白，寒热往来。邪郁未达，最虑穿腮破唇之险，拟泻黄散[1]加味。

泻黄散去甘草　芥　翘　枳　桔　中黄　土贝

伤寒之后，余邪留恋阳明，发为走马牙疳，黑腐气秽，齿脱牙落，深属

〔1〕泻黄散：方剂名，又名泻脾散，出自《小儿药证直诀》，由藿香叶、山栀仁、石膏、甘草、防风组方，功在泻脾胃伏火，治疗脾胃伏火证。

难治。

犀角地黄汤　加土贝　桔　苓　花粉　知母　中黄

风温袭郁阳明，右穿腮疳糜腐作肿，肿及外唇，变险可虑也。

桑叶　羚角　桔梗　连翘　黄芩　牛蒡　赤芍　花粉　中黄　土贝　杷叶　茅根

复诊：

犀角　赤芍　黑栀　中黄　鲜地　连翘　桔梗　土贝　枳壳　花粉　茅根　杷叶

又：

鲜地　黑栀　枳壳　中黄　霍斛　黄芩　泽泻　花粉　赤苓　赤芍　野蔷薇露

暑湿郁蒸，发为瘅疟之邪，留恋阳明而为走马牙疳，黑腐气秽，外腮肿胀，最虑穿腮破唇，至险候也，勉拟方。

芦荟消疳饮〔1〕去军、草

风寒湿邪痹阻三阴，两腿酸楚青紫，艰于举动，牙龈糜腐气秽，曾经流血，此所谓阴寒郁于下，阳火浮于上，乃青腿牙疳是也。拟疏通解毒法。

五苓　川柏　防己　中黄　黑豆　滑石

另服白马乳。

疟后余邪留恋，发为走马牙疳，牙龈糜臭，孔流脓，齿牙欲脱，最虑穿腮破唇。拟清泄阳明法。

羚角　黄芩　知母　桔梗　石膏　赤芍　土贝　黑栀　中黄　茅根　淡竹叶

〔1〕 芦荟消疳饮：方剂名，出自《喉证指南》，由芦荟、胡黄连、石膏、羚羊角、栀子、牛蒡子、银柴胡、桔梗、大黄、黑参、薄荷、甘草组方，主治走马牙疳、牙根作烂、随变黑腐、臭秽难闻等症。《外科正宗》也有同名方，组方不同。

◎搭疽

疮后余毒成右搭疽，起经数日，虽溃脓未外泄，根围散坚。肿毒郁于里，拟以清化。

防风　当归　桔梗　角针　白芷　赤芍　陈皮　乳香　土贝　茄蒂

湿火化毒，左右串搭，紫肿而痛，欲蒸脓象。虑其转重，拟疏通提毒法〔1〕。

防风　土贝　陈皮　角针　归身　白芷　赤芍　桔梗　甘草　乳香　茄蒂

◎发背

郁火湿热交蒸，左偏下发背，起经五候，溃眼不一，形如蜂窠，脓泄不畅，根围坚肿。毒郁于里，防其转重，拟托里法。

托里消毒散〔2〕

复诊：

芪皮　当归　桔梗　土贝　川芎　赤芍　甘草　陈皮　赤苓　角针

痘后余毒，湿热交蒸，右偏下发背，虽溃脓未外泄，根围散蔓。毒郁于里，尚虑转重，拟托里法。

托里消毒散

复诊：

芪皮　当归　陈皮　角针　川芎　赤芍　土贝　赤苓　连翘　生草

郁火湿热交蒸，骑梁中发背，起经半月，溃孔不一，形如蜂窠，流脓不爽，顶平根散。毒郁于里，拟托里提毒法。

---

〔1〕此案与卷中“搭疽”中一案类似，仅有描述稍有差异，用方也同，疑为同一案例。

〔2〕托里消毒散：方剂名，古方中同名方剂者有数首。据本案所述，毒郁于里而不出，须托脓外出，与《外科正宗》所制同名方相合。方由人参、川芎、白芍药、黄芪、白术、茯苓、当归、金银花、白芷、甘草、桔梗、皂角刺组成，功在消肿溃脓，去腐生肌，主治痈疽已成，不得内消者。

芪皮　当归　川芎　桔梗　冬术　赤芍　陈皮　草节　制蚕　角针

复诊：

党参　芪皮　川芎　陈皮　土贝　制蚕　鹿角　当归　冬术　茯神　赤芍　草节

郁火湿热交蒸，左骑偏下发背，起经正候，脓未外泄，根围坚肿。毒郁于里，虑其转重，拟疏通提毒法。

防风　当归　桔梗　陈皮　角针　白芷　草节　土贝　茄蒂

年逾花甲，气血就衰，郁火湿热会于督脉、膀胱，左偏骑梁发背，起经两旬，溃眼不一，流水无脓，色泽紫暗，顶平根散，毒郁不发，舌红苔白，两脉濡细，纳谷式微，神情萎顿。正虚毒重，最虑内陷，急急温通提托，冀其转阳透达为幸。

鹿角　当归　川芎　桔梗　芪皮　赤芍　制蚕　土贝　远志　甘草　角针　茄蒂

郁火湿热交蒸，骑梁中发背，起经两候，形如蜂窠，脓未爽泄，根围散蔓，旁有红晕，寒热往来，舌苔白腻，胸闷呕恶，脉濡不扬。此暑湿内蕴，虑其里陷之险，先拟疏通表里。

藿梗　半夏　当归　蔻仁　川朴　陈皮　赤芍　枳壳　甘草　茯苓　佩兰

郁火湿热交蒸，右腰肾俞发背起经逾候，溃眼不一，形如蜂窠，疽顶平塌，根围散蔓，不得脓泄，色不焮赤。毒邪踞于阴道，势难转阳外发，高年当此重任，虑有内传昏陷之险，拟疏通提毒法。

防风　当归　陈皮　乳香　白芷　赤芍　土贝　角针　荷梗　佩兰

年逾半百，郁火湿热交蒸，会于督脉、膀胱部分，左偏骑梁中发背，起经两候，溃眼不一，形如蜂窠，疽顶平塌，疽根散蔓，色不焮赤，胸闷作恶，舌白脉濡，大便燥结，寐中谵语。邪毒踞于阴道，不得转阳外达，年高任重，三候关津，窃恐内传昏陷之险，勉拟温通提脓，冀其顶高根束为幸[1]。

芪皮 川芎 陈皮 赤芍 桂枝 当归 蔻仁 土贝 制蚕 角针 白芷 佛手 鹿角 茄蒂

阴虚体质，郁火湿热会于督脉循行之所，右偏骑梁发背起经正候，皮破流水，不得脓泄，根围散蔓，板硬作痛，寒热，舌糙。邪毒踞于阴道，不得转阳外达，怕有里陷之险，拟温通提毒法。

芪皮 当归 桔梗 川芎 鹿角 赤芍 陈皮 土贝 甘草 角针 茄蒂

内之郁火，外之暑湿，互阻蒸迫，背部结疽，窜头不一，脓未畅达，根围坚肿，色泽紫晦，往来寒热，舌白脉濡。邪踞不宣，恐其复发大疽，拟疏通提毒法。

防风 当归 土贝 桔梗 白芷 赤芍 陈皮 甘草 连翘 角针 茄蒂

郁火湿热交蒸，骑梁下发背，起逾半月，溃脓不爽，腐肉不化，旁围坚肿，毒尚留恋。拟托里提脓法。

芪皮 当归 陈皮 桔梗 川芎 赤芍 土贝 甘草 制蚕 茄蒂

风温化毒，背部结疽，攻头不一，脓泄不爽。毒郁不化，虑其更张，拟疏通提毒法。

防风 当归 陈皮 角针 白芷 赤芍 桔梗 甘草 赤苓 土贝 茄蒂

郁火湿热交蒸，左上骑梁发背起将逾月，脓腐虽脱，滋水频流。新生未满，元虚不复，拟扶正托毒法[2]。

归芍六君 加芪皮 远志 土贝 陈皮

---

〔1〕此案与卷中“背疽”中一案类似，仅有描述稍有差异，用方也同，疑为同一案例。
〔2〕此案与卷中“背疽”中一案类似，仅有描述稍有差异，用方也同，疑为同一案例。

郁火湿热会于督脉循行之所，上骑梁发背起经旬日，脓未爽泄，根围坚肿，色不焮赤，舌白脉濡数。毒郁于阴道，不得转阳外达，虑有里陷之险，拟疏通表里，佐以提毒，冀其易脓易腐乃吉。

防风　白芷　当归　角针　羌活　陈皮　赤芍　土贝　茄蒂

郁火湿热会于督脉、太阳，右偏骑梁发背起经旬日，溃眼不一，流脓不爽。毒邪深踞，不易转阳外发，虑其增重，拟温通提毒法。

芪皮　川芎　赤芍　桔梗　鹿角　当归　白芷　甘草　土贝　角针　茄蒂

◎腋胛流注　腋胛痈　臂流注　穿肠流注　流痰[1]

痰气交阻，右腋流注，按之坚硬，已经半月，寒热往来，难以消退。拟疏通化痰法[2]。

苏梗　半夏　香附　新绛　芥子　广皮　覆花　归尾　橘核　青皮

复诊：

防风　赤芍　丹皮　桔梗　角针　当归　白芷　土贝　乳香　草节

暑湿挟痰痹络，右腋胛流注，起经匝月，色泽转红，已具蒸脓之象，舌红苔黄，脉息细数。拟仿活命饮意。

防风　赤芍　陈皮　桔梗　白芷　土贝　当归　角针　甘草

左腋胛痈虽溃，脓未畅泄。治以清托。

芪皮　花粉　当归　土贝　白芷　陈皮　赤芍　川芎　茯苓　甘草

湿痰阻气，左腋流注，结核肿痛，起经匝月，寒热往来，欲蒸脓象。虑其转重，拟托里法。

〔1〕原本正文中此目录仅列“腋胛流注”，据书前目录及文中内容加入。

〔2〕此案与卷下“流注”中第一案类似，病情描述基本相同，但用方不一，且卷下之案没有复诊内容，判为两案。

芪皮　当归　桔梗　甘草　川芎　赤芍　白芷　角针　土贝

痰气阻络，右腋胛流注结核肿硬，已经二旬，恐难消退者。

苏梗　香附　当归　土贝　青皮　芥子　茯苓　橘红　覆花　新绛　半夏

复诊：

原方去青皮、橘红、芥子，加广皮、甘草。

素有肝气木郁失调，郁则生火，火盛生痰，痰痹于络，左腋流痰，起经四月，溃流清脓，成管不敛，余核磊磊，尚虑他窜，理之非易。拟养肝泄肝，参入化痰法[1]。

沙参　橘红　石决明　丝瓜络　首乌　川贝　昆布　茯苓　甘草　白芍

复诊：

去橘红、瓜络、昆布，加芪皮、橘核、海石。

痰气阻络，左腋胛流注，结核肿痛，按之坚硬，寒热往来，已经匝月，渐有蒸脓之象。虑其转重，拟疏泄化痰法。

苏梗　覆花　半夏　甘草　芥子　香附　广皮　茯苓　归尾　赤芍　新绛

复诊：

去苏梗、茯苓、赤芍，加枳壳、青皮、制蚕、土贝。

复诊：

芪皮　当归　茯苓　甘草　瓜络　赤芍　土贝　半夏　广皮

[1] 此案与卷下“流痰”中一案相似，病情描述基本相同，用方略有不同，疑为一案。

疮久湿盛生痰，痰随气阻，痹于络中，左腋胛流注，结核肿痛，按之坚硬，形势巨大，难以消退者。

霞花　香附　苏梗　半夏　新绛　青皮　枳壳　橘核　归尾　芥子

复诊：

疏肝导滞汤　加橘核　土贝

暑风湿热痹络，左肋流注漫肿作痛，形如覆碗，起经二旬，寒热往来，咳嗽痰出不爽，舌白脉滑。虑其正不克邪之险，拟疏泄法。

苏子　前胡　半夏　桔梗　杏仁　枳壳　陈皮　赤苓　瓜络　甘草　佛手

暑湿挟痰痹络，右肋脾流注，肿胀而痛，色渐转红，已有成脓之象。防重〔1〕。

防风　当归　桔梗　角针　白芷　赤芍　甘草　土贝　陈皮

暑风湿痰痹络〔2〕，左胁流注漫肿作痛，按之板硬，形势颇大，难以消退。拟疏通化痰法。

藿香　木香　当归　乌药　枳壳　防风　赤芍　半夏　陈皮　桔梗

气阻于络，痰痹不宣，右胁漫肿作痛，色白不变，由来匝月，是乃流注，恐难消退者〔3〕。

霞花　芥子　桔梗　香附　枳壳　新绛　归尾　青皮　栝蒌　苏梗

痰凝气聚，右胁之下肿硬作痛，色白不变，绵延二旬，渐成流注，冀消为吉。

〔1〕以上三案与卷下“流注”中三案相似，病情描述基本相同，判为同案。

〔2〕暑风湿痰痹络：原本作“暑风湿痹痰络”，文理、医理皆不通，疑为抄误。据著者行文习惯及医理，径改。

〔3〕此案与卷下“流注”中一案相似，病情描述基本相同，判为同案。

三子〔1〕 加覆花 新绛 香附 青皮 当归 枳壳 瓜蒌

复诊：

苏梗 菔子 新绛 甘草 半夏 芥子 覆花 赤苓 归尾

又：

去苏梗、新绛，加香附、陈皮、枳壳、麦芽。

又：

去香附、归尾、麦芽，加青皮。

暑风湿痰痹络，右胁骱流注，漫肿作痛，现结两枚，色白不变。病在肝络，不易消退者，拟疏通化痰法。

苏梗 土贝 半夏 橘核 覆花 新绛 陈皮 枳壳 当归

湿痰蕴滞，气阻于络，左胁之下，板硬作痛，起将旬日。虑成穿肠流注，冀消为吉。

苏梗 覆花 栝蒌 山楂 芥子 新绛 枳壳 麦芽 当归 香附

湿痰痹络，右少腹穿肠流注肿胀而痛。拟托里法。

芪皮 花粉 白芷 甘草 当归 陈皮 川芎 桔梗 赤苓 角针

臂膊流注溃脓之后，内里空虚，正亏毒恋，防其成管。拟补托法。

党参 于术 炙草 芪皮 生地 云苓 陈皮 川芎 归身 赤芍

暑风湿痰痹阻于络，右臂流注，红肿作痛，欲蒸脓象，虑其转重。拟疏泄化痰法。

藿梗 姜黄 枳壳 川贝 防风 白蒺 陈皮 瓜络 甘草 赤芍

〔1〕三子：方剂名，三子养亲汤的简称，出自《韩氏医通》，由白芥子、苏子、莱菔子组方，功在降气快膈，化痰消食，治疗痰壅气滞证。

荷梗

暑湿挟痰，右臂流注漫肿作痛，起经旬日，势难消退者。

苏梗　羚角　川芎　枳壳　防风　白蒺　姜黄　桔梗　当归

风湿热三气袭络，右手腕漫肿作痛，手指屈而不伸。防成流注，冀消为吉。

苏梗　羚角　姜黄　秦艽　川芎　桑枝　防风　白蒺　当归
丝瓜络　防己

臂膊寒痰流注，漫肿板硬，色白木痛，形势颇大，难以消退者，虑其正不克邪之险[1]。

桂枝　芥子　当归　半夏　羌活　川芎　赤芍　陈皮　茯苓　甘草

风邪挟痰痹络，右臂流注漫肿作痛，按之板硬，寒热往来，欲蒸脓象，理之棘手。

苏梗　蒺藜　姜黄　土贝　防己　川芎　当归　杏仁　陈皮　桑枝

复诊：

去防己、杏仁，加芥子、防风、赤芍、茯苓。

又：

芪皮　花粉　赤芍　当归　角针　白芷　甘草　川芎　土贝　冬藤

暑风挟痰痹络，右臂流注，漫肿作痛，现发两枚，势难消退者。

苏梗　木香　当归　甘草　防风　川芎　赤芍　桔梗　半夏　陈皮
赤苓　枳壳

暑风湿痰痹络，右臂膊流注肿痛连及左臂，其势将牵藤，症机未定也。拟疏散法。

〔1〕此案与卷下“流注”中一案相似，病情描述基本相同，用药亦同，判为同案。

荆防败毒散　加葱

暑风湿痰痹络，右臂流注漫肿作痛，现结三枚，欲蒸脓象。防重。

防风　当归　桔梗　陈皮　白芷　赤芍　甘草　土贝　角针　乳香

风温挟痰痹络，右臂流注溃孔不一，脓水清稀，余肿余坚不化，舌苔焦黑，脉息细数。毒火留恋不解也。

细地　知母　赤芍　陈皮　丹皮　花粉　甘草　土贝　连翘　冬藤
茅根

阴亏木旺，火盛生痰，痰痹于络，右胁臂肩结为流痰，其核磊磊，坚硬酸楚，由来百日，脉滑而细，舌红苔黄。本元之病，药力难于速效者，拟育阴泄木，咸降化痰法。

沙参　白蒺　丹皮　枯花　首乌　山栀　川贝　橘红　茯神
海浮石　昆布

左肋流痰起经数月，渐次长大，时痛时止。其病在络，药力难以速效者。

首乌　当归　橘红　钩勾　沙蒺　白芍　川贝　茯神　香附
石决明

右腰肾俞流痰，起经四月，日渐长大，形如覆碗，漫肿作白，时痛时止，已有成溃之象，溃则难以收敛者。拟调和营卫，宣络化痰法。

首乌　当归　半夏　甘草　白蒺　白芍　陈皮　茯苓　牡蛎　杜仲

右期门流痰窜溃，胸部脓水淋漓，成管不敛。气阴暗耗，病在本元，药力难以速效者。

沙参　芪皮　当归　茯苓　首乌　川贝　赤芍药　鳖甲　甘草
牙屑

右臂流痰，起经半载，溃孔成管，滋水淋漓，气阴暗耗，挟受温邪，牙疳糜腐，龈肿色紫，动则流血，不可轻视者。

犀角地黄汤　加连翘　花粉　中黄　土贝　栀　知母

左手腕流痰，起经一载，漫肿酸楚，不得屈伸，渐有成溃之象，溃则难于收敛者[1]。

首乌　当归　橘红　茯苓　牡蛎　川贝　白芍　蒺藜　瓜络　昆布

右手腕背流痰，漫肿木痛，色白不变，艰于举动，已经逾月，溃则难于收敛者。

首乌　当归　天麻　半夏　川芎　蒺藜　橘络　瓜络　茯苓　甘草　桑枝

素有失血，真阴不足，浊湿生痰，痰痹于络，左臂流痰，腋下亦有，结块两枚，色白木痛，按之坚硬，耳中鸣响，不时眩晕，舌红苔糙，脉息细小，已经两月。病在本元，药力难以图功，拟养阴化痰法。

首乌　石决明　茯神　橘红　豆衣　白芍　远志　钩勾　甘草　藕节

右手脉旁流痰，起经一载，溃孔成管，脓水淋漓。气阴并耗，本元之病，难许速功者。

沙参　芪皮　当归　瓜络　首乌　鳖甲　白芍　川贝　茯苓　牙屑

背膊寒痰流注，漫肿板硬，色白木痛，形势颇大，难以消退者，虑其正不克邪之险[2]。

桂枝　芥子　当归　半夏　羌活　川芎　赤芍　陈皮　茯苓　甘草

营卫不和，湿痰痹络，两臂梅核流痰，结核累累，酸楚作痛，艰于举动，渐有成溃之象，理之棘手。

首乌　当归　天麻　瓜络　白蒺　白芍　竺黄　茯苓　半夏　橘红

〔1〕此案与卷下“流痰”中一案相似，病情描述及用方皆基本相同，判为同案。
〔2〕此案与卷下“流痰”中一案相似，病情描述及用方皆基本相同，判为同案。

◎臂痈

暑湿热痹络，右臂痈肿胀而痛，蒸脓欲溃。拟清托法。

羚角　花粉　连翘　赤芍　牛蒡　桔梗　枳壳　土贝　制蚕　荷梗

暑风湿热蕴蒸阳明，右臂疔走黄，肿势散蔓，脓泄清稀。其毒尚郁，虑其更张。

羚角　淡芩　骨皮　知母　细地　甘菊　赤芍　花粉　土贝　甘草　荷梗

暑湿热化毒，右手臂烂皮疔腐溃流水，不得脓泄，肿势散蔓，虑其走黄，毋忽视之。

羚角　黑栀　六一散　川通草　淡芩　连翘　桔梗　赤芍药　土贝

风温疠邪袭郁阳明，右臂起泡作肿，肿势延蔓，色赤而痛，舌黄脉数，是乃烂皮臂痈，势张未定也。拟疏解泄邪法。

淡豉　桑叶　连翘　赤芍　山栀　杏仁　枳壳　土贝　桔梗　陈皮　牛蒡　杷叶

复诊：

羚角　桑叶　连翘　陈皮　牛蒡　赤芍　杏仁　土贝　枳壳　桔梗　甘草

又：

羚角　花粉　赤芍　知母　细地　丹皮　陈皮　土贝　中黄　冬藤　桔梗

又：

芪皮　丹皮　土贝　甘草　细地　赤芍　陈皮　桔梗　赤苓　冬藤

又：

芪皮　丹皮　陈皮　赤芍　细地　土贝　甘草　赤苓　川斛　冬藤

又：

芪皮　当归　甘草　川斛　细地　赤芍　茯苓　桑皮　陈皮　冬藤

又：

沙参　芪皮　茯苓　赤芍　大地　陈皮　当归　甘草

又：

沙参　芪皮　川芎　当归　大地　陈皮　茯苓　赤芍　甘草　米仁　桑枝

又：

去米仁，加川贝、瓜络。

◎手部疔　僵节蛀[1]

暑风湿热袭郁阳明，左手丫疽毒，肿胀而痛，欲蒸脓象，身热不解，脉弦而数。内外情病，理之棘手。

香薷　藿梗　半夏　枳壳　川连　杏仁　陈皮　桔梗　通草　六一散　荷梗

暑湿热化毒，右手丫疽疔，肿痛溃脓，毒走臂间，肿而且痛，势欲窜，理之棘手。

细地　连翘　桔梗　赤芍　羚角　花粉　丹皮　土贝　中黄　冬藤　瓜络

冬温化毒，右手小指竹节疔走黄，脓腐漫肿，势欲窜头，毒郁不化，深虑损指。

羚角　丹皮　花粉　草节　细地　赤芍　连翘　土贝　赤苓　冬藤

〔1〕原本仅列“手部疔”，据书前目录及文中内容加入。

复诊：

芪皮　当归　赤芍　花粉　细地　土贝　丹皮　生草　冬藤　陈皮

冬温化毒，郁于手少阳三焦，左手无名指竹节疔走黄，虽溃脓，泄不爽，肿势散蔓。毒郁不化，拟清泄法。

细地　花粉　连翘　桔梗　冬藤　川连　丹皮　赤芍　土贝　草节

复诊：

除桔梗，加羚角、陈皮。

又：

羚角　甘菊　连翘　丹皮　细地　花粉　桔梗　生草　赤芍　土贝
冬藤

又：

去羚角、桔、翘，加芪皮、陈皮、赤苓。

又：

去花粉、赤苓、冬藤，加川斛、茯神、瓜络。

温邪化毒，右手无名指竹节疔肿胀而痛，已有蒸脓之象。防重。

羚角　丹皮　花粉　土贝　桑叶　连翘　桔梗　赤芍　冬藤　生草

右手大指竹节疔收敛之后，络脉损伤，屈而不伸，已成痼疾，难许全功者。

细地　当归　秦艽　白蒺　川芎　赤芍　木瓜　茯苓　瓜络　桑枝
生草

暑风湿热袭郁太阴，右手大指罗疔，肿胀而痛，已经正候，欲蒸脓象。尚虑走黄，毋忽。

羚角　地丁　丹皮　枳壳　黄芩　连翘　桔梗　赤芍　土贝　荷梗

益元散

暑风湿热痹阻于络，右手次指罗疔，肿胀而痛。虑其走黄，治以清泄化毒。

羚角　淡芩　枳壳　赤芍　桑叶　连翘　桔梗　土贝　通草　荷梗
六一散

暑湿热化毒，右手中指罗疔，肿胀而痛，痛不可忍，曾有寒热，欲蒸脓象，毋忽视之。

羚角　连翘　桔梗　土贝　川连　黑栀　丹皮　赤芍　荷梗
益元散

湿热化毒蕴蒸阳明，右手次指罗疔肿胀而痛，已经半月，欲蒸脓象。拟清泄提毒法。

羚角　花粉　丹皮　赤芍　角针　茅根　川连　连翘　桔梗　土贝
花粉　生草

温邪化毒，右手中指罗疔溃而不敛，脉络损伤，不得屈伸，旁围坚肿。湿热留顿，不易即痊者。

细地　桑皮　赤芍　陈皮　丹皮　骨皮　甘草　茯苓　土贝　瓜络

右手大指罗疔起经二月，溃而不敛，脓水淋漓，结肿不化。毒留于络，恐有成损之象，勿视速功者。

细地　桑皮　陈皮　花粉　土贝　丹皮　赤芍　甘草　冬藤

右手大指罗疔，肿痛流脓，黑腐气秽，毒郁不化，未可忽视。拟清化法。

羚角　连翘　花粉　土贝　细地　丹皮　赤芍　甘草　地丁　茅根
冬藤

复诊：

去地丁，加知母。

先天不足，肝肾阴虚，浊液生痰，痰痹于络，右手僵节蛀起经二月，坚硬化痛，色白不变。病在本元，药力难以见效者。

沙参　白蒺　白芍　川贝　首乌　当归　橘红　茯苓　牡蛎　昆布

右手中指僵节蛀起经四月，腐溃流脓，肿硬不消，神脉皆虚。本元病也，药力善调，须得缓图其功。

党参　当归　橘红　芪皮　首乌　白芍　川贝　鳖甲　牡蛎　甘草

复诊：

沙参　生地　决明　当归

陈憩亭先生医案

清·陈憩亭 著

欧阳八四 欧阳怡然 校注

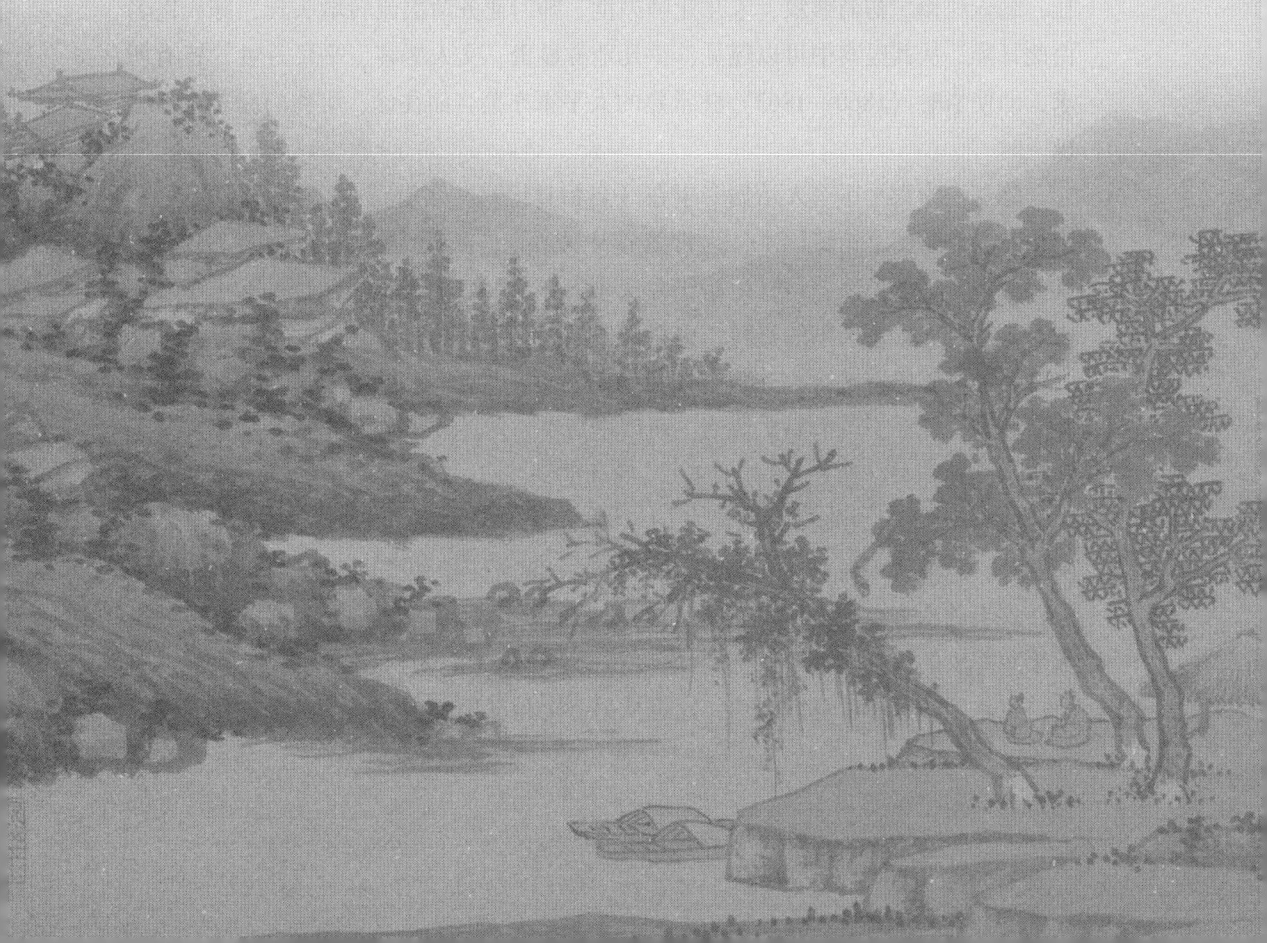

医家小传

陈憩亭，一本作陈憇亭，世居虞山墩头丘（今江苏常熟辛庄新苏村陈家宕），生平失载。王霖所著《吴医汇案》“时医里居考”言：“陈憩亭，住常熟墩头丘，先行疡科，名噪四方，后通内科，卒在光绪初也。”其子陈如山从其学，医名亦盛。陈憩亭、陈如山父子两代外科圣手，清咸丰至光绪间名闻常熟、昆山、苏州等地。今之常熟陈家宕地名即因陈氏医名而来，原墩头丘之名反湮没不闻，迄今鲜为人知。

《虞山墩头丘陈氏外科与抄本〈陈憩亭医案〉》一文记载了陈氏外科事略：“陈憩亭先祖系渔民，以船为家，漂泊于昆山、常熟一带。其父名赓扬，字芸斋，久慕医术，故待憩亭长成，乃命投师昆山某外科名医，业成后遂定居于虞山墩头丘，悬壶应诊。初尚寥寂，未几业师去世，师门业务渐次流转墩头丘，陈氏医名由此日隆。从其医案中可以窥见，举凡地方显贵、文人墨客、平民百姓，皆有所求，即使当时（1860—1863）驻常熟的太平军亦慕名而往诊，可称门庭若市，盛极一时。”

陈憩亭为太平军军人治病一事在《自怡日记》中多有记载。《自怡日记》三十二卷，北京图书馆藏稿本，为常熟龚又村所记。龚氏为晚清秀才，教书为生，有每天记日记的习惯，该日记始于嘉庆十五年（1810），迄同治十一年（1872），内有不少有关太平天国的资料，史料价值颇高。

龚氏与陈氏有戚谊，陈父赓扬为龚氏姑丈。“咸丰十一年十月十二日，同家璞园廉斋往陈氏，芸斋姑丈留饮，西席李清来，司计陆云若及元和韩小瀛，公子憩亭、文孙鞠书（政），畅谈时务。”此为明证。

咸丰十一年（1861），龚氏日记：“咸丰十一年八月初四日，同廉斋弟答候陈憩亭，承尊甫芸斋姑丈（赓扬）留膳饮，偕高徒李仲安同座叙欢。时医道盛兴，疾者约到五六十，长发亦多。”可见陈憩亭诊疾患者之门庭若市，也得到了太平军军人的信任，故“长发”求治者也多。太平军对医药卫生较为重视，对有一定水平的医者常尊敬有加，这也从另一个角度反映了陈氏的医术高超。龚氏在咸丰十年十一月二日日记中称憩亭为上舍，知陈为监生，因清代习称监生为上舍。

陈憩亭曾孙陈企鸿先生（常熟莫城卫生院退休医生）回忆，上文日记中提到的“鞠书（政）”，是其祖父陈如山，如山原名政，字鞠书。其曾祖父憩亭约在54岁时患急病暴亡，《自怡日记》中数则提到陈氏数次遭（土匪）抢劫，且曾受伤，其急病暴亡或与此有关。

由上，知陈憩亭为清道光咸丰同治年间（1821—1874）人，监生，居常熟墩头丘，精外科，医名颇盛。父赓扬，字芸斋。子如山，又名政，字鞠书。

陈如山天资聪慧，刻苦好学，幼承庭训，及长承其家学，青出于蓝而胜于蓝，医名不逊先人。如山建住宅五进，构筑前后花园，开设东西药店两爿，东店专为贫病之人免费配方，凡远道来诊之贫者，尚供食宿，分文不取，其高尚医德，常为时人称颂。家中原藏赠匾极多，惜乎迭遭变革，今与原建旧宅均已荡然无存。

如山生卒年亦据后人所述推算，约为道光十一年至光绪二十八年（1831—1902），育有七女二男，其72岁病故时，长子伯恒尚19岁，未及继承家业。其孙企鸿虽业医，倍历艰辛，终难再振先人遗业。

陈憩亭衣钵除其子如山承继外，尚有弟子李仲安、龚莲峰、马筱岩、曹玉峰等。

李仲安：《自怡日记》中称其为陈憩亭高徒，余事不详。

龚莲峰：《吴医汇案》言其长洲（今江苏苏州）湘城人，“受业于墩头丘陈憩亭，侨寓吴门护龙街（今苏州人民路），卒在光绪十余年间”。

马筱岩：《吴医汇案》言“名士元，常熟人，受业于陈憩亭。先精疡科，后通方脉。始寓昆山，继寓吴中金太史场。”

曹玉峰：字琢之，常熟人。侍诊陈氏，抄录《陈憩亭夫子医案》，余事不详。

《全国中医图书联合目录》载有《陈憩亭医案》抄本，藏于上海中医药大学图书馆，《中国中医古籍总目》载录与其一致。耿鉴庭《太平天国陈憩亭医案题记》一文中记述，中国中医科学院图书馆所藏《墩头丘陈憩亭子如山先生医案》，为黄寿南精抄陈如山医案，“书凡一百九十页，内容有三十三症，首列丹毒，次及咽喉口齿诸症，再次外科各症，末为内科两症。”抄本前有黄寿南题记，言“虞山墩头丘陈氏，素善外科，四乡奔而就治者甚众，其方案皆从游者日录”，黄氏“辛未岁游虞于友处借录而归”，道出了黄氏抄录医案的缘由。

常熟戴祖铭等所见《陈憩亭医案》一册，开本12 cm×19 cm，计37页，首页题“墩头丘陈憩亭夫子医按玉峰曹琢之抄”，册末署“时在乙亥午月下浣摘于墩头丘回春轩”。全本共载 41 案，除去重复者，实录 38 案例，内容以外科病案为多，占半数强，余为内科杂病、四时温病及产后发热。所载案例，大症重症占十之八九，从中可以窥见陈憩亭不但精于外科，亦擅内科。其中见有会诊案 5 则，提及月槎、安山、杏兄诸先生，尚待续考。

此次整理《陈憩亭先生医案》，录自苏州市中医医院图书馆古籍库所藏手抄本，由苏州市中医医院医师陈起云捐赠，开本为 23.3 cm×13.1 cm，封面题“陈憩亭先生医案”，右下有“焕云珍藏”字样。扉页题为“墩头圻医案”，右下有“焕云”阳文印签，后叶题为“民国七年戊午校录”。本书医案兼及内外两科，以外科医案为主。内科医案列 11 门 21 案，外科医案列 36 门（病）203 案，内外科共 224 案。

整理说明

1. 本书录自苏州市中医医院图书馆古籍库所藏手抄本，大小为 23.3 cm×13.1 cm，封面题“陈憩亭先生医案”，右下有“焕云珍藏”字样。扉页题为“墩头坵医案”，右下有“焕云”阳文印签。后叶题为“民国七年戊午校录”。

2.《陈憩亭先生医案》由苏州市中医医院医师陈起云捐赠，抄本有目录，无序跋，约 2.5 万字。分《姑苏陈憩亭先生内科医案》《姑苏陈憩亭先生外科医案》两种，目录合列于前。此次整理将目录分列在两种医案之前，并与正文内容相校，改正错简，补充遗漏。

3. 本书医案兼及内外两科，以外科医案为主，《姑苏陈憩亭先生内科医案》列 11 门 21 案，《姑苏陈憩亭先生外科医案》列 36 门（病）203 案，内外科共 224 案，多数为单次就诊医案，少数为复诊医案，共 48 案。

4. 原抄本为竖排、繁体，未标句读，今整理为横排、简体，加以句读，以方便阅读。

5. 本书在力求保持抄本原貌的同时，逐一判读、点校；对难以理解的文字，适当加以注释；对抄本中明显的误字加以改正，并在校释中指出。抄本中一些异体字，如“痠”“欬”“耎”“倣”“煖”“莃”等，径直改为“酸”“咳”“软”“仿”“暖”“豨”等，不再出注。

6. 抄本中一些药物名称，如“早休”“必甲”“玉金”“查炭”“只壳”“复花”“吉更”“连乔”等，按照现行常规表述，改为“蚤休”“鳖甲”“郁金”“楂炭”“枳壳”“覆花”“桔梗”“连翘”等。对于抄本中药物的简称，如“荆”“勃”“菊”“翘”“斛”“蒺”等，不改，有歧义者，则出注释。一些目前禁用的药物，如“犀角”“象牙屑”之类，未删去，以求原貌。

7. 对于方剂的校注，首次出现者尽量加以注释，再出现者则不出注释。方剂中所用药物多数未出用量，少数出具体用量，整理时不求统一，有则标出，且未作两、钱、分与现行通用“克”之间的转换。

目录

〔1〕原抄本"口部"以下有"骨槽风 牙疔 牙痈 咬痈 牙疳 疳蚀"等病症，正文中将这些病症列入"牙部"医案，故移至"牙部"目录。

〔2〕原抄本作"钻喉痈"，据正文内容改。

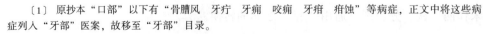

姑苏陈憩亭先生内科医案

◎中风

李蔼棠 素体中虚，多湿多痰，烦劳阳气暴张，自汗，神识呆钝，语妄无伦。兹诊脉来细小而弦，舌苔厚腻，质强。阳升无制，深防仆中，姑拟和中泄湿化痰，佐以芳香理气一法。候高明先生政。

白术 茯苓 白芍 蔻仁 陈皮 姜汁炒竹茹 半夏 炮姜 生草 郁金 杏仁 大枣

二诊：进温中燥湿化痰，自汗得止，神识略觉爽利，而两脉沉细且弦，舌苔化白腻厚胖大，质强，手指震动。下虚上盛，仍防中仆，守和中燥湿化痰法，备方，候高明政。

白术 白芍 郁金 红枣 秫米 胆星 杏仁 木香 川朴 半夏 茯苓 炮姜 川贝 陈皮

附 何鸿舫先生方

素体阴虚阳升，心神失守，神识不能自制，语妄失错，两脉细滑，弱小应指。痰火蒙闭于上，故舌苔腻白，水不涵木，肝火蒸灼，自汗耳鸣，目眩虚脱，深可虞也。拙见以收敛心神，培补肝肾，从本之治也。备方候高贤裁用。

茯苓　秦艽　炙草　龙齿　菖蒲　黄芪　远志　龟板　五味　辰砂　麦冬　牡蛎　橘红　珠粉　酸枣仁

又附诊：脉右关略起，寸部弦紧，服药后汗止安睡，惟心火蒸灼，神识犹不能自主，虽觉诸恙起色而阴血耗之，非易以取复者。

原方加厚生地，减辰砂，加珠粉二厘。

又：屡进宁神安魂定志，佐之理气化痰，以通阳分。手指震动已定，脉息右部觉起，左关尺细软无力，舌苔白腻化薄，色转糙黄，神识呆钝，语妄尚未爽利。正阴亏夺于下，痰火胶结于上，议从有益于心脾两经，佐之默运坤阳，为法中之法，以冀日安一日，不致延成怔忡大症是幸运。方呈主政。

生芪　半夏　茯神　远志　大枣　龟板　柏仁　冬术　归身　橘红　酸枣　麦冬　生草　菖蒲　老姜

大便后去柏子仁，加人参七分。另研珍珠一分二厘，清晨燕窝汤送下。

又：进扶养心脾，育阴化痰，诸恙依然。昨因触感微邪，形寒股栗，得汗而安。刻诊：脉息软弱，右关细微，舌苔中厚。不独阴分有亏，阳气亦被困惫，营不营于中，卫不卫于外。届阳盛阴消之候，大节将临，慎防阴阳枢纽不交，喘汗增变。拟从前法，参入扶土助阳以固腠理为法。候正。

党参　黄芪　茯神　半夏　煨木香　天冬辰砂拌　川斛　柏仁　橘红　大枣　白术　酸枣仁　远志　大生地

另煎服人参七分、珠粉七分。

又：服补益心脾，育阴化痰，神识依然呆钝，语妄失错，惟谷纳知饥，大便爽利，脉来细弱微清，舌苔黄厚而腻。丹溪云：怔忡之症，大概属血虚与痰。又云：起必惊恐，惊则神不守舍，痰涎乘脾气血入舍，痰拒其神而不纳，神不得安。安神定志，益补心血，壮其神气，育阴化痰，为一定之法。届此一阳来复之际，兼多湿多痰之体，减去浊腻之品，参入松利消痰之剂，未识当否？

党参　枣仁　干菖蒲　胆星　远志　山药　灯芯辰砂拌　黄芪　麦冬　抱木茯神　花粉　橘红　半夏　蔻仁

另服台参汤一分，珍珠粉三分。

又：连进补利，起居如常，脉来细滑，舌苔黄厚浊腻，中带微灰，大便不更[1]，小溲浑浊，神情呆钝，语言错乱。加增湿痰与痰火炽盛，恐其生风变幻，姑从标邪，燥湿化痰，以左手足不利，兼佐熄风，须俟其势缓，再图本治。鄙俚之见，未识有合于病机否？备方候鸿舫先生正夺。

茅术　干菖蒲　灯芯　枳实　煨天麻　茯神　生甘草　秦艽　陈皮　小陷胸汤[2]

又：服燥湿化痰分利后，接服补益心肾，起居形神如前，顷因大便欲解不得，小溲窒塞闭，数时而通，一后频数，汗多，手指震动，神识蒙昧甚于常日。诊脉微弱，左部弦劲，舌苔黄稍退，白腻满布。竟有风动汗脱之险，殊属棘手者。姑拟通达太阳，敛汗息风一法，转机是幸。方候鸿舫先生正，并请高夺。

台参　白芍　泽泻　茯神　滑石　麦冬　白术　桂枝　猪苓　杭菊　草梢　天麻　五味　灯芯

又：昨进通达太阳、敛汗息风法，大便得通，小溲浑浊，遗尿不知，神情倦怠，语妄蒙昧，脉情右部略起，左仍弦滑，汗虽少而不止，惊悸搐搦。阴液亏夺于下，浮阳发越于上，恐其另出风波，莫测之虞，庸劣难以措手，姑拟扶正息风、敛汗润燥一法。候鸿舫先生正，并请高贤采择。

照前方去白术、猪苓、泽泻、滑石，加柏仁、牡蛎、蔞霜。

徐右　素体肥胖多湿多痰，血亏络脉空虚，骤然手足痿痹，麻木不仁，舌强言语謇涩[3]，是名偏中，甫今六日，肢节不温。老年气血已衰，不易恢复，恐其延久，致有半身不遂之患。脉息细濡而弱，舌质红而苔白薄，二便如常，饮食尚可。洵非外感，显系内风暗袭所致，拟养血泄风和络，兼利关节一法，以冀血得充盈，风自息矣。

党参　半夏　桂枝　远志炭　蒺藜　首乌　川芎　白芍　煨天麻　茯神　络石藤　桑枝二味同，汤代水

王右　操劳思虑，脾肝肾交伤，营虚不能涵养，肝木内风上旋，骤然眩晕呕恶，神情模糊，语言错妄，蒙昧倦怠，懒于举动，不思饮食，脉得细弦而弱，

〔1〕不更：不通，秘结。

〔2〕小陷胸汤：方剂名，出自《伤寒论》，由黄连、半夏、栝蒌实组方，功在清热化痰，宽胸散结，主治痰热互结证。程郊倩言："黄连涤热，半夏导饮，栝楼润燥，合之以开结气，亦名曰陷胸者，虽攻不峻，而一皆直泻，其胸里实邪，亦从此夺矣。"

〔3〕謇涩：语言艰难、不利。原抄本作"蹇涩"，据现今习惯用语改。下同。

舌白满布。《经》所谓诸风眩掉，皆属于木者也。高年阴液有亏，虚阳易扰，慎防深陷昏闭。大节将临，尤宜谨慎同议。仿许学士珍珠母丸意，养营息风、宁神定志一法，应手是幸。

石决　生地黄　茯苓　蒺藜　生草　橘红　杞子　天竺黄　龙齿　远志　川贝　灯芯

二诊：前进养血息风、宁神定志，类中，神识略爽而舌本牵强，语言不遂，舌苔满布转糙，脉来右部浮弦而数，重按无力，左手足重着不用，谷纳式微，时或喜笑，大便不更，郑声太息。阴不守阳，血虚生风，旋扰不息，正在厥阴、阳明之界，冀其外达，勿致内闭喘脱是幸。

台参另煎，另服　大生地　远志　茯苓　防风　竺黄　再造丸　决明　陈胆星　天麻　龙齿　连翘　杏仁　竹沥汁半杯，人参汤送，先服

◎臌胀

徐左　人之得能保养天和者，全赖五谷之精华以充长气血，和调五脏，灌溉百体。嗜烟则纳减，生机已惫，况性悍伤阴动阳，犹若壮火食气，气食少火，年寿不益促乎？且人之脾胃譬如釜甑[1]然，火旺是能熟谷。阳已提越于上，下元无火，无以熏蒸水谷糟粕，从此不化，有不臌胀者乎？诸为罔效，由此之故。届在暑酷之际，阳光日煦，阴液暗涸，恐有喘逆骤变之险，勉从壮元阳法，以冀弋获万一云尔。方候正。

生洋参　五加皮　桑白皮　茯苓　桂丁　车前　制熟附　赤小豆　高良姜　腹皮　商陆　通草　茅术

◎肝气

许右　平昔阴不足而阳有余之体，操劳扰动肝阳，无制气血，奔豚少腹有形攻撑，上冲腰胁，充塞头面、胸膺，四肢厥冷，脉伏，形神有若眩晕气促，言语不能自主，每逾时日乃醒，醒后气仍不适。半月之中，发作已经三次，肤体不暖，汗多纳少。窃思出气在肝，纳气在肾，肾不收纳，自为升降根蒂之原，阳亦随之而上越，必待气平而后温也。高年正阴日亏，浮阳易扰，届此君火主令，肾液不润，深恐阴走阳飞，枢纽不交，变端莫测。勉拟从阴摄阳兼镇肝一法，冀其

[1] 甑：音 zèng，古代蒸饭的一种瓦器，底部有许多透气的小孔格，置于鬲上蒸煮，如同现代的蒸锅。釜甑即铁锅。

气得归原再商治法。方候高政。

附子 泽泻 吴萸 丹皮 生青铅一两 熟地 山药 五味 茯苓 白芍煎汤代水

◎ 咳呛

张右 五脏六腑皆令人咳，非独肺也。然一见咳，不能不责于肺，亦不能强求于肺，盖肺为相傅之官，治节出焉，位居至高，形如华盖，纳之精液，无不上输于肺，洒润六腑而主一身之气，清肃宣化之机得行，脏腑安矣。肺既受病，无以行其职，留积于中，得热灼蒸，变为痰沫，故咳者愈咳，而伤者日伤。肺为娇脏，安能当此戕贼者乎？刻下已延三月，痰中带血，内热如焚，虚汗溱溱[1]，呛甚呕恶并至，子病及母，胃纳日减，食不运化，土不生金，日益倦怠。节届夏至，一阴初生，阳气施张之际，火易炎上，喉间作痒，咽干燥渴，是其微也。兹诊脉息，右部芤细而弱，左部弦中带数，时或火升气逆，金弱不能制木，木火反来侮金，久久不已，恐有肺叶干痿之虞。仿西昌甘寒有益于脾胃为法，俾得阴生而阳潜，咳减而热缓，兼之静养清心，庶几阴阳枢纽得交，否极而泰来是幸。备方呈政。

生洋参 阿胶 玉竹 杏仁 花粉 元精石 麦冬肉 炙甘草 蛤壳 川斛 杷叶 川贝 白芍药 大红枣

◎ 虚劳

金右 平素操劳，肝阴不足之躯，故年未四旬而天癸已绝，肝郁不伸，下凌脾胃，肋癖攻撑，谷纳渐减，生气日益消散，洒润之精既微且少，五志之火焚燎不息，遂使骨蒸潮热。已历三时，肌肉瘦削，及今骨立，眩晕耳鸣，形神已夺，舌见光绛而不立苔，口干而不能饮，大便溏薄，脾胃有告败之征。兹诊脉来细小而数，考《脉诀》细则为虚，数则为热，虚中有热。届此夏至一阴初生，阳气施张，君相二火用事，易竭之阴液，安能支持月日奈何？勉拟退热解蒸、存阴救火法。候正。

生洋参 鳖甲 柴胡 地骨 生草 川斛 麦冬肉 秦艽 麻骨 青蒿 茯神 山药 大枣

〔1〕溱溱：汗出貌。《灵枢·决气第三十》："腠理发泄，汗出溱溱，是谓津。"原本作"凑凑"，误。

◎疟痢

时右 宿有气机失利，胸脘痞闷，时或呕恶。似乎脾胃不和之病，后感风寒，深伏肝脾肾三阴，发为痎疟，每发在寅申巳，亥日（三日疟）寒转热长，谷纳减少，日益倦怠，绵延半载有余，正气大伤。考诸古人议论，皆以为疟之为病，阴阳相移也。阴入于阳则外寒，阳入于阴则内热，热则正气与邪气相得而复作也。治宜调和阴阳，庶几移深居浅，休息有时矣。兹诊脉来细弦而弱，舌白口腻，治当肝脾为主，兼佐存阴，来日勿药，所谓当其盛时必毁，因其衰也。事必大昌王道，无近效无事速功。鄙俚之见，未识有合于高明否？备方呈政。

洋参　川断　半夏　茯苓　甘草　大枣　首乌　淡苓　青皮　柴胡　白芍　老姜

时右 新凉触动伏邪，夹滞阻遏三焦，寒热汗痧不透，传为下痢，利下痢止而热势不缓，阴伤秋燥劫津，舌红苔白罩灰，口渴脉弦数，胸脘痞满，作痛拒按，神识时清时蒙，耳失聪听，症已四旬。诸药妄投，邪滞不化，正已大伤，慎防风动痉厥之变，殊属棘手者。勉拟清热存阴化滞一法，桴鼓是幸。

羚角　枳壳　陈皮　郁金　连翘　杏仁　沙参　鲜斛　花粉　楂炭　竹叶　焦栀　芦根

◎暑湿

陈左 始因感受暑湿，湿热夹滞而为寒热，屡得汗痧，热势起伏不定。今经五旬，而有形之滞与无形之邪交相遏阻，以致脘痞作痛，气机窒钝，纳食䐜胀，大便经月不更，小溲日无一次，舌苔边绛中根色糙而厚，脉情细弦而沉，面浮色㿠白。显系湿留于中，滞结不化，不独少阳、阳明受病，而太阴亦已被困矣。高年病人，消导下夺，不敢轻投扶养留邪，犹属非宜，同议理气疏化，泄湿分利，冀得廓清是幸。

青皮　枳实炭　萝卜子　淡苓　通草　腹皮　郁金　瓜蒌　白蔻仁　半夏　广皮　茯苓　猪苓　佩兰

又转方：据述服药后，脘腹痞痛略减，纳食仍然䐜胀，大便月余不更，小溲欠利，舌苔边绛，根中未化，脉沉而数。显系邪少津多，气机呆钝，不克清化使然。伏暑之病，忌食复劳复，高年病久，深虞陷塌。悬拟和邪化滞宣利气机，必得廓清方妥。

半夏 淡芩 瓜蒌 赤苓 枳实炭 青蒿 陈皮 萝卜子 青皮 大腹皮 蔻仁

◎湿热

胡左 素体肥胖，中虚湿热偏胜，交秋客受之暑湿，热蕴毒内伏，气机失利而窃发，曾经形寒微热，得汗之后，客邪虽退，惟湿与热留恋弥漫中宫不化，胃纳减少，形神倦怠，自觉口中气味，夜不安卧，大便数日一更，小溲赤色，舌苔糙黄厚，尖边质绛，渴不欲饮。兹诊脉来细濡，左寸关弦动。此乃湿热伤气，脾阳被困所致。夫湿为重浊之邪，脾乃仓廪之本，气不运化，清阳无以上升，法当芳香泄浊扶健，以冀后天生气来复。庶几日安一日，但内伤为病，须宜怡情调养，勿事速功。下拟方式，即呈诸道长先生正，并呈主政。

党参 茯苓 半夏 枳壳 六曲 蔻仁 冬术 郁金 山药 新会 秫米 青皮 佩兰

转方：据述，服药后形神倦怠依然，谷纳不为臻茂，舌白未化，晨起口中气味。湿热留恋中宫，蕴郁不化，法当扶健理气，消补并施为法。悬拟方呈政。

六君去草 加扁豆 花粉 佩兰 枳壳 川斛 蔻仁 谷芽

营虚之体仍防昏陷，悬拟和解通瘀一法，冀得汗痧是幸。

羚角 焦栀 淡芩 牛蒡 陈皮 鲜竹茹 豆豉 枳壳 鲜斛 连翘 楂炭 鲜荷叶 白蔻仁

◎温邪

张右 温邪时毒，寒热五天，得汗，邪不外达，直行中道，弥布三焦，震动君主神明，陡然痉厥，似有角弓反张之象，舌黄而垢，脉数无伦，口噤，牙关紧急，两目直视，自汗便泄。内闭外脱之险波，已现一斑矣。勉拟以熄风解达，兼佐搜剔开窍一法，冀吉人天相。方候正。

羚角 桑叶 焦栀 淡芩 钩勾 天麻 丹皮 连翘 橘红 竺黄 紫雪丹钩勾、竺黄煎汤化服

张左 感受冬温暴寒，始起形寒，继则壮热，病经八日，从未得汗。其温邪内蕴，必从火化。今诊左脉模糊，右脉数而无力，舌绛，燥渴，咳嗽气逆，胸闷胁楚，夜并谵语。肺气不能舒展，神明欲闭之象，但操劳阴分素亏，最虞液涸

晕喘之变，拙拟清化泄肺之法，稍佐芳香开逐，须防陷入心包耳。

◎伏邪

朱 伏暑病经月余，表邪已退，湿热浊秽留结阳明，大便旬余未更，不饥不饱，脉来小数，舌腻垢罩灰，口干劫津，渴饮无度。正阴被热所伤，津液无以上承，故下愈实上愈燥也，古人急下之法，危困若此，安敢妄施？拟用苦辛法，冀得廓清乃妥。

川黄连　瓜蒌仁　云苓　广陈皮　雪梨肉　鲜石斛　山楂炭　枳实　益智仁　更衣丸[1]

沈 产后七朝，恶露未尽，少腹疼痛，寒热起伏，汗多，虽有界限而不分清热，时或谵语，大便溏泄，舌红苔糙，脉息弦数。此系坐褥艰难，迟延三昼夜而产，新凉感受，触动伏邪，乘虚窃发，蕴阻少阳、阳明，不克宣化之象也，慎防热连传变。邪在半表半里，理宜和解，勿使陷入血室是幸。

荆芥穗　青蒿　淡苓　枳壳　半夏　泽兰梗　丹皮　广皮　楂炭　蔻仁　茺蔚子

转方：前进轻举表解、和邪通瘀，少腹疼痛少减，寒热类疟起伏，热时谵语不清，大便溏薄，小溲短少。伏邪留恋少阳、阳明。

犀角　沙参　连翘　豆豉　竺黄　川贝　鲜石菖蒲叶　鲜斛　焦栀　杏仁　郁金　橘红　芦根　老枇杷汁

◎风温

屈 冬伤于寒，蕴伏不宣，复感风温，因发寒热，汗出不畅，红白疹皆未透，咳嗽痰粘，胸胁隐痛，耳聋目赤，神识蒙昧，时发谵语，兹今八日，邪在肺胃两经，传入少阳，恐其昏陷。诊脉弦数，舌黄口干，唇齿皆燥，渴饮无度，大便曾下溏薄，小溲短赤。势在方张之际，治宜清宣解达彻邪一法，冀得汗畅热缓，不致化燥劫津是幸。呈。

羚羊角　枳壳　牛蒡　焦栀　紫菀　象贝　杷叶　栝蒌根　桑叶　鲜斛　连翘　前胡　淡苓　芦根

---

〔1〕更衣丸：方剂名，方出《先醒斋医学广笔记》，名见《古今名医方论》，由朱砂、芦荟组方为丸，又名朱砂芦荟丸。古人入厕必更衣，故名。泻火通便安神，治疗肠热便秘等症。

转方：据述得汗热缓未定，咳嗽痰多，大便已下，舌苔稍化，渴饮稍减，疹瘖红白未退。此乃温邪留恋肺胃两经所致，未能化解，慎防化燥劫津。悬拟呈政。

羚角　桑叶　焦栀　前胡　橘红　白薇　鲜斛　丹皮　蒌根　杏仁　连翘　竹叶　芦根

徐左　风温客于上焦，传入阳明，寒热两候，得汗不爽，红疹隐约密布，未能透达肌肤，谵语烦躁，神识不清，咳嗽痰粘，唇齿干燥，舌苔焦黄罩灰，脉息弦数，右大。甫今邪热化燥，欲达未达之际也，慎防昏陷，拟清宣解达开腠一法，冀汗畅疹达是幸。

羚角　生地　枳壳　焦栀　楂炭　连翘　牛蒡　蝉衣　象贝　知母　杏仁　竹叶　芦根

转方：昨进清宣解达开腠法，得汗不畅，红疹显达，神识稍爽，舌灰未化，寒热缓淡。邪热渐有宣化之机，而津液未回，咳嗽不畅，是则邪尚未楚也，还防增变。悬拟清宣泄热为法。

羚角　淡芩　桑叶　杏仁　连翘　焦山栀　牛蒡　沙参　丹皮　象贝　竹叶　老芦根

邢左　暑风热客于肺胃两经，始先形寒形热，头痛烦躁，业经候半，身发丹痧密布，肤赤眩晕，屡经畅汗，大便亦行，咳嗽胁痛，神识时清时昧，脉来弦数，舌质红尖刺，苔白，口渴喜饮。此系无形之邪热薰灼上焦，化火劫津之渐也，慎防增变。拟清宣解达，畅肺存阴一法。候诸同学先生裁夺，并呈主政。

羚角　花粉　前胡　焦栀　杏仁　大竹叶　鲜斛　连翘　象贝　薄荷　芦根　鸡苏散〔1〕

转方：据述服药之后，丹痧已透，大便连下，昨晚溏薄，胸脘痞闷，杳不思纳，寒热虽有起伏之形而未能准疟。显系暑邪无形之气，逗留未尽，尚郁肺胃两经。症经半月，仍防转变，方候正夺。

羚角　鲜斛　丹皮　桑叶　淡芩　桔梗　连翘　象贝　焦栀　枳壳　佩兰叶

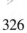

〔1〕鸡苏散：方剂名，出自《伤寒直格》，即六一散加薄荷叶，功在疏风祛暑，主治暑湿证兼微恶风寒、头痛头胀者。

计左 风温客于肺胃，寒热有汗不解，咳嗽痰粘，左胁隐痛，大便溏泄，舌苔薄白，脉来弦数。起经旬日，郁而不宣经，邪在上者，因而越之，上焦如雾，可散而已，拟开达畅肺御邪为法。

羚角 前胡 紫菀 象贝 姜皮 杷叶 桑叶 杏仁 连翘 白薇
淡芩 芦根

邢右 客感风热乘邪，疟未清，寒热与经事并至，卒然入营而厥闭，经今三日，神识不清，鼻齿燥干而黑，痰声如锯，两手脉息弦数而滑，尺部软弱，舌质红而苔黄焦灰，舌强口噤，循衣摸床，撮空遗尿，两目直视。诸恶款集，且邪热深延手足，厥阴延及太少，二阴锢结，不肯外达，恐非药力所能挽回者。同安之先生议，勉拟济生凉营，参入通瘀化痰息风，藉紫雪芳香搜剔开窍一法，以冀弋获于万一云尔。候高明先生政。

摩犀角 鲜生地 赤芍 归尾 石决 竹卷心 紫雪丹 羚羊角
茯神 丹皮 泽兰 川贝 连翘心辰砂一分拌 胆星药汁化冲

二诊：服药后，灵机渐觉转动，神识略为清爽，少腹疼痛，烦躁不安，语言尚乱，热势仍然不扬，脉息两寸弦数较缓，舌苔化薄，质红罩灰。内闭之邪热虽有宣化之机，而阴液被热所劫，瘀邪停阻，血舍空虚，还防痛甚致厥。神识复蒙之变，尚在险途，未为平妥也。拟凉营清热，增入逐瘀一法。候夺。

照前方去胆星、泽兰、决明、川贝，加延胡、焦栀、灯芯。

姑苏陈憩亭先生外科医案

◎ 对口疽

朱孝廉 郁火湿热交蒸，复被暑风外束，发为左偏对口疽，起于膀胱，会于督脉，顶腐水，血淋漓，脓毒不化，肿胀散涣，引及颈项胸膺，焮红色赤，疼痛异常，烦躁咽嗌，亦觉微痛，目肿，大便间日，小溲赤涩。兹诊脉息细小而数，舌白质红，口渴喜饮。此乃毒火不克外达，蕴伏于中之象也，深防陷里增变。经云：诸痛痒疮，皆属心火。又云：寒者温之，热者清之。症已两旬有余而势不少衰，正愈亏毒愈炽，若不速杀，其势蔓延何底？拙同某先生议以清透托毒，兼佐排脓化解一法，冀其肿束脓流，热缓痛减是幸。备方候政。

豆卷　鲜首乌　黄防风　小川连　归尾　地丁　茅根　贝母
赤芍药　毫花粉　生甘草　银花　草河车

又二：据述服药后，对口疽腐烂之势稍觉延大，脓得稍多而不畅。肿虽站定，未能退减，寒热缓而未定，痛势依然，头面多汗，毒火正在张扬之际，邪正战斗之时也。窃思头乃诸阳之首，颈项发际皆属巨阳部分，腐烂、肿痛、焮红皆是就阳之征，所嫌蔓延颇大，阴分不支，正不胜邪，恐生变幻。仍从清透化解，排脓托毒，冀其脓腐渐化，肿痛渐减，邪去正安之意也。备方即呈电政。

金银花　鲜首乌　蚤休　归须　赤芍　花粉　元参心　真玳瑁　生草　桔梗　鲜地　茅根　大贝[1]

三诊：屡进清解。

另服珠粉三分，同灯芯研极细末，清晨银花露送下。服四剂减去桔梗、蚤休，加鲜石斛四钱或五钱。

四诊：屡进清解凉营化毒，对口疽腐之势，左半蔓延稍大，右半顽腐脱去，二三新肉略见，幸红肿已退，根脚渐束，脓稠痛减，皆属佳兆。而形势颇大，已经月余，正阴有亏，邪毒尚盛，谷纳呆钝，不能安寐，舌干苔白，尖绛牵强，脉息细数，自汗颇多，倦息无力，皆属正虚邪炽所致。届此新秋木火刑金之际，仍防化火伤精，生端变幻。拟清金保肺，生津敛汗，化毒排脓一法，冀得日臻坦途是幸。备方呈政。

生洋参　五味子　玳瑁　生草　陈皮　赤芍　竹叶　麦冬肉　鲜石斛　鲜地　银花　茯苓　花粉　茅根

倘服药后自汗得减，舌强稍可，胃纳亦稍臻茂，并无节外生枝，当从托毒化解为主。拟方呈政。

银花　鲜斛　赤芍　甜新会　焦栀　蚤休　长须生谷芽　生草　丹皮　茯苓　白茅根　玳瑁　大贝

又转方：接来尊翰，知悉贵恙，对口疽右半腐脱新生，左半腐脱未尽，略见新肉，四围肿势俱退。毒邪生化之机而正气有亏，盗汗神息，谷纳呆钝，口干不欲多饮，痰粘不爽，大便先溏继厚，脾胃皆被病伤，而湿热尚留不化，恐防节外生枝变幻。悬拟解毒清化，扶理脾胃一法，冀得谷增，后天生气来复，则易于生肌长肉矣。盖溃疡首重脾胃，以脾主肌肉，胃主束筋骨，流利开节故也。起居调摄须宜谨慎为妙。

生洋参　茯苓　甜新会　生草　丹皮　长须生谷芽　川石斛　冬术　毫花粉　归身　大贝　阳春砂仁

另服濂珠五分，人参须一钱，清晨送下。服五剂后，若痰粘仍然不

[1] 大贝：中药名，即大贝母，又称象贝、土贝、珠贝、浙贝母等，是一种多年生草本植物。性寒，味苦，具有清热化痰，开郁散结的作用，常用于用于痰火咳嗽、肺痈、乳痈、瘰疬、疮毒等症。

爽，加冬术五分；汗作多，加生黄芪二钱；胃若仍呆，洋参减去钱半，将甘草除去。再服五剂可也。

又转方：对口疽腐肉但已脱尽，肿亦渐次退平，惟新肉未能充长，疮口颇大，毒邪虽已化解而正阴大亏，脾胃虚弱，谷纳困顿，形神倦怠，自汗得减，口腻未衰，大小二便尚未畅利。总由正虚不复，余邪未楚所致，调理起居，仍宜谨慎。方从扶正养营，稍佐化毒清解，冀得谷增是幸。拟方候政。

生西洋参 甜冬术 生草 生谷芽 台熟人参 甜新会 茯苓 苋麦冬 山药 归身 大贝 川斛两味煎代水 花粉

又转方：对口疽腐脱新生，日渐收束，诚属佳兆，而余邪余热传入肠胃，转为肠澼，色兼黄赤，腹痛后便溏薄不畅，痔疮下坠，脱肛，胃气呆钝，谷纳式微。正气日益亏损，口干喜饮热物，舌强根腻，苔白中有微焦之色，皆因正阴有亏，湿热毒邪留恋不楚之故。扶正泄邪，俾得邪去而正安，后天生气来复，庶几稳妥。

参须 生草 山药 煨木香 茯苓 霍斛 淡芩 赤芍 煨葛根 新会 陈仓米一撮，荷叶包，刺孔，煎汤代水

又转方：读尊翰，得悉贵恙腐溃日渐收束，胃纳渐增，神情安适，夜卧得寐。正阴来复，正所谓吉人天相，生肌完口之征象也。但大疡未痊，大便犹然溏泄，痔疮乘发，湿热流连未楚，拙意谨慎调适，不致节外生枝是幸。至于服药调养，不外乎扶正健理脾胃，使生气勃然，日安一日而已。

台人参 山药 茯苓 木香 干霍斛 大贝 熟谷芽 甜冬术 生草 黄芪 白芍 甜新会 砂仁

某右 郁火湿热交蒸，起于督脉，会于膀胱，对口疽起经两旬，溃腐形势颇大，寒热，舌绛脉数，纳谷困顿。毒火鸱张之际也，姑先清透托毒。

芪 归尾 首乌 赤芍 花粉 土贝 草 花 地丁 蚤休 茅根

二诊：前进清透托毒，腐肉虽脱，而毒蕴不楚，牙龈糜碎，寒热，脉细数。正虚邪恋之际，慎防遗痏增变。

归尾 元参 天花 石斛 忍花 赤芍 知母 淡芩 地丁 草 芦根 茅根

三诊：对口疽腐脱，新肉未充，牙痏糜碎。站定正虚毒恋之际，还宜慎之。

忍花　元参　花粉　苓　麦冬　谷芽　大贝　知母　石斛　草
陈皮　茅根

四诊：对口疽腐脱新生，诚佳兆也。仍以托毒存阴化解。

洋参　石斛　土贝　苓　银花　谷芽　麦冬　花粉　赤芍　草
陈皮　茅根

五诊：收敛之后，瘢痕牵强，气血未和也。养阴和络。

洋参　归身　花粉　大贝　苓　鲜地　赤芍　银花　谷芽　草
丝络

某右　郁火湿热交蒸，蕴郁化毒，结为对口疽，起于督脉，会于膀胱，红肿散涣，坚硬作痛，顶腐流脓不畅，干恶烦躁，寒热，苔黄边白，渴不多饮，大便不更，脉数不扬。症经三候，毒火鸱张之际也，高年正阴有亏，兼致温托过多，内火炽甚，甚防昏陷。考诸方书，阳陷于阴则凶，阴陷于阳则吉。今既肿痛流脓，焮红腐烂，皆是阳毒，若不急从清透以杀其势，深恐亢阳无制，非独无由出路，抑且有内闭之险，进退关头，幸勿顾忌。拟清化透毒消肿排脓，冀得脓畅腐化为幸。

豆卷　川连　花粉　防风　大贝　茅根　首乌　银花　归须　赤芍
蚤休　生草

二诊：前进清透凉营化解对口疽，腐肉流脓稠厚色黑，顽腐不脱，形势颇大，幸而四围浮肿收束，热缓，谷纳少增。毒邪渐有化解之机，诚佳兆也。

豆卷　银花　蚤休　大贝　甘菊　草　生地　花粉　地丁　赤芍
归须　茅根

◎玉枕疽

某左　郁火湿热交蒸，玉枕疽起经旬日，顶腐流脓不爽，红肿散涣，寒热，脉弦数。鸱张之际也，防其昏陷。

大豆卷　归尾　防风　蚤休　白芷　首乌　生草　地丁　银花
大贝　茅根

二诊：玉枕疽溃腐流脓，肿胀作痛，寒热，脉数。鸱张之际也，防剧。

银花　大贝　赤芍　首乌　生草　芪皮　花粉　归尾　地丁　茅根

三诊：玉枕疽脓出不爽，肿未全退。毒蕴未楚也，还宜清解化毒。

银花　赤芍　花粉　大贝　归尾　生草　地丁　淡苓　赤苓　茅根

五诊[1]：玉枕疽攻头溃脓之后，肿痛俱减，诚佳兆也。再以托脓清毒。

芪皮　归身　生草　丹皮　陈皮　生地　大贝　赤芍　银花　茅根

◎翻花疮[2]　脑后　右臂　右目　左目

某右　肝胆火郁上升，脑后翻花疮腐烂肉突气秽，迄今半载。防其血溢增剧。

羚羊角　甘菊　栀　银花　草　夏枯　石决明　钩勾　赤芍　丹皮　小蓟

二诊：脑后翻花疮腐烂肉突气秽，起经半载，不易奏效。

石决明　草　钩勾　淡苓　粉黛散　银花　蓟炭　赤芍　丹皮　夏枯花

某幼　右臂翻花疮腐烂肉突，血溢翻花臭秽，起经数月，药难奏效。

二原地　银花　赤芍　赤苓　丹皮　白归身　草　紫草　小蓟　夏枯

二诊：腐烂肉突，气秽坚硬，迄今数月，殊属棘手。

二原地　归身　白芷　赤苓　丹皮　小蓟炭　甘草　紫草　赤芍　淡苓　夏枯

三诊：肉突依然，仍宗前法。

二原地　银花　丹皮　小蓟　紫草　归身　赤芍　生草　淡苓　夏枯

四诊：肉突翻花臭秽，起经数月，难以奏效。

大生地　龟板　紫草　赤芍　丹皮　归身　大贝　白芷　银花　生草　夏枯

某左　肝郁不舒，右目翻花肉突，肿胀作痛，迄今数载，已成痼疾，难以

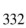

〔1〕五诊：原本缺“四诊”，疑为抄漏。
〔2〕抄本正文“翻花疮”目次下无“脑后　右臂　右目　左目”等次目，今据抄本目录补。下同。

就痉。

羚羊　瓦楞　淡苓　栀　丹皮　甘菊　桑叶　石决明　勾勾　夏枯

某左　肝郁不舒，左目翻花肉突，滋血坚硬，目痛，两目失明，已成痼疾，难治。

石决明　栀　青　勾勾　淡苓　甘菊　草　赤芍　银花　夏枯

◎太阳疽

某左　风热化毒，太阳疽溃经月余，肉突作痛，滋流肿胀。毒气难清，防其淹缠。

羚羊　川连　勾勾　赤芍　栀　银花　甘菊　茅根　淡苓　丹　草

◎囟门不固

某幼　先天不足，囟门不固，头大如斗，内热，脉小数，此非药之所能挽回者。

石决明　勾勾　川斛　丹皮　夏枯　穞豆衣　甘菊　白芍　黎洋参

某幼　先天不足，囟门不固，头大如斗，足软疲弱。理宜夭殂，难挽天机也。勉拟。

石决明　桑　勾勾　甘菊　苓　草　丹　蛤壳　白芍　夏枯

◎蟮瘨头

某幼　蟮瘨头〔1〕，溃脓不爽，防其腐烂增剧。

石决明　栀　生草　淡苓　赤芍　银花　菊　勾勾　丹皮　夏枯

◎头面白点

某幼　腹痛起经年余，头面白点，苔白，脉细涩。拟化虫法。

使君子　芜荑　蒌仁　陈皮　苦楝子　槟榔　生草　枳壳　杏仁

〔1〕蟮瘨头：原本为蟮蹎头，根据目录及标题，改为蟮瘨头，以保持统一。

◎头面外伤

某幼 木伤头颅，血溢络外，肿胀巨大，按之绵软。此乃肝火乘机亢逆所致，防其血溢难治。拟平木凉营熄风。

粉黛散〔1〕 勾勾 甘菊 丹皮 夏枯 石决明 赤芍 羚角 淡苓 大贝 栀

二诊：前进平木凉营熄风，头颅肿胀大减。再以前方进退为治。

羚角 勾勾 栀 决明 蛤壳 丹皮 夏枯 菊 赤芍 淡苓 翘

某幼 倾跌伤骨，血溢皮里膜外，头颅胀肿，形如覆碗，按之绵软不痛，亦无鼓指之力，脉微弦，舌薄红。寒热已和，饮食起居如常，外感之暑邪彻矣，谅无妨碍。拟咸凉和络，兼佐平肝，使血得归经，症自已矣。

旋覆 石决 新绛 勾勾 丹皮 青葱管 羚角 甘菊 归须 赤芍 大贝

某幼 产时着伤，血凝气聚而头颅胀大，不知痛痒，并无寒热，苔白脉和。切忌刀针，拟平木凉营理气。

羚羊 石决明 淡苓 甘菊 红花 生地 赤芍 香附 勾勾 夏枯

◎头面疔毒 凤眉疔 眉心疔 白刃疔 颧疔 虎须疔 冲气疔 翻唇疔 鼻疔 面游风毒

某右 风热化毒，凤眉疔起经三日，顶破无脓，肿胀散涣，寒热，脉弦数。势初张也，慎防走散。

羚角 生地 地丁 赤芍 甘菊 蚤休 川连 银花 草 大贝 茅根 桔梗

某左 风热化毒，眉心疔起经三日，顶破无脓，肿胀散涣，寒热，脉弦数。防走散。

羚角 地丁 川连 银花 栀 茅根 生地 蚤休 赤芍 桔梗 草 大贝

〔1〕 粉黛散：方剂名，又名黛蛤散，方出《医说》，名见《医略六书》，由蚌粉（蛤壳粉）、青黛组方，清肝利肺，降逆除烦。

某左 风热化毒，聚于手太阴经，发为白刃疔，破溃，脓出不爽，肿胀散涣，脉弦数。势方张也，防其昏陷。

羚角 生地 栀 桔 茅 川连 忍冬 贝 菊 草 地丁

某左 暑风热聚于阳明部属，蕴郁化毒致成颧疔，起经五日，顶破无脓，肿胀散涣，下及颈项，上连巅顶，两目合缝，呕恶烦躁，寒热壮盛，脉息洪大而无伦次，舌白尖绛。热盛生风，手足痉动。考五行迅速，莫若风火，矧[1]头乃诸阳之首，薰蒸煽烁，最易震动君主神明。内陷之象也，殊属棘手，古人治疗之法，莫善于咸凉泻心化毒，然危笃若此，希冀侥幸于万一云耳。

犀尖 石膏 银花 地丁 川连 淡芩 茅根 羚角 鲜地 生草 蚤休 甘菊 神[2] 灯芯

某左 风热化毒，虎须疔起经五日，顶破无脓，肿胀寒热，脉弦数。慎防走散。

羚角 银花 地丁 栀 桔梗 川连 生草 甘菊 芩 茅根

二诊：前进清热解毒，疔势肿胀，合目，寒热依然，毒火深重也。仍防内陷。

羚角 石膏 蚤休 甘菊 芩 川连 鲜地 地丁 忍 草 大贝

某左 风热化毒，冲气疔走散，顶腐无脓，肿胀散涣，寒热，脉数。势方张也。

羚 川连 栀 银花 地丁 甘菊 翘 桔梗 芩 生草 大贝 茅根 鲜地

二诊：冲气疔走散，后头溃腐，红焮肿胀，寒热，毒蕴不楚也。防增重。

羚羊 豆豉 栀 银花 板蓝 翘 鲜地 薄荷 芩 甘菊 茅根 知母

某右 翻唇疔起经四日，顶破无脓，肿胀涣散，寒热颇壮，苔白脉弦。防走散。

---

〔1〕矧：音 shěn，况且。

〔2〕神：应为中药名的简称，未知何药。有中药黑面神，又名黑面叶、四眼叶、狗脚利、山夜兰等，系大戟科植物黑面叶的嫩枝叶，新鲜枝叶呈深绿色，干后成黑色。味苦微甘，性寒，具有清湿热、化瘀滞的作用，主治疔毒、疮疖、湿疹、皮炎、腹痛吐泻等。似与本病相合。下同。

羚角　石膏　银花　地丁　茅根　川连　鲜地　生草　蚤休　甘菊　芩

二诊：昨进解化风热，疔势依然，势鸱张也。

犀尖　羚角　桔梗　甘菊　地丁　芩　鲜地　川连　赤芍　银花　草　茅

某左　风热化毒，翻唇疔起经一候，溃腐流脓，胀肿合目，呕恶烦躁，舌红脉数。业已走散，慎防昏陷。

犀尖　川连　草　芩　地丁　羚角　鲜地　桔　菊　银花　茅

某幼　风热化毒，鼻疔溃腐流脓，肿胀作痛，寒热兼致右足曲瞅疼痛，足不屈伸。势未定也，防剧。

羚角　豆卷　赤芍　归尾　草　银花　木瓜　赤苓　丝络　茅　芩

顾左　屡进清宣解表，彻邪化毒法，得汗之后，寒热起伏，时神识蒙昧不清，面部游风游移于左下及项颈颔部，咳嗽痰多，息觉口臭，大便不更，脉息弦数，右寸关独大。此乃风湿之邪尚留肺胃，未经清彻也。高年气火有余，正阴不充，犹恐化燥劫津，再从东垣先生消毒饮意，参入凉营存阴，以冀两露自天而降，炎熇自减为幸。

犀角　豆豉　鲜地　广皮　竹叶　连翘　羚羊　淡芩　银花　灯芯　马勃　元参　板蓝根

◎鼻部　瘜　痔　渊　疳

某左　郁怒伤肝，忧劳伤肺，厥阴失条达之性，太阴无治节之权，风寒客于海髓[1]，木邪恋于肺经，久郁不化，蒸变为热，遂致鼻流浊涕，常湿无干，瘜肉垂下，肿胀而痛。素好饮酒，又兼肥胖多湿多痰，痰痹于络，髀腿结核，不疼不痛，按之则酸。《太素》曰：上下兼病，理当两顾。又曰：急则治标，缓则治本。由此宜法先上治。

石决　杏仁　郁金　羚角　丹皮　芩　元参　橘红　夏枯　大贝　蛤壳

某左　始由鼻痔，肝肺火郁不宣，兼致翻花疮，溃脓流血。宜两顾。

〔1〕海髓：脑为髓之海，此指头部。

羚角　穞豆衣　桑叶　栀　决明　赤芍　辛夷　淡芩　勾勾　夏花

某右　肺家伏热，鼻渊辛额，头眩目晕，迄今数月。慎防仆中。

蔓荆　穞衣　辛夷　白芍　生鳖甲　决明　草　甘菊　勾勾　瓦楞子　夏花

某右　鼻疳滋流蔓延燥裂。肺郁热也，以清宣泄热。

桑皮　辛夷　甘菊　蔓荆　知母　枇叶　淡芩　前胡　银花　生草　地骨皮

◎目部　痈　癣　翳障　胬肉攀睛〔1〕

某右　肝胆火郁上升，睛痈肿痛，寒热，脉弦数。似有成脓之象，慎防昏厥。

犀尖　甘菊　石决　桑叶　夏花　胆草　鲜地〔2〕　青葙　淡芩　丹皮　勾勾　栀

某右　风热蕴于肝胆，睛明痈起经正候，红痛寒热，势必溃泄，防剧。

羚　栀　石决　芩　青葙　桑　翘　勾勾　菊　丹皮　夏枯

二诊：睛明痈溃脓肿减，仍从和解厥阴，冀其不致成管乃吉。

羚羊　银花　甘菊　大贝　牙屑　青葙　夏花　赤芍　勾勾　生草

某右　右目成癣，风弦起瘰，滋痒，色红微痛，已经数月，治之难效。

石决明　草决明　甘菊　防风　鲜地　勾勾　蒺藜　桑叶　淡芩　赤芍　密蒙花

某右　素体原亏，客感风热两月，翳障羞明多泪，迄今匝月，先以辛散。

羚角　甘菊叶　石决　蒺藜　桑叶　青葙　赤芍　鲜地　茅根　牛蒡　地骨皮　勾勾　密蒙花

二诊：翳障退而不净，红丝散蔓，咽干作痛。风热犹未楚也。

羚角　石决　密蒙　桑叶　女贞　鲜地　青葙　地骨皮　甘菊

〔1〕胬肉攀睛：原抄本无，据目录添加。

〔2〕鲜地：原本作“先地”，据其他医案所用，应为抄误，径改。亦可为“生地”，字形相似之误。

勾勾

某右 风热蕴肝，右目翳障，红晕作痛，羞明多泪，入暮寒热，脉弦数，苔白尖绛。拟透，云解表清热。

犀尖 青葙 谷精子 牛蒡 桑叶 藕肉 鲜地 蝉衣 石决明 甘菊 翘 蒺藜

又：

栀 勾 苓 赤芍 川石斛 密蒙

某右 老年气火上升，目赤翳障，揣毛倒枪，羞明。拟平木泻火。

羚羊 菊 防风 粉黛散 谷珠 生地 蒺 石决 青葙子 赤芍 苓

某右 阴亏虚阳上亢，左目蟹珠，遮蔽瞳神，视物不清，已经年余，非药力所能挽回者。

大地 石决 女贞 麦冬 石蟹 生鳖甲 白芍 天冬 丹皮 勾勾

某左 鼻疔走散后，毒火蕴郁肝胆，右目肿胀，胬肉攀睛，疼痛异常，舌红苔白，脉弦数。鸱张之际也。

犀尖 鲜地 决明 勾勾 夏花 羚角 青葙 甘菊 赤芍 栀

某右 肝胆风热，右目色白，胬肉攀睛，肿痛合目，头胀畏风，慎防损目。

羚角 草决明 翘 勾勾 丹皮 鲜地 大力[1] 桑 甘菊 夏花 赤芍

◎口部 疳 糜 吼 痰包 上腭岩

某右 妊娠胎气上升，虚阳亢逆，口疳糜烂，内热，脉数，起已旬日，饮食少进。拟清宣肺胃法。

石斛 生草 淡芩 栀 花粉 芦根 元参 前胡 桔梗 麦冬 竹叶 知母

---

〔1〕 大力：中药名，即大力子，牛蒡子的别称，味辛苦性寒，具有疏散风热，宣肺透疹，解毒利咽的功能，可用于风温初起、痄腮肿痛、痈毒疮疡等症。下同。

漱口方：

麦冬　乌梅　甘草

煎汤含口。

方右　操劳体质，阴液有亏，妊娠时感受新凉，上蒸肺胃，口疳糜碎，舌红燥裂作痛，艰于饮食，产后益甚，唇燥，满口白糜，龈腐血溢，今经四日，恶露稀少，脉息细小而数，形寒形热。此阴亏于下，阳越于上，煽烁薰蒸，化燥劫津之象也。产后不宜达表，亦难清补，同某先生议，以存阴清宣，佐以和邪疏瘀一法，冀其热退阴生，虚阳渐平是幸。

桑叶　鲜斛　花粉　焦栀　丹参　丹皮　元参　生草　楂炭　梨皮　茺蔚子

又转方：接来尊函得悉，口疳觉减，白腐糜聚，唇燥且裂，纳少烦热。显系阴亏未复，浮阳亢逆未平也。再拟育阴潜阳，和邪疏瘀清宣为法。

羚角　生草　元参　前胡　芦根　麦冬　石斛　花粉　马勃　丹参　竹叶　茺蔚　栀

某幼　口疳糜烂，乳汁艰难，龈舌为甚，寒热，脉数，风热蕴郁肺胃也。防剧。

羚角　石斛　花粉　前胡　翘　中黄　元参　薄荷　竹叶　栀　芦根

某右　口疳糜烂已经一载。阳明蕴热所致，不易奏效。

羚角　石斛　草　芦根　淡芩　花粉　川柏　栀　竹叶　元参　大熟地

某幼　胃经伏热，蛇口疳滋腐燥裂，迄今数月。淹缠症也。

石膏　花粉　淡芩　菊　羚角　防风　知母　生草　川柏　芦　银花　栀

某右　虚阳上逆，口糜齿痛，舌红脉细。阴亏之体，宜育阴清宣，佐以介类潜阳。

洋参　花粉　元参　瓦楞子　白芍　石斛　生草　知母　龟腹板　茅根

某左 厉风袭络，牙关不利，口眼歪斜。拟祛风和泄。

防风 天麻 当归 勾勾 赤芍 荆芥 蒺 甘菊 藁本 豨

某左 内风引动外风袭络，左头面口眼歪斜已经数月。仿祛风和络法。

首乌 勾勾 菊 荆 赤芍 天麻 神 防 蒺 丝络 乌桕木〔1〕根皮

某左 耳菌之后，口眼歪斜，偏右头痛。肝胆风热缠绕，慎防仆中。

羚角 菊 栀 赤芍 石决明 勾勾 芩 胆草 夏花

某幼 痰包自溃，肿胀作痛，饮食艰难。心阳亢逆也。

羚角 花粉 半 杏 元参 川连 竹叶 陈 草 桔梗 茅根

某右 肝郁不舒，上腭岩起经数月，坚硬如石，内热，脉数。届此春令，慎防血溢。

羚角 黛 川连 翘 元参 石决 菊 勾勾 茅 栀

某右 肝郁不舒，气火上蒸，上腭痈起经数载，破溃，血溢肉突翻花坚硬如石，鼻管窒塞，面目肿胀，脉息细弱。势防血热妄行，症属不治。

决明 翘 鲜斛 钩勾 远志炭 元参 草 牡蛎 茅根 小蓟炭 神

◎牙部 骨膅风〔2〕 牙疔 牙痈 咬痈 牙疳 疳蚀 宣 䘌 菌 岩 风

某右 风寒客于少阳阳明之络，骨膅风起经两旬，牙关紧闭，开合不利，舌白脉弦。拟和泄解散，冀消是幸。

羚角 蚕 翘 元参 丹参 川芎 荆芥 栀 桑 桔梗 夏枯 丹皮

某右 少阴不足，风邪乘间袭于左颊车穴，疼痛抽掣，引及耳窍内热，脉

---

〔1〕乌桕木：中药名，根皮入药，又称卷根白皮、卷子根、乌臼、鸦臼，为大戟科植物乌臼的根皮或茎皮，味苦性微温，有利水消积、杀虫消毒的功效，治疗水肿、臌胀、癥瘕积聚、二便不通、湿疮、疥癣、疔毒等症。

〔2〕骨膅风：中医病名，即骨槽风，指腮颊之间肿胀隆起，溃后出脓，内有腐骨，难以愈合的病证，类似于现代医学的颌骨骨髓炎。《外科正宗》：“骨槽风初起生于耳前，连及腮项，痛隐筋骨；久则渐渐漫肿，寒热如疟，牙关紧闭，不能进食。”

弦，舌白尖绛。高年气血既衰，邪蕴日久，恐有膲风之患，先宜养血祛风。

首乌　丹皮　赤芍　桑　荆芥　钩勾　川芎　甘菊　蒺　蔓荆　骨碎补

某左　牙膲风根起经数载，溃脓不畅，肿胀坚硬，少阳部属最易成管。

羚角　桑　翘　桔梗　荆芥　夏花　丹皮　栀　草　元参　忍冬

某左　风热上袭，牙疔溃脓不爽，肿胀作痛，寒热往来。鸱张之际也。

羚角　鲜地　桔梗　花粉　淡芩　芦根　生膏　薄荷　元参　翘　竹叶　知母

某左　风热化毒，牙疔起经九日，脓出臭秽，肿胀坚硬，牙关不利，饮食艰难，寒热脉数。鸱张之际也。

犀尖　川连　薄　地丁　翘　芦根　知母　鲜地　石膏　草　淡芩　栀　花粉　竹叶

某左　感受风温天时不正之气，首先犯肺，传入阳明，骤发丹痧，痧回而邪未彻，复感新风，少阳亦被热蒸，寒热复作，牙龈肿胀，延及咽关，色红妨饮，痰多粘腻，颐项胀大，起经一日，势来迅速。刻诊：脉左弦大，右寸关浮数，舌红苔糙，口干唇燥。窃思风乃天之阳气，温乃化热之邪，两阳蒸灼，上焦先受，郁而不达，慎防痈脓。议以新凉散上，和泄少阳，佐以咸凉泄热，冀得两露下降，炎熇自除，庶合乎经旨上焦如雾，可散也。

犀尖　牛蒡　翘　薄　杏仁　竹叶　羚角　前胡　栀　勃　象贝　芦根

某幼　风热蕴郁少阳、阳明，盘牙痈起经半月，溃脓臭秽，肿胀，寒热壮盛。

犀尖　鲜地　知母　薄　芦根　羚角　豆卷　元参　翘　竹叶　栀

某左　风热蕴郁，牙咬痈起经旬日，溃脓坚硬，牙关不利，寒热头痛，畏风，汗不畅泄，脉弦，苔黄尖绛。邪郁不达也，慎防穿腮外溃。

犀尖　斛　翘　知母　栀　竹叶　牛蒡　柴胡　花粉　元参　桔梗　薄　芦　蚕

二诊：牙咬痈，溃久不敛，慎防攻头增剧。

羚角　桔梗　元参　知母　栀　石斛　花粉　生草　茅根　芩

某右　风热蕴袭少阳、阳明，穿腮牙痈起经正候，牙关不利，寒热来往。

羚角　象贝　荆　桔梗　薄　牛蒡　前胡　蚕　竹叶　翘　芦根

某幼　阳明蕴毒，牙疳延烂，气秽血溢，寒热，痛痒交作，势初张也。

羚角　花粉　栀　元参　芦根　人中黄　鲜地　知母　芩　竹叶
薄荷　翘

某左　疟后牙疳龈腐臭秽，溢血痒痛，舌黄脉弦数。毒正盛也。

羚角　中黄　石膏　淡芩　竹叶　丹皮　石斛　柴胡　花粉　薄荷
芦根　栀

某右　烂牙疳腐烂痛痒。阳明热郁不清，以清宣法。

羚角　沙参　元参　薄　芩　竹叶　芦　川连　石斛　中黄　花粉
翘　栀　忍冬　黛　粉葛

某左　郁火湿毒交蒸，上发背疽，形大毒盛，以致传入阳明，牙疳龈腮肿胀糜碎，寒热苔黄。鸱张候也。

银花　川连　黑栀　花粉　元参　蚤休　茅　石斛　淡芩　青黛
生草　丹皮　知母　翘　生黄泥二寸方一块，煎汤代水

某　阳邪蕴伏阳明血络，牙疳血溢颇多，遍体青紫斑点，慎防血热妄行。

犀尖　鲜地　黛　丹皮　茅根　元参　川连　栀　知母　竹叶　芩

二诊：青腿牙疳，依然遍体青紫。阳明热郁不楚也。

羚角　元参　芩　黛　知母　赤芍　芦　鲜地　石膏　栀　草
川连　花粉　茅

某幼　走马牙疳，黑腐臭秽，腮肿坚硬，寒热如焚，大便溏薄，面浮足肿，已有穿破之象。症属不治，我末如之何也？已矣，勉拟。

羚角　川连　黛　元参　忍冬　翘　石斛　中黄　芩　栀　芦

某幼　始起骤然神迷发惊，邪伏不达，内蕴阳明，毒火炽甚，致成走马疳，起经两候，正气已亏，黑腐不堪，已经唇破齿落，神将内陷。质小症重，犹舟入江心，恐风波莫测矣。勉拟一方，希图幸于万一云尔。

石斛　牛蒡　桔梗　丹皮　茅根　元参　香蒿　杏仁　忍冬　勾勾　花粉　翘

某左　下痢色白，腹痛后重，走马疳黑腐臭秽，纳谷不思，症属不治。

花粉　炑香[1]　芦　芩　元参　中黄　川连　栀　陈　赤苓　煨葛根

某右　阴亏之体，虚阳上亢，牙宣血溢时作，以育阴潜阳泄热法。

洋参　麦冬　女贞　花粉　元参　石膏　旱莲　知母　淡芩　茅根

某右　阳明风热，龈痒血溢，肉色紫滞，寒热脉数。牙宣象也。

羚角　中黄　旱莲　石斛　花粉　芩　黛　薄荷　知母　竹叶　元参　柏炭　栀　芦

某右　牙䘌[2]肿痛流脓。阳明伏热所致，起经年余，难许除根。

羚角　薄荷　花粉　栀　翘　石膏　元参　竹叶　芩　芦

某左　肝胃火升，左牙菌[3]糜烂，肉突坚硬，引及咽喉，饮食有妨，慎防血溢。

羚角　川连　元参　知母　黛　茅　石膏　麦冬　花粉　淡芩　草斛

二诊：牙菌肉突稍轻，惟咳呛音嘶，引及咽喉，内热如焚。阴不足而阳有余，恐延入怯途，以养阴泄热。

川贝　麦冬　膏　杏　花粉　元精石　沙参　元参　草　羚　桔梗　栀

某右　郁火动肝，肝阳上升，左龈坚烂疼痛，由来半载，酿成牙岩。重症延久，慎防血溢为要。

羚角　桑　川斛　勾勾　穞衣　决明　神　丹皮　元参　夏花

---

〔1〕炑香：中药名。炑，音 mù，火炽。炑香即煨木香，味辛性温，意在行气止痛，温中和胃，治中寒气滞等症。《本草经集注》："疗毒肿，消恶气。"

〔2〕牙䘌：中医病名，又名齿䶌（首出《素问·缪刺论篇第六十三》）、齿䘌、齿蠹等，指牙齿蛀空而痛者，症见龈肿腐臭，齿牙蛀蚀宣露，疼痛时作时止等。

〔3〕牙菌：中医病名，指牙根龈肉肿起，色紫，因其形似菌者故名。症见牙根龈肉肿起如菌状，色紫或如木耳。《咽喉经验秘传》："牙菌生于牙根，其状紫黑色如菌，此系火盛血热而兼气滞。"

某左 气火郁结，牙岩腐烂气秽，肿胀坚硬，左项马刀瘰疬，按之如石，起经数月，日渐增剧。急宜怡静开畅，庶可带疾延年。

羚角 瓦楞 草 元参 浮石 翘 花粉 黛 决明 灯芯 贝 橘红 牡蛎 菊 赤芍 栀

某左〔1〕 肝郁不舒，气火郁结致成牙岩，起经数月，鼻管窒塞，血水淋漓，头痛目眩，脉弦而细。情志之病，开畅为妙，否，恐交春日剧。

羚角 蛤壳 甘菊 栀 勾勾 决明 夏花 元参 黛 赤芍 鳖甲

某幼 钻牙风起经数月，痛痒交作，寒热类疟。理宜兼顾少阳、阳明。

羚角 栀 薄 花粉 芩 蒿子 草 翘 前胡 芦 丹皮

二诊：钻牙风齿脚已脱，寒热依然。仍宗前法。

羚角 花粉 石斛 草 桔梗 蒿子 丹皮 元参 芩 芦

◎舌部 痈 謇 菌 莲花 木 疳 岩 鼓唇弄舌

某左 风热触感心阳，卷舌痈肿胀，引及咽喉，寒热，脉弦数。以苦辛解表。

羚角 川连 前胡 勃 翘 桔梗 芦根 牛蒡 象贝 杏仁 薄 栀 竹叶 元参

某 卷舌痈肿胀巨大，汤饮维艰，寒热半月。风热感于心阳，防其痰闭。

犀尖 鲜地 翘 杏仁 前胡 芩 川连 牛蒡 勃 象贝 竹黄 芦 元参

某 气火上升，肺部失肃，言语謇涩不清，细脉白苔。起经两载，难以除根。

沙参 芩 杏仁 橹衣 川贝 麦冬 草 决明 灯芯 翘

某右 血虚风动，左半身不遂麻木，舌强謇涩，脉弦细，苔红。中风之渐也。

〔1〕“某左”案原本列于本节最后，为牙岩案，故移次至此。

党参　桂枝　川芎　天麻　草　杏仁　赤芍　红枣　防风　陈
生地

某左　气郁不舒，心阳亢逆，舌菌起经数月，糜碎硬痛，饮食有妨，内热，舌红脉数。届此夏令，慎防血溢翻花。

川连　竹叶　苓　郁金　羚　花粉　元参　灯芯　栀　川贝　翘
草

某左　心火上炎，舌下坚硬作肿，致成莲花重舌，身热畏风，痰多苔黄，脉形弦数，水谷难投。拟清解法。

犀尖　川连　栀　桔梗　元参　鲜地　薄荷　荆　杏仁　木通
芦根

某左　风温触感心阳，木舌胀痛，引及颔下，汤饮难投，舌白，身热壮盛，脉息弦数。防其闭塞喉道，险波莫测。

羚角　前胡　杏仁　栀　灯芯　牛蒡　川连　薄荷　象贝　勃
竹叶　翘　金锁匙

某左　心阳亢逆，舌疳糜碎，饮食艰难，迄今两月。慎防血溢增端。

犀尖　川连　花粉　草　知母　栀　青黛　羚角　元参　茯神　翘
薄荷　茅　竹叶

某左　心阳亢逆，舌岩糜碎，咽红梗痛，舌苔满白而胖，脉弦数。阴不足而阳有余也。

羚角　粉黛散　花粉　翘　草　茅　麦冬　川连　元参　石斛　栀
竹心　勃　灯芯

二诊：前进平木泻火，存阴苦泄，舌岩糜碎渐减，苔黄脉细数。心阳犹未平也。

决明　粉黛　龟板　麦冬　苓　勃　川连　元参　楞子　石斛　翘
茅

某幼　前进缪仲淳息风定惊法，鼓唇弄舌稍止。神气困惫已极，稚体重候也。

洋参　冬术　扁豆　草　勾勾　竺黄　陈皮　川斛　神　谷芽

◎喉部　双蛾[1]　血蛾　石蛾　木蛾　疳　风　痈　痹　痧

某右　风热上袭，烂头双喉蛾白腐紫肿，蒂舌下坠，饮食艰难，寒热，有汗不解，脉弦舌红苔糙。以辛凉开达上焦。

羚角　前胡　象贝　勃　山豆根　芦根　沙参　牛蒡　薄荷　射干　翘　竹叶　杏仁　桔梗　元参

某右　客感风热，上腭血蛾起经两日，自溃腐烂，形势颇大，寒热。势方张也。

羚角　元参　前胡　象贝　翘　芦根　勃　沙参　薄荷　杏仁　桔梗　芩　竹叶　草

某幼　素体阴亏，两项虚痰结核木痛，石蛾肿胀，内热音嘶，饮食妨碍。起自痧疫之后，防入怯途，以清宣肃肺，存阴化痰，冀其热退痰消乃吉。

沙参　麦冬　象贝　杏仁　元参　石膏　玉竹　兜铃　陈皮　桑叶　藕肉

某右　心经积热，木蛾肿胀，脉来弦数。起经年余，难许除根。

元参　芩　桑叶　杏仁　知母　山栀　翘　花粉　象贝　川斛

某僧　风热蕴郁肺胃，喉疳黑腐臭秽，形势颇大。寒热两旬，鸱张之际也，慎防血溢闭塞喉道之险。

羚角　鲜地　元参　勃　翘　花粉　川连　中黄　牛蒡　栀　薄　茅

二诊：前进解毒利咽，疳蚀脱而未尽，内热纳少，再防正不胜邪。

玳瑁开水磨冲　银花　麦冬　象贝　竹叶　鲜地　犀尖　草　元参　青黛　芦根　花粉

某左　感受时疫，蕴郁肺胃，直行中道，弥布三焦，烂喉风腐烂紫肿，纳食梗痛，蒂丁下垂，寒热无汗。防其闭塞痰潮。

犀尖　射干　鲜地　杏仁　芦根　勃　牛蒡　象贝　前胡　薄荷　山豆根　翘

[1] 双蛾：原抄本作“乳蛾”，据目录改。

二诊：前进咸凉清解，化毒利喉，腐虽稍脱，肿胀依然。毒火尚盛也。

玳瑁　生地　花粉　元参　栀　芩　大力　石斛　犀尖　石膏　知母　忍冬　勃　草　射干　沙参

三诊：喉风紫肿作痛，寒热，咳嗽痰粘不爽。风热未清也。

射干　杏仁　翘　羚角　枳壳　葶　桑皮　苏子　大力　勃　沙参　芦根　前胡　象贝

某左　风热喉痛，紫肿作痛，寒热，头痛畏风，脉弦数。

羚角　薄　桔梗　射干　竹叶　芦根　牛蒡　勃　元参　沙参　象贝　前胡　翘

某左　咽干梗痛，红丝缠绕，咽物若阻，《内经》所谓一阴一阳结为喉痹是也。

沙参　元参　象贝　花粉　麦冬　桔　石斛　杏仁　知母　石膏　芦根　甘

二诊：喉痹梗痛渐减，仍从育阴为治。

沙参　元参　玉竹　石斛　花粉　龟板　麦冬　杏仁　象贝　草　知母　芦根

某左　阴亏阳亢，喉痹糜碎，咽干咳呛痰多，兼致呕血频发，苔黄脉数。届此夏令，勿致音哑增喘是幸，拟清金保肺，壮水潜阳为法。

沙参　甘草　元参　川斛　龟板　茅根　麦冬　杏仁　玉竹　花粉　川贝　生地

二诊：诸恙渐平，仍从前法损益，但阴精亏夺于下，阳火亢逆于上，值此酷暑刑金，恐有肺痿汗喘之变。拟甘寒有益于肺胃肾三经为法。

沙参　石斛　麦冬　杏　藕肉　生地　龟板　元参　草　玉竹　黛蛤散

某左　久嗽伤肺，吐血频发，咳呛音闪，喉痹梗痛。劳怯之根萌也。

沙参　阿胶　兜铃　川斛　知母　燕窝屑　元参　麦冬　川贝　石膏　杏仁　芦根　元精石　草

李左[1] 始先感受风温而发丹痧，汗出不畅，回之太早，邪未尽泄，传入少阳，右项风痰肿痛溃脓，又未尽泄其毒，以致喉风肿胀作痛，饮食艰难，转入阳明，续发游火，红焮散涣，上延头面，下至膺胸，壮热烦躁，口干渴饮，唇齿化燥，舌苔焦黄根厚，脉息见数，左部弦大，神识蒙昧。此乃时令湿热与温邪互相蒸烁，化火劫津之象也，慎防昏陷。窃思风乃天之阳气，温乃化热之邪，况头为诸阳之首，咽喉为要害之地，阴液被伤，少阳、阳明风火交甚，急以咸凉消宣兼佐化毒一法，冀得汗疹透达，不致风动痉厥是幸。方候同学裁夺，即政。

犀角　牛蒡　淡芩　知母　甘菊　连翘　生地　蓝根　焦栀　薄荷　马勃　竹叶　佩兰叶

◎耳部　痈　膜　菌　聤

某幼 肝胆风热，左耳结痈，肿胀作痛，牙关不利，饮食有妨，寒热，舌白脉弦。

胆草　桑叶　栀　甘菊　夏花　羚角　丹皮　翘　勾勾　石决

某幼 风热上袭，耳门痈肿胀作痛，寒热往来。防其成脓。

羚角　桑　菊　栀　陈皮　薄荷　丹　翘　勾勾　大贝

某左 肝胆火郁熏蒸，右耳后发疽，溃腐流脓，红肿涣散。宜清解化毒。

羚角　茅　银花　地丁　大贝　当归　胆草　芩　菊花　蚤休　赤芍　生草　川连

某左 肝胆风热，膜耳肿胀作痛，血水淋漓，窒塞不通。肝阴不足而风火煽烁也。

羚角　栀　桑　决明　夏花　磁石　胆草　丹　菊　青黛　勾勾　蔓荆　芩

某左 肝郁不舒，左耳结菌，肉突坚硬，小而渐大，起经四月。防其破溃翻花。

胆草　柴胡　决明　芩　蔓荆　桑　羚角　青皮　勾勾　栀　夏花　丹　菊

〔1〕此案前另有“俞左牙龈肿痛而发痈脓”一案，与“口部”一案为相同医案，故删。

某幼 病后湿热不楚，蕴郁于少阳厥阴，左耳滋流臭秽，迄今年余。以平木和熄。

石决　桑　菊　栀　赤芍　勾勾　丹　黛　苓　夏花

◎颈项部　痈　强　颌疽　锁喉痈　锐毒　痰疬　风痰　瘿

某左 风寒挟痰痹于太、少二阳之络，颈项结核硬痛，寒热经旬。防其成脓。

羌活　防风　银花　栀　羚角　丹　赤芍　天虫　大贝　陈皮　翘　桑叶　菊　夏花

某左 项强不能转侧，按之无形，俯仰不利，脉细弦，起经三日。此乃筋络有伤，风寒外触，防其延成骨痿，仿川芎调茶法进之。

川芎　荆　蒺　参三七　川断　夏花　防风　羌　香附　红花　生草

某幼 项强不能转侧，按之无形，脉弦细。筋骨有伤，防损。

寄生　当归　蚕沙　川芎　红花　寄奴　赤芍　陈皮　蒺　丝络

又煼方：

川桂枝　香樟　红花　枸橘黎　当归　防风　桑枝

某右 湿热化毒，颌疽溃脓起腐，红肿作痛，形寒，舌白脉弦数。势初张也，防剧。

首乌　赤芍　地丁　苓　当归　苇　草　忍冬　豆卷　大贝　蚤休　川连　防风

某幼 痘后余邪不楚，右颐锁喉痈[1]，肿胀作痛，喉梗食塞。成脓之象也。

羚角　象贝　勃　桔梗　薄荷　射干　元参　牛蒡　前胡　杏　橘红　夏花　翘　银花

某左 风火痰互阻，锁喉痈起经旬日，溃腐肿胀，寒热，舌白，脉弦数。

[1] 锁喉痈：中医病名，即钻喉痈，又称锁喉毒，指生于结喉处的发为急性化脓性疾病，相当于西医的口底部蜂窝组织炎等疾病。《医宗金鉴·外科心法要诀》："锁喉毒生因积热，外感风寒耳前结，外似瘰疬渐攻喉，心与小肠听会穴。"

犀尖 鲜地 翘心 前胡 菊 羚角 牛蒡 薄荷 杏仁 栀

又：

象贝 竹叶 赤芍 勃 芦根 忍冬

某耄 郁火湿蒸，耳后锐毒，起经五日，顶腐流脓，寒热，红肿。高年重候。

首乌 川连 防风 归须 赤芍 菊 芪皮 忍冬 草节 大贝 地丁 陈 芽

某左 体虚痰痹于络，颈项痰疬，溃腐不一，左胁左臂又有流痰，结块坚硬，内热如焚，形瘦肉削。劳怯之渐也。

洋参 大贝 牡蛎 苓 香附 夏枯 昆布 海浮石 橘红 白芍 草 葵草〔1〕 二原地

某左 体虚痰扰，疬块不一而作内热，脉细。怯症渐成，以软咸化坚。

生地 昆布 半夏 牡蛎 橘红 苓 海石 夏花 大贝 白芍 葵子 草 山茨菇

某幼 痰乃不内外因，因体虚而入络，结于颈项，是名痰疬，块硬木痛，累累不一，经久不消。防其成溃。

洋参 川斛 半夏 牡蛎 贝母 昆布 夏花 麦冬 白芍 陈皮 海石 天虫 苓 天葵草

某左 气郁不舒，挟痰上扰，坚硬如石，起经数月，兼吐血频发。阴不涵阳也。

石决 白芍 黛 陈皮 大贝 茨菇 瓦楞 牡蛎 半 生地 夏枯 苓

某左 少阳血枯，不足以配阳气，气郁化热为痰，痹于络中，颈项马刀痰疬，结核累累，大小不一，木痛色白，脉细滑，细为虚，滑为痰，是怯之根也。

鲜地 半 海石 牡蛎 陈皮 天葵草 决明 茨菇 贝 昆布 白芍 天虫 夏枯花 香附

〔1〕葵草：中药名，即天葵草，又名紫背葵草，有解毒消肿，利水通淋的作用，常用于治疗瘰疬痈肿、蛇虫咬伤、小便淋痛等症。

某幼 风火痰互阻，风痰结核，坚硬作痛，势欲溃泄。

羚角 桑 翘 赤芍 桔 丹皮 栀 芩 角针 荆 夏花

某左 痘后左颈结块，肿硬作痛，皮色不变，渐次胀大，是名痘毒。风痰因痘毒不清，感冒风邪，凝结于少阳、阳明，与气血交蒸所致也。

羚角 丹皮 陈 菊 翘 薄 夏花 大贝 杏 栀 桑 大力

某右 气郁不舒，颌下结瘿，坚硬木痛，气逆痰多，声如曳锯。仿三子养亲汤。

苏子 芥子 陈皮 枳壳 桑叶 海石 菔子 杏仁 象贝 前胡 夏花 昆布 藻

某右 气瘿已经数载，近感风温，蕴蒸化毒，红肿疼痛，溃脓颇多，喉间引痛，寒热，脉数。情怀失畅，气火痰凝聚而成也，以平木化痰，理气清咽。

羚角 桑叶 杏仁 桔 前胡 决明 丹皮 象贝 陈 夏花 菊

◎时毒 腮痈 手疔

某左 感受天行不正之气，右颐时毒肿胀，牙关不利，形寒，头痛畏风，脉弦数。势方张也，防剧。

豉 牛蒡 甘菊 翘 竹叶 栀 前胡 薄荷 蚕 车前 勃

二诊：复诊感受时毒，留恋少阳、阳明。再以泄化。

羚角 大贝 车前 栀 翘 牛蒡 夏花 桑叶 陈

三诊：时毒肿胀渐消，尚有形寒，微热。再以和解疏散。

夏枯 芩 蚕 菊 陈 蒿 丹皮 半 荆 枳 栀 桔

某幼 托腮痈结块，坚硬作痛，形势颇大。寒热交侵，风痰与火相阻也。

羚角 蚕 陈 翘 杏仁 牛蒡 大贝 栀 前胡 夏花

某左 暑湿热化毒，大指罗疔起经匝月，业已脱节。蕴毒未楚也。

羚角 银花 归尾 赤芍 木通 茅根 鲜地 地丁 甘草 大贝 蚤休 菊花

某右 暑热化毒，右手中指蛀节疔起经正候，破溃无脓，寒热肿胀。

羚角　忍冬　木通　淡苓　生草　茅根　鲜地　归尾　川连　大贝　地丁　栀

某左　右手合谷疔，起经正候，溃脓肿胀。

羚角　川连　地丁　生草　赤芍　茅　鲜地　木通　忍冬　蚤休　归尾

◎乳部　岩　癖　风　核　痈

某右　肝脾郁结，右乳乳岩，起经一载，破溃肿痛。

决明　瓦楞　白芍　牡蛎　草　生地　归身　大贝　青皮　麦冬　合欢花

某右　左乳乳岩，起经三载，坚硬木痛，色白不变。虑其破溃。

香附　贝母　郁金　牡蛎　赤芍　夏花　归身　川芎　青皮　石决　橘叶　陈

某右　肝脾郁结，气血凝聚右乳，乳岩起经数载，渐大，色红。

决明　生地　柴胡　橘红　合欢花　瓦楞　归身　大贝　白芍　牡蛎

缪右〔1〕　素体营阴不足，肝用有余，郁怒伤肝，思虑伤脾郁结，气血乖逆，以致左乳乳岩，起块坚硬，小而渐大，已经一载，皮色转红，高突尖聚，大有穿溃之象。兹诊脉息，左部弦数，右寸关细软，内热时觉，火升耳鸣，眩晕并作，嗳气不舒，经事一月两至。届此冬令将春，木升土旺用事节令之际，肝阳易扰，恐其破溃，血溢翻花，须宜怡情开畅为妙。拙以为宜育阴理气解郁，佐以咸软化坚一法，希冀根束化脓乃吉，鄙俚未识当否？候高明先生裁夺。

生洋参　当归身　白芍　牡蛎　昆布　夏枯草　制首乌　制香附　瓦楞　浮石　欢皮　粉黛散

又转方：接来尊翰，知悉。乳岩交春以来，根脚渐大，抽痛而皮色已红，顶尖高突，有穿破之象。然贵恙由肝脾郁结，气血乖逆，五志之火郁而不申凝结而成。当春升木旺之际，渐次增剧，深恐入夏君相二火用事，势防穿溃翻花，血逆妄行。奈何绝症难挽，天机用意，聊尽人工于万一云尔。微尘足岳，不敢贻误，

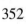

〔1〕 此案及以下“潘右”案，原本列于本节最后，皆为乳岩案，故移次至此。

当候高贤采择。

西洋参　归身　白芍　丹皮　石决　土贝　制首乌　香附　楞子

郁金　牡蛎　欢皮　橘叶　枯花二味煎代水　粉黛散包

潘右　乳岩根起数载，小而渐大，于前月破溃流血，虽不致多腐孔，色红坚硬如石，旁围累累肉突，时或抽痛，□□□□□[1]杂不安，脉情弦滑，舌苔薄白。此皆郁伤脾肝，气血乖逆凝结而成，须怡情开畅为妙。现届夏至，一阴来复，阳气施张之际，极宜戒怒调摄，俾得延至深秋，金旺制木，庶几不致日剧，延绵岁月，有厚望矣。鄙俚之见，敢质高贤采择，即呈电政。

制首乌黑芝麻炒　归身　丹皮　石决　青皮　大贝　瓦楞子　昆布

生地　白芍　茯神　黛蛤散　夏枯　冬藤二味煎代水　生草

某右　乳癖坚硬木痛，色白。以开郁和络。

柴胡　苓　青皮　昆布　归身　橘叶　香附　半　白芍　牡蛎

白术　夏枯　郁金

某　肝经湿热，两乳乳头起风瘰，滋蔓痒燥裂。

忍冬　苓　赤芍　菊　归尾　夏枯　蒌皮　柏　蒲英　栀　生草

丹皮

某　厥气失宣，挟痰痹络，右乳结核累累，色白木痛，寒热，起经两载。

郁金　柴　草　陈皮　白芍　橘叶　大贝　归身　苓　半　牡蛎

青皮　越鞠丸[2]

江转方：接来尊函并药方，知悉一切。窃思乳头属肝，乳房属阳明，且少阳经脉流行之所，厥阴之气不行，阳明之血沸腾，乳汁壅滞，每每成痈。痈者，壅也，壅塞不通，故寒热往来如疟，不独少阳、阳明为病，抑且气血亦为之阻痹，起经正候，恐其成脓，增痛增重。悬拟疏肝理气通汁一法，俾得热缓汁通，庶几望其全消是幸。鄙俚之见，未识有合于高明否？备方即呈政夺。

大贝　橘红　归身　山栀　王不留行　连翘　蒌仁　木通　麦芽

蒲公英　青皮

---

〔1〕原抄本空缺。

〔2〕越鞠丸：方剂名，出自《丹溪心法》，由苍术、香附、川芎、神曲、栀子组方，行气解郁，治疗诸郁证，尤以气郁为主。

朱右 乳头属肝，乳房属阳明，且少阳经脉流行之所，厥阴之气横逆，阳明之血沸腾，乳汁壅滞不通，两乳成痈，皆已溃脓，脓泄颇多，肿硬未化，寒热往来，脉息弦数。兼之胎前曾经泄浊，产后布发痧疹，外感新凉，蕴伏未楚，况产近月余，营阴未复，治当和肝疏络、排脓着胃为法，以冀热缓脓稀肿减是幸。

公英　归身　生草　香附　橘红　茺蔚子　焦栀　木通　川斛　麦芽　橘叶　赤芍药　大贝

二诊：屡进和肝疏络排脓，乳痈溃者脓水渐稀，而毒蕴不楚，传囊肿痛，利下亦已，溃泄、坚硬未能化尽，形寒形热，大便溏薄，舌苔白腻，脉来细弦而数。总由厥阴阳明血气不和，乳汁壅滞，苴[1]变成毒，留恋不楚所致，产后营阴未复，仍防攻头增剧。拟方，呈政。

公英　归身　甘草　大贝　橘红　蔚子　丹皮　茯苓　川斛　香附　橘叶　赤芍

◎背部　发背

某 郁火湿热交蒸，骑梁发背起经旬余，溃脓红肿，寒热。方张之际也。

豆卷　首乌　草节　归尾　地丁　大贝　防风　川连　忍冬　赤芍　蚤休　花粉　苐

某左 下发背，顶破无脓，溃腐涣散，右胁及左腿游火蔓延，呕恶烦躁。毒蕴未楚也，昏陷之险，尚宜慎之。

忍冬　藿　归尾　栀　芩　豆豉　苐　川连　翘　防　生地

二诊：复诊毒气攻窜不已，寒热烦躁，舌黄脉数，恐难支持。

豆卷　生地　赤芍　白芷　蚤休　丝络　忍冬　归尾　防风　地丁　花粉　桑枝

◎肺部　内痈　痿　外痈　痹

徐左 素体肥胖，多湿多痰，木火制金，肺失清肃，致成肺痈。咳吐脓浊，痰多气味，色带杨妃，咳呛气逆，不得安寐，已经两旬有余，胃纳减少，便溏泄薄。兹诊脉息左部细弦而弱，右寸关芤数，舌苔糙白尖绛，咽痛，自觉气从右胁

〔1〕苴：音jū，原意为鞋底的草垫，在此引申为弥漫、弥散之意。

上升。此系湿热蕴蒸，气火有余，阴阳不能灌溉诸脏，故吐者自吐，而虚者愈虚矣。经云：诸气𣍃郁，皆属于肺；诸痿喘咳，皆属于上。肺者气上逆，治从苦以泄之，土不生金，佐以甘以缓之，参入畅肺清肃之法，冀其气平咳减，谷纳臻茂是幸。节届立夏火热之令，恐防络伤吐血，喘急生端，须宜戒怒静养调摄为妙。方候高明先生裁夺，即呈主政。

桑白皮　川贝　桔梗　瓜子　苡仁　扁豆　带子瓜络　枇杷叶　白薇　生草　骨皮　茯苓　橘红　川斛

又转方：接来尊翰得悉，服药后肺痈咳吐脓浊气味，皆有痰块，色带杨妃，咳呛不减，音嘶不扬，气仍不得安适，不能仰卧，谷纳式微，口疳咽痛。显系娇脏被热蒸烁，届此三气主令，火热刑金，恐其络伤吐血、喘脱增变，殊属棘手，须宜怡情戒怒，静养天和，希冀木平火熄，益以扶土生金，清宣肃降，望其气平咳减，阳潜而阴生，谷纳臻茂是幸。备方呈政。

生洋参　麦冬　川贝　白薇　甘草　冬瓜子　骨皮　粉黛散　川斛　桑叶　杏仁　大枣　枇杷叶　五味

顾左　五脏六腑皆令咳，非独肺也。然一见咳，不能不责于肺，况烟火薰灼，肺气大伤，客感暑风，郁于上焦，阻窒气道，始先脘痛，继之两胁及膻中亦皆牵引，寒热交蒸，遂致酿成肺痈。咳吐痰浊，粘腻如脓，兼有白沫，咳势阵作，气不顺适，不能安卧，迄今三候，谷纳减少，大便先燥后溏，小溲色变，诊得脉息右大左弦，按之寸部为甚，舌糙尖绛口干。窃思肺为华盖，位居至高，五脏六腑之气莫不上薰于肺，肺被热伤，无治节之失其洒陈之职，无怪乎火气上逆，音煽而咽痛也。届此新秋火热刑金之际，慎防喘逆见红，增端变幻。微尘难以足岳，备方候明贤先生采择，即请一纯先生暨后生贤表阮均正。

桑叶　紫菀　杏仁　知母　瓜子　象贝　带子瓜络　鲜沙参　橘红　花粉　生草　骨皮　前胡　枇杷叶

程左　五脏六腑皆令人咳，非独肺也。然一见咳不能见责于肺，何也？盖肺为华盖，诸脏之气莫不上薰于肺，肺被热蒸，谷纳之精华变为痰沫，故吐者自吐而干者愈干矣。音嘶不扬，火气上逆，无怪乎咽喉不利，五更盗汗，内热频频，谷纳减少，肌肉瘦削。子病及母，大便为之不实，种种见象，金水交病，土不生金。届此君相二火用事，火热燥金之际，慎防喘逆生变。曾经失血，须宜怡养为妙。拟清金保肺，培土生金一法，冀得后天生气来复，庶几土得生金，洒陈之权宣化，诸脏之火自戢，即亢则害、承乃制之义也。

白玉沙参　麦冬　川贝　元参　茯苓皮　蜜炙桑皮　川斛　生草
山药　驴皮胶　杷叶

某左　风寒蕴阻肺络，致成外肺痈，起经七日，漫肿色红，寒热。防其内溃。

枇叶　枳壳　紫菀　川芎　象贝　当归　陈皮　杏仁　新绛　丝络
白桑皮

某幼　风寒客肺，气机失利，外肺痈肿胀巨大，咳呛气逆，面浮足肿。

旋覆　桑皮　杷叶　紫菀　绛　桔　款冬　象贝　前胡　陈皮　枳
杏　半

某左　病后寒邪袭肺，咳嗽胁痛，乳下坚肿已溃三孔，神亏内热，阴虚盗汗。外肺痈之象也。

沙参　陈皮　麦冬　川贝　半　枳　石斛　苓　丹皮　草　杷叶

某左　风温客肺，肺气失肃，致成肺痹，咳嗽气逆不降，舌强苔白。防喘。

麻黄　牛蒡　枳壳　桑叶　葶　杏仁　前胡　杷叶　翘

◎心部　捧心痈

某　暑热挟痰痹络，捧心痈红肿作痛，寒热往来，势将穿溃。

藿香　银花　覆花　蒌仁　陈皮　赤芍　栀　归尾　生草　枳壳
大贝　皂角　丝络　花粉

◎胃部　脘痈

某　气机失利挟滞停阻，胃脘痈结核坚硬，痛经二候，形寒里热，呕恶烦闷，气逆作嗳，不能转侧，便溏纳少，舌红苔糙，渴不多饮。

苏梗　苓　蔻仁　青皮　枳壳　川朴　半　归须　新绛　佩兰　曲

二诊：前进理气化滞和络，脘痈肿硬依然，再以前方损益。

旋覆　川朴　枳　郁金　蔻　砂仁　苏梗　莱子　陈　归须　楂
花粉

◎肠部 痈

某左 腑气不宣，瘀邪阻络，少腹及胯板痛，足屈难伸，脉弦滑。肠痈症也。

枳壳 乌药 山甲 金铃子 蒌仁 韭菜根 血珀屑 元胡 苓 桃仁 两头尖 归尾 川通草 生熟砂仁

某右 触感秽浊，挟滞停阻，天枢穴板硬，痛不可忍，起经月余，寒热便痢，内脓已成而外不显，纳少，脉迟苔白。症属非轻。

枳壳 桔梗 青皮 小茴 木香 元胡 赤芍 砂仁 苡米 归尾 两头尖

某右 产后停瘀，少腹结痛，寒热溲短，起经一月，势已难消。

金沙 枳壳 蒌皮 归尾 金铃 桃仁 砂仁 蒲英 元胡 乌药 香附 五灵脂 血珀 九香虫

二诊：

芪皮 川斛 花粉 红蓝花 元胡 砂 归 香附 丹皮 五灵脂 青皮 苓

某左 肠痈疼痛，下痢红积。法当理气消滞。

藿香 枳壳 青皮 郁金 楂炭 砂仁 苏梗 建 蔻仁 木香 生姜 陈 赤白芍

某右 肠痈已久，致成内漏，脓水淋漓，滋液暗耗，体亏毒恋，深恐脱变。

洋参 熟地 桔梗 青皮 归身 冬术 白芍 生草 元胡 牙屑

又方：

黄丝绢五钱，瓦上炙研细末 木耳炭一两 象牙屑五钱

共研细末，分十服，赤砂糖调服。

◎脐部 风

某右 脐风滋流痒痛，脘腹膨胀，舌白脉濡。湿热和毒所致。

忍冬 白术 苓 陈皮 滑石 川柏 川连 生草 栀 蔻仁 通草 木瓜 苓

某右 肝木乘土，小肠传道失司，盘肠痈自溃，起经匝月，脓出颇多，粪从孔出，蛔亦随之，寒热胃呆，脉弦数。小肠破坏，殊难取效。

生芪皮 金铃 蒌仁 谷芽 赤芍 青陈 苓 当归 元胡 蔻仁 花粉 丹皮 砂仁 通 栀

◎肚部 肚痈 肚脂[1]

某左 肚痈自溃，腐脓臭秽，色白肌败，内热胃呆，便溏如脓，面浮足肿。脾胃告惫，变期不远矣，奈何？

洋参 扁豆 白芍 川斛 陈皮 苓 麦冬 归身 生草 谷芽

某左 郁火湿热交蒸，肚脂起经旬日，溃腐流脓，红肿巨大，寒热。

豆卷 首乌 川连 赤芍 大贝 茅 知母 忍冬 木通 归尾 地丁 生草 花粉 白芷

二诊：肚脂腐势略减，以托毒和营。

芪 苓 赤芍 花粉 茅 谷芽 归 草 地丁 土贝 苓 枳壳 忍冬

◎下部 横痃[2] 癞疝

某左 右胯横痃起经旬日，红肿作痛，寒热，下疳糜碎。此染毒所致也。

细地 忍冬 大贝 角针 竹叶 陈皮 归尾 木通 赤芍 大黄 生草 栀 土茯苓

二诊：横痃溃腐，下疳糜碎，脓浊淋漓。毒火深重，再以清解。

土茯苓 川连 大贝 木通 瞿麦 丹皮 夏花 绿豆衣 大黄 赤芍 草梢 萹蓄 忍冬 归尾 栀

〔1〕 肚痈 肚脂：原抄本作“痈 脂”，今据目录改。

〔2〕 横痃：中医病名，指腹股沟处的肿物，初起肿物如杏核，逐渐长大，坚硬不痛，微热不红如疮口破溃，则难以收敛，相当于各种原因引起的腹股沟淋巴结肿胀、发炎的症状。

某左 厥毒下坠，湿热蕴蒸，致成㿗疝[1]，起经数载，渐次长大，色红将溃泄矣。

川楝 青皮 归尾 红花 赤芍 苓 元胡 橘核 木通 丹参 荔核 滑石

某左 㿗疝腐烂经久，脓水臭秽，肿硬不化，小溲短少。湿热与气血相并也。

细地 归 赤芍 大贝 苓 忍冬 草 木通 荔核 泽 橘核

某幼 厥浊挟寒，凝聚成疝，睾丸偏右胀大，脉弦苔薄白，起经三载。

川楝 栀 荔核 枳壳 郁金 小茴 归 橘核 木香 楂

某左 寒气凝聚，狐疝[2]起经廿载，已成痼疾，药难见效。

川楝 乌药 炮姜 香附 橘核 枳壳 栀 吴萸 青皮 小茴 木香 荔核 木通

◎外肾部 肾岩 下疳 蛀疳 袖口疳 子痈 势痈

某左 郁火湿热下注，致成翻花肾岩[3]，破溃肉突如鸡冠，小溲短涩，症属不治。

大生地 薢 白芍 石菖蒲 乌药 竹叶 栀 灯芯 决明 草 木通 小蓟炭 牡蛎 川连 翘 归尾

钱左 肝经湿热下注，蕴郁日久，致成袖口疳[4]，龟头腐烂，孔深血溢茎肿，绵延四月，溲频不禁，自觉气滞下陷，则茎长筋胀，坐卧不安，舌白苔薄罩

---

〔1〕㿗疝：中医病名，疝气的一种。《素问·阴阳别论篇第七》作颓疝："三阳为病发寒热，下为痈肿，及为痿厥腨痛；其传为索泽，其传为颓疝。"《圣济总录》："邪气聚于阴，致阴气肿大而痛者，阴疝也，一名㿗疝。"《儒门事亲》："㿗疝，其状阴囊肿缒，如升如斗，不痒之痛者是也。"《类证治裁》："传为㿗疝，囊丸肿大如栲栳，顽痹不仁。"

〔2〕狐疝：中医病名，指腹腔内容物行立则外出少腹滑入阴囊，卧则复入少腹，如狐之出入无定者，故名，相当于现代医学之腹股沟斜疝。《灵枢·五色》："男子色在于面王，为小腹痛，下为卵痛，其圜直为茎痛。高为本，下为首，狐疝㿗阴之属也。"《儒门事亲》："狐疝，其状如瓦，卧则入小腹，行立则出小腹入囊中……亦与气疝大同小异。"

〔3〕肾岩：中医病名，又称翻花肾岩、肾岩翻花等，指以阴茎龟头出现丘疹、结节状等坚硬物，溃后如翻花状，有特异恶臭和脓性分泌物为主要表现的疾病。本病相当于现代医学的阴茎癌。

〔4〕袖口疳：中医病名，疳疮之一种，指下疳生于阴茎处，症见外皮肿胀包裹者的一类病症。《医宗金鉴》："茎上生疮，外皮肿胀包裹者，名袖口疳。"《外科启玄》："龟头及茎上有疮，肿焮于内而外则皮裹不见，其疮如袖口之包手，故名袖口疳。"

灰，脉细濡小。精窍溺窍皆不相固，败腐土苴，犹然未尽。拟以分清泄浊，佐以平木存阴分利一法。

萆薢　草梢　乌药　益智　威喜丸　龟板　首乌　山栀　石菖　石决明辰砂拌　灯芯

二诊：屡进分清泄浊，存阴理气法，血水颇减，新肉渐生，惟苔白依然罩灰，脉仍细濡，知痛肿减，纳增便更，而卧仍不能寐。湿热蒸化之毒尚未尽出也，拟分利理气，兼佐凉营，俾得气血和同，生长益大矣。拟方呈政。

原地　赤芍　萆薢　草梢　乌药　泽泻　归身　香附　决明　益智　陈皮　茯苓

旦服威喜丸，开水送下。

三诊：屡进养营清化，泄热理气，燥湿舒筋诸法，诸恙悉平，惟袖口疳，尿管糜烂，流浊颇多，仍有筋纵胀硬下坠，舌苔薄白，不垢不腻，脉息两手似和。仍属病不在筋骨脏腑，而湿热蕴郁，化毒下注，蒸酿而成，汤药难以奏效。溃处根底深远莫见，外治之法亦无可施，绵延半载，敢告技穷。拟凉营泄湿，化热化毒，汤丸并进一法。即候明贤先生裁政。

生地　阿胶　草梢　陈皮　滑石　牛膝　猪脊髓　白术　川连　银花　赤苓　米仁　山药　淡芩

丸方：

川连　川柏　大黄　黄芩　忍冬　山栀　制军　淡芩　银花

为末蜜丸，每服四钱，清晨盐花汤送下。

洗方：

忍冬　生草　银花　木通　归尾　赤芍

煎汤去渣洗浸，每日三四次，再用公猪胆剪孔存汁，套于茎上，一夜为度，再易。

某左　蛀疳[1]流脓，痛痒将发时止。由于湿热毒火未楚也。

川连　萹蓄　胆草　灯芯　忍冬　土茯苓　木通　生草　制军　竹叶　瞿麦　归

〔1〕蛀疳：中医病名，疳疮之一种，指下疳生于阴茎上者。

某左 湿热下注厥阴，始而白浊，既而睾胀色红肿痛，小溲短赤。子痈[1]将成也。

川楝 木通 归 枳壳 青皮 仙遗粮 元胡 车前 栀 滑石 川柏 荔核 楂

二诊：厥阴之气渐有宣达之机，染传之毒留恋，尚未清楚也。

竹叶 金铃 草 胆草 土茯苓 木通 川连 归 橘核 青皮

某左 膀胱湿热化毒，势痈起经三日，溃流滋水，红肿作痛。防其腐烂。

银花 归尾 赤芍 苓 瞿麦 竹叶 滑石 生地 木通 川连 栀 灯芯 萹蓄 生草

二诊：势痈溃烂大减，新肉渐生，仍宗前法。

生地 忍冬 赤芍 苓 归 丹皮 大贝 生草 木通 芩 栀 车前 绿豆衣

◎囊部 脱 湿 痈

某左 脱囊[2]腐烂，形势颇大，寒热往来。

生地 金铃 归 川柏 泽 木通 芩 忍冬 赤芍 苓 橘核 草 荔核 栀

某左 阴亏湿热下注，膀胱气火失司，囊湿流水，时发时止，起经半载。

茅术 川柏 滑石 木通 米仁 细地 泽 猪苓 防风 竹叶

某左 囊痈[3]溃脓不爽，红肿坚硬，寒热往来。防其攻头。

川楝 生地 竹叶 橘核 草 归尾 忍冬 木通 大黄 荔核 栀 苓

---

〔1〕子痈：中医病名，指以睾丸或附睾肿胀疼痛为特点的一类病症，相当于现代医学睾丸或附睾的感染性疾病。中医称睾丸和附睾为肾子，故以名之。《外科全生集》："子痈，肾子作痛而不升上，外观红色者是也。迟则成患，溃烂致命；其未成脓者，用枸橘汤一服即愈。"

〔2〕脱囊：中医病名，又名阴囊毒、外肾痈、囊发、囊脱、脱壳囊痈，是指以急起阴囊红肿，继而溃烂皮脱，睾丸外露甚至脱落为主要表现的疾病。见于《医宗金鉴》卷七十六。

〔3〕囊痈：中医病名，指发于睾丸以外阴囊部位的急性化脓性疾病，其特点是阴囊红肿疼痛，寒热交作，继则皮紧光亮，形如瓢状，痛剧。《外科大成》："夫囊痈者，阴囊红肿热痛也。"《外科正宗》："夫囊痈者，乃阴虚湿热流注于囊，结而为肿。"相当于现代医学的阴囊脓肿、阴囊蜂窝织炎。

某左 染毒蕴郁不楚致成囊痈，自溃数孔，肉突滋流，成管不敛，兼致淋漓，溺管涩痛，迄今一载。诸药乱投，脾胃受戕，脘腹膨胀，纳而不运，致成痼疾，药难取效。

忍冬 猪苓 归尾 陈皮 大腹 土茯苓 萹蓄 木通 瞿麦 赤芍 竹叶 泽

◎足疔 涌泉疔〔1〕

某左 风热挟瘀化毒，左足涌泉疔，起经正候，不能履地，寒热交侵。

豆卷 鲜地 苓 川连 角刺 地丁 桑枝 归 木通 牛膝 赤芍

二诊：涌泉疔自溃，脓少肿胀，寒热依然，尚防攻头损足。

犀尖 木通 鲜生地 归尾 忍冬 苐 川连 蚤休 牛膝 地丁草 桑枝

◎白虎齿啮 流火

某右 流火遍体，红晕焮肿，骨节酸疼，起已旬余。方书所谓白虎齿啮也，慎防腐烂。

豆卷 牛膝 丝络 蒺 归 菊 石膏 赤芍 桑枝 苓 防 艽

◎痿痹 两足 着痹

王右 《素》"痿论"云：风寒湿三气杂至，合而为痹〔2〕。其风气胜者为行痹，俗谓历节风者是也。起于四肢，渐及腰膂领脊，风行迅速，循经走络，游移不定，疼痛盛衰，热亦随之。兹诊脉来细弦而濡，舌红苔白。甫今两旬，势仍未定，防其淹缠，日久致有瘫痪之虞。同杏仁先生议，宗仲圣木防己汤〔3〕主之，参入宣和营络兼理关节一法，以冀日缓一日为幸。备方候政。

防己 防风 芍药 木瓜 利 滑石 络石藤 当归 豆卷 蚕沙 灵仙 川断 秦艽 嫩桑枝

〔1〕涌泉疔：原抄本无，据目录补。

〔2〕"风寒湿三气杂至，合而为痹"句：出自《素问·痹论篇第四十三》，并非"痿论"。

〔3〕木防己汤：方剂名，出自《金匮要略》，又名防己桂枝汤、汉防己汤、防己汤，由木防己、石膏、桂枝、人参组方，功在补虚散饮，主治膈间支饮，其人喘满，心下痞坚，面色黧黑，其脉沉紧，得之数十日，医吐下之不愈属虚者。

某左　体虚营络不和，风寒湿痹阻于络，致成痹痿，两足宽软不举。

芪　生地　防己　防风　丝络　芃　川续断　归　鹿角　桂枝　蚕沙　桑枝　仲　蒺藜

某左　三气袭络，其湿胜者为着痹，两足麻木，艰于步履，迄今旬日，防瘫痪。

防己　白术　苓　米仁　蒺　防风　桂枝　归　木瓜　牛膝　络石藤

二诊：

白术　苓　陈皮　蒺　木瓜　桑寄生　防风　芎　防己　断　米仁　络石藤

三诊：

羚角　威灵　蒺　豆卷　归　勾勾　络石藤　白术　防风　防己　木瓜　荆　米仁　夏枯花

◎诸瘤　腿渣瘤　面血瘤　颌下血瘤　耳根血瘤　腿肉瘤　石瘤　胯筋瘤　胸筋瘤　手腕桃膏瘤

某左　营虚湿热挟痰阻痹，臀腿渣瘤，起经三十余载，渐次长大，色红硬痛，似有穿溃之象。拟凉营泄湿化痰。

生地　赤芍　苓　昆布　白芥　归　丹皮　草　陈皮　夏花

某右　血瘤自幼即起，迄今四十余载，破溃血溢，两腮掣痛。阳明多气多血，血去络空故耳，以养营滋阴法。

生地　归　阿胶　洋参　大贝　知母　栀　杞子　翘　石斛　白芍　麦冬　生草　皮　茅

又敷方：

生南星　山茨菇　藿　草　片白及　大贝母　丹　梅片

为末，水调敷患处。

某左　肝胆郁结，血凝气聚，颌下血瘤，起经两载，小而渐大，坚硬如石，色红作痛。有穿破之象，理之棘手者。

决明　夏花　紫草　蛤壳　甘菊　羚角　昆布　白芍　牡蛎　勾勾
小蓟炭

某左　左肩及耳根血瘤坚硬如石，色紫木痛，正经半载，防其破溃血溢。

决明　小蓟　菊　陈皮　夏花　瓦楞　大贝　苓　赤芍　蔓荆
络石藤

某左　左腿肉瘤，破溃腐烂，臭秽肉突，形大脉小。阳明多气多血，防其血溢。

生地　归　苓　丹皮　大贝　小蓟　草　芍　昆布　忍冬　夏花

某右　石瘤已经二十余载，近忽破溃腐烂，筋露骨出，不堪目视，中年之妇，极其病苦。观医典中东垣以养营为治，试宗此法治之。

洋参　细地　芍　砂仁　蒿　首乌　石斛　归　苓　丹皮　草
谷芽

又丸方：

党参　首乌　谷芽　归　芍　苓　草　陈　芪　红枣一斤，打烂和丸

某左　筋失营养，左胯筋瘤渐大，以和营舒筋，软咸化坚。

首乌　牛膝　半夏　大贝　灵仙　白芥　归身　昆布　白芍　木瓜
瓜络　夏花

某左　肝郁不舒，筋无所养，胸膺筋瘤，坚石抽痛，起经数月，近更渐大。

决明　白芍　半夏　香附　瓦楞　夏花　归　牡蛎　丝络　青皮
昆布　陈皮

某右　肝经湿热凝聚，右手腕桃膏瘤起已三载，木痛色白。疲顽之疾也。

生地　归　贝母　昆布　白芍　香附　芎　半夏　陈皮　牡蛎
夏花

◎ 诸风　头面手紫云风　绣球风　樱桃风　面紫癜风　鹅掌风　足鹤膝风
足棋子风　癣风　漏肩风　历节风　鞋跟风　大麻风

某右　紫云风，头面及两手皆有之。

荆　蝉衣　川连　杏仁　忍冬　栀　防　赤芍　羚角　元参　蚕沙

茅　翘

丸方：

防　荆　归　赤芍　牛蒡　首乌　栀　丹　香附　蒺　生地　米仁　豨草　穞豆衣　川黄柏

桑枝煎汤代水泛丸，日服三钱。

某左　阴囊色紫，肤顽滋水，绣球风[1]是也。

薢　防风　栀　柏　米仁　泽　茅术　丹　苓　通草　豨草

洗方：

大叶杨树根　川柏　蛇床　苦参　豨草　明矾　地肤子　川椒　紫苏　菖蒲根　石楠叶　皂荚子

丸方：

薢　柏　地肤　猪苓　豆卷　丹皮　车前　茵陈　泽　栀　青皮　茅术　苓　米仁　通草　荔壳

水丸。

某左　血热风淫，樱桃风色紫云晕，麻木不仁，起经十载，药难骤效。

首乌　防　芎　桑　赤芍　胡麻　归　芃　蒺　豨

某左　血热风淫，面部紫癜风色紫云晕，麻木作痒，蔓延症也。

首乌　归　豨　甘菊　胡麻　防风　桑　蒺　赤芍　勾勾　夏枯

某右　血虚风湿袭入，鹅掌风，皮粗燥裂，麻木不仁。

首乌　归　胡麻　苓　蒺　夏枯　防　赤芍　桑　丹皮　草　豨　川柏　苓

某左　三气袭络，左足鹤膝风节骱酸楚，艰于步履，起经数日，难以骤效。

桂枝　防己　蒺　赤芍　川断　桑　防风　木瓜　芃　香附　蚕沙　苓　归

〔1〕绣球风：中医病名，又名肾囊风，指发生于阴囊部，以瘙痒、脱屑、肥厚为主要表现的一类病症。初起者，肾囊干燥作痒，继则丘疹，奇痒难忍，搔破者浸淫脂水，迁延日久则局部皮肤变硬脱屑，阴囊紧缩，状如绣球，故名。《外科正宗》："肾囊风乃肝经风湿而成，其患作痒，喜浴热汤，甚者疙瘩顽麻，破流脂水。"

某左　肝肾两亏，三气袭络，鹤膝风酸楚作痛，不能步履，腿肉枯细，咳吐痰沫，内热频频，虚怯之根也。

党参　桂枝　蒺　川断　灵仙　防风　鹿角　生地　蚕沙　木瓜　防己　赤苓　桑椹子

某右　血热停瘀，挟湿下注，两足棋子风，起块红焮作痛，累累不一。防溃。

豆卷　归　丹皮　桑叶　胡麻　防己　苓　赤苓　木瓜　丝络　桑枝

某右　两足棋子风，起块色紫云晕，麻木不仁，由来经久，不易速效者。

生地　苓　赤芍　威灵　归　丝络　柏　木瓜　胡麻　蒺　桑寄

某右　风湿蕴郁皮毛腠理，与气血混淆，发为癣风，皮粗云晕，乃躯壳之病，药难骤效者。

首乌　藓皮　蒺　菊　川柏　赤芍　桑叶　胡麻　防　荆　豨　夏枯

洗方：

豨　藓皮　川椒　防风　荆芥　夏花　地肤　明矾　苦参　浮萍

某左　风寒湿三气入络，左漏肩风，着骨酸痛不举。以和络祛风为治。

防风　归　蚕沙　苓　米仁　络石藤　姜黄　蒺　川断　艽　桂枝　寄生

某右　营虚邪袭，历节风骨骱酸痛，四肢为甚，防成瘫痪。

防己　木瓜　生地　苓　归　油松节　蚕沙　灵仙　络藤　苓　蒺　艽

某右　两足鞋跟风，腐烂月余，色紫作痛，步履艰难，淹缠候也。

生地　牛膝　归　赤芍　苓　紫草　丹皮　草　灵仙　苓　茅

某左　血虚风袭，手足大麻风麻木酸楚，皮紫头晕，防其增剧。

首乌　防风　归　胡麻　桑　络　红花　天麻　蒺　赤芍　菊　豨

◎流注

杨右 产后营络失和，湿火下注，右足少臁贴骨流注，红焮肿痛，形势巨大，壮热增寒，热甚时清涎上泛，神识蒙浑，有类厥逆。兹诊脉息弦数，舌白满布罩灰，尖绛口干。此属湿热化火，蒸酿成毒，痛甚则厥者也。的系外疡，非伤寒湿热可比，拟清透凉营托毒，须得溃脓之后，诸恙自可悉减耳。方候政夺。

豆卷　归尾　淡芩　木瓜　角针　桑皮　生地　赤芍　赤苓　丹皮　牛膝　萆薢

陆右 前进托毒和营舒筋法，右胯流注脓水渐次稀少，肿痛大减，热退身凉，脉亦和缓，诚佳兆也，但左胯筋骨不舒，谷纳未能臻茂。余毒恋而不尽，正所谓炉火虽熄，余烬未灭者也。经云疡溃首重脾胃，例治以脾主肌肉，胃主束筋骨，流利关节故也。俾得胃纳日增，后天生气来复，庶几易出虎口矣。呈政。

绵芪　茯苓　赤芍　川斛　川芎　牛膝　冬术　新会　归身　灵仙　桑枝　瓜络　大生地

◎流痰

严幼 先天不足，肝肾两亏，痰凝痹阻于络，营气不从，逆于肉理。现发流痰，溃者溃而窜者窜，脓水淋漓，津液暗耗，内热频频，谷纳减少，背脊高突，肌肉瘦削，舌绛苔薄白，脉来细数，正所谓“虚久不复谓之损，损久不复势必成劳，此劳虚损三者相继而成者也”[1]。起经数载，阴阳之根源几已沥尽，而外感之客邪乘虚而入，正不能支，恐难久持。拟扶正化痰，兼理脾胃一法，以尽人工耳。方候高明先生裁夺。

党参　茯苓　归身　川断　地骨　冬术　新会　白芍　杜仲　川斛　陈麻骨

褚右 体虚营气不滋，痰痹于络，右足腘旁结为流痰，漫肿自溃，经载不痊，脓水淋漓，阴气暗耗，肌肉瘦削，谷纳困顿，脉细而弱，面色㿠白。三阴交亏，当从扶健。经云溃疡首重脾胃，且脾主肌肉，胃主束筋骨，流利关节故也。况生痰之源在脾，贮痰之器在胃，亦治之一法也。备方候主裁。

党参　冬术　茯苓　生草　山药　芥子　黄芪　木香　半夏　广皮

〔1〕“虚久不复……而成者也”句：出自叶天士《临证指南医案》卷一“虚劳”后所附邵新甫之论。原文为“久虚不复谓之损，损极不复谓之劳，此虚劳损三者相继而成也。”

白芍　砂仁

王幼　先天不足，肝肾两亏，血虚不能营养筋骨，遂致背脊高突。损怯之后，痰凝痹络，逆于肉理，发为流痰，尻部及右大腿已溃年余，窜发左大腿漫肿作痛，亦已成脓。肌肉瘦削，内热频频，面色皖白，谷纳困顿，脉形细小而涩，舌苔薄白，种种见象皆属不足。现届春令，万物萌动之际，已难支持，若交夏令，阳气弛张，更恐不堪胜任耳。绝症难挽，天机用意，聊尽人工耳。备方候高明先生裁夺。

党参　茯苓　大生地　广皮　生草　冬术　归身　小川芎　白芍　川断　象牙屑

庄右　痰乃不内外因，体弱之人气血不能和畅，恒积络中，发无定处，乘脏腑之空膜流行停止，而流痰现结腰膀，肝肾两亏显著，症经年余，消之不易者。候正。

半夏　广皮　丹皮　谷芽　绵芪　制香附　生地　茯苓　青蒿　归身　芥子　丝瓜络

盛　左臂流痰溃腐经载，脓水淋漓，阴气暗耗，筋骨损伤，不能移动，内热咳呛，谷纳减少，形神日渐削夺，肌肉羸瘦，心悸不寐，自汗盗汗，脉息细小而弱，舌绛中心干燥，种种见象不外乎虚中所来。屡进补益温养，培补后天，和营化痰，病不稍减，而颈项痰沥难以收敛，而根核未能消尽，右膝窜发处痛虽不增而肿亦不退。窃思脾为生痰之源，胃为贮痰之器，上损及脾，下损及肾，上下交损，当理其中。病入骨髓，殊难措手，再四思维，实无良法，敢告技穷。呈政。

西潞党参　大生地　归身　川芎　甘草　白芍　新会　台熟参条　菟丝饼　麦冬　茯苓　川斛　谷芽　川断

异类有情丸方：

虎首二两四钱，酒煮酥炙　龟板三两六钱，刮白酥炙　鹿茸二两四钱，酒洗酥炙　鹿角霜三两六钱

上药共为细末，用黑驴皮溶化为丸，如桐子大，每晨开水送五六十丸。一本用雄猪骨髓九条，同炼蜜捣丸，如梧子大，空心盐汤送七八十丸。盖鹿阳也，虎龟阴也，如厚味善饮之人，可加猪胆汁一二合，以寓降火之义，中年觉衰者便可服饵。血气有情各从其类，非金石草木例也。

张左 始先鼻渊浊涕，肺经湿热蕴郁不宣，右目外眥结成流痰，已自溃腐，深孔下通牙龈，旁及面颊，脓流气秽，痛疼，牙关不利，开合艰难，几已半载，饮食日渐减少，肌肉瘦削，头晕目眩，耳鸣心悸，脉息细弦而数，舌苔糙厚。阴火愈亏，阳火愈盛，毒火逗留，阴少阳多而肾气不足，水不涵木，恐有风动痉厥之变，届此酷暑，尤当谨慎。拙拟育阴平木化解，佐以介类潜阳，冀其木平则风息，火降则阴复，庶几再商调治，否恐燥令一加，则更难矣。候高明正。

石决 豆衣 元参 杞子 蔓荆 首乌 甘菊 蒺藜 鳖甲 红花 牙屑

何氏杂症

清·何其伟 著
欧阳八四 孙柳 校注

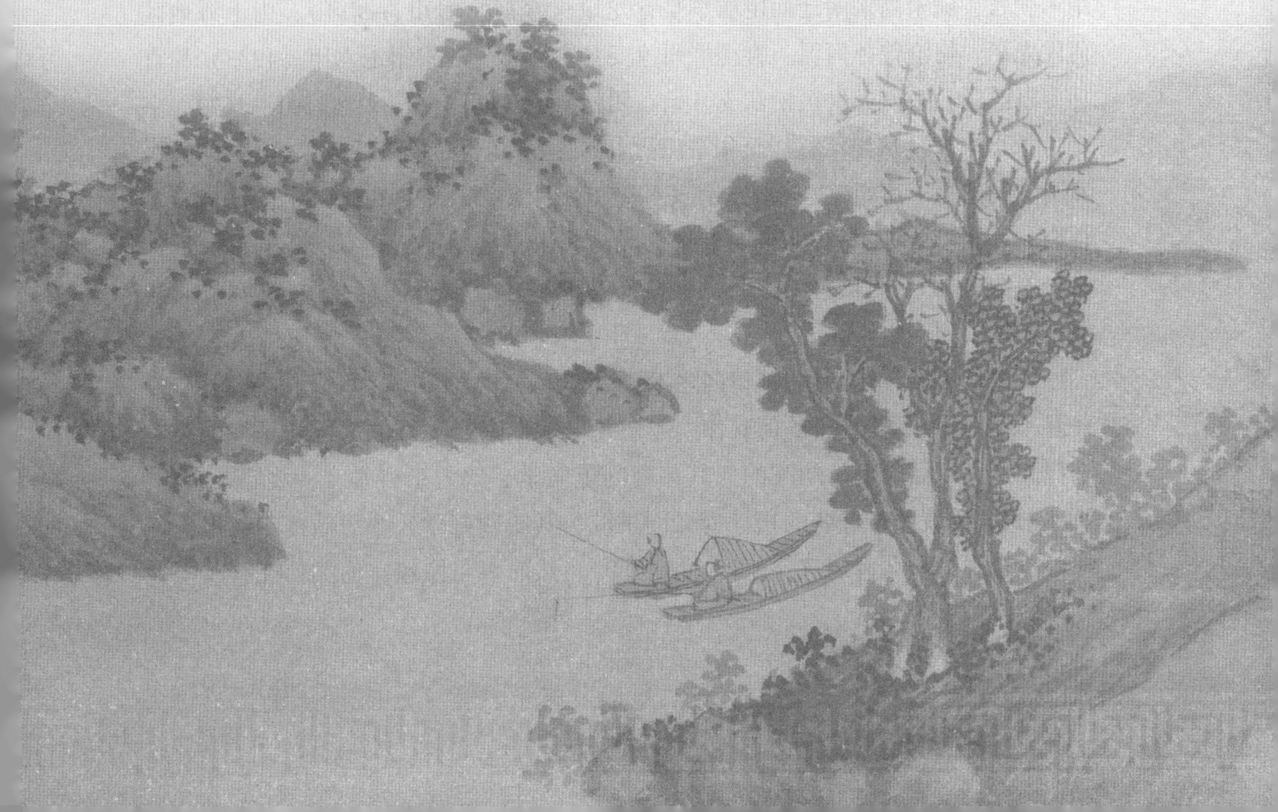

医家小传

何其伟（1774—1837），学名庆曾，字谷诒，号韦人，又号书田，晚年自号竹簳山人，清代江苏青浦县（今上海市青浦区）重固镇人。何其伟早年住青浦北簳山，晚年迁居重固福泉山麓，为江南何氏世医第二十三世传人。何氏世医历经八百余年，至今已传三十世，堪称中医世医绵延之最。何其伟作为青浦何氏最有成就的医生，既是名医，又是诗人，医名、文名俱重当时。“医能世其传，名满江浙，林文忠则徐、姚椿皆深重之，谓其不仅以医名者。”《清代名医医案精华》秦伯未言其：“医承世业，起疾如神，为嘉道间吴下名医之冠。其经济文章，亦推重当时，特为医名所掩耳。”

何氏家族源出汴梁（今河南开封），有明确世系可考的始祖为何公务，官至康州防御使兼太医院使，南宋时随宋室南迁。何公务之子何朝柱也行医，有光祖、光启两孙。何光启之子何柟和何彦猷于 1141 年弃官从临安（今浙江杭州）移居至京口（今江苏镇江）行医，为何氏世医镇江支开始。何光祖之子何沧，南宋朝官，随宋高宗南迁而定居华亭青龙镇（今属上海市青浦区），为上海地区何氏先祖。何沧曾孙何侃，官至严州淳安县主簿，于南宋绍定六年（1233）辞官后专事医学，为何氏世医松江支开始。明朝万历年间，何应宰（1591—1672，字台甫，十六世）从松江移居至华亭庄行（今上海市奉贤区庄行镇），成为何氏医奉贤支的始祖。清朝乾隆年间，何王模（1703—1783，字铁山，二十世）由奉贤（庄行）徙居青浦北簳山下的赵巷镇，成为簳山支之始。清朝嘉庆年间，何世仁（1752—1806，字元长，二十二世）晚年从北簳山迁居青浦福泉山下的重固镇，成何氏医重固支之始。

何世仁医术甚佳，“尤神望闻之术，活人无算。居簳山草堂，门前舟车恒塞，衢巷不通”。作为其长子的何其伟，起初并未承继家业，科举入仕才是他的第一选择和最高目标。于是幼时的何其伟即问道儒学，致力于科举，“六龄入家塾，读四书”，曾就读于著名的松江府云间书院，其聪颖好学，才思敏捷，曾祖父何王模也夸赞“是儿有清气，他日必能为诗”。然而事与愿违，何其伟在科举上并无所成。至三十三岁，父亲去世，家道中落，即使何其伟一直认为“医者托业也，儒者本务也”，万般无奈也只能“废括帖，习世业”，开始了习医生涯。何其伟作为世医传人，坚实的儒学功底让他很快掌握了医学的基本知识，不到一年就开始尝试为人治病，“近乡颇有就诊者，屡试辄效”，渐有医名，找他诊病的人日渐增多，何其伟也开始了行医生涯。未数年，何其伟“临证着手成春，日日远近就诊者，门庭如市，时或舟车往来，吴会士大夫莫不争先延致”，终成一代名医。

“不为良相，即为良医”，身份虽有不同，经世济民的理念却不变，“或以儒起家，或以医利世”，何其伟正是这样一位具有强烈社会责任感的医家，这一点可以在他与林则徐的交往中得到充分的印证。清道光十二年（1832）冬月，时任江苏巡抚林则徐的夫人患疾，致书延请何氏至衙门署所姑苏城诊治。年近花甲的何其伟不顾严寒，连夜从青浦经水路赶往姑苏，很快就治愈了林夫人的肝病。两人缘此交往，志同道合，常以酒畅叙，以诗唱和。作为医者，何其伟胸怀经世之志，向林则徐进献《东南利害策》十三道，林氏采用了其中九条并加以推广，后手书“读史有怀经世略，捡方常著活人书”相赠，赞其卓见和医术。后来在禁烟运动中，何其伟又义不容辞地担当起一位医者的社会责任，撰《救迷良方》以助戒除鸦片烟瘾，其中一方“忌酸丸”共十八味组方，经林则徐的推广应用，久经试验，效果最好，被尊称为“林文忠公戒烟丸”，俗称“林十八”，救人无数。

王卓若所抄录《何氏杂症》，内科为主，分门别类，每症都将病因治法等编为七言歌诀，易于记诵，附以方药，切合实用。又详析症情，分列症治条目，有法可依，有方可施，为阅读者建章立法。比较是书与笔者所见何其伟著作，此书实际上来源于《医学妙谛》，仅略有不同。“《医学妙谛》，先生手辑书也。仿《金匮要略》分门别款，每章之前专宗《内经》，及采诸大家千古不磨之论为引证焉。并列各症条款，宜用汤剂，皆出先生平时阅历手定者也。其病因治法，编为歌括，童而习之，以便口诵心维，为家塾读本也。”

《医学妙谛》原名《杂症总诀》，为何其伟教子课徒之用，惜当时未曾刊行，遭咸丰间兵燹，多有散佚。后经何其伟再传门人陈松（墨荪）“参互考证，缺者补之，复完全帙数”，以成全本，“十年来凭此编为人治病，历历中肯，百不失一，真枕中秘也”。陈松在《医学妙谛》“例言”中提到了与此书渊源：“予家世传幼科，松承庭训，咸丰癸丑，奉家君命，业医须习大方脉，调理诸症，方称成技。于是命松负笈，从平子夫子授业在门下。甫十月，适家君病足疾，书来促余辞归，临歧分袂，蒙夫子执手殷殷，论曰：同事砚席未久，遽唱骊驹，未免耿耿。因袖出一编，语云：此书我家习医秘术，即以赠行。松老矣，回首师门，乌能自已！”文中“平子夫子”，即何其伟次子何昌福。

何其伟另有医学著作《重固三何医案》《世济堂何氏医案》《竹簳山人医案》《何氏四言歌诀》《何氏药性赋》《删订医方汤头歌诀》《竹簳山人添岁记》《簳山医案择效》《医人史传》等，其中《医人史传》已佚。尚有诗集、水利等书多部。龚自珍曾为其《簳山草堂续稿》题跋：“读大稿，古体蟠硬见笔力，自是浣花别子。五言风谕尤工，近体则刘后村、陆剑南也。九峰三泖间固多雅才，似此，吾罕见矣。”极尽溢美之言。

何其伟之弟何其瑞、何其章，从弟何其超，皆有医名。长子何昌干早卒，次子何昌福、三子何长治、四子何昌焕、五子何昌霖，皆精家学，尤其是三子何长治，原名昌治，字补之，号鸿舫，精医道，善书法，工词曲，“病者求治，户限为穿”，重固名医三何之一，处方墨迹亦为艺术珍品，培养弟子三十余人，何氏之医得传矣。

整理说明

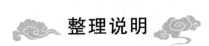

1. 本书录自苏州市中医医院图书馆古籍库所藏《何氏杂症》手抄本，无序跋，封面有“卓若录”字样，为近代吴中医家王卓若抄录。是书虽不是严格意义上的医案著作，因其叙例颇与医案相合，且易为临床参用，故予收录。

2.《何氏杂症》原抄本开本为12.3 cm×22.4 cm，分为上、中、下三册，整理时统一为卷上、卷中、卷下。有目录，卷上列19条目，卷中列20条目，卷下列18条目。整理时目录与正文内容互参，不符者以正文内容为准，并出注。

3. 抄本为竖排、繁体，为类似于医案著作，未标句读，3万余字，今整理为横排、简体。校注时力求保持抄本原貌，逐一判读、点校，加以句读，以方便阅读。对难以理解的文字，适当加以注释；对抄本中明显的误字加以改正，并在校释中指出。

4. 抄本正文前列“簳山何其伟书田甫著”，整理时考虑现行图书惯例，删去相关文字。

5. 本书疾病的概述部分以歌诀形式行文，之后列证治方药。多数篇章中眉头有批注，整理时将其列出，并加“眉批:”字样，列于相应部位。对于原作者在正文中附加的解释，以“（）”列出，置于相应位置。

6. 抄本中一些异体字，如“痠”“欬”“耎”等，径直改为“酸”“咳”“软”等，不再出注。

7. 抄本中一些药物名称，如“只壳”“复花”“吉更”“连乔”“杏人”“紫苑”等，按照现行常规表述，改为“枳壳”“覆花”“桔梗”“连翘”“杏仁”“紫菀”等，不再出注。书中一些药物名称，如“西瓜翠衣”与“西瓜翠”，“车前子”与“车前”，“禹余粮”与“禹余”等，未作统一处理。

8. 对于方剂的校注，首次出现尽量加以注释，再出现者则不出注释。同名异方者，选择切合医案诊治之方，无法选择则在校注中存疑。

9. 抄本中所用药物多数未出用量，少数出具体用量，整理时不求统一，有则标出，且未作两、钱、分与现行通用“克”之间的转换。

目录

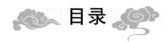

何氏杂症　卷上

◎ 中风

眉批：中风先兆，大指次指麻木不仁，或肌肉微掣。

中风之症治须思，审其所中好治之。中腑风邪四肢著，恶寒拘急脉浮迟。中脏唇缓滞九窍，鼻塞便秘不语时。若中血脉口眼歪，又有中经亦要知。六经无病溺调和，口不能言肢不持。中脏当下腑当汗，中经补血养筋宜。中血脉者无他治，养血通气效最奇。若中脏而兼中腑，伤寒两感症同危。东垣大率主气虚（中风虽缘外中之风，亦因内气之虚也，虚则气多不实，一为风所入，而肢体于是乎废矣），河间肾虚兼火治（将息失宜，心火盛而肾水亏，故热郁而生痰，痰甚而发热，热痰相因而风生）。（眉批：河间云治风先治血，血活则风自散。）丹溪主湿内生痰，总是类中分明注。治之先用开关法，皂半辛藜俱为末，和以麝香吹鼻中，有嚏则生无不活。（眉批：凡中风症有肢体缓纵不收者，皆属阳明气虚，当以人参为主，附子芪草之类佐之，若短缩牵挛，则以逐邪为急。丹溪云：麻为气虚，木是湿痰败血。）醒后先投三合汤，陈甘茯半应相当，南萎归桔芩连术，竹沥姜汁共一汤。左瘫属血痪属气，血虚加芍芎生地（四物恐泥痰，用姜汁炒）。瘀血桃仁与红花（瘀血症小便利，大便黑，或腹中块痛），气弱参芪也同剂。遗尿盗汗亦如之，小便不通不可利。佳蚕全蝎闭塞加，钩藤可治牙关闭。肥人乌附以引经（乌头、附子、童便煮用），（眉批：冬时所采为附子，春间所采为乌头。）气实人参亦须忌（右寸有力，用参恐滞痰涎于经络）。风盛自汗身体痛，羌活防风并薄桂。头目不利或头疼，芎芷蔓荆辛芥穗。无汗身疼加芷羌，穹防苍术秦艽配。心血内亏神恍惚，茯神远志菖蒲合。或心动摇惊悸者，竹茹酸枣辰砂益。风痰炽盛须胆星，防枳牙皂瓜蒌仁。食伤面麦山楂枳，便秘还须三化[1]行（枳实、厚朴、大黄、羌活）。

肝肾虚内风动。

胡麻　天麻　桂圆　黄芪　甘草　熟地　萸肉　远志　五味　苁蓉　当归　枸杞　首乌　牡蛎　牛膝　甘菊　蒺藜　虎骨　女贞

阳虚卫疏。

人参　当归　附子　桑叶　黄芪　天麻　于术

或玉屏风散加减。

气虚。

人参　黄芪　白术　炙草　当归　天麻　陈皮　姜　枣

风湿中脾络。

星附六君子汤

痰火阻窍。

羚角　胆星　竹沥　丹皮　连翘　花粉　橘红　菖蒲　钩勾

眉批：痰火上实清窍为蒙，下虚上实每致巅顶之疾。

液虚风动。

复脉汤[2]去姜桂　龟板　川柏　杞子　五味　苁蓉　虎骨　二冬　牛膝

肾阴虚，肝风动。

熟地　首乌　枸杞　苁蓉　菊花　菖蒲

卫虚络痹。

〔1〕三化：方剂名，即三化汤，出自《素问病机气宜保命集》，由厚朴、大黄、枳实、羌活组方，主治中风，外有六经之形征，内有便溺之阻隔。

〔2〕复脉汤：方剂名，又名炙甘草汤，出自《伤寒论》，由炙甘草、生姜、人参、生地、桂枝、阿胶、麦冬、麻仁、大枣组方，益气滋阴，补血复脉，主治阴血阳气虚弱、心脉失养证。

桂枝　黄芪　附子　羌活　姜黄

包络热邪阻窍。

至宝丹　牛黄丸

◎伤风

伤风元气本素虚，乘虚而入风邪居。鼻塞身重头亦痛，恶风发热汗有余。脉来浮缓且无力，参苏饮服旋当祛。咳嗽去参加桑杏，内有痰热芩连进。痰吐如胶旋覆花，胸满痰多贝蒌顺。冬间自汗桂枝添，若还无汗麻黄令。伤食麦芽曲朴须，中酒乌梅蔻仁定。头痛芎羌不可无，气喘杏苏亦莫剩。

风伤卫。

苏梗　淡豆豉　杏仁　厚朴　桔梗　连翘　木通　滑石

体虚感风。

参归桂枝汤加陈皮

◎中寒

中寒伤寒症非一，伤则渐深中直入，初起怖冷四肢寒，无热不渴身战栗。脉来无力又沉迟，加味理中汤有益，参甘白术并干姜，加桂陈皮功妙极。寒甚茱萸及川附，半夏茯苓吐有益，生姜煎就须冷服（伏其所主，先其所因也），无脉麝香猪胆吃。泄泻不止加芪升，姜汁三匙呕吐入。舌卷囊缩指甲青，脉绝蒸脐法当习（用麝香、半夏、皂角末填实脐中，以生姜一片贴脐上，放大艾丸于上灸之）。

风寒伤卫。

桂枝汤加杏仁

寒邪客肺。

豆豉　苏梗　厚朴　杏仁　橘红　枳壳　桔梗

厚有桑皮、连翘，似嫌太清。

寒邪兼湿。

苏梗　杏仁　防己　茯苓　豆豉　厚朴　木通

寒客太阳膀胱经气逆。

五苓散

劳倦阳虚感寒。

桂枝　杏仁　生姜　厚朴　陈皮　苓皮

◎ 暑病

眉批：暑与湿为熏蒸黏腻之邪，治不中窾，暑热从阳上蒸而伤阴化燥，湿邪从阴下沉而伤阳变浊。六气伤人因人而化，阴虚者火旺，邪归营分为多；阳虚者湿胜，邪伤气分为多。暑湿热先伤气分，故舌燥口渴身痛，肺气阻塞若逆传膻中，必致昏厥。心之下有膈膜，与脊周围相著，所谓膻中也。

经云：病自上受者治其上。上受者以辛凉微苦，如竹叶、连翘、杏仁、薄荷；在中者以苦辛宣通，如半夏泻心汤等；在下者以温行寒性，质重开下，如河间桂苓甘露饮[1]之类。乃治主三焦之大意，五苓合六一加石膏、寒水石。

张司农集诸贤论暑病，谓入肝则麻痹，入肾为消渴。

瘦人之病虑涸其阴，肥人之病虑虚其阳。胃中湿热得燥热锢闭，下痢稀水即协热下痢。热病之瘀热留络而为遗毒，注肠腑而为洞泄，皆为棘手。

夏月盛暑气注人，令人病热生暑症，总由阴虚挟痰火，脉虚身热症可认。腹痛水泻兼呕吐，恶心头晕冒暑病。伤暑身热兼头痛，身如针刺躁难静。中暑寒热自汗多，咳嗽倦怠不知性。动而得之病属阳，加味香薷汤可定，香薷麦味茯甘陈，豆朴木瓜次第寻。黄连灯芯姜枣服，气虚白术与芪参，寒热柴芩为要药，呕加藿半法尤精。泻用泽猪功最速，渴增知粉效如神，绵绵腹痛伤冰冷，干姜滑石法从心。小水不利或短赤，泽泻山栀并滑石。搐搦加羌辨暑风，胸腹枳实槟榔用。自汗不止参芪补，水泻木通泽有益。头痛川芎并石膏，痰闷瓜蒌及枳实（以上阳症治法）。若居凉馆喜风凉，恶寒头痛头项强，身形拘急热无汗，静而得之阴寒伤。宜用羌活与苍术，厚朴干姜及藿香，紫苏等分姜三片，水煎热服号升阳，兼食神曲滑石妙，内伤冰冷用炮姜。

暑伤气分上焦闭郁。

杏仁　通草　象贝　郁金　射干　黄芩　橘皮　竹茹　半夏　豆豉
山栀　连翘　香薷　元参　芦根　苡仁　紫朴　犀角　菖蒲　益元散
竹沥　石膏　赤芍　丹皮　细生地　西瓜翠衣

暑风伤肺。

〔1〕桂苓甘露饮：方剂名，出自《黄帝素问宣明论方》，由肉桂、白茯苓、白术、猪苓、滑石、寒水石、炙甘草、泽泻组方，即六一散合五苓散再加石膏、寒水石而成，祛暑清热，化气利湿，主治中暑受湿证。

石膏　竹叶　连翘　杏仁　六一散　苡仁　橘红　桑皮

暑热阻气，中痞不运。

泻心汤去姜　紫朴　枳实　杏仁　蔻仁　山栀　橘皮　半夏　藿香

烦劳伤暑胃虚。

金匮麦冬汤

左关大，木瓜、沙参、乌梅、甘草。

眉批：何氏家制定中丸[1]，陈香薷三两，软柴胡一两，法半夏二两，川羌活一两五钱，白檀香一两，紫苏叶二两，宣木瓜二两，穹山术二两，广木香一两，赤苓三两，泽泻二两，飞滑石四两，公丁香一两，楂肉四两，川朴一两，粉甘草二两，广藿香四两，葛根二两，陈枳壳二两。研末蜜丸，每丸重二钱，朱砂为衣，开水送下，孕妇忌服。

暑入心营。

鲜生地　元参　犀角　黄连　菖蒲　连翘　丹参　竹心　银花

暑热深入劫阴（防惊厥）。

阿胶　门冬　黄连　生地　人参　乌梅

暑厥中恶。

苍术白虎汤加滑石

暑邪危症入厥阴（消渴、吐蛔、舌缩）。

黄连　黄芩　乳姜　人参　乌梅　川椒　枳实　白芍

暑病久延伤液。

生脉散　三才汤[2]

暑瘵寒热，舌白不渴，吐血。

杏仁　西瓜翠衣　苡仁　竹心　滑石　荷叶

暑兼血症。

〔1〕此方在《医学妙谛》中述为“何源长先生家制定中丸方，计十九味”，赤苓用二两，陈枳壳用一两，且“孕妇及血症忌之”。

〔2〕三才汤：方剂名，出自《温病条辨》，由人参、天冬、地黄组方，益气养阴清热，主治暑温气阴两伤证。

鲜生地　石膏　元参　知母　川贝　桑叶　丹皮　六一散　枇杷叶　杏仁　郁金　连翘　竹心　通草　绿豆衣　阿胶　门冬　沙参　芦茅根

◎疰夏[1]

湿热蒸人夏日长，气虚体弱热因伤。胸中气促四肢倦，心烦食少不如常。好卧口干或泄泻，清暑益气法无忘。若还盗汗不时出，煎服可加浮小麦。便赤山栀滑石宜，口渴乌梅花粉吃。头痛川芎与石膏，嗽加杏石升苍却。木香砂仁胸不舒，泻可茯苓肉蔻益。

◎湿症

眉批：湿阻上焦宜开肺气，佐淡渗通膀胱，即启上闸，开支河，导水势下行之理。经云脾窍在舌，邪滞窍必少灵致，语言欲謇，法当分利，佐辛香以默运坤阳，是太阴里症治法。仲景云：湿家大忌发散，汗之则变痉厥。脾阳不运，湿滞中焦，宜术朴姜以温通之，苓泽腹皮滑石以淡渗之。

东南之地恒多湿，居民感受病非一。或涉水中雨露蒸，或过饮冷因而得。小便短赤身体重，骨肉酸麻行不疾。渐加浮肿及身黄，燥土渗湿汤可则。茯苓香附半陈皮，厚朴泽猪苍白术。引用砂仁并枣姜，临服半匙盐可入。外湿寒热身肿痛，羌活防通加有力。内湿胸满兼呕吐，喘胀腹膨用枳实。黄连山楂炒菔子，溺闭车前木通益。湿热发黄服茵陈，山栀车前兼滑石。丹溪云湿得燥收，苍术为先不可却。湿从风散独羌须，湿久生热连栀吃。麻黄可用不宜多，汗甚变端恐莫测。

◎火症

眉批：解毒饮，芩柏连栀。

相火命门（一作胞络之火）君火心，二火一水难相匀（肾属水，经云一水不能胜二火）。五脏气升皆是火（气有余便是火），须知妄动烁真阴（《经》所谓一水不胜五火也）。心火亢极阳强病，人壮气实咸冷进。癫狂便闭承气汤，大便如常解毒饮（治火热错语，呻吟不眠，烦躁脉数，干呕也）。实火可泻从上方，随经调治须臾定。饮食劳倦身发热，元气不足内伤症。补中益气味甘温，阳虚之火功偏[2]胜。相火炽盛以乘阴，朝凉暮热血虚成。阴中之火甘寒降，知柏四物

[1] 疰夏：原抄本作“注夏”，据现代通用习惯改。
[2] 偏：原抄本作“伤”，意不同，据《医学妙谛》改。

功堪称。肾水受伤阴虚病，面红耳热浮火乘。左尺洪数无根火，龟柏六味治如神（以上补虚火法）。

胃虚过食生冷物，阳气抑遏不能伸。火郁之症升散好，升阳散火用之灵。命门火衰阳脱病，面赤烦躁虚火盛。足冷脉沉阴极躁，回阳救急医中圣。六君桂附五味姜，猪胆麝香加可进。阴虚发热火旺甚，脉数无力属心肾。内伤发热乃阳虚，脉大无力脾肺分。气从左起肝之火，阴火还从脐下引。脚下热来侵腹者，斯人虚极药难问。治火之法始和凉，次而寒取效可望。寒取不效从热之，从之不效心茫茫。是徒知热以寒治，至理尚未经细详。不知火热不能退，总由真水不能长。妙法壮水以为主，壮水自克制阳光。寒而热者取之阴，阴即肾水经言彰。肾水既足心火降，火非水制谁能当[1]？

◎ 内伤

饮食劳倦是内伤，或因饥饱过行房。风寒伤人名外感，辨明调治便无妨。人迎紧甚手背热，寒热邪作无间歇。恶寒无汗鼻不通，此是外感症可别。内伤之症气口洪，手心有热微恶风。寒热间作不知味，更兼气弱言语慵。内伤恶寒得暖解，外感近火寒仍攻。外感内伤相挟者，脉症并见须辨通。内伤不足急补之，外感有余泻不同。或先补养或先散，先后之间毋苟从。益气汤加姜枣吞，气和微汗最为精。救肾水亏酒炒柏，入心养血红花增。升麻柴胡自汗去，夜间不寐加枣仁。川芎蔓荆头痛用，口渴干姜斯为灵。巅顶痛时辛蒿本，怔忡惊悸枣茯神。食加麦曲山楂实，泻添泽芍与云苓。黄连枳实除胸闷，有痰前半茯为君。防己木瓜治脚弱，龙骨牡蛎疗遗精。身热羌防芎芷用，火升知母柏元参。连芩两味清内热，菊花熟地治眼疼。

◎ 伤食

眉批：胃主纳，脾主运，饮食不下，胃有病也；饮食不消，脾有病也。

后天之本属脾胃，纳化饮食滋营卫。养生妙诀节饮食，脾胃受伤体弱意。胸腹饱闷并作酸，嗳气恶食腹痛累。甚则发热与头疼，惟身不痛伤寒异。左关平和右关紧，香砂平胃功有济。川芎枳实并藿香，水姜煎服食须忌。消肉楂果消面菔，消糯米食槟神曲。饭食神曲兼麦芽，生冷姜青瓜果逐。鱼伤橄榄椒紫苏，稻草可堪消牛肉。麝香能消蔬果积，葛梅白蔻酒伤食。挟痰半夏与生姜，挟气香砂枳壳益。挟寒苏梗葛根柴，食冷草蔻桂朴吃。伤饮须合四苓汤，呕吐临服加姜

〔1〕《医学妙谛》此段文后有“回阳救急汤：六君加附、桂、干姜、五味子、麝香、猪胆汁”批注。

汁。茯苓术泽治脾虚，泄泻肉蔻车白术。食积郁久成湿热，芩连大黄不可缺。再入白术并泽泻，去藿砂仁与苍术。丹溪谓受饮食寒，初起温散温利适。久则成郁郁成热，热久生火温不得。宜用辛凉发表之，辛寒理中邪易辟。轻则损谷重逐滞，东垣妙论总莫忽。

◎ 六郁[1]

眉批：郁则气滞，气滞久则必化热，热郁则津液耗而不流，升降之机失度。初伤气分，久延血分，甚则延为郁劳。用药大旨宜苦辛润宣通，不宜燥热敛涩呆补。

滞而不通病名郁，气血痰火湿与食。丹溪制成越鞠丸，能解诸郁有功绩。寒热头疼胸膈痛，目暗耳聋脉沉涩。气郁木香乌药加，砂薄青皮桂枝及。湿郁周身骨节痛，阴寒则发肢无力。脉来沉细茯苓芷，咳嗽气急为痰郁。手足麻木脉滑沉，痰块坚硬咯不出。须加桔梗杏仁蒌，半夏南星及海石。火郁口苦心烦甚，头痛惺惺目昏黑。小便赤涩脉沉数，青黛黄连功妙极。午后发热为血郁，小便痛处移不得。脉来沉涩或芤结，上下失血桃仁入。嗳气作酸为食郁，胸膈饱闷面黄色。痛不思食脉沉紧，枳实砂仁加亦适。春加防风夏苦参，秋冬之令吴萸益。

◎ 气

捍卫冲和之谓气，妄动变常火之例。《局方》燥热与辛香，以火济火有何利。生冷生气高阳言（吴言也），气多是火丹溪意。随症调治辨虚实，虚者右手脉无力，言懒气短身倦怠，胸中虚满不思食。塞因塞用六君子，补中益气亦有益。滞气实者脉洪实，忧愁忿怒因而得，胸胁胀满噫不通，吐酸恶心心郁抑。种种气滞若何医，分心气饮最相宜，通半茯苓赤芍桂，羌桑苏梗青陈皮。术香甘腹引姜枣，香附壳槟胸腹舒，胁痛芎柴为要药，痛居小腹吴萸移。气滞气虚合补剂，六君兼用功诚异。性急加柴热加芩，女人乌药香附利。气滞腰痛枳壳瓜，翻胃沉香磨顺气。

◎ 痰饮

眉批：仲景云五饮互异，其要言不烦，当以温药和之。脉沉而弦属饮，面色鲜明为饮，饮家咳甚当治其饮，不当治咳。仲景外饮治脾，内饮治肾。经云不得

〔1〕六郁：气郁、湿郁、痰郁、火郁、血郁、食郁之谓。

卧，卧则喘甚痹塞，乃肺气之逆乱也。着枕咳呛，如上气不下，必下冲上逆，其痰饮伏于至阴之界，肾脏络病无疑。昔肥今瘦为饮。

人身怪病皆痰甚，脾胃虚弱湿不渗。湿热相蒸遂生痰，游行到处皆成病。脾气散精津液生，为气为血体丰盛。或感气郁湿热风，津液皆化为痰饮。痰随气升先治气，气升属火降火胜。实脾燥湿是良方，降火顺气能接命。古人总用二陈汤，随病加减如神应。有火益以栀芩连，降气苏壳从容顺。头疼鼻塞是挟风，紫苏羌活防风进。面红咳喘咯不出，卒倒痰涎为痫痉。热痰青黛芩连姜，花粉知母桔梗入。身重疲倦名挟湿，面目浮肿气喘急。脉形濡滑为湿痰，燥湿健脾苍白术。吐咯不出痰硬极，动则气喘名夹郁。右脉沉滑左手平，星蒌附贝兼海石。呕吐恶心胸痞塞，遇寒则甚滑迟脉。寒痰治用肉桂姜，益智款冬细辛吃。（眉批：细辛宜少用。肝络久病，悬饮流入胃络致痛不已，宜太阳阳明开阖方法。人参、甘草、煨姜、桂枝、茯苓、南枣。）猝倒仆地不知人，角弓反张风痰立。星卜白附半天麻，僵蚕牙皂兼汁沥。恶心呕吐口咽酸，胸膈饱闷为夹食。右关紧滑名食痰，平胃曲茅楂枳实。气虚须用六君汤，贝母花粉二冬合。血虚须用四物汤，地芍芎归姜汁益。胁痰白芥子青皮，经络滞痰须沥汁。

眉批：嘉言谓浊阴上加于天，非离照当空，气露焉得退避？反以地黄五味阴药附和其阴，阴霾冲逆肆空，饮邪滔天莫测，当用仲景熟附配生姜法，扫群阴以驱饮邪，维阳气以立基本。人参、熟附、茯苓、姜汁、枣。

外寒引动宿饮上逆。

干姜　桂枝　杏仁　茯苓　苡仁　五味　白芍　半夏　蛤粉　甘草

哮喘伏饮。

小青龙汤去细辛

湿热蒸痰。

茅术　川柏　瓜蒌　枳实　山栀　蒺藜　黄连　半夏　厚朴　橘红　莱卜子　降香

痰热内闭神昏。

半夏　桔梗　橘红　竹沥　菖蒲　枳实　郁金　姜汁

寒饮浊邪上冲膻中，不卧迷呆。

南星　茯苓　菖蒲　白附　桂枝　炙草

胸次清阳少旋，支脉结饮（头中冷痛，筋脉掣痛，四末时冷）。

《外台》茯苓饮[1]　瓜蒌　半夏　桂枝　参术橘枳饮　薤白　姜汁　茯苓

喉痒，痰饮挟燥。

杏仁　茯苓　花粉　象贝　橘红　半夏曲

气火不降。

二陈汤去草　加瓜蒌　山栀　郁金　左金丸　枳实　竹沥　姜汁

木火犯中胃火[2]。

二陈汤去草　桑叶　丹皮　羚角　川斛　连翘

中虚湿热蒸痰[3]。

二陈汤　加人参　石斛　苡仁　枳实

肾虚多痰。

熟地　茯苓　补骨脂　胡桃　五味　牛膝　远志　栀子　车前

宜蜜丸。

脾胃阳虚[4]。

六君子汤　加木香　益智　《外台》茯苓饮　茯苓桂枝汤

◎咳嗽

咳嗽当分二为病，有声无痰咳症知，有痰无声名曰嗽，嗽属脾家湿痰欺。咳为肺经邪气盛，均为肺病总无疑。新者痰食风寒属，或泻或散易治之。久者劳火阴虚症，虽可攻补却难医。治用贝母杏紫苏，花粉桔梗及前胡。栀芩清火宽中壳，半茯消痰甘橘荷。引用生姜与灯草，饮时食后起沉疴。风痰添以星沥汁，肺实桑葶不可无。若还风嗽声难转，麻黄羌活膏防苏。清晨嗽多肺火动，天麦二冬

[1]《外台》茯苓饮：方剂名，《金匮要略》卷中附方，由茯苓、人参、白术、枳实、生姜、橘皮组方，消痰气，令能食。

[2]《医学妙谛》中此条列方为：二陈汤去甘草，加丹皮、川斛、桑叶、羚角片、连翘、川朴、降香汁、白蒺藜、半夏、橘红。

[3]《医学妙谛》中此条为“中虚湿热”，言：“中焦阳气健运不息，阴浊痰涎焉有窃踞之理。二陈加人参、石斛、苡仁、枳实、茯苓。如目黄龈血，不作实热治。”

[4]《医学妙谛》中另有以下一条：“腑中之气开阖失司，最虑中满。夫太阳司开，阳明司阖，浊阴弥漫，通腑即是通阳。仿仲景开太阳法。牡蛎、泽泻、干姜、防己、五味。”

在所用。上午嗽者胃火伏，知母石膏病自中。下午嗽多属血虚，四物补阴二冬共。阿胶五味款冬花，元参北沙皆可奉。春嗽柴芎芍加入，夏宜清火麦冬得。（眉批：暑与风寒热兼症，理肺治胃为主。风用辛平，寒用辛温，土虚不生金，甘凉、甘温二法，合乎阳土、阴土。木扣金鸣，清金制木。）秋用桑防冬解表，麻防桂半干姜吃。呕吐痰涎无声者，二陈平胃治之适。再增术枳亦多功，姜汁加引不可忽（冲入）。干咳日久用滋阴，内热无痰最害人。（眉批：干咳治法与前咳嗽门可参看。）四物汤堪为主剂，再加知柏及元参。灯芯甘草和诸药，桔梗天花火用芩。茯苓贝母消痰用，二冬款桑润燥增。血见丹参北沙苑，肺伤白及参芪吞。酸收诃味泻桑壳，辛散姜防用有灵。面红吐血火炎上，童尿藕汁效如神。

风。

杏仁　苏梗　桔梗　薄荷　前胡　象贝　橘红　牛蒡

寒。

桂枝　防风　苏叶　象贝　杏仁　姜

寒包热。

麻杏甘石膏〔1〕

风温化燥。

桑叶　沙参　花粉　山栀　玉竹　杏仁　芦根　梨肉〔2〕

暑忌发散〔3〕。

六一散　沙参　贝母　竹叶　花粉　杏仁　麦冬　山栀

燥伤胃阴〔4〕。

麦冬汤　玉竹　桑叶　沙参　甘草　梨汁　蔗浆　扁豆

胆火犯肺（解木郁之火）。

羚羊角　山栀　杏仁　瓜蒌　连翘　薄荷　菊花　苦丁茶

营热。

〔1〕《医学妙谛》作“麻杏石甘汤”。
〔2〕《医学妙谛》此方中另有橘红、贝母、甘草三味。
〔3〕《医学妙谛》此条作“暑不宜重发散”，且方中另有香薷、鲜竹叶、橘红等。
〔4〕《医学妙谛》此条作“温化燥伤胃阴”，且方中另有半夏、人参、大枣、粳米等。

生地　元参　竹叶　生草　麦冬　百合

劳嗽（金水同治）。

都气丸　青铅　异功散　燕窝　扁豆　沙参　麦冬　川斛　茯神

郁火伤胃（益土泄木）。

沙参　玉竹　桑叶　丹皮　白芍　扁豆　甘草　枣　茯苓

胃嗽（呕痰当用甘药）。

沙参　麦冬　扁豆　茯神　稻根　枣

有伏邪。

麻杏石甘汤加半夏　小半夏汤加姜汁

肝风（巅胀，宜和阳熄风；左升太过，木反刑金）。

牡蛎　阿胶　淡菜　青黛　糯稻根须　生地　天冬　女贞　鸡黄

劳倦阳虚（左咳甚，木乘金也）。

干姜　五味　桂枝　茯苓　枣子　甘草

中气虚。

归芪建中汤　异功散

肝犯肺胃（气左升，吞酸）。

安胃丸[1]　桑叶　丹皮　钩勾　橘红　半夏　茯苓

或用石膏。

胁痛。

旋覆花汤　加桃仁　柏仁

右胁痛（寒热）。

芦根　苡仁　枇杷叶　白蔻　冬瓜子　杏仁

肾胃阴兼虚（摄纳下焦，纯甘清燥）。

〔1〕 安胃丸：方剂名，出自《卫生宝鉴》，由白术、白茯苓（去皮）、大麦蘖（炒）、干姜、陈皮、青皮、缩砂、木香组方，温中补气，安胃进食，用于寒邪伤胃证。《吴鞠通医案》等古籍中亦出安胃丸，组方及主治有所不同。

熟地　胡桃　黄芪　麦冬　扁豆　五味　沙参　莲子　山药　甘草　牛膝　茯苓　枣　柿霜　车前

大肠嗽（便溏，畏风）。

白术　木瓜　禹粮　炙草　姜汁　茯苓　石脂　白芍　枣子

◎喘

眉批：丹溪外感之喘治肺，内伤之喘治肾，以肺主出气，肾主纳气耳。肺宜辛则通，微苦则降。若直入中下，非治肺方法。

肺最清高无窒塞，一有邪干便喘急。内因痰火外风寒，六脉洪浮更有力。是为实症五虎汤，半辛甘石和麻黄，桑皮杏壳姜葱益，随症加减无成方。若有痰升痰喘症，茯苓香附南星应。乍进乍退名火喘，麦冬苏味栀芩并。食后作喘食积因，曲芽腹实楂同进。大便燥结不能通，苏子元明大黄胜。何者乃为正气虚，过劳则发似邪欺。吸吸气短脉无力，补中益气汤堪施。黄芩山栀兼火用，茯苓半夏挟痰宜。

肺郁水气不降。

麻黄　苡仁　半夏　葶苈　五味　紫朴　人参　杏仁　干姜　桑皮　茯苓　腹皮　甘草　木通　猪苓　泽泻

小青龙汤去桂芍，加人参、杏仁，此撤饮以就太阳也。

肝升饮邪上逆。

越婢汤　麻黄　生草　旋覆花汤　石膏　姜枣

眉批：抑旋覆代赭汤之讹。

肾阳虚，浊饮上逆。

人参　附子　干姜　茯苓　猪苓　泽泻

肾气不纳。

熟地　阿胶　龟板　磁石　五味　枸杞　人参　胡桃　海参　淡菜　莲肉　炙草　青铅　青盐　补骨脂　芡实　秋石　远志　山药　车前　怀膝　附子　都气　八味

精伤者填之以浓厚，兼镇摄。

肾气丸加沉香　都气丸入青铅

气脱根浮，吸伤元海，当急续真元，如人参、河车、五味、蛤蚧、坎炁、石英之类。

中气虚。

人参建中汤去姜

此中气虚馁，土不生金也。

胃虚。

黄精　胡麻　茯苓　甘草

◎哮

眉批：此症初感外邪，失于表散，邪伏于里，留于肺俞，时发时止，淹缠岁月。更有痰哮、咸哮、醋哮，过食生冷及幼稚天哮等症。

哮症发时用葶苈大枣汤，或定喘汤、苏子降气汤，未发时宜用养正肾气丸去肉桂、牛膝，尤以温通肺脏、摄纳肾真为主，或佐补益中气，其辛散、苦寒、豁痰、破气之药，皆非所宜，且忌用金石药。

喉中为甚水鸡声，哮症原来痰病侵。若得吐痰并发散，远离厚味药方灵。定喘之汤可参用，化痰为主治须明。

寒。

桂枝　炙麻黄　五味　干姜　白芥子　杏仁　厚朴　橘红　茯苓　小青龙　半夏　甘草

热（原无此条，卓补入）。

清燥救肺汤　泻白散　苇茎汤　竹沥

病发。

葶苈大枣汤[1]

养正。

肾气丸去肉桂、车前

哮兼痰饮。

---

[1] 葶苈大枣汤：方剂名，出自《金匮要略》，由葶苈、大枣组方，泻肺去痰，利水平喘，主治肺痈、胸中胀满、痰涎壅塞等。

真武汤　小青龙去麻、辛　加砂糖　石膏

气虚。

四君子汤

◎疟

眉批：太阳行身之背，疟发背冷不由四肢，是少阴之阳不营太阳之经也。古云疟不离乎肝胆，亦犹咳不离乎肺也。

古称三阴大疟，以肝脾肾三脏之见症为要领。阳疟之后养胃阴，阴疟之后理脾阳。

寒热往来名曰疟，正气与邪相击搏。风寒暑湿食与痰，亦有阴虚兼气弱。阳分日发邪气轻，阴分深兮间日作。在气早临血晏临，于阳为热寒为阴。并则寒热离则止（暑风邪气与营卫并行则病作，离则病止），营卫邪气交相争。邪不胜正到时早（邪达于阳则病退），正不胜邪移晚行（邪陷于阴则病进）。总因感邪汗不泄，汗闭不泄痰郁成。痰郁不散发寒热，要看受病久与新。新疟宜泄宜发散，久疟补气和滋阴。无痰无食不成疟，初起饮服清脾灵。自汗去半加知料，无汗加苍干葛吞。多热黄芩知母进，多寒薄桂胷堪增。头痛川芎羌芷要，烦渴不眠粉葛凭。夏月香薷白扁豆，冬天无汗麻黄应。若既日久精神倦，六脉细微出盗汗。滋阴鳖甲归芍佳，补气人参芪最善。清脾除却果厚朴，姜枣加之病渐痊。又生疟母左胁间，令人多汗胁痛连。治宜消导用何药，鳖甲棱蓬附四般。（眉批：疟久邪必入络，络属血分，汗下未能逐邪。须仲圣鳖甲煎丸，邪聚络血，攻则血下。）醋煮停匀加海粉，桃青芽曲红花兼。为末糊丸日三服，块当化散不为艰。

暑热疟。

桂枝白虎汤　天水散[1]

专理上焦肺脏清气。

暑热格拒三焦，呕逆不纳。

宗半夏泻心汤法。

瘅疟（但热不寒）。

生地　元参　花粉　薄荷　西瓜翠衣　麦冬　知母　杏仁　贝母　竹叶

〔1〕天水散：方剂名，古籍中同名方剂有三首，在此为六一散别称。

甘寒生津，重后天胃气，治在肺经。

眉批：肺经疟久动及其津，必胃闭肺痹，宜清降。

阴虚热伏血分。

熟地 生地 龟板 鳖甲 首乌 白芍 天冬 丹皮 桑叶 知母 花粉 青蒿 五味 莲子 甘草 六味丸

少阴痿弱成痨。

复脉汤（滋阴温养）

心经疟（热多昏谵，舌边赤，心黄，防痉厥）。

犀角 元参 竹叶 银花 麦冬 连翘 竹叶 救逆汤去干姜加白芍

眉批：心经疟久动及其营，必烦渴见红，宜滋阴。

太阴虚浮胀满。

通补用理中汤，开腑用五苓散。

脾胃阳虚（腹胀，舌白，不善饮）。

制于术 紫朴 人参 半夏 生姜 草果 知母 茯苓

胃虚呕呃。

旋覆代赭汤

厥阴厥逆，吐蛔及邪结疟母。

乌梅丸 鳖甲煎

热结，痞结。

半夏 黄连 人参 枳实 姜汁 茯苓

疟兼热痢。

人参 黄连 干姜 黄芩 枳实 银花 广皮 山楂 归身 白芍

◎霍乱

霍乱之症起仓猝，外有所感内有积。胃中停蓄难运消，吐泻交作腹痛极。上焦但吐而不泻，下焦但泻无吐逆。中焦吐泻两兼之，偏阴多寒偏阳逆。因风怕风有汗沾，因寒怕寒无汗焉，因暑烦热并躁闷，因湿倦怠身不便，因食胸膈自饱胀。治用藿香正气堪，红花木瓜转筋用，食伤曲麦山楂添，腹痛须加炒白芍，寒补肉桂炮姜权。枳实青皮心下痞，柴胡干葛寒热缠。小便不利猪苓泻，中暑发热连茹传。手足厥冷脉将绝，盐纳脐中烧艾烟。火灸人醒后施药，细将寒热阴阳参。又有一种干霍乱，腹痛欲死病势悍。不吐不泻绞肠痧，盐水吐之神妙案，但得吐泻病无妨，米饮热汤不可劝[1]。

◎ 泄泻（古称注下证）

眉批：少阳为三阳之枢，相火寄焉，风火煽胃而腐熟五谷。少阴为三阴之枢，龙火寓焉，熏蒸脏腑而转输糟粕。胃主纳，脾主输，皆火之运也。然非雷藏龙驯，何能无燥无湿？无冒名燎上之眚[2]，必土奠水安，斯不泛不滥，无清气在下之患。故曰：五泄之治，平水火者，清其源；崇堤土者，塞其流耳。

泄泻之原分六说，虚湿寒痰食与热。五泄之名《内经》传（溏泄痢洞滑），三虚之旨先贤诀。饮食伤脾虚不化，色欲伤肾肾虚极。肾虚自不能容藏，忿怒伤肝木土克（肝虚则木来克土）。健脾利水是主方，燥湿升提不可缺。芍陈曲朴木香车，二苓木通泻二术。肠鸣腹痛属火明，方中益以栀连芩。腹不痛者是属湿，苍白术半加茵陈。完谷不化属虚意，术扁山药砂仁参。或泻不泻或多少，属痰半夏天南星。痛甚而泻泻痛止，属食枳实山楂增。泻不甚而肠微痛，是为寒泻香砂仁。新泻宜泻宜消食，久泻升提温补益。泄久下陷亦肝升，升麻柴胡更有力。肾虚逆下四神丸，防风羌活兼风入。虚泄久泄古有方，黄土一匙冲服食。

暑湿热。

藿梗　厚朴　橘红　白蔻　胃苓汤　茯苓　滑石　焦曲　麦芽　香砂异功散　川连　淡芩　山楂　扁豆　苡仁　荷叶　莱卜甲[3]　大腹　车前　金斛

寒湿。

藿梗　紫朴　茅术　白术炭　肉果　扁豆　木香　炮姜　益智　砂仁　大腹皮　广皮　吴萸　木瓜　真武汤

眉批：中焦宜运（机轴），下焦宜利（水道）。

〔1〕《医学妙谛》中论下列两方："藿香正气散，广藿、白芷、茯苓、陈皮、夏曲、紫苏、腹皮、白术、川朴、桔梗、甘草、生姜、枣子。清脾饮，白术、青皮、甘草、草果、茯苓、黄芩、川朴、柴胡、半夏、生姜。"

〔2〕眚：音 shěng，原意为目生翳障，在此为疾苦之意。

〔3〕莱卜甲：即莱菔叶。

中阳湿滞。

胃苓汤　加桂木　生姜　四君子汤　加炮姜　肉桂

脾胃阳虚。

四君子汤　煨葛根　炮姜　葫芦巴　益智　炙升麻　广皮　厚朴　半夏　香附

火土两衰。

晨泄用治中汤，夕泄用四神丸、葫芦巴。

桂苓术甘汤　加鹿角　姜枣　禹粮石脂丸　加炒枸杞　理中汤　加五味

中虚腹痛。

炙草　白芍　南枣　茯苓　炒饴糖

胆郁伤脾。

柴胡　淡芩　桑叶　白芍　小青皮

肝木犯胃（消渴，吐清涎，腹痛）。

黄连　黄芩　乌梅　白芍　干姜　厚朴　人参　川楝子　延胡　椒目　木瓜　泽泻

眉批：治胃必佐泄肝，制其胜也。仲景云：弦为胃减，大则病进。

食伤（此条姑备一格）。

人参　葛根　炙草　广皮　谷芽　荷蒂

◎痢疾

眉批：痢疾古称滞下，乃湿热气薄肠胃，河间、丹溪佥用清热导法。六腑属阳，以通为用；五脏皆阴，藏蓄为本。先泻后痢，脾传肾则逆，即土克水意。由伏邪垢滞从中不清，因而下注矣。

痢疾原来下血脓，里急后重腹痛攻。总因食积兼气滞，青黄赤白黑不同。白是大肠来气伤，赤是血伤小肠中。气血俱伤兼赤白，食积为黄是真的。白脓粘腻是属痰，黑者须知死血色。诸痢下迫皆属火，勿妄以白为寒测。后重端应调气舒，清血便脓应自除。通滞之汤条芩朴，木通苏梗姜槟俱。热用黄连痛煨木，胸中不宽陈壳须。小便短赤车前滑，后重将军不可无。头疼身热风邪痢，葛羌苍术防风驱。恶心作酸食积痢，麦芽曲实山楂配。内伤痢疾小腹疼，桃红紫黑血能治。身不热而腹不疼，大孔迫甚黄水利。此为气郁用升麻，更有柴防不可弃。噤口烦热腹痛加，水谷入胃即吐地。胃热石莲参米宜，酒积葛梅白蔻济。天行疫疾老幼传，合用败毒无他剂。夏月香薷扁豆增，银花肠澼血能清。诸痢日久须豆芍，补脾山药术云苓。下陷升柴亦必用，白久气虚黄芪参，红久血虚归芍进，血痢不止阿胶应。荆芥蒲黄同炒黑，姜炭从治少许吞。若犹不止血余益，痢久之人虚极明。四物四君可兼用，脉迟肉蔻炮姜灵。

暑湿热，湿热。

苓芍汤　香连丸　洁古芍药汤　秋水丸

余可参用泄泻门药。

协热痢。

白头翁汤　黄芩　芍药　银花　扁豆　益元散　木香　厚朴　山楂　茯苓

厥阴伏热[1]。

白头翁　黄连　黄芩　丹皮　白芍　川柏　秦皮　炒生地　阿胶　女贞　银花　六一散

血痢。

生茅术　川朴　肉桂　羌活　当归　白芍　煨姜　肉果　丹皮　川柏　炒樗皮　银花　槐米　山楂　白术　人参　地榆　炙草　延胡　广皮　猪苓　六味丸　南枣

噤口痢[2]。

黄连　人参　石莲　黄芩　白芍　阿胶　银花炭　草决明　干姜　熟地　木香汁　山楂　四君子　加扁豆　苡仁　桔梗　砂仁

炮姜炭、肉果为散，香粳米饮调服。

痢伤阴液。

复脉汤去桂枝、麻仁，即炙甘草汤。

[1]《医学妙谛》此条为“厥阴伏热，先厥防痉”，所列处方为：川连、黄芩、丹皮、白芍、陈皮、女贞子、川柏、银花、炮姜、阿胶、茯苓、炒生地、滑石、甘草、北秦皮、枳实、谷芽、白头翁。

[2]《医学妙谛》此条列方为：川连、人参、草决明、山楂、熟地、黄芩、白芍、木香汁、银花、干姜、阿胶，白头翁汤亦用。

眉批：热病阴涸，急救其阴，胃关得苏方妙，否则犯喻氏所指客邪内陷，液枯致危之戒。宜甘酸化阴法。

脾营虚寒（舌白，脉沉微，不渴）。

归身　白芍　肉桂　炮姜　益智　茯苓　炙草　青皮　楂肉

阳虚。

六君子汤加肉桂　胃苓汤加炮姜　益智　丁香　青皮　赤石脂　粳米

阳明不阖（用堵截阳明法）。

人参　炮黑姜　赤石脂　粳米

气虚下陷（陷者举之）。

人参　黄芪　炙草　归身　白芍　升麻　防风　广皮　荷叶

眉批：右脉搏大，乃痢疾所大忌。脾阳动则冀运肾阳，静则望藏。早痢，肾气丸，炒焦；午痢，参苓白术散加益智；自痢不渴者属太阴，呃忒之来由乎胃少纳谷，至冲气上逆，则有土败之势也。

久痢伤肾，下焦不摄。

苓姜术桂汤　济生肾气丸　黑地黄丸

人参　菟丝子　骨脂　熟地炭　五味　当归　鹿茸　茯苓　沙苑　杜仲　赤石脂　砂仁　白术　附子　苁蓉

脾肾兼虚。

人参　熟地　炮姜　山药　菟丝　于术　茯苓　莲肉　芡实　木瓜　石脂　禹余　五味　骨脂　覆盆　苁蓉　巴戟

肠风（无积汨之声）。

赤石脂丸　四苓加滑石、桂心（此分消其湿）　生地炭　归身　五味　枸杞　川断　萸肉炭

何氏杂症 卷中

◎痞块 积聚

眉批：古人治痞不外以苦为泄、辛甘为散二法。外感如仲景泻心汤，内伤如仲景苓桂甘姜法。上焦不舒，枳桔杏蒌开降，栀豉除热化腐，疏畅清阳之气。古人有形与无形之妙论也。

积为阴邪聚络，大旨当以辛温入血络治之。盖所以客此阴邪者，必无阳动之气以旋运之，而必有阴静之血以倚伏之，故必服体阴用阳之品，方能入阴出阳，以施其辛散温通之力也。

积为血伤入络，必服蠕动之物以搜逐病根。初为气结在经，久则血伤入络。经络系于脏腑外廓，仲景于劳伤血痹通络方法，每取虫蚁飞走诸灵。

满而不痛谓之痞，满而痛者即是结。结者积滞有余因，痞者中气不足致。一消一补诚分明，脾气素虚者自异。补则积滞邪愈深，消则土伤虚愈至。消补相兼养正宜，枳术之丸为主治。不动为癥动为瘕，瘕假癥真有妙义。右胁食块菔曲果，左胁血块芎桃桂。痰块在中海石须，栝蒌白茯槟榔备。壮健亦用青棱蓬，瘦弱参芪少许配。香砂青陈可共加，苏梗当归姜枣类。妇人有块俱死血，莫将痰食为疑似。

痰热内闭。

黄连　半夏　郁金　瓜蒌　枳壳　菖蒲　黑栀　豆豉　杏仁

热邪里结[1]。

泻心汤　枳实

余同前。

热邪入厥阴（吐蛔消渴）。

泻心汤去人参、甘草　加枳实　白芍

寒热客邪互结。

小川连　枳实　黄芩　半夏　干姜

气闭郁热。

苏梗　白蔻　杏仁　郁金　枳壳　陈皮　山栀　桑叶　瓜蒌　杷叶

暑湿阻气。

广藿　二陈　淡芩　郁金　杏仁　竹茹　白蔻　枳壳　桔梗　滑石　佛手

中阳不运。

桂枝　藿香　干姜　茯苓　草果　附子　半夏　陈皮　厚朴

胃寒涌涎。

吴萸　干姜　茯苓　半夏　陈皮

胸次清阳不运。

苓桂术甘汤　加二陈

宗仲景转旋胸次之法。

以上治痞。

木犯土虚挟滞。

厚朴　人参　二陈　益智　丁香　姜汁　吴萸　白芍　川楝　牡蛎

湿热食滞。

茅术　陈皮　白芍　莱卜子　白术　黄芩　枳壳　鸡金

〔1〕此条《医学妙谛》出处方：“枳实、白芍、橘皮、乌梅、杏仁。泻心汤有三：生姜、干姜、半夏、人参、甘草、黄芩、川连、大枣。人参、甘草、干姜、半夏、大枣、黄连、黄芩。人参、半夏、黄芩、黄连。”

痰凝脉络（右胁有形高突，按之不痛）。

白芥子　瓜蒌　蛤粉　半夏　陈皮　蒌皮　郁金　黑栀

血络凝痹。

归须　木通　益母　蜣螂　青皮　厚朴　香附　延胡　薤白　䗪虫
郁金　川芎　桃仁　枳壳　橘核　茺蔚　陈皮

◎呕吐　恶心

眉批：胃司纳食，主乎通降，其所以不降而反上逆者？多由肝气冲逆，阻胃之降而致呕吐也。故《灵枢》“经脉篇”曰：足厥阴所生病者，胸满呕逆。木动犯土，胃病治肝，隔一之治也。凡呕吐青黑，必从胃底肠中逆涌而出。

干呕（即哕）有声吐有物，声物兼有呕斯实。吐轻呕重干呕凶，呕乃渐出吐频出。不呕不吐为恶心，总是胃虚不能食。胃中有火膈有痰，降火调气治痰适。平胃散可加减投，橘半竹茹汤亦得。烦渴脉若洪数来，黄芩竹茹山栀该。吐水冷涎沉迟脉，干姜肉桂吴萸偕。呕吐痰沫脉洪滑，南星苓术门冬裁。水停心下声汩汩，茯苓泽泻猪苓入。饱闷作酸嗳气升，食伤麦曲槟榔及。久病不食脉细微，芪苓人参与白术。酒伤白蔻泻葛添，伤风合用紫苏根。

肝犯胃（厥阴浊逆同）。

温胆汤　左金丸　安胃丸

湿热结于厥阴（险症）。

黄连　黄芩　半夏　干姜　枳实　山栀　干菖蒲　竹心　连翘
滑石　陈皮

邪热内结（暑秽内结同）。

半夏泻心汤去姜枣　加枳实　山栀　姜汁

胃阳虚，浊阴上逆。

苓姜术桂汤　加厚朴　黄连　附子　粳米　川椒　半夏　益智
姜汁

中阳虚。

附子理中汤　半夏　干姜　川椒　砂仁　大枣　饴糖

阳虚吸受秽浊。

人参　茯苓　广藿　厚朴　广皮　益智　砂仁　煨姜　肉果　丁香　木香

呕伤胃中，邪热劫津。

温胆汤去草　加豆豉　山栀　姜汁

肝肾虚，冲脉气动。

归身　枸杞　苁蓉　肉桂　沙苑子　茯苓

眉批：古以狐惑、虫厥都是胃虚少谷之故。仲景云蛔厥从惊恐得之。

吐蛔。

安胃丸　旋覆代赭汤　半夏泻心汤　理中汤　加姜　附子　川椒　白芍　枳实　吴萸　细辛　芦荟　人参　茯苓　红枣　延胡

◎噎嗝　反胃

眉批：噎膈多由七情五志过极，或纵情嗜欲，恣意酒食，致伤气内结，阴血内枯而成，治当调心脾以舒结气，填精血以滋枯燥。反胃乃胃中无阳，不能容受食物，命门火衰不能熏蒸脾土，以致朝食暮吐，暮食朝吐，治宜益火之源以消阴翳，补土通阳以温脾肾。丹溪云：噎膈反胃，多由气血两虚而成。

噎嗝之症多因火，薰蒸津液成痰阻。七情妄动五脏伤，阴血渐槁无生所。咽喉痛塞不能食，病起贲门上焦膈。中膈饮食得水行，食下半日又吐出。下膈饮食如平人，朝食暮吐浑无力。治主加味二陈汤，韭汁牛乳服之适。血虚四物气四君，痰饮沥贝瓜蒌应。瘀血归尾桃韭汁，气急槟木沉香吞。便急大黄合四物，苏子桃红蒌麻仁。反胃为轻噎膈重，三阳热结精血空。薄味勤药静养之，香燥之品切忌用。

肺胃气不下降。

杏仁　杷叶　郁金　瓜蒌　山栀　豆豉

忧郁痰阻。

黄连　瓜蒌　半夏　枳实　姜汁　杏仁　竹沥　桔梗　陈皮　茯苓　紫菀　苏子　枇杷叶　郁金　桃仁

酒热郁伤肺胃，药同。

肝阴胃汁枯。

人参　乌梅　生地　阿胶　玉竹　川贝　天冬　麦冬　白芍　胡麻　柿霜　杏仁　梨汁

眉批：酸甘济阴。胃属阳土，宜凉宜润。肝为刚脏，宜柔则和。酸甘两济其阴。

烦劳阳亢，肺胃津液枯。

清燥救肺汤　生地　麦冬　柏仁　黑芝麻　杏仁　苏子　松子汁

熬膏，丹溪法。

胃阳虚。

大半夏汤　益智　新会皮　丁香　姜汁　杏仁　《外台》茯苓饮　茯苓　瓜蒌　豆豉　粳米　黄连　吴萸　理中汤　枳实　附子　郁金　竹沥

眉批：胃气下行为顺，积劳伤阳，治宜通补清利，苦降辛通，利痰清膈。

阳衰脘痹血瘀。

杏仁　红花　延胡　半夏　归身　韭白汁　川连　郁金　瓜蒌　陈皮　人参　茯苓　枳实　姜汁　制军　益智

◎呃逆

俗称打呃名呃逆，胃火上冲肝火翼。肺金之气下降难，和胃清金肝自抑。橘皮竹茹丁蒂汤，丁柿橘皮竹茹吃（丁陈辛温，理中气之痞塞；茹柿苦寒，治下焦之逆气）。饮食太过储胸膛，曲芽枳实和槟榔。痰涎塞涌脉来滑，木香苓夏应同尝。水停心下汩汩声，白术泽泻猪云苓。发热烦渴脉来数，石膏知母柴胡芩。滞气盈兮胸腹满，砂夏木香此其选。胃中虚冷脉来迟，附术干姜官桂暖。脉形无力气甚虚，六君子汤妙自如。沉香磨用止诸呃，姜汁兼入全消除。

食滞（呃）。

大和中饮〔1〕　加木香　干姜

胃虚（虚阳上逆）。

〔1〕大和中饮：方剂名，出自《景岳全书》，由陈皮、枳实、砂仁、山楂、麦芽、厚朴、泽泻组方，主治饮食留滞、积聚等。

仲景橘皮竹茹汤〔1〕

肺气郁痹。

郁金　射干　贝母　枇杷叶　豆豉　通草

眉批：心胸背部须藉清阳舒展，乃能旷达。

阳虚浊饮上逆。

人参　附子　丁香皮　柿蒂　吴萸　干姜　川椒　乌梅　代赭　半夏　茯苓　粳米

中焦脾胃虚寒。

理中汤加丁香　或温脾饮加丁香

下焦虚寒阳气竭。

景岳归气饮〔2〕　或理阴煎加丁香

肝肾阴虚，气从脐下冲上（此相火上炎，挟其冲气）。

大补阴丸

峻补真阴，承制相火，此丹溪法。

阴火上冲，吸气不能入胃脉，反逆，阴中伏阳，即为呃。

滋肾丸

泻阴中伏热，此东垣法。

◎吞酸　吐酸

饮食入胃脾不运，湿热相蒸为酸病。吐出酸水名吐酸，吐不出口吞酸认。此而不药渐恶心，反胃噎嗝日渐进。吐因津液气随升，郁积已久湿热甚。乃从火化遂作酸，病属于热分明应。吞因积热在内藏，酸水酿成寒速定。外寒束之难外行，心胃之间作酸甚。二陈越鞠主治之，寒用吴萸热连进。再戒忿怒以平肝，滋味薄时胃清净。

---

〔1〕橘皮竹茹汤：方剂名，出自《金匮要略》，由橘皮、竹茹、大枣、生姜、甘草、人参组方，降逆止呃，益胃清热，治疗胃虚有热、气逆不降之证。

〔2〕归气饮：方剂名，出自《景岳全书》，由熟地、茯苓、扁豆、干姜、丁香、陈皮、藿香、甘草组方，主治脾肾虚寒、气逆不顺等。

◎水肿

眉批：肿本乎水，胀由乎气。水分阴阳，外来者为有余，即为阳水。或大病后脾肺虚弱，不能通调水道。或因心火克金，肺不能生肾水，致小便不利。或肾经阴亏，虚火烁肺金而溺少，误用行气分利之剂，致喘急痰盛，小水短少，酿成肿症。此内发者为不足，即为阴水。

人之生全资生谷，脾主谷兮肾水属。水旺土虚不胜水，水气泛滥浮肿肉。实脾饮于阴水宜（便利不渴而肿胀者为阴水），阳水舟车丸可录（口渴面赤、气粗便秘而肿胀者为阳水）。（眉批：此方慎用。）上风（上肿为风）麻黄防风要，下湿（下肿为湿）米仁防已足。又有虚症气血分，四物汤兮合四君。朝宽暮急血虚病，暮宽朝急气虚成。先胀后喘用二术，先喘后胀加冬苓。水胀总由湿热积，渗道流通遂闭塞。邪水随气注络中，甚至唇肿脐突出。虽云湿胜实脾虚，大法补中最有益。

湿壅三焦，肺气不降（清肃上焦）。

蜜炙麻黄　石膏　紫菀　前胡　杏仁　苡仁　枇杷叶　茯苓　通草　姜皮

湿浊凝滞，小溲不行，当开太阳。

五苓散　桂木　干姜　五味　厚朴　防己　川椒　寒水石　海金沙　牡蛎　橘核　通草

湿热寒水之气交横，气喘溺少。

禹余粮丸

崇土制木，暖下泄浊。

气血郁积，兼挟湿热。

小温中丸

清理相火，健运中州。

脾胃不和，清阳痹结。

瓜蒌　薤白　桂木　生姜　半夏　川楝　延胡　归须　茯苓　桃仁

脾胃阳虚（腑阳不行）。

人参　白术　茯苓　归身　白芍　制川朴　附子　炮姜　广皮　益智　草果　砂仁　肉果　槟榔

肾阳虚。

肾气丸　人参　干姜　茯苓（兼顾胃阳）　五苓散　附子　菟丝　芦巴

下焦寒湿流经。

生于术　北细辛　炮川乌　汉防己　茯苓　独活

辛香通经府之郁。

木郁气滞血涩，通幽法。

川楝子　橘核　桂枝　小茴　香附　延胡　楂肉　桃仁　当归　钩勾　丹皮　桑叶　神曲　禹粮丸

◎臌胀

（经云：从上之下者治其上。又云：从上之下而甚于下者，必先治其上，而后治其下。）

眉批：经云，浊气在上，则生䐜胀。太阴所主为腹胀。《病能篇》：骤胀属热。四肢皆肿饮食如常，其病在外，势尚轻，名双臌胀。腹大身瘦饮食不进，则病在内而重矣，名单臌胀。六腑为阳，以通为补，通阳则浊阴不聚，守补恐中焦易钝。喻氏谓能变胃而不受胃变。喘胀要旨，开鬼门以取汗，洁净府以利水，无非宣通表里。

臌胀水肿一原病，皆是脾虚不得运。气入于脏臌胀成，腹大身瘦食不进。实土分消是妙方，二苓二术陈皮香。香附朴砂桑泻腹，沉香磨汁兼水姜。腹实痛块红筋系，血臌归芍红丹尝。水臌大腹若秘结，五苓散加腹皮入。食积臌胀大腹凝，槟牵菔子棱蓬术。气实臌胀或吐酸，胁肋痛胀并面黑。分心（气饮）羌桂苓夏通，青陈桑腹甘苏（梗）芍。气虚胀满劳役来，气急溏泄元气衰。补中益气汤必用，分条而治休疑[1]猜。地气为云天为雨，天地不交否为臌。脾土之阴既受伤，转运之司亦失所。胃虽受谷不运行，清浊相淆隧道阻。郁而为热热为湿，湿热相生病即取。此病宜补不宜攻，燥湿补中是为主。

眉批：木乘土位，清阳不得舒展，浊气痞塞僭踞。肿胀由足入腹，治在足太阴。冲脉隶于阳明，胃阳伤极，中乏坐镇之气。冲脉动则诸脉交动，浊阴散蔓，此卧着欲立也。语云：膏粱无厌发痈疽，淡泊不堪生䐜胀。

脾阳虚单胀（健阳运湿，温通脾阳）。

---

〔1〕疑：抄本作“宜”，据《医学妙谛》改。

五苓散　人参　附子　紫朴　桂木　茅术　川椒　益智　炮姜　木瓜　广皮

肾虚。

加减八味丸　济生肾气丸

疏厥阴。

逍遥散

养阳明。

大半夏汤

◎虚损　发热

眉批：久虚不复谓之损，损极不复谓之劳，元无所归则热灼。劳力伤阳，酒色伤阴。越人云阴伤及阳，最难克复。

烦劳伤气宜治上治下，甘凉补肺胃之阴津，柔剂养心脾之营液。或甘温气味建立中宫，不使二气日偏，营卫得循行之义。纵欲伤精当治下而兼治八脉，又须知填精补气之分，益火滋阴之异。或静摄任阴，温理奇阳。

肾虚气攻于背，肝虚热触于心，宜血肉有情重镇，以理其怯，填补以实其下。形不足者温之以气，精不足者补之以味，味生精。

阴虚恹恹真阳竭，午后发热少饮食。数大无力脉象明，干咳失血盗汗出。阳虚汗出并头疼，脉细迟弱午前热。阴虚血虚肾精亏，阳虚气虚劳倦得。阴虚四物苓柏丹，二冬柏味龟知甘。清骨散[1]可蒸骨用，枣仁芪术自汗堪。咳嗽气急桑贝菀，瓜蒌贝母治有痰。见血胶沙（参）丹（参）菀（犀）角，泄泻山药苓薏添。盗汗浮麦堪为佐，牡蛎黑豆用之妥。衄血栀芩茅草根，声哑喉干粉桔可。阳虚益气与补中，散火升阳亦得所。感寒伤阳阳则虚，阳虚阴盛虚损初。此损自上而及下，一损于肺皮毛枯，二损于心血脉少（不能荣于脏腑，妇人则月事不通），三损于胃宜急图（过于胃则不治矣）。感热伤阴阴则虚，阴虚阳盛损却殊。此损自下而及上，一损于肾骨痿徂（不能起床），二损于肝筋即急，三损于脾速当扶（饮食不化，过脾则不治）。

阴虚。

〔1〕清骨散：同名方剂约有七首，其中《证治准绳》记载者为常用方，由银柴胡、胡黄连、秦艽、鳖甲、地骨皮、青蒿、知母、甘草组方，清虚热，退骨蒸，主治因肝肾阴亏、虚火内扰所致的骨蒸潮热证。

复脉汤　六味丸

阴虚阳浮（介潜填下，镇逆）。

大造丸　固本丸

阳虚。

人参　五味　鹿角霜　归身　枸杞　茯苓　肉苁蓉　沙苑　淮膝

阳虚奇脉兼病。

鹿角　苁蓉　归身　菟丝　沙苑　枸杞　柏仁

阴阳并虚。

熟地　黄芪　苁蓉　五味　枸杞　鹿角　归身　青盐　茯苓

八味丸　复脉汤

冲任皆虚。

河车　熟地　五味　苁蓉　茯神　川柏

肾气不纳。

人参　菟丝　坎炁　胡桃　五味　茯苓　八味丸

中虚（当用胃药坐镇中宫）。

四君子汤　麦门冬汤　建中汤　生脉散

劳力伤脾胃。

霞天膏

劳伤心神。

归脾汤

劳动伤经脉。

苁蓉　枸杞　归须　沙苑　川芎　茯苓

阴虚阳浮兼胃阴虚。

生地　人参　麦冬　炙草　茯苓　扁豆

脾肾兼虚。

济生肾气丸　资生丸　人参　坎炁　菟丝　五味　沙苑　益智

茯苓　广皮

胃虚呕泻。

人参　乌梅　炒粳米　赤石脂　新会皮

上损及胃。

建中汤去姜　生熟地　麦冬　人参　五味　扁豆　茯苓　甘草

下损及中。

八味丸　异功散　建中汤　鹿角　菟丝　枸杞　韭子

气血滞，升降阻。

旋覆花汤　加桃仁　归须　蒌皮

◎ 失血　附衄血治法〔1〕

眉批：血之主司系心肝脾，血之生化系阳明。胃为血之要道，当先治胃。《直指》云：一切血证经久不愈，每以胃药收功。薄味调养胃阴，如《金匮》麦冬汤及沙参、扁豆、石斛、茯苓。甘温建立中阳，如人参建中汤及四君子加减。滋阴生津，如复脉汤加减，人参、生地、阿胶、麦冬、炙草、大枣。沉着浓厚，属肝肾之血，宜用熟地、归身、枸杞、牛膝、茯苓、青铅。阴虚阳升，头中微痛，当和阳镇逆，宜用生地、阿胶、牛膝、白芍、青铅、茯苓。思虑太过，吸伤肾阴，时时茎举，此失血属跷阳独升，用人中白、龟板、知柏等味。心火吸肾，随阳升腾，阳翔为血溢，阳坠为阴遗，腰痛、足胫冷，何一非精夺见症？治以人参、熟地、五味、枸杞、河车膏、紫石英、云茯苓、沙苑。莫见血以投凉，勿因嗽以理肺，为要旨耳。肾传脾胃，元海无纳气之权，急急收纳根蒂，人参、河车、坎炁、熟地、胡桃、五味、枸杞、沙苑、茯苓，此等味在所必用。

《内经》分上下失血为阳络阴络，是腑络取胃，脏络取脾。夏月藏阴，冬月藏阳。阳不潜伏，升则血溢，降则遗精。血室宁静，不宜疏动，疏动则有泛滥之虞。过服凉剂则清阳之气反伤矣。

心生血兮肝藏血，随处而行无虚缺。目视舌言耳能闻，足能步履手能摄。如何错经致妄行，劳伤火动因而得。吐因肺胃即热蒸，逐口吐出随火升。呕或醉怒或劳役，胃口之血无端行。咯血之血出于肾，阴火上炎殊分明。咳衄肺金心火

〔1〕附衄血治法：原抄本无，据后文增加。

克，咳者为重衄为轻。犀角地黄汤主理，归骨栀芩麦知杞。侧柏藕汁共茅根，童便服之浮火已。咳嗽沙参天麦冬，寒热鳖甲青蒿庸。有痰贝蒌花粉入，有泻药苡苓甘同。不止（血不止也）蒲黄炒荆芥，韭汁大黄去紫块。血不藏室体极虚，八珍可用阿胶配。

理肺胃，甘凉肃降。

沙参　麦冬　玉竹　花粉　桑叶　茜草　杏仁　川斛　郁金　灯芯

治心营，轻清滋养。

生地　元参　地骨皮　甘草　山栀　连翘　丹参

风淫津涸（宜甘寒）。

芦根　蔗汁　羚角　薄荷

温淫火壮（须苦寒）。

石膏　黄芩　山栀　杏仁

暑逼（气分宜开解，营分宜清芳）。

苏梗　薄荷　滑石　犀角　地黄　银花

以上外因。

嗔怒伤肝，血随气逆（用缪氏“气为血帅”法）。

苏子　杏仁　桑叶　钩勾　丹皮　贝母　蒺藜　陈皮　丹参　郁金　降香

郁勃伤肝阴（木火内燃阳络，柔肝育阴治）。

阿胶　生地　麦冬　芍药　甘草　鸡子黄

劳烦损心脾（气不摄血，甘温培固）。

归脾汤　保元汤

纵欲伤肾。

青铅六味丸　肉桂七味丸　加童便

精竭海空，气泛血涌。

人参　熟地　河车　枸杞　五味　紫英

以上内因。

烟辛烁肺，酒食戕胃（治上治中）。

苇茎汤 甘露饮 茅根 藕汁

坠堕伤瘀血泛，先导下后通补。

努力伤（属劳伤之根，阳动则络伤血溢，法与虚损有别，滋阴补气为主）。

旋覆花汤 当归建中汤

以上不内外因。

附 衄血治法

温邪（宜辛凉清润）。

黄芩 连翘 山栀 元参 丹皮 杏仁 郁金 茅花

少阴虚，胃火上蒸。

玉女煎

胆火上升，心营热。

犀角 丹皮 连翘 知母 侧柏叶 生地 元参 黑栀 牛膝 荷叶

酒热伤胃。

北沙参 麦冬 生扁豆 粳米

阴虚阳冒。

生地 阿胶 天麦冬 人参 熟地 龟板 川柏 元参 丹皮 川斛 山药 牛膝 白芍 萸肉 淡菜 莲子 决明 泽泻

◎便血

眉批：便血不外风淫肠胃、湿热伤脾二义。《内经》谓是阴络受伤，即脏腑隶下之络也。

便血一症，古有肠风、脏毒、脉痔之分，其实不外乎阴络受伤也。能别其血之远近而决其脏腑之性情，则不致气失统摄，血无所归，如漏卮不已耳。

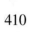

肺病致燥涩宜润降，如桑麻丸及天冬、地黄、银花、柿饼之类。心病则火燃血沸，宜清化，如竹叶地黄汤及补心丹之类。脾病必湿滑，宜燥升，如茅术理中汤及东垣益气汤之类。肝病有风阳痛迫，宜柔泄，如驻车丸及甘酸和缓之剂。肾病见形消腰折，宜填补，如虎潜丸及理阴煎之类。至胆经为枢机，逆则木火煽营，有桑丹[1]、黑栀之清养。大肠为燥腑，每多湿热风淫，宜辛凉苦燥。胃为水谷之海，多气多血，脏病腑病无不兼之，宜和宜补，应热应寒，难以尽言。脾胃为柔脏，可受刚药，心肝为刚脏，可受柔药。谦甫治便血以平胃散为主，加桂附干姜，重加炒地榆以收下之湿，颇见神效。温煦奇督用斑龙丸，疏补中土用枳术丸，守补心脾用归脾丸，脾湿肾燥用黑地黄丸，大补真精用天真丸，升降脾胃用平胃散，堵截阳明用禹粮赤石丸，复从前之津液用五仁汤，善病后之元虚用养营汤。

溺血郁热由膀胱，五苓散合莲子饮。知柏山栀皆可入，不痛为虚益气良（茎中不痛可用补中益气汤）。下血大肠多湿热，肠风脏毒清浊详。粪前近血热在下，粪后远血热上藏。四物荆槐榆悉妙，棕灰陈枳芩甘襄。发热柴胡胶龟效，血虚熟地血余尝。瘀块桃红丹尾鳖，延胡赤药同前方。

湿热。

黄连　黄芩　地榆　荆芥　茅术　厚朴　槐米　白芍　泽泻　桑叶　于术　广皮　丹皮　乌梅　茯苓

阳虚寒湿。

补中益气意　炮姜　附子　防风根　苍术　葛根　荷叶　神曲

大肠血热。

生地　黄芩　川柏　柿饼炭　地榆　白芍　银花　山栀　丹皮　樗皮　料衣　元参　槐花

脾胃阳虚（下血如注）。

四君子汤　加木瓜　炮姜　或禹粮石脂丸

阴伤阳冒。

生地　丹皮　竹心　元参　连翘　天冬　牛膝　大补阴丸　犀潜丸

阴虚血涩（肛坠刺痛，肛热如火）。

生地炭　麻仁　归须　冬葵子　料衣　楂炭

劳力伤络。

人参　当归　白芍　炙草　肉桂　茯苓

〔1〕桑丹：桑叶、丹皮的合称。

血瘀在络（瘀必结于络）。

归须　旋覆花　柏仁　桃仁　新绛　青葱

脾肾虚。

归脾丸　六味丸　黑地黄丸

肾阳虚。

人参　苁蓉　骨脂　远志　茯苓　菟丝　归身　杞子　鹿茸　鹿角　巴戟　韭子　熟地　柏仁

肾阴虚。

熟地　萸肉　山药　丹皮　五味　龟板　白芍　归身　料衣　茯神　龙骨　知母　乌梅　山药

阳明不阖。

人参　萸肉　赤石脂　木瓜　粳米　五味　乌梅　禹粮　炒黄柏

◎汗

眉批：津散于外而为汗。经曰阳加于阴谓之汗，又曰汗者心之液，又曰肾主五液，故凡汗症未有不出心肾虚而得者。夫心为生阳之脏，凡五脏六腑、表里之阴阳，皆心主之，以行其变化，故随其阳气所在之处而气化为津，亦随其火扰所在之处而津泄为汗，是汗本乎阴，乃津液所化也。

心之阳虚不能卫外而固密，则外伤而自汗；肾之阴虚不能营内而退藏，则内伤而盗汗。自汗由阴蒸于阳分也，盗汗由阳蒸于阴分也。

火与元气不两立，气泄为热为汗，实火宜清，虚火宜补。

克肖天地名曰人，天地有雨人汗生。时逢久雨天地否，久汗之人病自成。觉来无汗寐时出，盗汗阴虚兼内热。不动而汗时时来，自汗阳虚兼有湿。脉细阳弱太阴亏，自汗补阳调卫绝（绝者可绝其汗）。浮麦熟芍陈蛎梅，加减归脾服多帖。盗汗滋阴降火宜，当归六黄功最忌。麻黄根兼知枸骨，前方选用堪同施。宁神安心药为妙，汗为心液当先知。

阳虚自汗，补气以卫外；阴虚盗汗，补阴以营内。

柏子仁丸

卫阳虚（镇阳理阴）。

真武汤　玉屏风散　人参　附子　牡蛎　小麦　炙草

营卫虚（自汗）。

黄芪建中汤　防风根

劳伤心神。

生脉　四君子汤

胃阴虚。

人参　白芍　炙草　茯苓　枣仁　龙骨

◎头痛

（头痛症皆由清阳不升，风火乘虚上扰所致。风火变动与暑风邪气上郁，辛散轻清主之。）

眉批：头痛初起，以桑丹、山栀、荷叶边轻清凉泄，使少阳内遏之邪倏然而散。若久则伤及肝阴，参入酸凉柔剂可也。若肝阴久耗，厥厥无一息之宁，痛掣之势已极，此岂轻剂可解？惟复脉汤之纯甘壮水，胶黄之柔婉以熄风和阳，俾刚亢之威一时顿息。

凡头痛而属阴，虚阳越宜复脉汤、甘麦大枣法，加阿胶、牡蛎、生地、白芍、沙参。因阳虚浊邪阻塞，气血瘀痹而痛者，用虫蚁搜逐血络，宣通阳气，芎、归、首乌、全蝎、蜂房、细辛、姜汁、半夏。

头为诸阳之会，与厥阴肝脉会于巅，诸阴寒邪不能上逆，惟阳气窒塞，浊邪得以上据，厥阴风火乃能逆上作痛。

头痛之症虽主风，亦有痰火虚不同。巅顶属风太阳火，眉棱骨痛由痰攻。脑后血虚脉来大，滑痰弦数风火逢。九味羌活汤主治，芩连治火殊多功。痰合二陈虚四物，气虚四君亦可庸。风亦属阳头为会，两阳相争痛势凶。气血虚者无力拒，风不与争痛故松。若因痰饮作痛者，胸膈饱闷非风从。

风火（辛散轻清）。

羚角　丹皮　桑叶　蔓荆子　薄荷　连翘　菊花　荷叶　山栀　黄芩　夏枯草　苦丁　白芷

肝风（熄风滋降）。

生地　首乌　白芍　菊花　柏子仁　枸杞　料豆衣

伏暑。

羚角　石膏　桑叶　蔓荆子　连翘　滑石　薄荷　甘草　山栀　紫朴　木通　苦丁茶

胆胃伏邪。

羚角　菊花　连翘　赤芍　牛蒡　白芷　葛根

◎心痛

心痛从来类分九，胃脘疼痛当心口。风热悸冷饮食虫，疰与去来痛皆有。得暖缓时属于寒，前后应痛因郁久。血痛逆气唧唧声，痰痛脉滑吐痰垢。恶心恶食因食伤，嘈杂善饥胃火诱。口吐黄水是蛔虫（时作时止），闷痛吐宽郁痰厚。初起得寒温散之，姜半香砂青广蔻。稍久或郁郁火生，曲壳芩栀滑芎守。痛则不通郁自成，通则不痛便无咎。

寒甚（炮姜、肉桂），火甚（川连、竹茹），痰饮（南星、瓜蒌），瘀血（桃仁、归须、延胡、灵脂），虫厥（川椒、乌梅、使君子），惊伤（闻雷被惊，心下漾漾作痛，此肝阳上逆，不容升达也。养血平肝治之，逍遥散去柴胡，加钩勾、丹皮）。

脾寒厥（吐涎肢冷，病在脉络，辛香开通法）。

良姜　生茅术　丁香柄　草果　厚朴　姜黄

心营受伤（重按而痛减者，攻劫难施，用辛甘化阳之法）。

人参　川椒　桂枝　炙草　白蜜

积劳损阳（劳伤血痹，痛极昏厥，通络和营治之）。

生鹿角　官桂　归须　桃仁　半夏　姜汁

◎腹痛

腹痛之症芍药甘，甲乙化土方须谙。苍朴术苓附实芷，用药堪与心痛参。虚者手按痛止软，手不可近[1]是实焉。寒痛绵绵小腹冷，火痛时作时止然。痛处不移瘀血聚，或东或西气攻坚。痰则脉滑小便秘，怒痛肝伤两胁连。血虚偲偲筋抽引，气虚呼吸少气绵。泻后痛减知食积，燥湿导滞汤为先。冒暑吐泻香薷藿，伤湿木通茅术痊。

上中二焦气阻（呕吐脉数而涩）。

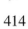

---

〔1〕近：原抄本无，据《医学妙谛》补。

豉　栀　橘　桔　夏　蔻

秽浊阻气（用芳香逐秽法）。

藿香　厚朴　半夏　杏仁　广白　莱菔子

阴浊内阻，腑阳不通（通阳泄浊法）。

生术　附子　厚朴　吴萸　良姜　半夏　茴香　姜汁

阳气不运（兼腰痛，冷则愈甚）。

桂枝　香附　艾绒　小茴　青皮　茯苓

郁伤脾阳。

半夏　厚朴　苏梗　草果　川楝子　延胡　生姜

肝郁气阻。

逍遥散去白术　加郁金　香附

郁久血滞，癸水不调，痛而无形。

当归　川芎　香附　肉桂　白芍　吴萸　灵脂　木香

郁伤肝脾，络血凝瘀（宣通营络治之）。

桃仁　山甲　归须　桂枝　薤白　阿魏丸　归芍　制军　枳实
桂枝　甘草

郁怒，饮气入络。

南星　牡蛎　川楝子　橘核　李根　桂枝　东行皮

劳伤中阳（浮肿，食入痛甚）。

当归　白芍　炙草　煨姜　益智　广皮　枣仁

营分虚寒，如当脐而痛，冬发春愈者，加肉桂、茯苓。
暑伤中气。

人参　白芍　益智　广皮　茯苓　谷芽

◎胁痛

眉批：胁痛多属少阳，厥阴伤寒胁痛，皆在少阳，以胁居少阳之部耳。杂症胁痛属厥阴，以肝脉布于胁肋耳。

治胁痛不外仲景旋覆花汤、河间金铃子散，以及辛温通络、甘缓理虚、温柔通补、辛泄宣瘀等法。《内经》肝病三法，治虚亦主甘缓，况病必伤阳明胃络，渐归及右，肝肾同病矣。当用甘味，如人参、茯苓、甘草、红枣等，佐镇摄龙骨、金箔治之。

胁与肋属肝胆部，肝主藏血又主怒。凝血成瘀疼痛加，郁怒不舒痛则布。怒痛且膨得嗳宽，血痛不膨无时住。痛速胃脘挟宿餐，右胁气滞湿痰注。逍遥四物小柴胡，朴果青砂二苏附。热须胆黛痰芥星，健脾二陈亦可付。

肝郁。

川楝子　山栀　橘叶　牡蛎　降香末　黄连　半夏　川斛　茯苓　夏枯草　白芥子　郁金　香附汁　姜渣

金不制木（咳血后痛）。

杏仁　白蔻　贝母　橘红　降香末　枇杷叶

痛兼痰饮。

半夏　茯苓　广皮　甘草　白芥子　白蒺藜　钩勾

营络虚寒（重按得缓，属阴络虚也）。

肉桂　炮姜　茴香　归身　茯苓　炙草　大枣

寒入络脉气滞（吐涎，身寒栗）。

吴萸　良姜　荜茇　半夏　茯苓　川楝　延胡　蒲黄

血络瘀痹（食进而痛加，大便燥结，久病已入血络，宜辛泄宣瘀）。

桃仁　归须　延胡　郁金　川楝皮　绛屑　桑叶　丹皮　栀皮　牡蛎　柏仁　旋覆花

胆络血滞（上吐下泻，春深寒热不止）。

青蒿　丹皮　归须　郁金　红花　泽兰

肝风入络（易饥吐涎）。

生地　阿胶　白芍　天冬　柏仁　丹皮　泽兰　桃仁　枸杞

肝肾阴亏（五心烦热，嗌痛，左胁痛。甘缓理虚，温柔通补）。

人参　生地　天冬　麦冬　柏子仁　生白芍

肝胃皆虚。

人参　当归　龙骨　柏仁　桂圆　茯神　金箔　枣仁

湿热壅滞。

小温中丸

◎腰痛　附腿足痛

眉批：腰者肾之府，肾与膀胱为表里，在外为太阳，在内属少阴。又为冲任督带之要领，则腰痛不得专以肾为主也。

内因治法：肾阳亏，则益火以消阴翳，桂附八味丸。肾阴亏，则壮水以制阳光，知柏八味丸。

外因治法：寒湿伤阳用辛温，以通阳泄浊。湿郁生热用苦辛，以胜湿通气。

不内外因治法：劳役伤肾以先后天同治，倾跌损伤辨其伤之轻重与瘀之有无，为或通或补。

先天之本惟两肾，位在腰间精足甚。房劳太过致精亏，邪气客之腰受病。六味可增附断龟，补骨杞味仲柏知。一切寒药皆禁用，妇人血滞更血亏。天阴腰痛因湿热，苓柏仲芎苍白术。日轻夜重瘀不通，归尾桃红赤膝没。躬寒即发寒炮肉，痰积二陈风小续。闪气肾离法同瘀，又有肾着治宜速。便利身重腰冷冰，利湿苓甘姜术足。

寒湿伤阳（辛温通阳泄浊）。

杜仲　枸杞　茯苓　沙苑　羊肾　五加皮　归身　牛膝　白芍　桂枝　胡桃　煨姜　炙草

湿伤脾肾之阳（嗜饮，便涩遗精，腰痛麻木，用祛湿暖土法）。

苓桂术姜汤　术菟丸〔1〕

老年奇经病（用血肉有情之品，温养下焦）。

鹿角霜　肉桂　虎骨　枸杞　石斛　苁蓉　柏仁　牛膝　杜仲

麻木者加用萆薢、白蒺藜。

〔1〕术菟丸：方剂名，疑为《景岳全书》苓术菟丝丸简称，由白茯苓、白术、莲肉、五味子、山药、杜仲、炙甘草、菟丝子组方，以陈酒煮糊为丸，如梧桐子大，治脾肾虚损，不能收摄，梦遗精滑，身体困倦等。

附　腿足痛

眉批：腿足痛，外感者惟风寒、湿热之流经入络。经云伤于湿者，下先受之。以治湿为主，或温或清或散佐之。若内伤，不外肝脾肾三者之虚，或补中或填下或养肝为治。

腿膝足痛（温热湿蒸，阻流行之隧，宜宣通之）。

石膏　杏仁　寒水石　滑石　防己　苡仁　灵仙

足膝肿痛（久不止，内热）。

生虎骨　归身　仙灵脾　金狗脊　牛膝　萆薢

偏右腿痛不肿，入夜势笃（此邪留于阴，治从肝经）。

杜仲　小茴香　穿山甲　归须　北细辛　干地龙

足痛（攻冲吐涎，大拇指痛）。

吴萸　独活　附子　细辛　防己　桂枝

两足皮膜抚之则痛（此厥阴犯阳明，治宜疏泄）。

川楝　延胡　青皮　山栀　归须　桃仁　楂肉　橘红

饱食则哕，两足骨骱皆痛（此阳明不克司束筋骨，用转旋阳气法）。

苓桂术姜汤

◎臂背痛

眉批：背者胸中之府，肺俞病即肩背作痛。又背为阳明之府，而阳明为十二经之长，虚则不能束筋骨利机关，即肩垂背曲而臂亦作痛。足阳明脉衰，肩痹筋缓不举而痛。

手臂因何作痿痛，经络血虚风湿中。二术南秦二活防，寒桂艾血芎归用。热芩痰芥气参芪，伤红威灵红桃送。背属太阳膀胱经，此经气郁痛不禁。羌活胜湿汤最妙，一点冷痛痰二陈。劳役过度时时痛，十全大补应安平。

营虚脉络失养，风动筋急（痛绕耳后，仿东垣舒筋法）。

生芪　生白术　当归　桂枝　姜黄　防风　活络丹

◎痛风

眉批：经云“诸痛痒疮，皆属于心”。夫心主君火，自当从热而论，然此但言疮耳，不可概诸他病也。诸痛古人总以通字立法，非攻下通利之谓，谓通其气血则不痛也。然必辨明气血在气分者，但行其气，弗动其血。在血分者，兼乎气治，所谓气行则血随之矣。症实者气滞血凝，通其气而散其血。症虚者气馁不能充运，血衰不能滋营，当养气补血，兼寓通于补。

凡冲气攻痛，从背而上者，系督脉主脉，治在少阴。从腹而上者，系冲任主病，治在厥阴。皆治病之宗旨也。

相火寄于肝，龙雷起于肾，并从阴发越，根蒂先亏，藏纳失职矣。诸痛宜辛润宣通，不宜酸寒敛涩，恐邪留也。五行六气流行最速者，莫如风火。重按少缓，是为络虚。散肺俞之风用防风散，痛流臂背用指迷丸。

遍身走痛名痛风，血虚气滞风湿攻。湿热生风木克土，痰壅经络难宣通。风淫末疾四肢属，日甚夜甚气血从。治主四物红桃益，痰热二陈萎柏同。上风羌防芷薄桂，下湿薏膝宣汉庸。小便短涩四苓散，桑枝酒炒加汤中。此虽血瘀筋不养，总由血虚不内荣。寒气凝滞湿痰结，因风行走痛自凶。

血络瘀痹（久痛必入络，气血不行，发黄）。

旋覆花　绛屑　归尾　生鹿角　葱茎　桃仁

积伤入络。

归须　降香　木香　郁金　柏仁　茴香

劳倦肩背痛。

桂木　防己　茯苓　苡仁　蒺藜　五加皮

寒郁气隧，胸痛引肩背（宗《内经》诸痛皆寒之义，以温药两通气血）。

桂枝　川椒　附子　白术　远志　茯苓　苏子　吴萸　延胡　香附　橘皮　乌药　红花

肝浊冲逆作痛。

干姜　乌梅　黄连　白芍　川柏　细辛　川楝子

阳明虚，肝风动（当柔甘温养）。

首乌　枸杞　胡麻　菊花　天麻　海桐皮　归身　柏仁　桑枝　蒺藜　羚角

肝肾奇经脉络不和。

鹿角　归身　川斛　寄生　枸杞　杜仲　白薇　菊花

肝肾虚，下焦痛（病后精采未复，多言伤气，行走动筋，当甘温和养）。

人参　归身　茯苓　菊花　枸杞　沙苑　茯神

失血胃络虚，填补阳明。

人参　当归　白芍　枣仁　炙草　茯神

阴分伏热（头巅至足麻木刺痛）。

东垣滋肾丸

督脉虚，肾气上逆（用奇经药以峻补真阳为主，肾气攻背，项强溺频，是督脉不摄）。

鹿角霜　归身　杜仲　沙蒺藜　青盐　鹿角胶　枸杞　茯苓　菟丝子

◎麻木

麻木不仁症何治，二陈四物汤须识。总是湿痰死血成，活血开痰法先试。两臂桂枝不可无，下部灵仙牛膝使。补中益气青附香，白芥红桃药兼备。

◎痹症

眉批：痹与风病相似，但风为阳受之，痹则阴受之，故多沉着重痛。大凡邪中于经为痹，邪中于络为痿。《金匮》云经热则痹，络热则痿。初病湿热在经，久则瘀热入络。

治痹之法只宜峻补真阴，宣通络脉，使气血得以流行，不得过用风燥药，以再伤真阴。

痹症有五原归一，皮脉与肌筋于骨。风行寒痛湿着彰，《内经》三气风寒湿。以致麻木疼痛加，不能行动但能食。痹者闭不通之云，邪阻正气经络塞，皆由虚损腠理开，三气乘虚自外袭。留滞于内为病多，湿痰浊血都凝涩。治法祛邪养正先，畅达气血通络脉。峻补真阴为属阴，风燥之品用不得。舒筋赤芍草姜黄，沉汁归羌海桐术。

湿热（舒通脉络，使清阳流行）。

生术　半夏　羌活　桂枝　炙草　羚角　生芪　防风　姜黄　当归　肉桂　防己　生地　苡仁　龟板　茯苓　苏梗　茵陈　杏仁　阿胶　豆衣　通草　厚朴　花粉　郁金　川斛　石膏　丹皮　桑枝膏

暑伤气（湿热入络）。

人参　黄连　半夏　广皮　茯苓　姜汁　生于术　枳实　竹沥　泽泻

寒湿（微通其阳，兼以温补）。

金狗脊　杜仲　仙灵脾　当归　桂枝　萆薢　生虎骨　牛膝　附子　白术　枸杞　泽泻　茯苓　苡仁　防己　蚕沙

肝胆风热（甘寒和阳）。

羚角　元参　茯苓　桂枝　川斛　枸杞　蒺藜　丹皮　桑枝　生地　天冬

肝胃虚滞（阳气烦蒸，当两补厥阴阳明）。

黄芪　首乌　白蒺藜　白术　归身　料豆衣

气滞热郁（病后过食肥腻）。

蒌皮　杏仁　郁金　半夏　橘皮　苏梗

血虚络涩。

何首乌　黑芝麻　桂枝　桑枝

卫阳疏，风邪入络（风淫，治以甘寒）。

羚角　杏仁　防己　元参　海桐皮　桂枝　桑枝　花粉　连翘　绿豆衣

肝阴虚，疟邪入络。

熟地　阿胶　龟板　天冬　麦冬　五味　秋石　茯神

热入下焦血分。

归身　柏仁　钩勾　萆薢　牛膝　丹皮　蒺藜　苡仁　虎骨　茯苓

风寒湿入下焦经隧（辛温以宣通经络之气）。

川乌　地龙　山甲　料衣　活络丹

气虚。

舒筋汤　加黄芪　桂枝　防风根　广皮　茯苓

营虚。

人参　白芍　归身　炙草　茯苓　桂枝　南枣

精血虚。

鹿角胶　枸杞　杜仲　虎骨　桑椹子　苁蓉　沙苑　天冬　茯苓

何氏杂症　卷下

◎ 痿症

眉批：痿不外乎肝、肾、肺、胃四经之病。肝主筋，肝伤则四肢不为人用，而筋骨拘挛。肾藏精，精血相生，精虚则不能灌溉诸末，血虚则不能荣养筋骨。肺主气，为清高之脏，肺虚则高源化绝，化绝则水涸，水涸则不能濡润筋骨。阳明为宗筋之长，阳明虚则宗筋纵，而不能束筋骨以利机关也。经云：湿热不攘，大筋软短，小筋弛长。软短为拘，弛长为痿。邪中于络为痿。又云：络热则痿。

治痿，经云独取阳明，无非流通胃气，以胃脉主乎束筋骨利机关也。头颈轰然热蒸，痰涎涌出，味酸，此督脉不司纳束，肾虚收纳无权，阴火上炎，内风齐煽，宜通纳八脉，以收拾散失之阴阳。

四肢软弱痿症成，不痛不痒难趋行。五痿筋脉骨肉气，治法独取阳明经。阳明本为宗筋长，主润宗筋合相养。虚则宗筋纵不收，束骨利机职不掌。总由肝肾肺胃伤，四末无用肝脾殃。肺热何由得濡润，高源化绝水涸彰。清心补肾二四（四君、四物）利，栀芩化热桔引肺。仲膝萎冬芪味瓜，木通通窍麻提气。治痿之法专补阴，壮骨补虚药须备。

肺热叶焦（形瘦，脉数）。

沙参　麦冬　玉竹　百合　桑叶　地骨皮　杏仁

面凛跗肿。

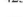

连翘　花粉　山栀　桑叶　赤豆　通草

湿热蒸烁筋骨。

茅术　川柏　防己　龙胆　滑石　寒水石　茵陈　茯苓　萆薢　杏仁　木通　蚕沙

胃气室塞（气寒，筋骨不利）。

加味温胆汤　更衣丸

邪风入络（口鼻歪而起）。

羚羊角　生地　川柏　萆薢　元参　川斛　犀角

阳明虚，营络热，内风动（清营热，熄内风）。

犀角　元参　桑叶　丹皮　生地　天麻　连翘　钩勾

胃阳督任皆虚（当两顾中下）。

鹿角胶　补骨脂　柏仁　苁蓉　茯苓　归身　枸杞　巴戟　牛膝　石斛

肝肾虚（纳下熄风）。

河间地黄饮　虎潜丸

冲任皆虚。

薛氏加减八味丸

脾肾皆虚（晕忡肌木，腹鸣瘕泄）。

脾肾双补丸

督阳奇脉皆虚。

鹿角　苁蓉　菟丝子　杜仲　韭菜子　茯苓　五味　远志　覆盆　归身　茴香　生羊肾

骨痿（精血内夺，奇脉少气，当填补精髓）。

鹿角　羊胶　线胶　猪脊　苁蓉　巴戟　枸杞　牛膝　青盐　杜仲　茯苓　沙苑　熟地　虎骨　龟板　川柏　当归

◎痫痉

眉批：痫症或由惊恐，或由饮食不节，或由母腹中受惊，以致内脏不平，经久失调，一触积痰，厥气内风猝然暴逆，莫能禁止。待其气反然后已。至于主治，要在辨其虚实耳。

五痫：声如羊者心痫，犬者肝痫，牛者脾痫，鸡者肺痫，猪者肾痫。痉症，风病也。《难经》：督脉为病，脊强而厥。仲景云：脊强者，五痫之总名。其症卒口噤，脊反张而瘈疭。

痫痉晕倒时流涎，声类畜叫五痫传。痫醒身软痉反是，皆由痰与惊专权。惊则神志不守舍，舍空痰聚心窍填。肝胆胃经挟痰火，三阳合并升有然。行痰为主清热次，犀角二陈菖胆连。壳蒌藤橘姜竹沥，茯神远郁宜同煎。

惊恐痰火升。

川连　淡芩　枳实　山栀　广皮　远志　菖蒲　胆星

阳气郁窍，络阻痫厥。

羚角　胆星　远志　连翘　钩勾　天麻　川连　元参　白芍　半夏　郁金　广皮　阿胶　川柏

木火郁血滞（妇人经来紫黑）。

生地　丹皮　茺蔚子　丹参　山栀　琥珀屑

肝肾阳升（入冬不寐，阳不潜藏）。

虎潜丸

◎癫狂　怔忡　健忘　不寐

眉批：癫由积忧郁，病在心脾包络三阴，蔽而不宣，致气逆痰迷，神志为之混淆。狂由大惊大恐，病在肝胆胃经，三阳并而上升，致火炽痰涌，心窍为之闭塞。不寐总由阳不交阴所致，若因外邪而不寐者，当速去其邪，攘外即所以安内；若因里病而不寐者，或焦劳过度而离宫内燃，或久劳愤郁而耗损心脾，或精不凝神而龙雷振荡，或肝血无藏而魂摇神漾。胃病则阳跷穴备，胆热则口苦心烦，审病用方，法无一定。

癫之实者，以滚痰丸开痰之壅塞，清心丸泄火之郁勃。虚者当养神而通志，归脾丸、枕中丹。狂之实者，以承气汤、白虎汤直折阳明之火，生铁落饮重制肝胆之邪。虚者当壮水以制火，二阴煎之类。思虑烦劳，身心过动，风阳内扰，则营热。心悸惊惕，不寐，胁中动跃，治以酸枣仁汤、补心丹、枕中丹，清营中之热，佐以敛摄神志。

狂症属阳主多怒，癫症属阴主多喜。心热为狂肝实癫，均为热症河间议。心经有损七情伤，镇心安神最为利。天王补心用三参（人参、丹参、元参），酸枣地归二冬味。远志柏仁桔茯神，灯草辰砂石菖配。怔忡健忘都可医，加减天王补心治。怔忡人呆将捕如，惕惕不宁神明殊。心为人主血心主，神不安舍心血虚。健忘虽因气血隔，盛怒伤志亦成疾。静则神藏躁消亡，心气不通神惫极。阳不交阴非外邪，此方亦可不寐吃。

狂（木火动，心神虚）。

人参　川连　元参　麦冬　枣仁　柏仁　天冬　生地　丹参　茯神　菖蒲　桔梗　远志

癫（火郁，心肾不交，脉不鼓指）。

生地　龟板　山栀　茯神　竹叶　川连　川柏　菖蒲　远志

离宫内燃。

补心丹　枣仁汤

耗损心脾。

养心汤　归脾汤

龙雷振荡，宜壮水；肝血无藏，魂摇神漾，宜甘补甘缓。

胆热口苦。

温胆汤

胃不和（阳跷穴满）。

《灵枢》半夏秫米汤

又胃病（阳跷脉虚）。

早服八味丸，晚服半夏秫米汤。

胆液亏，阳升虚烦。

《金匮》酸枣仁汤

胆火（轻泄少阳）。

丹皮　桑叶　黑栀　橘红　半夏　钩勾　温胆汤

心火不寐。

生地　元参　麦冬　银花　竹叶心　绿豆衣

脾营虚。

归脾汤为主。

肝肾阴虚阳浮。

龟胶　淡菜　萸肉　茯苓　川柏　远志　鹿胶　羊肾　苁蓉　熟地　五味

◎眩晕

眉批：经云诸风掉眩，皆属于肝。头为六阳之首，耳目口鼻皆系清空之窍，所患眩晕非外来之邪，乃肝胆风阳上冒耳。内风乃身中阳气变动，阳动莫制，皆脏阴少藏，肝肾虚则多惊恐。

精液有亏，肝阴不足，血燥生热，热则风阳上升，窍络阻塞，头目不清，眩晕跌仆。治宜缓肝之急以熄风，滋肾之液以驱热。如虎潜丸、侯氏黑散、地黄饮子、滋肾、复脉等方。介以潜之，酸以收之，厚味以填之，或清上实下之治。风木过动，必犯阳明，呕吐不食，法当泄肝安胃，或补阳明。又法辛甘化风，甘酸化阴，清金平木，治痰须健中，熄风可缓晕。

头眩昏晕气血虚，风寒暑湿痰火居。《内经》头眩责肝木（风木主动），丹溪痰火原相俱。元气挟火动痰致，虚火上炎痰则无。化痰清晕二陈用，菊藁荆桔羌防抚。劳役气虚补中妙，产后血虚四物须。冒暑藿香麦茹味，寒而无汗麻黄苏。

火（清泄上焦窍络之热）。

桑叶　丹皮　元参　生地　花粉　连翘　山栀

肝风（肾宜温，肝宜清）。

阿胶　生地　麦冬　白芍　牡蛎　甘菊　萸肉

络热。

羚角　生地　元参　连翘　菖蒲　郁金

营血虚。

枸杞　胡麻　桑叶　柏仁　川斛　牡蛎

内风挟痰。

天麻　蒺藜　甘菊　杞子　橘红　半夏　茯苓　竹沥

阴虚阳升（补肾滋肝，育阴潜阳，兼镇摄治之）。

熟地　牡蛎　麦冬　远志　茯神　龟板　萸肉　五味　牛膝　磁石

下虚。

都气丸　加麦冬　车前子

动怒郁勃（痰火风炽）。

二陈汤　龙荟丸

加减治之。

◎黄疸

眉批：疸分阴阳，而总以湿热得之。阳疸者，湿从火化，瘀热在里，胆热液泄，与胃之浊气共并，上不得越，下不得泄，熏蒸遏郁，侵于肺则身目俱黄，热流膀胱溺变赤，其色明，阳主明，治在胃。阴黄者，湿从寒化，脾阳不能化热，胆液为湿所阻，渍于脾，浸淫肌肉，溢于皮肤，黄如熏，其色晦，阴主乎晦，治在脾。

脉弦胁痛，少阳未罢，仍主和。渴饮水浆，阳明化燥，急当泻热。如狂蓄血主攻，汗后溺血主补。表虚者实卫，里虚者健中。女劳有秽浊，始以解毒，继之滑窍，终当峻补真（肾）阴。

黄疸分五名固有，黄汗女劳湿食酒。总归湿热相郁蒸，脾胃兼虚为日久。茵陈五苓散主之，随病增减方堪施。病久腹胀变黑色，此为不治须当知。

谷疸（不宜下犯足太阴，犯则变胀）。

茵陈　白术　苦参　牡蛎　白蔻　花粉　杏仁　桔梗　枳实　苓皮

猪肚丸

酒疸（酒客多蕴热，先清利，后顾脾）。

四君子　加陈皮　当归　柴胡　姜　枣

湿热郁蒸（湿在上，用辛散以胜湿）。

防己　苡仁　生牡蛎　半夏　姜汁　滑石　银花　大豆卷　枳实

又湿在下，用苦泄以淡渗。

川柏　杏仁　连翘　通草　石膏　山栀　花粉　赤小豆

疸变肿胀。

大腹皮　鸡肫皮　紫朴　猪苓　通草　海金沙

疸后郁伤心脾。

归脾丸

脉络瘀热与水谷气交蒸。

河间金铃子散　加枳实　柴胡　半夏　黄芩　山栀　谷芽

脾涎外越（夏热泄气，脾虚为黄，非湿热之疸）。

人参　扁豆　茯神　炙草　山药　米仁

◎ 斑疹

眉批：不外太阴阳明为患，故缪氏专以肺胃论治。发斑之症，殆伤寒、温疫诸病失于宣解，蕴于胃腑而走入营中，故有是患方书治法不一。大抵由失表而致者，当求之汗，失下而致者，必取乎攻，火甚清之，毒甚化之，营气不足者助其虚而和之、托之，然必参之脉象及兼症方妥。

红点遍身名曰斑（斑无头粒），疹生头粒原多番（疹有头粒，随出随没）。先红后赤人昏愦，脉来洪大还心烦。热伤血分乘虚出，鲜红稀朗方为吉。紫黑稠密定伤生，和解辛凉消毒得。将出未出升麻汤[1]，已出石膏汤可吃。

三焦伏热。

犀角　元参　花粉　石菖蒲　羚角　连翘　银花　鲜生地

邪伏厥阴（喜饮热汤）。

桂枝　黄连　黄芩　花粉　枳实　牡蛎

湿温（口渴不寐，强食邪炽，用疏斑凉膈散）。

连翘　牛蒡　薄荷　郁金　石膏　杏仁　山栀　枳实

---

〔1〕升麻汤：方剂名，同名方剂约有十数首，与文中所述不甚切合。疑为《闫氏小儿方论》中所载“升麻葛根汤”之简称，由升麻、葛根、芍药、甘草组方，解肌透疹，用于治疗痘疹。又有《医宗金鉴》和《奇效良方》中载录玄参升麻汤，前者由荆芥、防风、升麻、牛蒡子、玄参、甘草组方，用于小儿疹毒热盛，上攻咽喉肿痛；后者由玄参、升麻、甘草组方，用于主治伤寒失下，热毒在胃，发斑，甚则烦躁谵语。可互为参考。

舌边赤，昏谵，早轻夜重，斑疹隐约，是温湿入血络也。宜清疏血分，芳香开窍。

犀角　元参　连翘　银花　石菖蒲

发疹湿热便闭（先开上焦）。

苏子　杏仁　瓜蒌　紫菀　山栀

风温痧疹（痧者疹之通，有头粒而为粟象）。

连翘　大力子　薄荷　赤芍　杏仁　桔梗　桑皮　甘草　山栀　西河柳

热邪入包络（疹不外达，有内闭外脱之忧，下迫自利）。

连翘　滑石　射干　菖蒲　通草　银花

湿热郁肺（痧后多痰喘急）。

芦根　杏仁　桑皮　滑石　桔梗　通草

痧后阴伤（内热身痛）。

沙参　玉竹　地骨　川斛　麦冬　白芍　生扁豆　甘草　谷芽

阳明血热（口燥而痛，上半发瘾疹赤纹。瘾者疹之属，肿而易痒）。

犀角地黄汤

外寒内热（咳喘身热发疹）。

薄荷　连翘　杏仁　苡仁　桑皮　石膏　竹叶

温邪内伏。

豆豉　连翘　大力　薄荷　杏仁　桔梗　橘红　通草　黄芩

胆火胃湿郁蒸（发瘰肿，九十月发，五六月愈，此阳气宣越之时，营卫流行至秋冬，气血凝滞，故发瘰也）。

羚羊角　山栀　生苡仁　苦丁茶　鲜荷边　菊花叶　夏枯草

风湿（麻木，高肿，发瘰，乃躯壳病，宜宣通）。

羚角　桂枝　川芎　半夏　姜黄　白芥子

◎梦遗　滑精

眉批：有梦心病，无梦肾病，湿热为小肠膀胱病。夫精之藏，制虽在肾，而精之主宰则在心。其精血下注，湿热摇而遗滑者，责在小肠膀胱。故治是症，不外宁心益肾，填精固摄，清热利湿诸法。

左肾藏精右气火，相火一动精不固。外动酒浆湿热欲，内动多想多思故。精者犹水本静居，无以扰之凝然如。一扰便动且妄行，遗精滑精渐至虚。年少元阳气盛极，如瓶之满满而溢。心有妄念邪火乘，如瓶之侧侧而出。相火易动真元虚，精道不禁肾液竭。如瓶之罅漏渐干，此病最重最难涩。安神降火主治之，四物归脾收涩吃。

阴虚阳冒（用厚味填精、介类潜阳、养阴固摄诸法）

熟地　覆盆　芡实　山药　沙苑　线胶　湖莲　桑螵蛸　茯神　川斛　麦冬　远志　金樱　女贞　生地　萸肉　龟板　青盐　牡蛎　天冬　淡菜　炙草　柏仁　川柏

阴虚湿热（苦泄兼通腑）。

川柏　川连　知母　泽泻　萆薢　茯苓　芡实　苡仁　猪苓汤

下损及中（有梦而遗，烦劳过度，致脾胃受伤，心肾不交，上下两损，当培土固摄）。

妙香散〔1〕　补心丹　归脾汤　参术膏　桑螵蛸散〔2〕　生脉　四君

肾气不摄。

熟地　五味　山药　湖莲　金樱子　覆盆　河车　萸肉　芡实　龙骨　菟丝　沙苑

房劳过度，精竭阳虚，寐则阳陷，而精道不禁，随触随泄，不梦而遗，当用济生固精丸。

牡蛎　龙骨　茯苓　桑螵蛸　菟丝　五味　韭子　白石脂

升固八脉之气。

饮食过厚，脾胃酿成湿热，留伏阴中而梦泄者。

---

〔1〕妙香散：方剂名，方出《太平惠民和剂局方》，由麝香、煨木香、山药、茯神、茯苓、黄芪、远志、人参、桔梗、甘草、辰砂组方，功在补气宁神，行气开郁，对梦遗失精有效。

〔2〕桑螵蛸散：方剂名，方出《本草衍义》，由桑螵蛸、远志、菖蒲、龙骨、人参、茯神、当归、龟甲组方，调补心肾，涩精止遗，用于心肾两虚证。

刘松石猪肚丸

清脾胃蕴蓄之湿热。

无梦遗精，肾关不固，精窍滑脱。

桑螵蛸散

填阴固摄，滑涩互施。

上实下虚，火风震动，脾肾液枯。

斑龙二至百补丸[1]

通摄下焦。

龙相交炽，阴精走泄。

三才封髓丹　滋肾丸　大补阴丸

峻补真阴，承制相火，以泻阴中伏热。

遗兼失血。

熟地　枸杞　茯神　牛膝　海螵蛸　人参　五味　山药　龙骨　桑螵蛸

◎淋浊

眉批：浊属心肾，淋属肝胆。痛则为淋，不痛为浊。

便浊只在气虚与湿热，实者宣通水道，虚者调养中州，虚实两兼又宜益脏通腑。精浊总由肝肾损伤，而有精瘀精滑之分。精瘀当先理离宫腐浊，然后补肾；精滑补固敛摄，不应，从真气调之，景岳所谓理其无形以固有形也。然必又知治八脉用孙真人九法，升奇阳，固精络，使督任有权，漏卮自已。尿血一症，虚者居多，若有火亦能作痛，当与血淋同治。如清之不已，专究乎虚，上主心脾，下从肝肾，久则主乎八脉。

浊症原分赤与白，白属气分赤属血。脾胃湿热注膀胱，水液浑浊皆属热。主治清心莲子饮[2]，痰注膀胱二陈合。白由气虚萆薢饮，赤是血虚合四物。淋症

〔1〕斑龙二至百补丸：方剂名，方出《饲鹤亭集方》，由人参、鹿角霜、五味子、黄芪、生地、知母、黄柏、山药、萸肉、茯苓、芡实组方，固本保元，生精养血。又有《古今医统大全》同名方剂，组方不同，功效一致。

〔2〕清心莲子饮：方剂名，方出《太平惠民和剂局方》，由黄芩、麦冬（去心）、地骨皮、车前子、炙甘草、石莲肉（去心）、白茯苓、黄芪（蜜炙）、人参等组方，清心火，益气阴，止淋浊，主治心火偏旺，气阴两虚，湿热下注证。

政策。赓续历史文脉，梳理挖掘古典医籍精华，推动中医药传承创新发展，增进人民健康福祉，谱写当代华章，是时代赋予广大中医工作者的历史责任。吴门医派博大精深，吴医著作汗牛充栋，《吴门医派珍稀抄本医案五种》仅是吴医医案著作中的一鳞半爪，更多的明珠有待我们拂去历史的尘埃，让它们从故纸堆中走向新时代，为大众健康服务。

是书之成，同道周曼、张晖，弟子管淑萍、徐青青、李晶晶，贡献良多，书目查证、文字录入、复核校正，无不倾注他们诸多心血。本书的付梓，得到了江苏省中医药科技发展计划重点项目（项目编号：ZD201909）、苏州市吴门医派传承与发展专项等项目经费的资助，在此一并予以感谢。

欧阳八四

2023 年 11 月

血石劳气膏，滴沥疼痛常呼号。心与小肠相表里，心火妄动相火烧。欲住不住住又至，总将津液常煎熬。八正四苓兼四物，山栀知柏淋应消。

湿热下注（浊淋二症参看）。

萆薢　木通　海金沙　赤苓　川柏　茵陈　猪苓　泽泻　山栀　防己　丹皮　竹叶　子和桂苓饮　松石猪肚丸　八正散（治湿热便秘，湿热盛而不宣，撤其泉源也）

败精浊瘀阻窍。厥阴内患最急，少腹绕前阴如刺，小溲点滴难通，环阴之脉络皆痹，气化机关已息，必须仿朱南阳法，兼参李濒湖意，用滑利通阳，辛咸泄急，佐以循经入络之品，用虎杖散加麝香少许入络通血，并薤白、制军。

白牵牛　炒桃仁　归尾须　桂枝　大茴香　牛膝　归尾　薤白　远志　生鹿角　小茴　大黄　两头尖　川楝子　苁蓉　山栀　茯苓　柏仁　麝香　生地　女贞　珀屑　阿胶　料衣

气闭成淋。

紫菀　蒌皮　山栀　杏仁　郁金　枇杷叶　降香汁

如食入痞满便淋，去紫菀、山栀，加苡仁。

膀胱热血淋（小便短赤带血）。

生地　川柏　知母　丹皮　山栀　酒军　赤苓　龙胆　竹叶　当归　红花　郁李仁　导赤散　珀屑

心火下陷（心阳亢而下注，利其火府）。

分清饮　加山栀　丹皮　茯苓　猪苓（清利火府）　导赤散　加赤苓　瞿麦

又方：

川连　生地　人参　川柏　丹参　菖蒲　茯苓　桔梗

阴虚湿热。

大补阴丸　六味丸去萸肉　加车前子　牛膝　水陆二仙膏　滋肾丸　牡蛎　金樱膏

精浊阴虚。

大补阴丸改汤　天冬　淡秋石　茯苓　猪脊髓

肾虚不摄（脉细腰酸，遗沥胃减，宜收纳肝肾）。

熟地 归身 枸杞 杜仲 补骨 胡桃 青盐 茯苓 柏仁

奇脉病（败精内滞，因溺强出，积久精血皆枯，当以冲任督带调理，亦如妇人之漏带也）。

鹿茸 归身 茯苓 补骨 柏霜 胡桃 枸杞 茴香 覆盆 韭子 沙苑 龟板

◎二便 附脱肛

眉批：凡小便闭而大便通调者，或膀胱热结，或水源不清，湿症为多。大便秘小便通调者，或大肠气滞，或津液不流，燥症居多。二便俱闭，当先通大便，则小便自利矣。肾司二便，肝主疏泄，须辨阴结阳结，或下病治上之法，开提肺气。喻氏：上燥治肺，下燥治肝。

胃腑邪热化燥便坚，太阳热邪传入膀胱之腑癃闭，俱当从仲景伤寒门中酌用承气、五苓等法。古云九窍不和都属胃病。六腑以通为补。东垣大升阳气，治在脾也。

人身秽浊二便消，通则浊降塞则淆。小便不通膀胱热，用药可与淋同条。小便不禁膀胱火，火邪妄动难自料，水不得宁故不禁，三神丸合桑螵蛸（连地芎归草）。大便不通肠液竭，活血润燥方无抛。二便秘时肝肾热，八正散服两可销。肛门秘结肺热致，肺与大肠表里昭。脱肛肺脏虚寒甚，泻痢久虚下险遭。汤用补中益气妙，热脱四物知黄邀。

小便不通（小肠火结）。

导赤散 丹皮 茯苓

膀胱气化失司。

五苓散

湿壅三焦（用河间分消法）。

杏仁 桔梗 滑石 紫朴 猪苓 木瓜 连翘 木通 藿香 广皮 泽泻 芦根 川连 防己 石膏 黄芩 枳壳 海金沙 六一散 寒水石

湿郁热伏小肠痹。

小温中丸

肾阳不通。

五苓散　附子　干姜　猪胆汁

火府不通（大便闭）。

更衣丸

湿火（用大苦大寒，坚阴燥湿）。

川连　川柏　大黄　防己　蚕沙　海金沙　细辛　独活　萆薢

湿热大肠痹（清热燥湿）。

小温中丸

肾燥热，温通下焦（肾与膀胱阴分蓄热致燥，无阴则阳无以化，用滋肾丸通下焦至阴之热闭）。

滋肾丸

郁热燥结气阻（苦寒泄热，辛以开郁，通三焦法）

川连　厚朴　芦荟　川楝　山栀　青皮　杏仁　郁金　广皮　山楂　萝卜　赤苓

血结。

桃仁承气汤　郁金　郁李仁　冬葵子　降香

血液枯燥（养血润燥为主）。

归身　柏仁　麦冬　沙苑　生地　阿胶　麻仁　松仁　茯苓　白芍　龟板　杏仁　李仁　菠菜　枸杞　天冬　牛膝　韭菜　红花　丹皮　川斛　人中白　五灵脂　五仁汤　通幽汤　三才汤　虎潜丸去锁阳　加苁蓉

老年阳衰风闭（温润通调）。

半硫丸

小肠火结（二便闭）。

川楝子　桃仁　归须　芦荟　郁李仁　红花

夜服小温中丸。

湿热肺气不降。

苇茎　桃仁　滑石　通草　西瓜翠

又养胃法：

沙参　麦冬　杏仁　苡仁　知母

湿热壅腑。

川连　黄芩　栀皮　丹皮　枳实　紫朴　青皮　莱卜子

眉批：茎囊肿，是湿甚而下坠入腑，用河间法。石膏、杏仁、猪苓、滑石、寒水石、厚朴、泽泻。

气血结痹。

桃仁　李仁　红花　归须　川芎　灵脂　川楝子　桂枝　制军　小茴　青皮　楂炭　肉桂　香附　葱白

血液枯燥。

生地　归身　牛膝　茯苓　冬葵子　苁蓉　柏仁　李仁　小茴　车前

厥阴热闭（二便皆涩，小腹胀满，背寒烦渴，此为癃闭。当用秽浊气味之品，直泻厥阴之闭）。

韭根　穿山甲　茴香　橘红　两头尖　归须　川楝子　乳香

又方：

川连　川柏　川楝子　吴萸　山栀　海金沙　青皮　滑石　通草

仿东垣治癃闭法，用滋肾丸。

附　脱肛

眉批：脱肛一症，有因泻痢气陷而脱者，有因中气虚寒不能收摄而脱者，有因肾虚湿注而脱者。或年老气血已衰，或年少气血未旺，亦致脱肛。经云下者举之。徐之才曰：涩可去脱。皆治脱肛之法。《指南》治此症不外升举、固涩、益气三法。至气热血热而肛反挺出者，则用芩连槐柏及四物、升柴之类。然亦间有此症，非可训之法，存之以备一说。脱肛症不宜过用苦寒，大约以《指南》说为是。

脾宜升则健，胃宜降则和，盖太阴阴土得阳始运，阳明阳土得阴乃安，以脾喜刚燥，胃喜柔顺。仲景急下存津，治在胃也；东垣大升阳气，治在脾也。

湿热气虚下陷，脱肛。

补中益气汤

又方：

人参　归身　白术　广皮　乌梅　黄连　白芍　炙草　石莲　升麻

肾气不摄（少腹满，肛坠便滑）。

熟地　萸肉　山药　五味　远志　茯苓　菟丝　禹粮　楂炭

年老气陷。

人参　鹿茸　阳起石　大茴　补骨　禹粮石脂丸

◎三消　附嘈症

眉批：经云二阳结谓之消。二阳者，手足阳明也。手阳明大肠主津病，消则目黄口干，是津不足也。足阳明胃主血，热则消谷善饥，是血中挟火，血不足也。未传能食，必发痈疽；不能，必传胀满，皆不治。经云饮食入胃，精气输脾。脾与胃膜相连，脾属阴主血，胃属阳主气，胃易燥赖脾阴以和之，脾易湿赖胃阳以运之。故一阴一阳合冲和之德，而为后天生化之源也。若脾阴一虚，则胃气游溢之精气全输于脾，不能稍留津液以自润，则胃过于燥而有火矣。故急欲得食以自资，迟则嘈杂愈甚。若失治则必延成消膈之症。

三消症虽有上中下之分，其实不外阴亏阳亢，津涸热淫而已。当以仲景之肾气丸、《本事方》之神效散为主。

肾消两腿渐细，腰足无力，此因中消之后，胃热入肾，销烁肾脂，溲如膏脂。昔人云肺主气，肺无病则气能管束其津液，其精微者营养筋骨血脉，余者为溲。肺病则津液无气管束，而精微者亦随溲下，如膏脂也。

上消肺因心移热，二便如常饮水适。中消胃热食偏多，大便硬坚小便赤。下消肾热渴饮汤，耳轮焦干便淋沥。虽分肺胃肾三般，总是肾水不足得。肾水不足虚火炎，津液干枯血虚极。地黄饮子六味丸，消息用之定有益。

烦劳心营热（肌瘦饥渴是中上二消病）。

犀角　生地　元参　麦冬　柿霜　生草　沙参　地骨　固本丸

郁火（善饥而渴，日渐消瘦，心郁火燃，当清营分之热）。

石膏　生地　麦冬　知母　生白芍　甘草

肝阳犯胃。

石膏　生地　阿胶　白芍　生草　知母

又方：

人参　川斛　麦冬　陈皮　粳米　佩兰

元阳变动烁精（甘缓和阳生津之法）。

生地　麦冬　知母　白芍　生枣仁　炙草　河间甘露饮

肾消（饥渴便浑，舌碎而赤，是阴虚阳气上燔）。

六味丸　加车前　牛膝（补足少阴）

肾阴虚胃火旺。

六味丸　加二冬　龟板　女贞　旱莲　川斛

肾阴虚，心火亢。

形瘦脉搏，渴饮善食，三消症也。古人谓：入水无物不长，入火无物不消。河间每以益肾水制心火，肠胃之燥烈自除，济此身中液枯，是正治法。

玉女煎　丹溪消渴方[1]　川连　生地　花粉

附　嘈症

眉批：嘈有虚实真伪，其病总在于胃。胃过于燥则火升，而嘈得食可止，久延便变消症。脾阴虚则胃燥而有火矣，治当补脾阴，养营血，兼补胃阴，甘凉濡润，稍佐微酸。

阳升嘈杂。

生地　茯神　麦冬　柏仁　川斛　料豆衣

心肠热（烦热头汗）。

生地　麦冬　生白芍　茯神　浮小麦　南枣　女贞　天冬　炙草　麻仁　柏仁　辰砂

血虚兼咽疮。

生地　麦冬　生芍　茯神　天冬　女贞　炙草　麻仁

肝阴虚（妇人半月一发，夜甚）。

生地　天冬　白芍　阿胶　茯神　丹参

[1] 丹溪消渴方：方剂名，又名消渴方，方出《丹溪心法》，由黄连末、天花粉末、人乳汁（或牛乳）、藕汁、生地汁、姜汁、蜂蜜组方，养阴清热，属于润燥之剂。

◎脚气

脚气脚膝时酸疼，赤肿兼患胀腹心。不肿痛热干脚气，肿而痛者湿气明。因风则麻因寒痛，呕吐喘急忧危临。寒温湿渗风宜汗，热下诸法须评论。又有下陷致跗肿，脾气虚弱胃气沉。脾坤静德乾健运，中气冲和清浊分。脾土受伤不制水，水谷之气下陷应。足跗肿者用何法，补中益气汤提升。

是症初起，不外鸡鸣散〔1〕加减。

◎疝

眉批：七疝在肝。经云冲脉为病，又云任脉为病，男子内结七疝，女子带下瘕聚，同为奇经主之。胁中少腹皆肝脉游行之所，气凝聚为胀，聚久结形为癥瘕。暴疝多寒，久疝多热。经又云督脉生病为冲疝，脾传之肾，病名瘕疝。三阳为病，发寒热，传为㿗疝。邪客于足厥阴络，令人卒疝暴痛。

少阳上聚为瘕，厥阴下结为疝。疝不离乎肝，又不越乎寒。以肝脉络阴器，为至阴之脏，足太阳之脉属肾络膀胱，为寒水之经。故仲景以温散祛寒、调营补气为主，而子和又以辛香流气，谓肝得疏泄乃愈，金铃、虎潜方也。

疝气冲（上冲心，不得前后，能上不能下，为冲）狐（昼出夜入如狐，乃肝木病）㿗癃疝（肾脉滑甚为㿗癃疝，里脓血溺秘，脾邪传肾也），㿗（顽痺不仁，睾丸大如升如斗）厥（肝木乘脾，厥逆上升也）疝瘕（脾传之肾，少腹冤热而痛，状如黄瓜）㿗（足阳明病㿗疝，脉滑为㿗。疝乃肝木乘胃，里火脓血）七般。热郁于中寒包热，小腹急痛连睾丸。导气汤〔2〕加荔橘核，附姜故仲青通餐。偏坠不痛木肾气，苍芷滑半加可宽。妇人厥阴寒气聚，小儿食积治无难。

膀胱寒湿凝滞（阴囊茎痛）。

五苓散　加防己　独活

久疝湿热郁。

川柏　山栀　猪苓　细辛　海金沙　胆草　知母　泽泻　芦荟　郁李仁　川连　木香　肉桂　川楝子　鹿角　归身　橘核　茯苓　桂枝　炙草　川芎　冬葵子　小茴　生姜　羊肉胶丸

---

〔1〕鸡鸣散：方剂名，方出《类编朱氏集验医方》，由槟榔、陈皮、木瓜、吴茱萸、桔梗、生姜、紫苏茎叶组方，行气降浊，温化寒湿，主治寒湿流注之脚气症。

〔2〕导气汤：方剂名，古籍中同名方剂有数首，与文中切合者为《医方集解》中载录导气汤，由吴茱萸、茴香、木香、川楝子组方，行气疏肝，散寒止痛，主治寒疝。

肝疝犯胃（纳食涌吐，宿疝上升）。

附子　干姜　吴萸　川楝子　猪胆汁

浊阴聚肝络（脐旁动气，少腹结疝，睾丸偏坠）。

归身　枸杞　茴香　川楝子　苁蓉　茯苓　安息　吴萸　川连　木香　牡蛎　延胡　橘叶　桂枝　泽泻　穿山甲　桃仁　山楂　橘核　归尾　小茴　郁李仁　葱白

郁怒肝疝肿胀（用丹溪通阳泄浊法）。

归须　木香　茴香　青葱　延胡　小茴香　橘核　青皮　山栀　川楝　香附

筋疝（劳怒所伤也）。

归身　苁蓉　韭子　胡桃　补骨　小茴　茯苓　青盐

以羊肾和丸。

疝兼疟母（阴虚久延，邪入肝络，少腹痛渐硬，绕阴茎痛）。

归身　苁蓉　枸杞　鹿茸　穿山甲　黑川乌　茯苓　大茴　水安息　黑大卷

督任阳虚（气坠下结，升阳为主）。

鹿茸　归身　菟丝　鹿角　沙苑子　川桂枝

奇脉阳虚（疝瘕绕脐，汩汩有声）。

苁蓉　枸杞　茯苓　沙苑子　归身　小茴　红枣

◎喉痹

眉批：经云“一阴一阳结，谓之喉痹”。一阴者，君火也；一阳者，相火也。二经之脉并络于喉，故气热则内结，内结则肿胀，甚则痹，痹甚死。十二经惟足太阳别下项，其余皆凑咽喉。经何以独言一阴一阳，以君相二火独胜，则热且痛矣。

古方治标法用辛散咸软，去风痰，解热毒为主，如元参升麻汤、《圣济》透关散，及玉钥匙、如圣散、普济消毒饮，皆治标为急，盖缓则伤人也。近时喉痹之症，多因失血后水不制火而起，治法以滋水敛阳为主。丹溪之说可宗也。

喉痹总因风热冲，血虚虚火游行攻。更挟风痰喉间客，遂有此症肿痛凶。缓者祛风与清热，急用桐油探吐松。

风火上郁（辛凉清上治）。

薄荷　射干　马勃　杏仁　丝瓜皮　连翘　牛蒡　桑皮　滑石　西瓜翠

肺燥热。

沙参　川斛　桑叶　地骨皮　绿豆衣　芦根　花粉　贝母　元参　苡仁　枇杷叶　百合

浊秽上受，喉肿痹（清降开泄法）。

连翘　马勃　山栀　橘红　郁金　牛蒡　杏仁　灯芯

气分热毒。

银花　兜铃　山栀　花粉　甘草　桔梗　金汁　连翘　杏仁　通草　芦根　川贝　土贝

阴虚火炎。

生地　元参　天冬　阿胶　鸡子黄　猪肤汤　复脉汤去姜桂　六味丸　加车前子　牛膝　莲子　芡实

少阴喉痛，肌肉消烁，下焦冷，骨髓空，宜服。

生牛骨髓　羊骨髓　猪骨髓　鹿骨髓

◎耳病

眉批：肾开窍于耳，心寄窍于耳。耳为清空之窍，清阳交会流行之所，一受风热火郁之邪，及水衰火旺，肾虚气厥者，皆能失聪。

耳病治法不外乎通阳镇阴，补心益肾清胆等法。体虚失聪，治在心肾；邪干窍闭，治在胆经。八十岁耳聋上实下虚者，当固补下焦，磁石六味丸加龟板。

耳为肾窍病属肾，肾虚耳聋不能聪。少阳胆经绕耳中，邪气感之耳鸣应。湿热扰胃胃火炎，亦致耳鸣红肿甚。右属阳明左少阳，肿而出脓风热病。

风温上郁（温邪暑热，火风侵窍，用轻可去实法，轻清泄降）。

薄荷　杏仁　通草　菊叶　川贝　苦丁茶　连翘　元参　桔梗　马勃　银花　荷梗　绿豆衣　石膏　益元散　牛蒡　羚角　山栀　竹叶　荷叶　蔓荆　滑石　黄芩　夏枯

胆火上郁（头重耳胀，治法与前略同）。

青蒿　丹皮　桑叶　山栀　连翘

气闭耳鸣。

鲜荷叶　厚朴　木通　防己　苦丁茶　连翘　杏仁　广皮

郁伤心肾，胆火上炎（精泄耳鸣，病由于郁，用煎方以清少阳，丸剂以补心肾）。

生地　丹皮　女贞　生草　山栀　赤苓　夏枯

又丸方：

熟地　牡蛎　五味　磁石　沉香　龟板　麦冬　白芍　建莲　茯神　辰砂

肾虚（阴亏阳亢，内风上旋蒙窍，当壮水制阳，填阴镇逆，佐以咸味入阴，酸味和阳）。

熟地　锁阳　远志　磁石　萸肉　龟板　牛膝　茯神　秋石　五味

◎目病

眉批：经云五脏六腑之精华，皆上注于目。又云目者，肝之窍也。肝与胆为表里，肝液胆汁充足，目能远视，故无论外感内症，皆与肝胆有关。六淫之邪，风燥火居多；内因之症，肝胆心肾为主。

治法：外感者必有寒热，头痛，鼻塞，骨疼，脉见紧数浮洪，方可清散。内因者如肝胆之风热盛，当散热除风；如肾经之水火衰，当壮水益火。若阴血虽亏，而风热未尽，则当审其缓急，相参而治。

白睛属肺曰气轮，乌珠属肝曰风轮。大心眦心曰火轮，上下胞脾曰肉轮。瞳神属肾曰水轮，五脏五轮多肝经。目得血养视乃明，肝有风热目病生。

风温上郁（目赤左脉弦）。

桑叶　菊花　夏枯草　苦丁茶　连翘　桑皮　菊叶　草决明　料豆衣

燥热。

桑叶　荷叶　生草　赤芍　绿豆衣　连翘　黄芩　山栀　夏枯　菊叶　苦丁茶　薄荷

暑湿郁蒸。

桑叶　望月砂（兔粪）　谷精草　通草　茯苓　绿豆衣　米仁

木火上郁。

羚角　山栀　夏枯　米仁　丹皮　石决明　连翘　桑叶　生地　谷精　菊叶　绿豆衣

脾肺蕴热（目胞浮肿，不饥不运）。

桑皮　苓皮　腹皮　广皮　姜皮　米仁　通草

血络虚热。

羚羊角　橘叶　连翘　丹皮　当归　桂枝

阴虚火郁（微寒汗出，下有痔漏，左眼疼）。

六味去萸肉　加白芍　蔓荆子

胃虚肝风（右眼多泪，心嘈杂）。

黄芪　白芍　当归　茯神　煨姜　大枣

肝阴虚（左目痛，热泪翳膜）。

桑叶　黄菊　小胡麻　石决明　枸杞　首乌　望月砂　料豆衣

肝肾虚（治法同前）。

熟地　萸肉　茯神　蒺藜　生地　枸杞　桑椹　归身　五味　菊花　柏仁　山药　天冬　谷精

◎鼻病

眉批：经云肺和则鼻能知臭香矣，又云胆移热于脑，令人辛頞鼻渊。传为衄蔑瞑目，是知初感风寒之邪，久则化热，热郁则气痹而窒塞矣。

无形之气通于鼻，鼻塞声重风寒被。胆移热脑鼻渊生，喜饮鼻赤伤肺气。

清邪郁久，肺气窒塞（当开上宣郁）。

连翘　荷叶　滑石　苦丁茶　蔓荆　白芷

热壅肺气。

知母　贝母　梨肉

三味煎膏。

精虚鼻渊（脑髓不固，淋下无秽气，此劳怯之根也）。

天真丸　人参　黄芪　当归　白术　天冬　苁蓉　山药　羊肉

脑热鼻渊（兼耳鸣，左甚，初用苦辛凉散法）。

羚羊角　菊叶　夏枯草　苦丁　滑石　山栀

久则用咸降滋填镇摄，虎潜、六味之属。

◎口病　舌病

口属脾经舌属心，舌和五味自知音。肝热口酸心热苦，脾热口甘疳亦生。肾热口咸虚则淡，寒亦口咸食酸明。肺热口辣内热苦，口干欲饮皆热因[1]。

◎牙痛

眉批：牙痛不外风火虫虚，此但言其痛也。他如牙宣、牙搔、牙疳、牙菌、牙痈、穿牙毒、骨槽风、走马牙疳之类，皆由乎湿火热毒，蕴结牙床。须分上下二齿，辨明手足阳明及少阴之异。

木生于土牙生床，床本阳明牙肾乡。下床嚼物大肠属，上床不动胃经当。牙宣肿痛胃湿热，竹叶石膏是主方。

风热（龈胀头痛，当轻清上焦）。

芦根　滑石　连翘　银花　西瓜翠　绿豆衣

火郁（痛连巅顶，其穴属厥阴）。

犀角　羚角　元参　知母　生草　银花　连翘　山栀　夏枯草

湿邪上蒸（痛连头巅）。

玉女煎

阴虚火炎（嗜饮，牙宣，衄血，痰血，阴药缓用）。

人中白　旱莲草　川斛　牡蛎　料豆衣　泽泻

牙痛后络痺（颊车穴，闭口不能张，用宣通法）。

羚角　桂枝　天麻　山栀　僵蚕　丹皮

〔1〕《医学妙谛》此条列以下两证：一是心脾郁热，曰舌生疳，唇赤且燥，用小生地、生甘草、麦冬、鲜石斛、滑石、炒山栀、生薏米、银花、连翘心、通草。二是湿温郁蒸（口舌满布糜疳，唇红秽气，胃火胸烦），用淡豆豉、犀角尖、黑山栀、金石斛、花粉、鲜生地、羚羊片、净银花、西甘草、川贝、青蒿子、连翘、淡竹叶、郁金、鲜苇茎、野蔷薇、花露、荷花露、枇杷叶露、玫瑰露。

后　记

习近平总书记指出，中医药学是中国古代科学的瑰宝，也是打开中华文明宝库的钥匙，要求我们一定要保护好、发掘好、发展好、传承好。苏州市吴门医派研究院成立后，确立了吴门医派传承、创新、发展的具体工作思路，围绕吴门医派在理论、专病、专药、文化上的特色优势，开展多学科、多层次的科学和文化研究，建设集基础研究、应用基础研究、应用研究及开发研究为一体，产、学、研相结合，医、药相结合的国内一流的中医药研究创新平台，逐步形成“有理论、有人才、有专病、有专药、有成果”的新吴门医派中医药理论和文化体系，实现吴门医派研究“新起点、新作为、新突破、新成就、新影响”的跨越式发展。

为了汇集吴门医派新时期研究成果，我们推出了“吴门医派传承发展系列”丛书，首批《吴门医派珍本医案六种》《曹存心医案全集》等医案类图书面世后，得到了业内广泛的肯定，也受到了广大临床医生的热烈反响。医者意也，“司外而揣内”，临床种种表现经过医者的思维加工，诊治过程最终以医案的形式完美呈现，理法方药，最为直接地展示了医者辨证施治的全过程，既可“卓然成一家言”，又可“为后世效法”，所谓“名医立案，各有心得，流传既久，嘉惠无穷。盖临证多则阅理精，练事深则处方稳，此前贤医案所以可贵也”（《王氏医存·凡例》），无怪乎近代学者章太炎言“中医之成绩，医案最著”，医案之重要，可见一斑。

吴门医家多擅著述，大量的医学留存中不乏医案经典之作，叶天士的《临证指南医案》是其中最为杰出的代表。笔者在整理苏州市中医医院图书馆馆藏古籍时，所见众多吴门医派先贤手抄医案，内外妇儿，或简或繁，读来甘之如饴，亦对当下临床颇多启发。于是择其晚清珍稀者五种，裒为一集，颜之为《吴门医派珍稀抄本医案五种》，发幽兰之馨香，弘吴医之光辉，寸续“传承精华，守正创新”之宏愿。

其一《花韵楼医案》（全本），清代江苏吴县（今苏州）顾德华（字鬟云）著。此本与《珍本医书集成》中所录《花韵楼医案》完全不同。《珍本医书集成》中所录《花韵楼医案》是目前最为常见的顾鬘云医案集，共 29 案，实为《花韵楼医案》的一部分，即吴县张元瑞所藏的顾鬘云医案抄本。此次称全本者，乃吴门医派近代名医王卓若抄藏本《花韵楼医案》，共 6 册列 225 案。王氏另有《花韵楼医案补遗》抄藏本，与《珍本医书集成》所录基本一致。

其二《城南医案》，清代江苏吴县顾文烜（字雨田，号西畴）著。顾氏“世居南城下”，遗稿刊刻本仅有《吴医汇讲》中“书方宜人共识说”一文，其余目前所见皆为稿本。苏州市中医医院图书馆所藏顾雨田《城南医案》，“嘉庆辛丑清和月平江朱绶之　孟河马齐足同定草”，“铁石生”抄录，主要是时病及内科杂病医案，共列 21 门 528 案，多数为单次就诊医案，少数为复诊医案。

其三《陈莘田医案》，清代江苏吴县枫桥陈莘田（号枫江）著。陈氏通内外科，以疡科闻名于世，名重清道光咸丰年间（1821—1861），《花韵楼医案》顾鬘云自序中亦提及延请陈氏诊视：“癸巳秋，家君患肺痈，即延陈莘田先生诊视。”陈莘田著作目前所见多为医案及方录，皆为稿本，苏州市中医医院图书馆馆藏《陈莘田医案》稿本，正文三卷，又有“续”一卷，共四卷，题有“闻喜珍藏”，无抄者署名，所列皆为外科医案，分 112 门 539 案，每案先列病情，后载方药，以内服药而治外证，昭示了陈氏坚实的医学根柢。

其四《陈憩亭先生医案》，清代虞山墩头丘（今江苏常熟辛庄新苏村陈家宕）陈憩亭著。王霖所著《吴医汇案》“时医里居考”言：“陈憩亭，住常熟墩头丘，先行疡科，名噪四方，后通内科，卒在光绪初也。”其子陈如山从其学，医名亦盛。陈憩亭、陈如山父子两代外科圣手，清咸丰至光绪间名闻常熟、昆山、苏州等地。此次整理《陈憩亭先生医案》，由苏州市中医医院医师陈起云捐赠，医案兼及内外两科，以外科医案为主。内科医案列 11 门 21 案，外科医案列 36 门（病）203 案，内外科共 224 案。

其五《何氏杂症》，清代江苏青浦县（今上海市青浦区）何其伟（学名庆曾，字谷诒，号韦人，又号书田，晚年自号竹簳山人）著。江南何氏世医历八百余年，至今已传三十世，堪称中医世医绵延之最。何其伟作为青浦何氏中最有成就的医生，既是名医，又是诗人，医名、文名俱重当时。王卓若所抄录《何氏杂症》，实际上来源于《医学妙谛》，仅略有不同。是书内科为主，分门别类，每症都将病因治法等编为七言歌诀，易于记诵，附以方药，切合实用。又详析症情，分列症治条目，有法可依，有方可施，为阅读者建章立法。

医案筑就了中医理论与临床实践之间的桥梁，以理说案，以案证理，蕴含的是扎实的中医基础理论，彰显的是高超的临证经验。当前，中医药振兴发展迎来天时、地利、人和的大好时机，国家出台了一系列支持中医药传承创新发展的新